— 全国高等职业教育医学影像技术专业新形态规划教材 —

医学电子学基础

（供医学影像技术、智能医疗装备技术
等专业使用）

主　编　吴义满

中国协和医科大学出版社
北　京

内容提要

本教材是“全国高等职业教育医学影像技术专业新形态规划教材”之一，系根据本套教材的编写指导思想和原则要求，结合专业培养目标和本课程要求的教学目标编写而成，内容涵盖了医学电子学所涉及的基础知识。此外，本教材还增加了丰富的数字资源，包括教学视频、微课、课件、思维导图、岗位对标考试等知识点总结、能力测试等，丰富了教材内容，增强了线上和线下教学的联动性，以提升学生学习的主动性和积极性。

本教材主要供医学影像技术、智能医疗装备技术等专业使用，还可作为相关专业行业从业人员培训、自学的参考书。

图书在版编目（CIP）数据

医学电子学基础 / 吴义满主编. -- 北京 ：中国协和医科大学出版社，2025. 7. --（全国高等职业教育医学影像技术专业新形态规划教材）. -- ISBN 978-7-5679-2608-0

Ⅰ. R312

中国国家版本馆 CIP 数据核字第 2025F5X805 号

主　　编　吴义满
策划编辑　刘　婷
责任编辑　魏亚萌　王雅玮
封面设计　邱晓俐
责任校对　张　麓
责任印制　黄艳霞
出版发行　**中国协和医科大学出版社**
（北京市东城区东单三条 9 号　邮编 100730　电话 010-65260431）
网　　址　www.pumcp.com
印　　刷　北京中科印刷有限公司
开　　本　889mm×1194mm　1/16
印　　张　23.25
字　　数　600 千字
版　　次　2025 年 7 月第 1 版
印　　次　2025 年 7 月第 1 次印刷
定　　价　75.00 元

全国高等职业教育医学影像技术专业
新形态规划教材建设指导委员会

编者名单

主　　编　吴义满

副 主 编　孙　鹏　朱　琳　马许静

编　　者　（按姓氏笔画排序）

马许静（沧州医学高等专科学校）

朱　琳（齐鲁医药学院）

刘　冰（菏泽医学专科学校）

孙　鹏（菏泽医学专科学校）

杜十杰（济南护理职业学院）

李文静（商丘医学高等专科学校）

杨　航（潍坊护理职业学院）

吴义满（江苏医药职业学院）

张梅梅（烟台卫生健康职业学院）

郁雯雯（南京卫生高等职业技术学校）

梁召云（广东省食品药品职业技术学校）

焦扬松（毕节医学高等专科学校）

数字教材编者名单

主　　编　吴义满

编　　者　（按姓氏笔画排序）

马许静（沧州医学高等专科学校）

孙　鹏（菏泽医学专科学校）

吴义满（江苏医药职业学院）

冀　伟（潍坊护理职业学院）

出版说明

随着医学影像技术在现代医疗中的核心地位日益凸显，行业对高素质应用型人才的需求持续攀升。当前，我国医学影像技术领域呈现“设备智能化加速升级”与“复合型人才结构性短缺”并存的现状，人工智能、多模态影像融合、精准医疗等技术的广泛应用，使得传统教材已难以匹配快速迭代的行业需求。高等职业教育作为技术技能型人才培养的主阵地，其新型教材体系的建设，不仅是实现职业教育类型化发展的关键举措，更是推动医学影像技术国产化进程、助力“健康中国 2030”目标达成的重要基石。

本套教材以实践科学发展观为指导思想，以服务教学、指导教学、规范教学、适应我国医学教育改革为宗旨，立足高等职业教育教学实际，以胜任能力培养为目标，使课程设置与理论实践紧密衔接，突出教材内容的实用性、先进性、科学性和通用性。本套教材为新形态教材，具体体现为：体现教育改革精神与职业教育特色；注重产教融合，突出实践教学；以实际操作技能为导向，融入新技术、新方法；融合思政，强化价值引领；以学生为中心，丰富模块设计；纸质教材与数字教材融合；教材编写在贯彻职业教育理念的同时，亦充分体现现代化的教育思想和方法，以全面提升学生的创新精神、人文素养、胜任能力等综合素质，培养适应医疗卫生体制改革的复合型和应用型人才。

同时，本套教材的编写遵循教材编写的基本规律，秉持“三基、五性、三特定”的原则，注重基础理论、基本知识和基本技能的培养，内容深度和广度适应全国高等职业教育的需求。教材编写以医学影像技术专业的培养目标为导向，着重培养学生的职业技能，满足职业岗位需求、学生学习需求和社会需求。教材内容涵盖了医学影像技术领域工作岗位所需的知识、技能和素质，帮助学生全面理解工作岗位，培养学生科学的临床思维和学习方法，以满足社会对学生知识和技能的要求，强调培养学生的创新能力、信息获取技能和终身学习能力，确保教材的启发性。在编写过程中，我们充分考虑到高等职业教育的多样性，确保教材既能适应不同院校的需求，又能满足学生毕业时的知识和技能要求。

本套教材涵盖医学影像解剖学、医学影像诊断学、X 线摄影检查技术等 12 门课程，定位清晰、特色鲜明，具有以下特点。

一、构建高质量、互动性强的创新形态教材体系

本系列教材为创新形态教材，教材所有内容，均实现数字化呈现；同时，为纸质教材提供配套教学视频、微课、思维导图、教学课件、在线练习等丰富教学资源，学生可直接获取与教材内容相关联的课程资源；支持多媒体资源嵌入与实时更新；配套的数字教材平台，支持在线教学、资源共享、数据分析等功能，实现教学全流程数字化管理，满足多样化教学需求。这种创新的学习方式，不仅提高了教学效果，也丰富了学习体验，使学习更加便捷，提升了学生的学习积极性和主动性。

二、强化价值引领，助推专业教育与思政教育相融合

本套教材以专业知识为载体，以思政教育为引领，深度挖掘专业课程蕴含的思政资源，巧妙融入教材内容，全方位助推专业教育与思政教育深度交融，培育德技兼修人才。在教材编写中，我们注重以影像案例为切入点，将社会主义核心价值观、医者仁心的职业精神、中华优秀传统文化等思政元素自然融入专业知识点。引导学生树立正确的职业价值观，具备社会责任感，在实践教学环节强化人文关怀培养，使学生在掌握专业技能的同时，自觉践行“健康所系，性命相托”的医者担当。

三、体现教育改革精神与职业教育特色

本套教材深入贯彻国家职业教育改革精神，坚持以人为本、能力为重，强调实践操作和技能培训，注重培养学生的职业素养和实际工作能力。内容贴近职业实践，力求使学生能够顺利进入职业领域，成为胜任基层医疗机构或医学影像相关岗位的高级技术型专业人才。编写过程中，我们注重教材内容与实际工作岗位匹配，确保教材内容符合基层实际工作的需求。

四、注重产教融合，突出实践教学

高等职业教育强调产教深度融合，创新培养模式，这是职业教育的重要发展方向。本套教材的建设始终把提高人才培养质量放在首位，密切联系实际，突出实践教学，将专业内容设置与行业需求对接；推动教学与行业技术发展同步，使课程内容与职业标准对接；完善职业教育教学过程机制，使教学过程与实际工作过程对接。

五、贴合考试，对接行业需求

本教材严格遵循《国家职业教育改革实施方案》及职业教育规划教材建设要求，以医学影像技师职业标准为核心，将岗位技能、职业技能竞赛、职业资格考试内容有机融入教材，实现“岗课赛证”融通，助力学生无缝对接行业需求。

六、以学生为中心，丰富模块设计

考虑到职业教育学生的年龄和学习特点，本套教材的模块设置丰富多样，包括案例导入、思维导图、考试知识点总结、习题等模块。这种结构不仅有助于学生理解和记忆知识点，还能提高学生的学习兴趣和学习效果。每个模块设计精细，既有理论讲解，又有实践应用，旨在全面提升学生的综合素质。

希望本套教材的出版，能够推动高质量医学影像技术专业人才的培养，促进我国医学影像技术专业领域的教材建设与教育发展，为促进我国医学影像事业的发展和保障人民健康作出积极贡献。

前　言

在现代医学领域，医学影像技术扮演着至关重要的角色，它不仅关系到疾病的诊断和治疗，也是医疗技术进步的重要标志。为了满足高等职业教育对医学影像技术专业人才的培养需求，我们精心编写了本教材。

本教材旨在为医学影像技术、智能医疗装备技术等相关专业的学生提供坚实的专业基础。通过学习本教材，学生将获得必要的理论知识和实践技能，以帮助他们更好地理解和掌握后续的相关专业课程，并为将来在医学影像技术领域的工作打下坚实的基础。本教材内容涵盖了电工技术基础、模拟电路基础和数字电路基础三大核心模块，每个模块都精心设计，以确保学生能够全面掌握医学电子学的基础知识。①电工技术基础模块是学生理解电子学世界的基础，包括直流电路、交流电路、基本变压器与常用电工器件。通过学习，学生将掌握电路的基本构成和工作原理，了解电气设备的操作方法，为后续的医学影像设备操作奠定基础。②模拟电路基础模块包括常用半导体器件及其性能指标、正弦波振荡电路、直流电源等知识。学生将学习如何设计和分析模拟电路，理解其在医学影像设备中的重要作用，为后续的设备调试和维护提供理论支持。③数字电路基础模块包括组合逻辑电路、时序逻辑电路、数模与模数转换等内容，通过学习，学生将掌握数字电路的设计与分析技能，并认识数字技术在医学影像设备中的运用，为日后从事相关职业打下坚实基础。

本教材是一本贴近实际工作岗位需求、结合时代特色的新形态教材，以实用、够用、拓展，确保教材内容紧贴实际岗位需求和时代先进性为编写原则，具有以下特点。①电路仿真：所有电路图均采用 Multisim 软件制作，学生可以自行尝试仿真，增强实践操作能力。②纸数融合：实现了纸质教材与数字资源的有机结合，便于教师授课和学生自学。③课程思政融合：将思政元素融入教材，提升教材的教育价值。

为了更好地服务于教学和学习，本教材配套了丰富的数字资源，包括课件、微课、仿真和在线测试等，为师生提供全方位的学习支持。这些资源不仅能够增强学生的学习体验，还能帮助教师更有效地进行教学。

本教材适用于全国高等职业院校医学影像技术、智能医疗装备技术等相关专业的学生。

在本教材的编写过程中，我们得到了许多同仁、一线专家和领导的鼓励和帮助。他们的宝贵意见，使得本教材更加完善和实用。我们对此表示衷心的感谢，并期待本教材能够为医学影像技术专业的教学和学生的成长作出贡献。

编　者

2025 年 4 月

目　录

第一章　直流电路

教学课件

学习目标

素质目标

（1）通过直流电路严密而富有逻辑的分析计算步骤，树立严谨求实的职业精神。

（2）通过由简到繁逐步提高的分析计算能力，养成自主学习、终身学习的习惯。

知识目标

（1）掌握：电路、电路模型的概念，常用电路元件符号；关联和非关联参考方向，电压、电流方向的标注；欧姆定律；基尔霍夫电压定律和电流定律；支路电流法求解电路参数；电阻串、并联等效化简电路；电源等效变换化简复杂电路；叠加定理、戴维南定理。

（2）熟悉：电路分类方法；电流、电压、电位、电功率的物理意义；电路的通路、短路、断路三种状态；利用诺顿定理求解电路的方法。

（3）了解：万用表的基本使用方法。

能力目标

（1）具备绘制电路图并使用各种等效方法化简电路图的能力。

（2）具备分析简单直流电路的能力。

（3）具备一定的电路参数计算的能力。

案例导入

【案例】

直流电源是日常生活中经常使用并且离不开的电器元件，如手机电池、干电池等。每一种电池提供的电压有限，日常生活中常见的干电池是 1.5V，手机电池是 5V，层叠电池多为 9V，共享电动自行车电源常见 48V 和 60V 两种。

【问题】

学完本章后请设计一个利用直流电源控制的楼梯照明电路，要求楼下、楼上各有 1 个开关，走到楼下将灯打开，上楼后在楼上将灯关闭。

·核心知识拆解·

直流电路因其具有不随时间变化或者缓慢变化的特性，所以是初学者学习电路知识的基础。本章将从实际电路开始，介绍如何将实际电路抽象出电路模型，如何使用电路符号表达实际元器件，逐步使用电路符号通过串联、并联、混联构成具体电路。通过分析具体电路明确电路的结构、种类，明确表达电路的基本物理量电流、电压、电功率的意义。进而介绍常用的电路分析方法，帮助学生学会如何分析、计算电路的参数，为学习后续章节打下基础。

第一节　电路的基本知识

一、电路和电路模型

电路是电流得以流通的路径，是通过导线将电器元件按照特定方式连接起来，以满足特定功能需求的电气通路。图 1-1 是为了实现照明功能用导线将干电池（E）、开关（S）、灯泡（L）用串联方式连接起来的路径。当开关闭合时，整个路径形成回路，电流从电源正极流出，经过开关流过灯泡，回到电源负极，灯泡获得电能发光。

微课：为何要使用电路模型

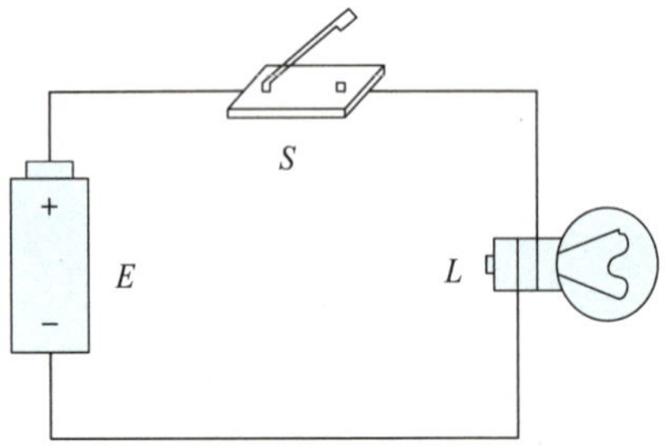

图 1-1　手电筒简易电路

实际电路中各种元器件品种多样，电磁性质复杂。例如，导线不仅有电阻还有电容，灯泡不仅有电阻也有电感和电容。直接对实际电路进行分析既复杂又困难，甚至不可能完成。为了便于进行电路的分析与计算，可以采用理想电路元件来近似替代实际的电路组件，例如，用电阻代替灯泡，用理想电压源与电阻串联代替干电池。理想电路元件是具备特定电磁属性且具有精确数学描述的基本构造单元，为一种虚构的组件，并非现实世界中实际存在的元件。常用的理想电路元件有电阻、电感、电容、电压源、电流源等，如表 1-1 所示。

表 1-1 几种常用理想电路元件及其符号

名称	符号	名称	符号
电阻	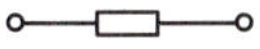	理想电压源	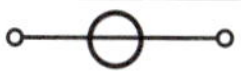
电感	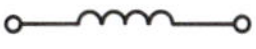	理想电流源	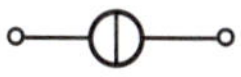
电容	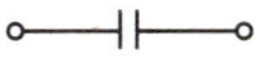	开关	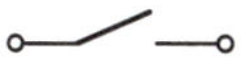

以理想电路元件替代真实元件所构建的电路即电路模型。只要电路模型的准确性足够高，通过分析所得出的结论便能真实反映实际电路的性能。图 1-2 是手电筒的电路模型，图中使用电阻 R_L 代替灯泡，使用理想电压源串联电阻 R_0 代替电源（当电源内阻 R_0 远远小于负载内阻 R_L 时，可忽略电源内阻 R_0）。电路模型中的导线是无电阻的理想导线，开关闭合时电阻为零。除非有特殊说明，今后本书中研究的电路均是电路模型。

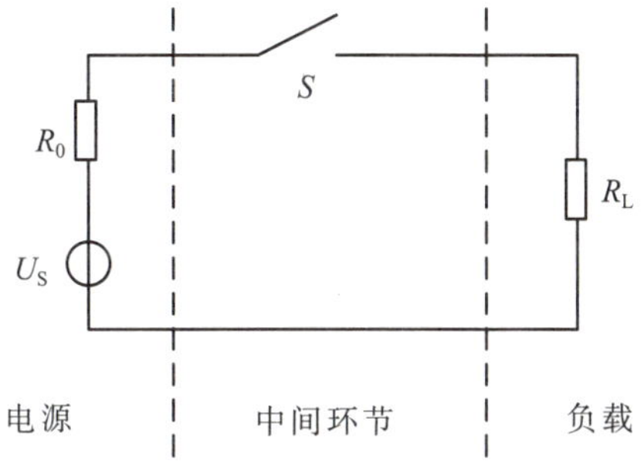

图 1-2 手电筒电路模型

电路的规模有大有小，复杂程度各不相同，但完整的电路通常由三个基本组成部分构成：电源、中间环节及负载。电源作为提供电能的装置，负责将其他形式的能量转换为电能。负载则是那些将电能转化为其他形式能量的用电设备。中间环节则承担着连接电源与负载的任务，其主要功能是传输和分配电能。在图 1-1 和图 1-2 中，干电池（U_S+R_0）是电源，导线和开关（S）是中间环节，灯泡（R_L）是负载。

二、电路的种类

电路种类的划分形式多种多样，常见的有下面几种。

1. 按照电源的性质不同 电路可划分为直流电路和交流电路。直流电路是用直流电源供电的电路，如手电筒的电路。交流电路是用交流电源供电的电路，如家里日光灯的电路。

2. 按照处理信号的不同 电路可划分为模拟电路和数字电路。模拟电路处理的是时间连续、数值也连续的模拟信号，如整流滤波电路、共发射极放大电路等。数字电路处理的是时间离散、数值也离散的数字信号，如触发器、存储器等。

3. 按照作用不同 电路可分为电力电路与信号电路。电力电路主要负责电能的长距离输送、分配及转换。例如，日常生活中所使用的电力通常源自发电厂，那里通过发电机将煤炭的热能、水流的动能或其他形式的能量转化为电能，随后利用升压变压器提升电压，再通过高压输电线进行远距离传输，到达目的地后由变电所或变电站通过降压变压器将电压降低，然后输送给用户使用。信号电路主要实现信号的传递和处理。例如，影像科检查室中的对讲系统是通过麦克风将检查技师的话语转换成微弱的电信号传输给功放系统，功放系统将信号放大后再推动扬声器发出声音被受检者听到。

4. 按照包含元件的性质不同 电路可分为线性电路与非线性电路。线性电路由线性元件构成，描述线性电路的数学表达式均为线性方程，如仅包含电阻的电路。相对地，非线性电路则至少包含一个非线性元件，如含有电感或电容的电路。

5. 按照电路结构不同 电路可被划分为简单电路与复杂电路。其中，简单电路仅包含单一回路，如图 1-2 的手电筒电路。复杂电路是不能最终化简为一个回路的有分支的电路。

6. 按照电路尺寸与工作波长的不同 电路可进一步划分为集中参数电路与分布参数电路。①集中参数电路指电路的尺寸显著小于其工作波长。在分析和计算此类电路时，通常忽略电路内部电场与磁场的相互作用，不考虑电磁波传播效应，假定电路中的电能传输是瞬时完成的。②分布参数电路是指在高频或长距离传输条件下，电路参数（如电感、电容、电阻、电导）沿传输线连续分布，导致电压和电流的大小及相位随空间位置变化的电路。当电路的尺寸与电路工作波长相当时，电路中的电压与电流不仅随时间变化，也随空间位置变化。在这种情况下，若采用集中参数电路分析方法，将导致极大的误差。因此，必须采用分布参数电路分析方法来进行准确的分析。本书研究的电路均属于集中参数电路。

三、电路的主要物理量

1. 电流 在特定时间内，通过某一横截面的电荷量被定义为电流强度，通常简称为电流，用符号 I 或 i 表示。按照约定，电流的方向被定义为正电荷移动的方向。根据定义写出表达式如下

$$i(t)=\frac{\mathrm{d}Q}{\mathrm{d}t} \quad \text{（式 1-1）}$$

式中，电流 i 的单位为 A（安培），电荷 Q 的单位为 C（库伦），时间 t 的单位为 s（秒）。

电流的大小与方向在时间进程中保持不变者，称为直流电流或恒定电流，简称直流，用大写字母 I 表示，其表达式可以写为

$$I=\frac{Q}{t} \quad \text{（式 1-2）}$$

电流的大小与方向随时间而变化者，称为交流电，简称交流，通常以字母 i 表示。

在研究电路时，电流的大小和方向是两个不可或缺的方面。但在具体电路中，电流的方向很难预判，例如，交流电路中电流的方向时刻改变，即便是直流电路要想确定电流方向也不是一件容易的事。为此引入了参考方向的概念，即假设一个方面为电流的方向，称为参考方向或正方向。依据此参考方向进行计算，若得出的电流值为负，则表明电流的实际流向与参考方向相反；若电流值为正，则意味着电流的实际流向与参考方向一致。参考方向的选择是任意的，但一旦确定，便不得随意更改。

电流的参考方向通常有两种表示方法。一种是使用双下标表示，如 I_{ab} 或 i_{ab} 表示电流参考方向由 a 指向 b。另一种是用箭头表示参考方向，如图 1-3 所示。应当注意在分析计算时必须首先指定电流的参考方向。

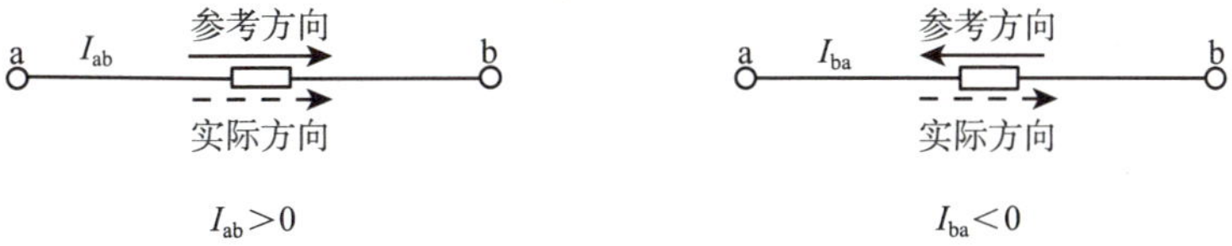

图 1-3　电流的参考方向

2. 电压　如图 1-4 所示电源正极板（M）上集聚了正电荷，负极板（N）上集聚了负电荷，当有导线连接负载形成回路时就在导线中形成了电场。正电荷在电场力作用下由 M 点沿着导线经过负载到达 N 点。在此过程中，电场力对电荷做功，而这种做功的能力是通过电压这一度量来表现的。

微课：电压是如何产生的

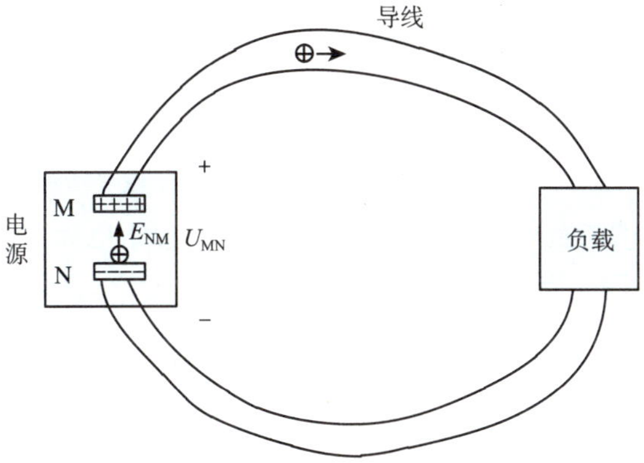

图 1-4　电压与电动势

电路中单位正电荷由 a 点移动到 b 点时所获得或失去的能量即为 a、b 两点间的电压，用 U 或 u 表示。表达式如下

$$u(t)=\frac{\mathrm{d}W}{\mathrm{d}Q} \tag{式 1-3}$$

式中，电压 u 的单位为 V（伏特），能量 W 的单位为 J（焦耳），电荷 Q 的单位为 C（库伦）。

通常将电位的降低方向（从高电位向低电位）定义为电压的实际方向。在实践中，将电压的较高电位端标记为正极（“+”），将较低电位端标记为负极（“−”）。与电流类似，电压也需要确定一个参考方向（又称参考极性）。选定的电压参考方向是任意的，但一旦确定，便不得随意更改。若计算结果表明电压为负值，则意味着电压的实际方向与参考方向相反；若为正值，则电压的实际方向与参考方向一致。

电压的参考方向通常有 3 种表示方法（图 1-5）。第一种是使用双下标表示，如 U_{ab} 或 u_{ab} 用于表示电压的参考方向，该方向是从 a 指向 b。第二种是使用箭头表示，该箭头指示从高电位指向低电位。第三种是使用极性“+”“−”表示，“+”表示高电位，“−”表示低电位，此时称为参考极性，代表电压参考方向从“+”极指向“−”极。应当注意，在分析计算时必须首先指定电压的参考方向。

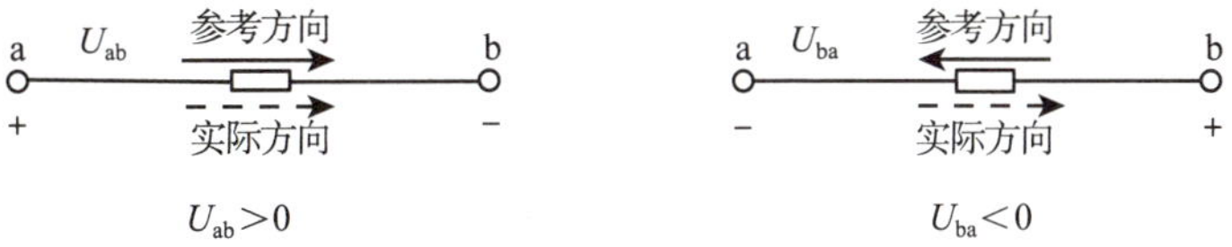

图 1-5　电压的参考方向

微课：关联和非关联参考方向

必须明确的是，电压与电流的实际流向是客观存在的，不会因任何假设而发生改变。尽管电压与电流的参考方向可以自由设定，但遵循惯例，通常将电压与电流的参考方向设定为相同，称为关联参考方向。相对地，若设定不同，则称为非关联参考方向（图 1-6）。

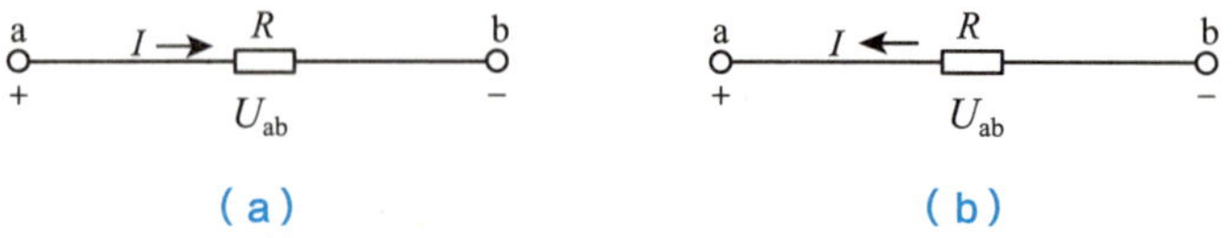

图 1-6 关联参考方向和非关联参考方向

（a）关联参考方向；（b）非关联参考方向

3. 电位 具有相对性，其数值取决于所选定的参考点（即零电位点）。换言之，某一点的电位值是相对于选定的参考点而言的，若无此参考点，则电位值将失去意义。在对电器设备进行调试与检修的过程中，通常需要对电路中各个点相对于参考点的电位进行测量，以此来评估电路是否正常运作。图 1-4 中，当电场力推动正电荷从正极板 M 经过负载回到负极板 N 时，将电能转换为其他形式的能量，所以正电荷在 N 点具有的能量比在 M 点小，减少的能量等于电场力做的功，所以 N 点电位比 M 点低。用 U_M 表示 M 点电位，U_N 表示 N 点电位，那么

$$U_{MN} = U_M - U_N \quad \text{（式 1-4）}$$

即电路中任意两点之间的电压等于这两点电位的差。

例 1-1 图 1-7（a）、（b）、（c）电路中分别选择 C、B、A 三个点作为参考点，计算三张图中 A、B、C 点的电位是多少？

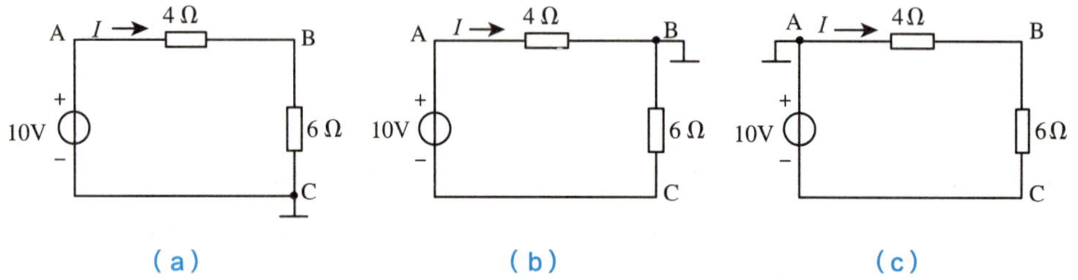

图 1-7 例 1-1 电路图

（a）C 点接地，为参考点；（b）B 点接地，为参考点；（c）A 点接地，为参考点

解：（1）图 1-7（a）选择 C 点为参考点，则 $U_C=0V$，故

$$I = \frac{10}{4+6} = 1A$$

所以

$$U_A - U_C = U_{AC} = 1 \times (4+6) = 10V$$

$$U_B - U_C = U_{BC} = 1 \times 6 = 6V$$

所以

$$U_A = 10V，U_B = 6V，U_C = 0V$$

（2）图 1-7（b）选择 B 点为参考点，则 $U_B=0V$，而 $I=1A$，

所以

$$U_A - U_B = U_{AB} = 1 \times 4 = 4V$$
$$U_B - U_C = U_{BC} = 1 \times 6 = 6V$$

所以

$$U_A = 4V,\ U_B = 0V,\ U_C = -6V$$

(3) 图 1-7 (c) 选择 A 点为参考点，则 $U_A = 0V$，而 $I = 1A$，

所以

$$U_A - U_B = U_{AB} = 1 \times 4 = 4V$$
$$U_A - U_C = U_{AC} = 1 \times (4 + 6) = 10V$$

所以

$$U_A = 0V,\ U_B = -4V,\ U_C = -10V$$

由此可见，选择不同的参考点会导致同一位置的电位出现差异，但任意两点间的电压（即电位差）保持恒定，如图 1-7 的三张图中 U_{AB} 均为 4V，与参考点选择无关。

另外，在电子电路图中，通常不将电源以图形形式表示，而是采用电位标记法。具体做法是选取电源的一端作为电位参考点，而将另一端以与电源电压相等的电位值来标识，如图 1-8 所示。

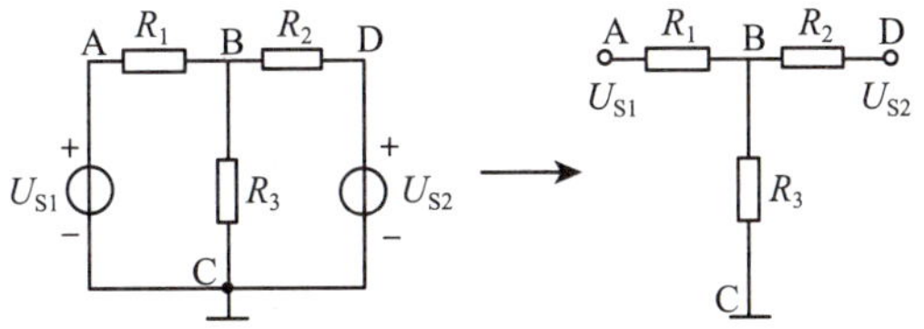

图 1-8 电路的简化画法

4. 电功率 在电路分析中，对功率与能量的探讨具有至关重要的意义。由于电路运作过程中，电能与其他形式能量的转换是不可避免的，同时电器设备与电路元件在工作时均受到功率限制。若在使用过程中超出电器设备或电路元件的额定功率，出现过载现象，将导致电器设备或电路元件受损，甚至无法正常运作。

某一电路吸收或发出电能的速率即为该电路的电功率（简称功率）。表达式为

$$p(t) = \frac{dW}{dt} \quad \text{（式 1-5）}$$

式中，功率 p 的单位为 W（瓦特），能量 W 的单位为 J（焦耳），时间 t 的单位为 s（秒）。

对于某段电路来说，当电压、电流关联参考方向时，根据电流定义式可得

$$dq = i(t)dt \quad \text{（式 1-6）}$$

根据电压定义式可得

$$dW = u(t)dQ = u(t)i(t)dt \quad \text{（式 1-7）}$$

则功率

$$p(t) = \frac{dW}{dt} = u(t)i(t) \quad \text{（式 1-8）}$$

若计算得 $p(t) > 0$，则表示电路吸收功率，属于消耗电能，如电阻。若 $p(t) < 0$，则表示电路发出功率，属于产生电能，如电源。

若该电路是直流电路，则

$$P = UI \tag{式 1-9}$$

当电压、电流非关联参考方向时，计算功率需要添加负号，即

$$p(t) = -u(t)i(t) \tag{式 1-10}$$

或

$$P = -UI \tag{式 1-11}$$

例 1-2 计算图 1-9 所示电路各个元件的功率。

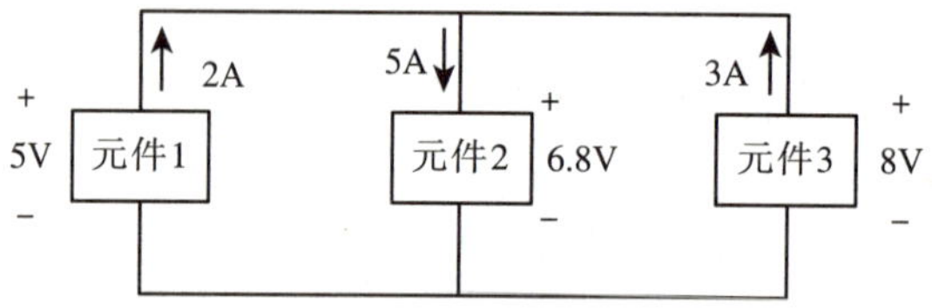

图 1-9 例 1-2 电路结构图

解：由图 1-9 可知，元件 1 和元件 3 的电压与电流为非关联参考方向，元件 2 为关联参考方向，则

元件 1：$P_1 = -5 \times 2 = -10\text{W}$

元件 2：$P_2 = 6.8 \times 5 = 34\text{W}$

元件 3：$P_3 = -8 \times 3 = -24\text{W}$

可见，总功率 $P = P_1 + P_2 + P_3 = 0$。元件 1、元件 3 产生电能，元件 2 消耗电能。

在电路中，通常存在元件吸收功率与元件释放功率的现象。当吸收的功率与释放的功率相等时，此现象被称为功率平衡原理。

四、基本电路元件

微课：电阻、电感、电容

1. 电阻 是导体对电流阻碍作用大小的度量，是电路中不可或缺的元素，单位是欧姆（Ω），用符号 R 表示（图 1-10）。

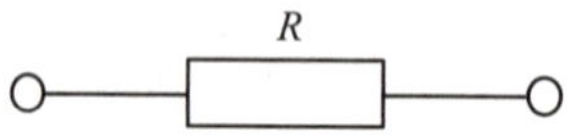

图 1-10 线性电阻的电路符号

电阻的电压、电流满足欧姆定律，公式为

$$R = \frac{U}{I} \tag{式 1-12}$$

电阻反映了导体对电流的阻碍作用，影响电流的大小和方向。电阻越大，相同电压下通过的电流就越小，说明导体对电流的阻碍作用越强；反之，电阻越小，电流越容易通过。

常见的电阻有如下几种。①固定电阻：阻值不可调节的电阻，常见于电子电路中。②可调电阻：

阻值可以通过旋钮等方式进行调节，用于需要调整电路参数的场合。③特殊电阻：如热敏电阻、光敏电阻、压敏电阻等，其阻值随温度、光线、电压等因素变化而变化。

影响电阻大小的因素主要有如下几种。①导体材料：不同材料的导体具有不同的电阻率，常见的导体材料如铜、铝等具有较低的电阻率，而一些合金材料或半导体材料具有较高的电阻率。②导体长度：在其他条件相同的情况下，导体的长度越长，电阻越大。③导体横截面积：导体的横截面积越大，电阻越小。④温度：一般情况下，导体的电阻随温度的升高而增大。

电阻在电路中的常见作用如下。①限流：通过串联电阻，可以限制电路中的电流大小，保护其他元件不被过大的电流损坏。②分压：串联电阻可以将电源电压分配到不同的位置，为不同的电路部分提供合适的工作电压。③负载：电阻可以作为电路中的负载，消耗电能，实现能量转换或产生特定的电压电流关系。④滤波：与电容配合组成滤波电路，平滑电压或电流的波动，减少噪声和干扰。

2. 电感　是电子学中的重要概念，它描述了电流变化时，在电路中产生的电动势对电流变化的阻碍作用。电感是一种能够存储磁场能量的元件，当电流通过电感器时，它会在周围产生一个磁场，这个磁场又会反过来影响电流的变化。

如图 1-11 所示，实际电感往往由导线绕制成的 N 匝线圈构成。当线圈中有电流流过时，每一匝线圈产生的磁通量为 Φ，整个线圈产生的磁链 Ψ（或全磁通）为

$$\Psi = N\Phi \qquad \text{（式 1-13）}$$

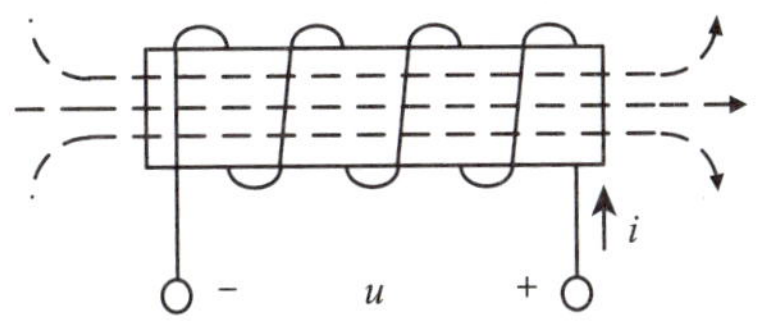

图 1-11　电感的磁通

显然，线圈中的磁通、磁链均是由线圈中的电流产生的，它们的方向满足右手螺旋定则。当电流 $i=0$ 时，磁链 $\psi(t)=0$，电流越大，磁链也越大。对于线性电感来说，其磁链大小与电流成正比，则有

$$\psi(t) = Li(t) \qquad \text{（式 1-14）}$$

式中，L 为电感这个元件的参数，称为电感或自感系数，单位为亨利（H）。它是一个正实数，与通过线圈的电流和电压无关，只与线圈本身有关，如线圈匝数、线圈面积、线圈长度、磁芯材料、线圈形状和绕线排列等。电感在电路中的符号如图 1-12 所示。

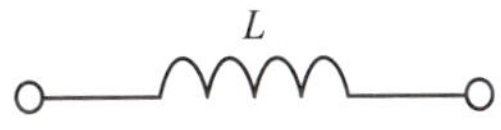

图 1-12　电感的电路符号

当流过电感的电流发生变化时，产生的磁链也会发生变化，这时在线圈两端会产生感应电压，由电磁感应定律可得感应电压与磁链变化的关系为

$$u(t) = \frac{\mathrm{d}\psi(t)}{\mathrm{d}t} \qquad \text{（式 1-15）}$$

将式 1-14 代入式 1-15 可得

$$u(t) = L\frac{\mathrm{d}i(t)}{\mathrm{d}t} \qquad \text{（式 1-16）}$$

式 1-16 说明了电感元件电压与电流的关系，如果是非关联参考方向，式 1-16 要加负号。

电感器种类繁多，按电感形式可分为固定电感器和可变电感器；按导磁体性质可分为空心线圈、铁氧体线圈、铁芯线圈、铜芯线圈等；按工作性质可分为天线线圈、振荡线圈、扼流线圈、偏转线圈等；按绕线结构可分为单层线圈、多层线圈、蜂房式线圈等。

电感器一般由骨架、绕组、铁芯或磁芯、屏蔽罩等组成。骨架是绕制线圈的支架；绕组是具有规定功能的一组线圈，是电感器的基本组成部分；铁芯或磁芯用于增强电磁感应；屏蔽罩则用于避免电感器在工作时产生的磁场影响其他元器件和电路的正常工作。

电感器在电路中的主要作用是存储磁能，同时具有阻交流通直流、通低频阻高频的特性。在交流电路中，电感器可以用于阻流、降压、耦合和负载。与电容配合，电感器可以用于选频、滤波、调谐、退耦等电路中。

电感的特性参数包括电感量、分布电容、品质因数等。电感量又称自感系数，表示电感元件自感应能力的大小。分布电容是线圈各层、各匝之间，绕组与底板之间存在的电容。品质因数是线圈中储存能量与消耗能量的比值，是表示线圈品质的重要参数。

3. 电容 广泛应用于各种电子电路和设备中。电容是电容器容纳电荷的能力，用符号 C 表示，单位是法拉（F）（图 1-13）。

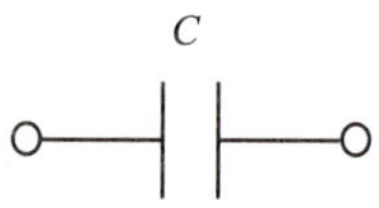

图 1-13 电容的电路符号

电容器主要由两个导电极板、中间的电介质材料和外部封装组成。极板通常是电容器中最重要的组成部分之一，用于在充电时积累相反的电荷。电介质是电容器的核心，其选择决定了电容器的多项关键性能指标，如介电常数和击穿电压。常见的电介质包括空气、纸、电解液、陶瓷、塑料（如聚酯、聚丙烯等）及铝氧化物等。

当电容器连接到电源时，由于电源提供的电势差，正电荷开始在电容器的正极板上积累，同时等量的负电荷在负极板上积累。此时，电容器的两个极板上分别带有等量但极性相反的电荷，电容器两端的电压逐渐上升。随着电荷在极板上的积累，两个极板之间形成了一个电场。电场的方向从正极板指向负极板，使正电荷与负电荷之间产生相互吸引的作用力。这种相互吸引的力是电场的表现形式，也是能量储存的基础。随着电源继续推动电荷向极板移动，极板上的电荷量不断增加，电场强度也随之增强。同时，电容器两端的电压逐渐升高，直到与电源的电压相等为止。当撤去电源后，由于没有电流通路无法释放电能，因此电能被储存起来。此时，电容器被认为已经充满电，电源提供的电能被转化为电容内电场的能量。

在电容储存电荷的过程中，需要注意的是，电容器储存的电荷量与其电容值和两端的电压有关。电容值越大，或电容器两端的电压越高，电容器能够储存的电荷量就越多。此外，电容器在储存电荷时并不消耗电能，而是将电能转化为电场能储存起来。当需要释放能量时，电容器可以通过放电过程将储存的电场能转化为电能或其他形式的能量。

通过电容充电的过程可以看出，电容两极板之间的电压随着电荷量的增加而增加，对于线性电容来说则有

$$Q(t)=Cu(t) \tag{式 1-17}$$

充电过程电荷经过导线到达极板的过程，会产生电流，根据电流的定义可知

$$i(t)=\frac{\mathrm{d}Q(t)}{\mathrm{d}t} \quad （式 1-18）$$

将式 1-17 代入式 1-18 可得传导电流与电容电压的关系为

$$i(t)=C\frac{\mathrm{d}u(t)}{\mathrm{d}t} \quad （式 1-19）$$

电容的容值 C 的大小与电容两端的电压、电流无关，只与自身有关。影响其大小的因素一般是物理结构（两个金属板电极之间的距离、金属板的面积）、绝缘介质的相对介电常数、金属板（电极）材质、环境温度、电容器的结构与制造工艺等。

当外加电压大于电容电压时，电容器会充电，电荷量增加；当外加电压小于电容电压时，电容器会放电，电荷量减少。电容器的充放电过程可以通过实验进行观察和测量，如使用发光二极管等指示器件来观察充放电过程中的电流变化。

电容广泛应用于各种电子电路和设备中，主要应用领域包括滤波电路、耦合和解耦、时间延迟电路、存储设备、高频电路、信号处理、电动机启动与调节及能量存储等。

五、电路的基本状态

电路工作时可以处于不同的状态，主要包括以下三种基本状态。

1. 开路状态（又称断路状态）　是电路中存在一个或多个断点，导致电流无法流通。在这种状态下，电路两端存在电压，但没有电流流过。开路状态通常是由断线、开关未闭合或元件损坏等原因造成的。开路状态在电路分析中通常用符号表示为一个断开的开关或一条未闭合的路径，此时支路电流为零，如图 1-14（a）所示。

2. 短路状态　是电路中电流的流通路径被人为或意外地缩短，导致电流绕过正常负载直接流通。在短路状态下，电路的电阻非常小，几乎为零，因此电流会急剧增加。短路可能导致电路元件损坏、过热，甚至火灾。在电路分析中，短路状态通常用符号表示为一条直接连接的导线，如图 1-14（b）所示。

3. 通路状态（又称正常工作状态）　是电路按照设计要求正常运行，电流和电压都在预定的范围内。在这种状态下，电路元件能够正常工作，提供预期的功能。正常工作状态是电路设计和分析的主要目标，确保电路在各种条件下都能稳定运行，如图 1-14（c）所示。

在电路分析和设计中，理解电路的基本状态对于确保电路的可靠性和安全性至关重要。通过分析电路在不同状态下的行为，可以预测电路在实际应用中的表现，并采取适当的措施来避免开路和短路等异常情况的发生。

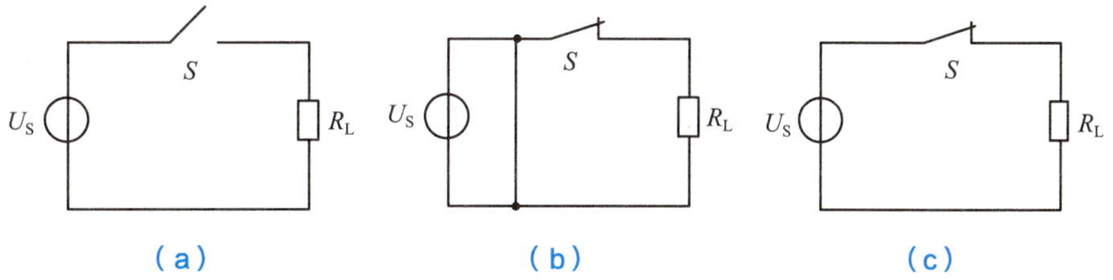

图 1-14　电路的基本状态

（a）开路状态；（b）短路状态；（c）通路状态

六、万用表的基本用法

万用表（图 1-15）是一种多功能的电子测量仪器，可以测量直流电流、直流电压、交流电压、电阻等多种电学参数。它是电子制作、电路维修等领域中不可或缺的测试工具。

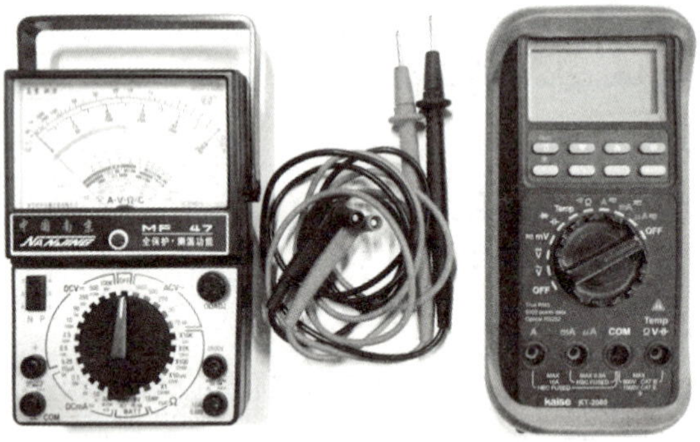

（a）　　　　　　（b）

图 1-15　万用表

（a）指针式万用表；（b）数字式万用表

万用表通常由显示屏、量程选择旋钮、表笔插孔、表头、测量线路和转换开关等部分组成。其中，显示屏用于显示测量结果，量程选择旋钮用于选择不同的测量范围和精度，表笔插孔用于插入红、黑两根表笔，表头则是灵敏电流计，用于指示测量结果。

（一）使用方法

1. 检查万用表　在使用万用表前，需要检查其外观是否完好，表笔是否插好，量程选择旋钮是否处于正确的位置。同时，还需要进行机械调零，使指针指向零位。

2. 选择测量项目和量程　根据需要测量的电学参数，选择相应的测量项目和量程。在选择量程时，应根据被测值的大小选择合适的量程，以避免测量误差或损坏万用表。

3. 连接电路　将红、黑表笔分别插入万用表的正、负插孔中，然后将红表笔与被测电路的正极相连，黑表笔与被测电路的负极相连。在测量电流时，应将万用表串联在被测电路中；在测量电压时，应将万用表并联在被测电路上。

4. 读取测量结果　在连接好电路后，观察万用表的显示屏，读取测量结果。在读取测量结果时，应注意选择正确的刻度线进行读数，并根据所选量程进行单位换算。

5. 关闭万用表　在使用完毕后，应将量程选择旋钮旋至“OFF”位置或交流电压最大档位，以关闭万用表并节省电池电量。

（二）注意事项

1. 使用万用表时，应注意安全，避免触电或短路等危险情况的发生。

2. 在测量高电压或大电流时，应选择合适的量程和测量方式，以避免损坏万用表或造成测量误差。

3. 在测量电阻时，应先将被测电阻从电路中拆下，并确保其两端与万用表表笔接触良好。

4. 在使用万用表时，应避免在潮湿、高温或强磁场等恶劣环境下使用，以免影响测量精度或损坏万用表。

5. 在长时间不使用万用表时，应将表内电池取出，以防电池电解液渗漏而腐蚀内部电路。

▶**知识拓展**

万用表的基本原理

万用表的基本原理是利用一只灵敏的磁电式直流电流表（微安表）作为表头。当微小电流通过表头时，会产生电流指示。然而，由于表头不能直接通过大电流，因此必须在表头上并联或串联一些电阻进行分流或降压，从而实现对电路中电流、电压和电阻的测量。当万用表设置为电压或电流测量档时，内部会构建一个与待测电路并联或串联的电路结构。对于电压测量，万用表内部其实是一个高阻值的电阻（电压表头），电阻与被测电路并联，利用分压原理测量电压。测量电流时，则是通过串联另一个小阻值电阻（电流表头），利用欧姆定律，通过测量电阻两端的电压来推算出电流。测量电阻时，万用表内部会提供一个稳定的电流源，通过待测电阻后，测量电阻两端的电压，再根据欧姆定律计算出电阻值。

第二节　电路的基本定律与基本分析方法

一、欧姆定律

欧姆定律是电路学的一项基础原理，其阐述了在线性电阻元件中，流经电阻 R 的电流 I 与两端电压 U 之间存在正比关系，同时与电阻值成反比。

图 1-16（a）中，电压与电流为关联参考方向，欧姆定律表达式为

$$I=\frac{U}{R} \tag{式 1-20}$$

图 1-16（b）中，电压与电流为非关联参考方向，欧姆定律表达式为

$$I=-\frac{U}{R} \tag{式 1-21}$$

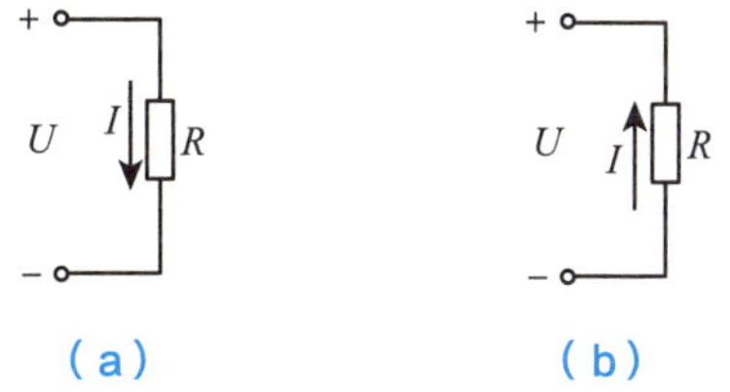

图 1-16　欧姆定律

（a）关联参考方向；（b）非关联参考方向

在应用欧姆定律时，除了需留意表达式中的正负号之外，亦应关注电压与电流数值的正负。

例 1-3 在图 1-16 中已知 $U=-6V$, $R=2\Omega$，请计算图 1-16（a）、（b）中电流 I 分别为多少？

解： 图 1-16（a）中电压与电流关联参考方向，使用欧姆定律可得

$$I=\frac{U}{R}=\frac{-6}{2}=-3A$$

图 1-16（b）电压与电流为非关联参考方向，使用欧姆定律可得

$$I=-\frac{U}{R}=-\frac{-6}{2}=3A$$

在任何时刻，若元件两端的电压与电流关系遵循欧姆定律，则该元件被称为线性元件。线性元件的电阻值是一个恒定的常数，如线性电阻。线性电阻的伏安特性曲线表现为一条经过坐标原点的直线，如图 1-17（a）所示。相对地，非线性元件的电阻值并非恒定不变，而是随着电压或电流的变化而变化，因此不遵循欧姆定律。其伏安特性曲线呈现出非直线形状，是一条曲线，如晶体二极管，如图 1-17（b）所示。

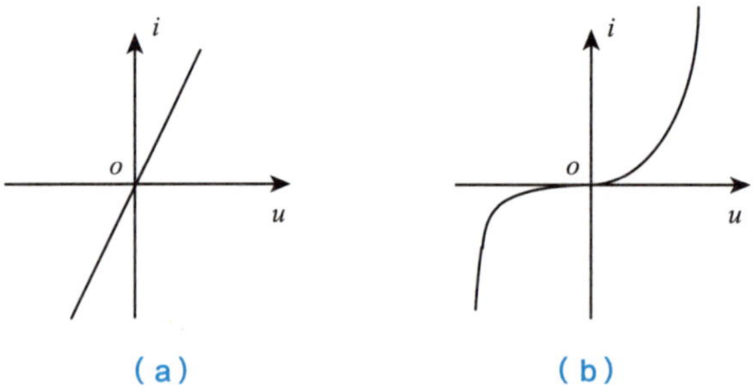

图 1-17 线性元件与非线性元件的伏安特性曲线

（a）线性；（b）非线性

使用欧姆定律应注意以下几点。

1. 统一性 利用欧姆定律进行计算时，公式中的三个物理量，即电流 I、电压 U 和电阻 R，必须使用国际单位制中的单位。具体来说，电流 I 的单位应是安培，电压 U 的单位应是伏特，电阻 R 的单位应是欧姆。如果题目给出的物理量不是这些规定的单位，则必须先进行单位换算，再代入公式进行计算。

2. 同一性 欧姆定律中的电流、电压、电阻是同一个导体或同一段电路中的各量，三者要一一对应。这意味着在应用欧姆定律时，需要确保所考虑的电流、电压和电阻是在同一导体或同一段电路中的值。

3. 同时性 欧姆定律中三个物理量间具有同时性，即在同一部分电路上，由于开关的闭合或断开及滑动变阻器滑片位置等，都将引起电路的变化。因此，在应用欧姆定律时，不可将前后过程的电流、电压和电阻值混用。需要确保所考虑的三个物理量是同一时刻或同一状态下的值。

此外，还需要注意欧姆定律的适用范围。欧姆定律只适用于纯电阻电路，如金属导电和电解液导电等。在气体导电和半导体元件等中，欧姆定律可能不适用。同时，在应用欧姆定律时，还需要注意

电路的连接方式，如串联和并联电路中的电阻、电压和电流的关系等。

二、基尔霍夫定律

实际电路中经常会遇到一些利用电阻串并联等效变换后仍不能化简的电路，无法直接使用欧姆定律，此时常常用到求解电路的两个基本定律：基尔霍夫电流定律（Kirchhoff's current law，KCL）和基尔霍夫电压定律（Kirchhoff's voltage law，KVL），这两个定律是由德国物理学家基尔霍夫于 1847 年提出。

微课：支路、节点、回路、网孔

为阐释基尔霍夫定律，首先需了解支路、节点、回路、网孔等基本概念。

1. 支路 在电路理论中，一条由一个或多个元件串联构成的分支被称为支路。通常情况下，流经这些元件的电流被称为支路电流，而元件两端的电压则被称为支路电压。图 1-18 中有①-②、②-③、②-④、①-③、③-④、①-④共 6 条支路。

2. 节点 电路中三条或三条以上的支路交点称为节点。图 1-18 中有①、②、③、④共 4 个节点。

3. 回路 由支路相互连接构成的一条封闭的路径称为回路。图 1-18 中有（1-2-4）、（2-3-5）、（4-5-6）、（1-3-5-4）、（1-3-6）、（1-6-5-2）、（2-4-6-3）共 7 个回路。

4. 网孔 若回路中不包围其他支路，则该回路称为网孔。图 1-18 中有（1-2-4）、（2-3-5）、（4-5-6）共 3 个网孔。

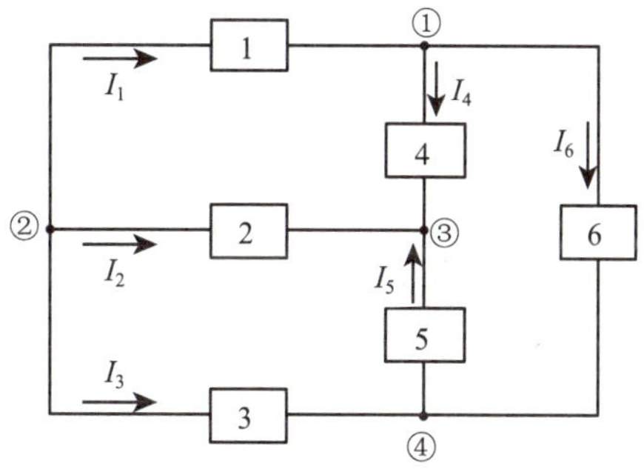

图 1-18 支路、节点、回路、网孔

（一）基尔霍夫电流定律

基尔霍夫电流定律（KCL）又称节点电流定律，它是指在任一时刻，流过电路中任一节点的各支路电流代数和恒为零。即

$$\sum I=0$$

注意，使用基尔霍夫电流定律时首先要根据是流入节点还是流出节点确定电流正负号。多数情况选取流入节点的电流为正，流出节点的电流为负。对图 1-18 中 4 个节点使用 KCL 可得

节点①：$I_1-I_4-I_6=0$ （式 1-22）

节点②：$-I_1-I_2-I_3=0$ （式 1-23）

节点③：$I_2+I_4+I_5=0$ （式 1-24）

节点④：$I_3-I_5+I_6=0$ （式 1-25）

基尔霍夫电流定律也可描述成，任一时刻，流入节点的电流之和等于流出节点的电流之和。因此

图 1-18 中节点①的表达式可以转换成 $I_1=I_4+I_6$，其他节点亦然。

基尔霍夫电流定律不仅适用于单一节点，同样适用于电路中任意假定的封闭表面，该假定的封闭面称为广义节点。如图 1-19 中，虚线区域看作一个节点，使用基尔霍夫电流定律，则

$$I_1+I_2+I_3=0 \quad \text{（式 1-26）}$$

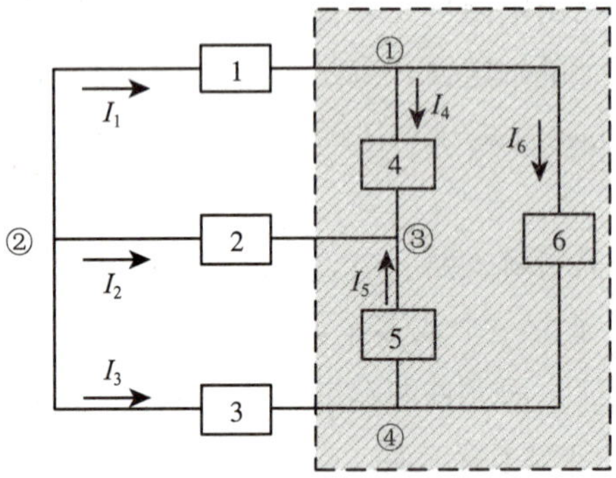

图 1-19　广义节点

基尔霍夫电流定律揭示了在电路的任一节点，所有流入和流出该节点的电流之和必须遵循一定的约束条件，而这一条件与构成电流路径的元件性质无关。

例 1-4　已知电路图 1-20，已知 $I_1=1\text{A}$，$I_2=3\text{A}$，$I_6=3\text{A}$，求 I_3、I_4、I_5。

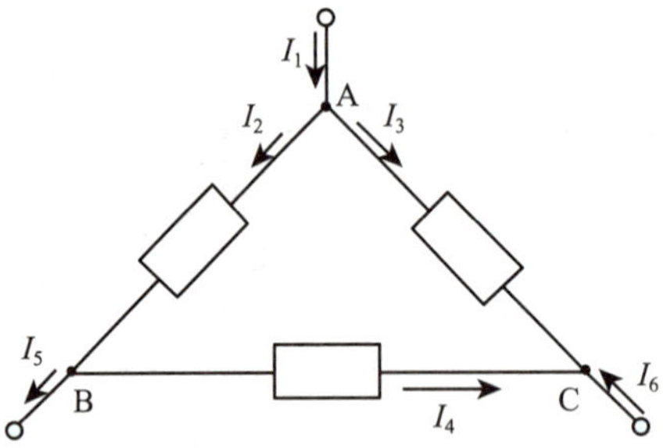

图 1-20　例 1-4 电路图

解：对节点 A 使用基尔霍夫电流定律，得

$$I_1-I_2-I_3=0$$

所以

$$I_3=I_1-I_2=1-3=-2\text{A}$$

对节点 C 使用基尔霍夫电流定律，得

$$I_3+I_4+I_6=0$$

所以

$$I_4=-I_3-I_6=-(-2)-3=-1\text{A}$$

对节点 B 使用基尔霍夫电流定律，得

$$I_2-I_4-I_5=0$$

所以

$$I_5 = I_2 - I_4 = 3 - (-1) = 4\text{A}$$

微课：基尔霍夫电压定律

（二）基尔霍夫电压定律

基尔霍夫电压定律（KVL）又称闭合回路电压定律，表明在任意时刻，沿着任一闭合回路，所有分支上的电压之代数和恒等于零。

$$\sum U = 0 \qquad \text{（式 1-27）}$$

注意，在应用基尔霍夫电压定律时，必须预先确定回路的绕行方向，顺时针或逆时针。与所选定的绕行方向相一致的电压应标记为正号“+”，而与之相反的电压则应标记为负号“−”。

如图 1-21，①、②、③回路选取绕行方向均为顺时针，使用基尔霍夫电压定律列写方程如下

$$U_1 + U_4 - U_2 = 0 \qquad \text{（式 1-28）}$$

$$U_2 + U_5 - U_3 = 0 \qquad \text{（式 1-29）}$$

$$U_6 - U_5 - U_4 = 0 \qquad \text{（式 1-30）}$$

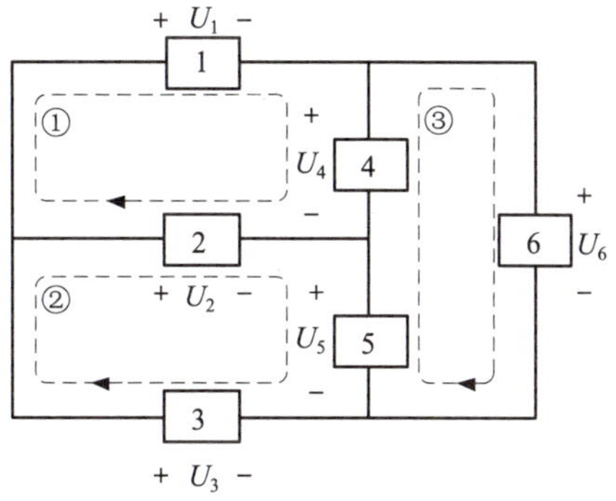

图 1-21　基尔霍夫电压定律示意

基尔霍夫电压定律揭示了电路中任意闭合回路内各分支电压所必须遵循的约束条件，此定律与回路中所包含的元件类型无关。

例 1-5　图 1-22（a）中已知 $I_1 = 2\text{A}$，$I_2 = 1\text{A}$，$I_3 = -3\text{A}$，$R_1 = 10\Omega$，$R_2 = 20\Omega$，$R_3 = 15\Omega$，请问 U_{S1}、U_{S2} 为多少？

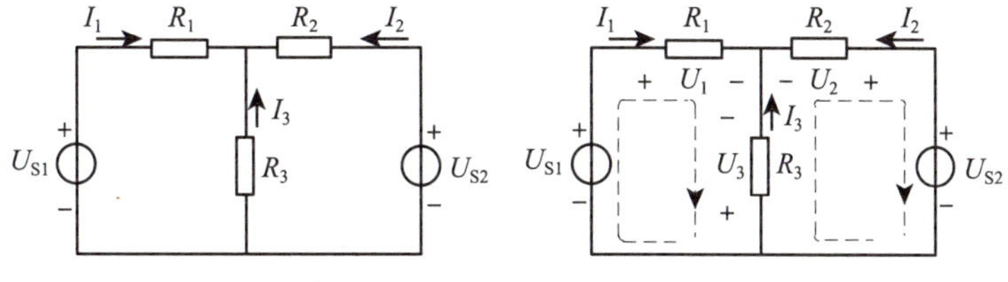

（a）　　（b）

图 1-22　例 1-5 电路图

（a）电路原图；（b）选定绕行方向

解：按照电压与电流关联参考方向标记 R_1、R_2、R_3 电压如图 1-22（b）所示，选取两个网孔回路绕行方向为顺时针，则使用基尔霍夫电压定律对两个网孔列写支路电压方程为

$$U_1 - U_3 - U_{S1} = 0$$

$$U_{S2} + U_3 - U_2 = 0$$

由欧姆定律可得

$$R_1I_1 - R_3I_3 - U_{S1} = 0$$

$$U_{S2} + R_3I_3 - R_2I_2 = 0$$

代入数据可得

$$10 \times 2 - 15 \times (-3) - U_{S1} = 0$$

$$U_{S2} + 15 \times (-3) - 20 \times 1 = 0$$

所以

$$U_{S1} = 65V$$

$$U_{S2} = 65V$$

另外，基尔霍夫电压定律不仅适合闭合回路，也可以推广到不闭合的虚拟回路。如图 1-23（a）要计算二端网络两端电压 U_{mn}，则可以假想端点 m 与 n 之间存在虚拟元件，该元件与原电路构成回路，使用基尔霍夫电压定律可得

$$U_{mn} + U_1 - U_{S1} = 0 \quad \text{（式 1-31）}$$

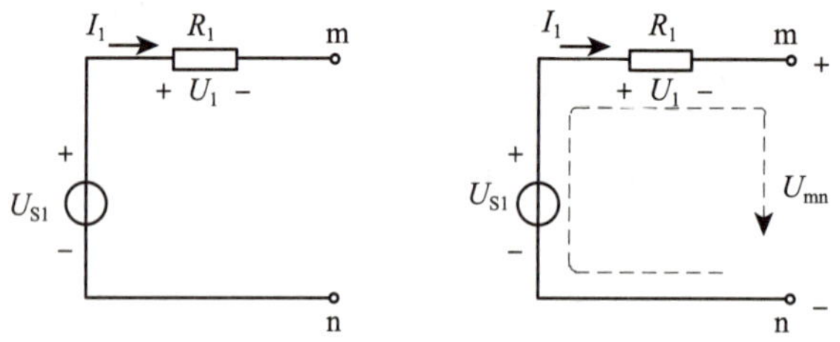

（a） （b）

图 1-23 虚拟回路

（a）非闭合回路；（b）虚拟回路

例 1-6 已知电路如图 1-24 所示，$U_{S1}=12V$，$U_{S2}=8V$，$R_{S1}=8\Omega$，$R_1=10\Omega$，$R_2=4\Omega$，$R_3=10\Omega$，$R_{S2}=6\Omega$，试求 A、B 两点的电压 $U_{AB}=$？

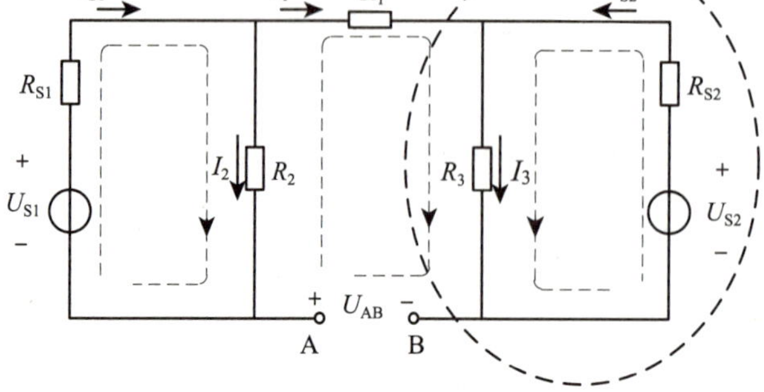

图 1-24 例 1-6 电路图

解：选取 R_1、R_2、R_3、U_{AB} 虚拟回路，使用基尔霍夫电压定律得

$$-R_2I_2+R_1I_1+R_3I_3-U_{AB}=0$$

$$即\ U_{AB}=-R_2I_2+R_1I_1+R_3I_3$$

只要求得电流 I_2、I_1、I_3 代入上式可得 U_{AB}。

选取虚线框中二端网络为广义节点，可知流入节点电流为 I_1，流出节点的端点 B 断开所以电流为 0，则

$$I_1=0$$

所以 R_1 支路相当于断路，则 $I_{S1}=I_2$；$I_{S2}=I_3$。

选取 R_{S1}、R_2、U_{S1} 回路，使用基尔霍夫电压定律得

$$R_{S1}I_{S1}+R_2I_2-U_{S1}=0\ 即\ R_{S1}I_2+R_2I_2-U_{S1}=0$$

则

$$I_2=\frac{U_{S1}}{R_{S1}+R_2}=\frac{12}{8+4}=1\mathrm{A}$$

选取 R_{S2}、R_3、U_{S2} 回路，使用基尔霍夫电压定律得

$$R_{S2}I_{S2}+R_3I_3-U_{S2}=0\ 即\ R_{S2}I_3+R_3I_3-U_{S2}=0$$

则

$$I_3=\frac{U_{S2}}{R_{S2}+R_3}=\frac{8}{6+10}=0.5\mathrm{A}$$

将代入电流 I_1、I_2、I_3 代入可得

$$U_{AB}=-R_2I_2+R_1I_1+R_3I_3=-4\times1+10\times0+10\times0.5=1\mathrm{V}$$

基尔霍夫定律适用于由任何元件构成的任何结构电路。电路中的电压和电流可以是直流也可以是交流。

三、支路电流法

微课：支路电流法

电路的分析方法有很多，本节介绍其中之一的支路电流法。它不仅适用于直流电路，也适用于交流电路。

在电路中，一个元件的电压可以用它的支路电流来表达，再代入基尔霍夫定律方程中，这种以支路电流为变量列写电路方程的方法称为支路电流法。

例 1-7 如果电路图 1-25 中已知 $U_{S1}=U_{S2}=65\mathrm{V}$，$R_1=10\Omega$，$R_2=20\Omega$，$R_3=15\Omega$，求支路电流 I_1，I_2，I_3 是多少？

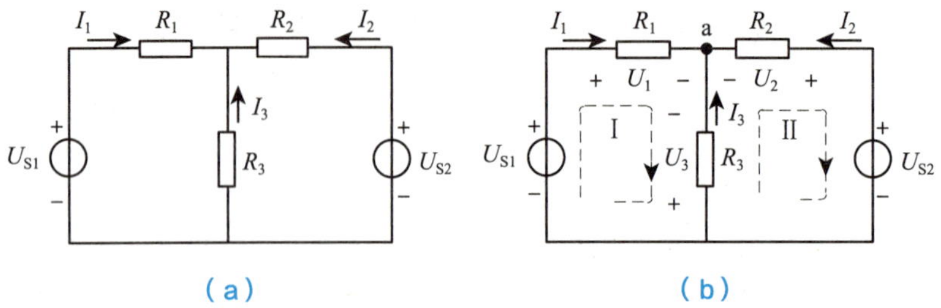

图1-25　例1-7电路图

（a）电路原图；（b）选定绕行方向

解：由电路图1-25（b）可知

$$U_1 = R_1 I_1$$
$$U_2 = R_2 I_2$$
$$U_3 = R_3 I_3$$

对网孔Ⅰ、Ⅱ使用基尔霍夫电压定律可得

网孔Ⅰ：$U_1 - U_3 - U_{S1} = 0$，即 $R_1 I_1 - R_3 I_3 - 65 = 0$

网孔Ⅱ：$U_{S2} + U_3 - U_2 = 0$，即 $65 + R_3 I_3 - R_2 I_2 = 0$

则

$$10I_1 - 15I_3 - 65 = 0$$
$$65 + 15I_3 - 20I_2 = 0$$

对节点a使用基尔霍夫电流定律可得

$$I_1 + I_2 + I_3 = 0$$

解方程组可得

$$I_1 = 2\text{A}$$
$$I_2 = 1\text{A}$$
$$I_3 = -3\text{A}$$

一般情况下，对于具有 n 个节点的电路，应用基尔霍夫电流定律只能得到（$n-1$）个独立电流方程。如果电路有 b 条支路、n 个节点，使用基尔霍夫电压定律只能得到［$b-(n-1)$］个独立电压方程。

支路电流法求解电路的步骤如下：①标注电路中各支路电流的参考方向；②应用基尔霍夫电流定律（KCL）列出节点电流方程。如果电路中有 n 个节点，则列出 $n-1$ 个独立电流方程；③应用基尔霍夫电压定律（KVL）列出回路电压方程。通常选取电路中的网孔来列回路电压方程，有多少个网孔就列出多少个电压方程；④联立方程组，代入已知数据，解方程组得到各支路电流值。

在实际操作中，还可以根据需要求出电路中各元件的电压及功率。

例1-8　如下图所示电路中电压源电压2V，电流源电流1A，使用支路电流法计算 I_1、I_2、I_3、I_4、U。

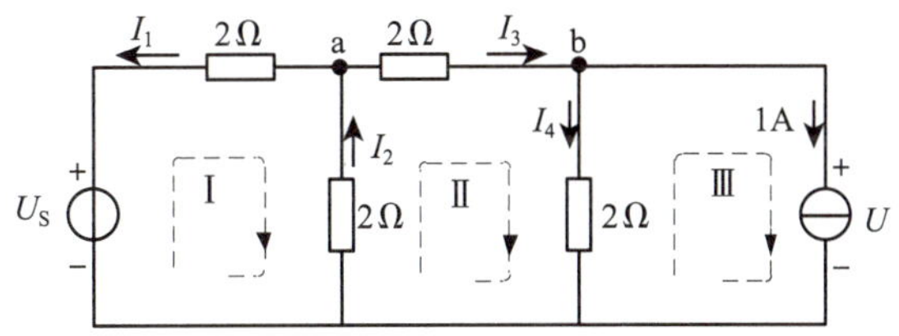

图 1-26　例 1-8 电路图

分析：该题中有 5 条支路，3 个节点，按照支路电流法一般步骤，选择各支路电流方向如图 1-26，电压与电流关联参考方向，可列出 2 个节点电流方程，列出 5−（3−1）= 3 个电压方程，该题被求量是 5 个，跟方程数相等，可以得到结果。

解：对 a、b 两个节点使用基尔霍夫电流定律可得

$$\text{节点 a}: I_2 = I_1 + I_3$$

$$\text{节点 b}: I_3 = I_4 + 1$$

对网孔Ⅰ、Ⅱ、Ⅲ使用基尔霍夫电压定律可得

$$\text{网孔Ⅰ}: -2I_1 - 2I_2 - 2 = 0$$

$$\text{网孔Ⅱ}: -2I_2 + 2I_3 + 2I_4 = 0$$

$$\text{网孔Ⅲ}: U - 2I_4 = 0$$

解方程组可得

$$I_1 = -0.8\text{A}$$

$$I_2 = -0.2\text{A}$$

$$I_3 = 0.6\text{A}$$

$$I_4 = -0.4\text{A}$$

$$U = -0.8\text{V}$$

通过该题可以看出，在含有电流源的电路中，一般将电流源电压作为未知量建立方程，连同其他方程一并求出即可。

▶知识拓展

支路电流法的注意事项

1. 在确定每一条支路的电流方向时，可以任意假设一个方向，但应尽量选择与被测电压极性一致的电流方向，这样可以简化电路分析的过程。

2. 在建立方程时，需要注意选取合适的基尔霍夫电流定律方向，以确保预设方向和实际方向的一致性，从而得到正确的电流方程。

3. 在列出节点处的电流方程时，应注意节点电流的正负表示。根据实际电流方向来确定正负号，避免混淆和计算错误。正确表示节点电流的正负号有助于建立准确的电流方程。

4. 将所有的电流方程组成联立方程组后，应注意检查联立方程组的约束条件。确保方程组不会出现矛盾或无解的情况，特别是对于特殊的电路结构和参数组合，需要对方程组的约束条件进行仔细分析和检查。

5. 得到支路电流后，应对结果进行合理性检验。可以通过欧姆定律和基尔霍夫电压定律来检查求解的支路电流是否符合电路的实际情况。这是对支路电流法求解准确性和可靠性的重要验证步骤。

第三节　电路的等效变换

一、等效电路的概念

在电路分析中，可以用一个简单的电路去替换结构复杂的电路，使电路的分析与计算变得简单，这种方法称为等效变换，相互替换的电路称为等效电路。

在图 1-27 中，由不同元件构成的两个电路网络 N 和 M，都只有 e、f 两个对外端子，且通过这两个端子的电流相同，该网络则被称为二端网络或单口网络。在电路中，除了单口网络，还常见双口网络或四端网络。最基本的单口网络由单一二端元件组成，如电阻、电容等。若二端网络内部包含独立电源，则称为有源二端网络；反之，若不含独立电源，则称为无源二端网络。若两个二端网络 N 和 M 的端口伏安特性一致，则这两个网络对电路的作用与影响完全相同，因此它们彼此构成等效电路。

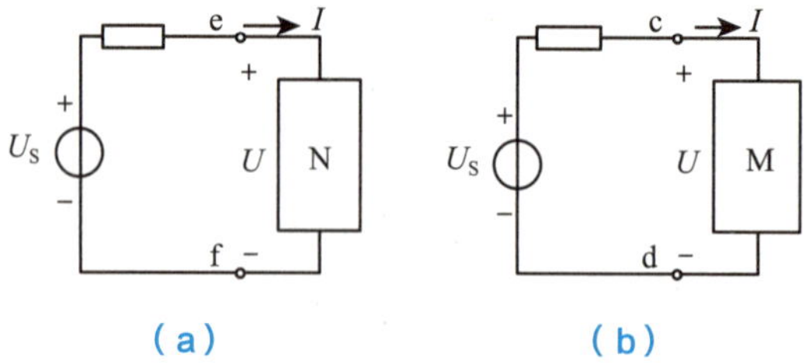

图 1-27　单口网络

(a) N 网络电路；(b) M 网络电路

图 1-28 虚线框中由 5 个电阻构成的电路是无源单口网络，它可以用一个电阻 Req 等效，整个电路可以简化成一个简单电路。进行等效的条件是两电路对外部电路具有相同的伏安特性。相互等效的电路内部结构可能不完全一样，但它们对外部电路的作用和影响是相同的，对外部电路的运行状态并无影响，即外部电路的电压、电流、功率均保持原状。然而，尽管在功能上等效，内部电路却无法实现真正的等效性。

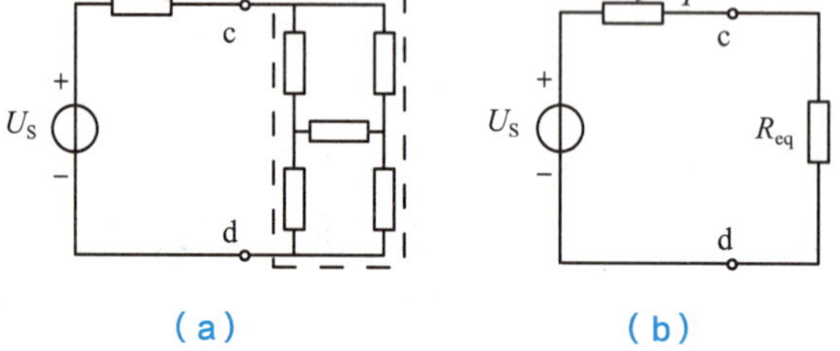

图 1-28　电路等效变换

(a) 原电路；(b) 等效电路

二、电阻串并联电路等效变换

1. 电阻串联电路等效变换　如图 1-29（a）所示，若在电路中，若干电阻依次连接，彼此首尾相接，且其间无分支点，当电源施加作用时，各电阻中流过的电流将保持一致，此连接方式即为电阻串联。

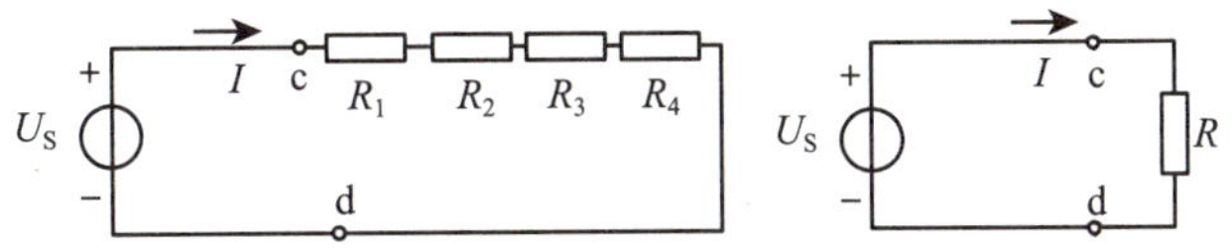

（a）　　（b）

图 1-29　电阻串联电路等效变换

（a）串联；（b）等效

由基尔霍夫电压定律可知，总电压等于各个电阻电压之和，即

$$U_S = U_1 + U_2 + U_3 + U_4 \quad （式 1-32）$$

每个电阻的电流均为 I，则

$$U_S = R_1I + R_2I + R_3I + R_4I = (R_1 + R_2 + R_3 + R_4)I \quad （式 1-33）$$

图 1-29（b）中

$$U_S = RI \quad （式 1-34）$$

故

$$R = R_1 + R_2 + R_3 + R_4 \quad （式 1-35）$$

可见，电阻 R 是这些串联电阻的等效电阻。每个电阻上的电压分别为

$$U_1 = IR_1 = \frac{U_S}{R}R_1 = \frac{R_1}{R}U_S \quad （式 1-36）$$

$$U_2 = \frac{R_2}{R}U_S \quad （式 1-37）$$

$$U_3 = \frac{R_3}{R}U_S \quad （式 1-38）$$

$$U_4 = \frac{R_4}{R}U_S \quad （式 1-39）$$

在串联电路中，每一部分的电压均构成总电压的一部分，这正是串联电路分压原理的体现。各个电阻所承受的电压与其电阻值成正比，即电阻值愈大，其所分配到的电压愈高。同样地，在电阻串联的情况下，每个电阻所消耗的功率亦与电阻值成正比。因此，串联电路的特性可概括为：串联电路中各处的电流保持一致；串联电路的总电压等于各个电阻上电压的总和，且各电阻上分配到的电压与其电阻值成正比；串联电路的总等效电阻等于各个电阻值的总和。

2. 电阻并联电路等效变换　如图 1-30（a）中，如果在电路中，若干电阻首与首相连，尾与尾相连，各电阻承受同一电压，这种连接方式称为电阻并联。

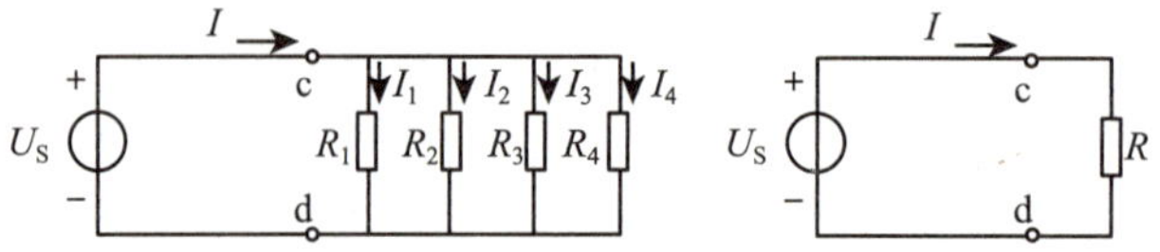

（a）　　（b）

图 1-30　电阻并联电路等效变换

（a）并联；（b）等效

由基尔霍夫电流定律可知，总电流等于各个电阻电流之和，即

$$I = I_1 + I_2 + I_3 + I_4 \quad \text{（式 1-40）}$$

每个电阻的电压均为 U_S，则

$$I = \frac{U_S}{R_1} + \frac{U_S}{R_2} + \frac{U_S}{R_3} + \frac{U_S}{R_4} = (\frac{1}{R_1} + \frac{1}{R_2} + \frac{1}{R_3} + \frac{1}{R_4})U_S \quad \text{（式 1-41）}$$

图 1-30（b）中

$$I = \frac{U_S}{R} \quad \text{（式 1-42）}$$

故

$$\frac{1}{R} = \frac{1}{R_1} + \frac{1}{R_2} + \frac{1}{R_3} + \frac{1}{R_4} \quad \text{（式 1-43）}$$

可见，电阻 R 是这些并联电阻的等效电阻。每个电阻上的电流分别为

$$I_1 = \frac{R}{R_1}I \quad \text{（式 1-44）}$$

$$I_2 = \frac{R}{R_2}I \quad \text{（式 1-45）}$$

$$I_3 = \frac{R}{R_3}I \quad \text{（式 1-46）}$$

$$I_4 = \frac{R}{R_4}I \quad \text{（式 1-47）}$$

每个电阻上的电流都是总电流的一部分，并联电阻上的电流分配与其阻值成反比，阻值越大其电流就越小，这就是并联电阻的分流原理。

如果上面只有 R_1、R_2 两个电阻并联，则

$$I_1 = \frac{R_2}{R_1 + R_2}I \quad \text{（式 1-48）}$$

$$I_2 = \frac{R_1}{R_1 + R_2}I \quad \text{（式 1-49）}$$

由此可见，并联电路特点为：各支路两端的电压都相等；并联电路中的总电流等于各支路中电流之和；流过各并联电阻中的电流与其阻值成反比，即电阻较小的支路会吸引更多的电流，而电阻较大的支路则电流较小；并联电路总电阻的倒数等于各支路电阻倒数之和。

3. 电阻混联电路等效变换　电路电阻连接方式往往并非单一，常常既有串联又有并联，这种连接称为电阻混联。对于电阻混联电路的计算一般只需要根据电阻串、并联的规律逐步求解即可。但对于较为复杂的混联电路常常利用串、并联电路的特点将混联电路化简，再进行电路的计算。

例 1-9 如图 1-31（a）所示混联电路，求总电流 I 及各支路电流 I_1、I_2、I_3、I_4、I_5、I_6。

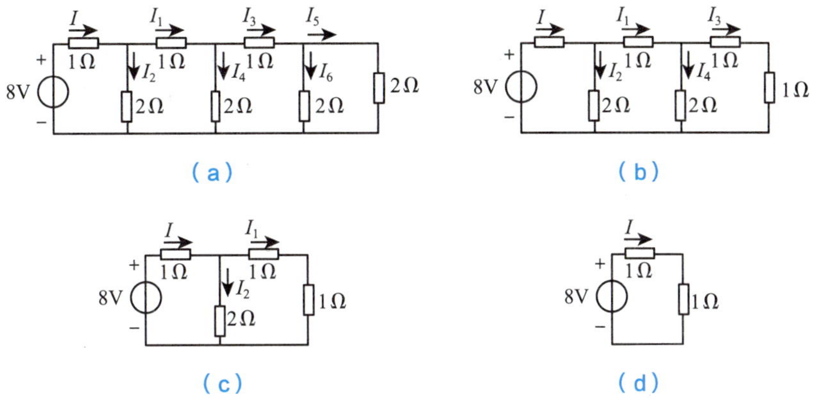

图 1-31 例 1-9 电路图

（a）电路原图；（b）第一次化简；（c）第二次化简；（d）等效电路

解：如图 1-31（a）所示，支路 5、6 并联，电阻均为 2Ω，因此

$$I_5 = I_6 = \frac{1}{2}I_3$$

根据并联电路特点电路可以化简为图 1-31（b），其中支路 3、4 并联，因此

$$I_3 = I_4 = \frac{1}{2}I_1$$

电路可以化简为图 1-31（c），其中支路 1、2 并联，因此

$$I_1 = I_2 = \frac{1}{2}I$$

电路可以化简为图 1-31（d），可知

$$I = \frac{8}{2} = 4\text{A}$$

所以

$$I_1 = I_2 = 2\text{A}$$

$$I_3 = I_4 = 1\text{A}$$

$$I_5 = I_6 = 0.5\text{A}$$

三、电压源和电流源及其等效变换

电源作为电路中不可或缺的组成部分，具体形式包括电池和发电机等。电压源与电流源是根据实际电源特性抽象出的电路模型，属于二端网络的范畴。

电源的分类包括独立电源与受控电源（简称受控源）。独立电源能够自主地向外部电路提供能量，其输出的电压或电流不会受到外部电路电压或电流变化的影响。而受控电源输出的电压或电流则会随着控制支路的电压或电流变化而变化，在控制支路的电压或电流保持恒定时，受控电源输出的电压或电流也将维持恒定状态。

（一）理想电源

1. 理想电压源 如果一个二端元件接到任一电路中，其电压总能保持规定的电压值，而与通过它的电流大小无关，则称该二端元件为理想电压源，简称电压源。其电路符号如图 1-32 所示。

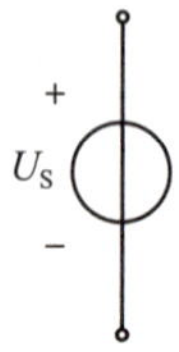

图 1-32 理想电压源

电压源两端的电压由其自身特性决定，与外部电路的配置无关，亦不受流经其内部的电流方向和大小的影响。然而，通过电压源的电流则由外部电路的特性所决定，而非电压源本身。电压源存在两种不同的工作模式：当电流从负极流入，经正极流出时，电压源释放功率，发挥电源的作用；反之，当电流从正极流入，经负极流出时，电压源吸收功率，扮演负载的角色。注意，理想电压源不允许短路。

实际上，理想电压源并不存在。但是在实际电压源的内阻远小于负载电阻的情况下，可以近似地将其视为理想电压源。例如，通常使用的稳压电源可以近似视为理想电压源。

2. 理想电流源 若将一具有两个端点的元件接入电路，其流经的电流恒定保持在既定值，且不受两端电压变化的影响，则该元件被称为理想电流源，简称为电流源。其电路符号如图 1-33 所示。

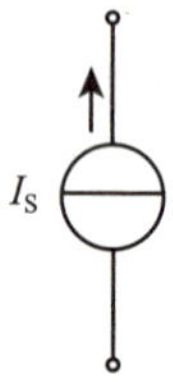

图 1-33 理想电流源

电流源所提供的电流由其自身特性决定，与外部电路的状况无关，亦不受其两端电压的影响；然而，电流源两端的电压则由外部电路的特性所决定。电流源存在两种不同的工作模式：当电流和电压的实际方向与参考方向不一致时，电流源释放功率，扮演电源的角色；反之，当电流和电压的实际方向与参考方向一致时，电流源吸收功率，表现为负载。需特别指出，理想电流源是不允许处于开路状态的。

实际上，理想电流源是不存在的。然而，在实际电流源的内阻远大于负载电阻的情况下，可以将其近似地视为理想电流源。例如，半导体三极管在一定条件下输出电流几乎不变，就可以近似视作电流源。

例 1-10　如图 1-34 所示，已知 $I_S=3A$，$U_S=5V$，$R=5\Omega$，试求各个元件的功率。

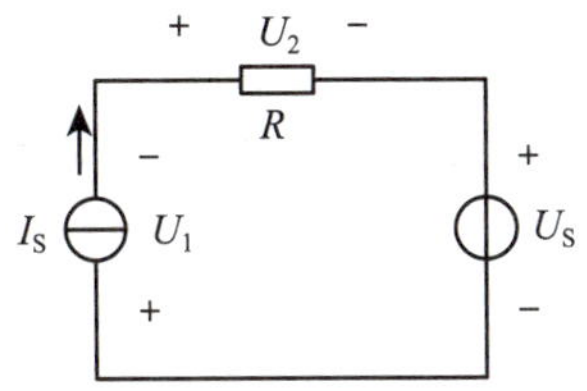

图 1-34　例 1-10 电路图

解： 由图 1-34 可知，理想电流源与电阻、理想电压源串联，各处电流均为 3A，只需知道各元件电压就可计算出功率。

电阻电压 U_1 与其电流为关联参考方向，因此

$$\text{其电压 } U_2 = RI_S = 5 \times 3 = 15V$$

$$\text{其功率 } P_2 = U_1 I_S = 15 \times 3 = 45W$$

电压源电压 U_S 与其电流为关联参考方向，因此

$$\text{其功率 } P_S = U_S I_S = 5 \times 3 = 15W$$

选取顺时针绕行方向对电路使用基尔霍夫电压定律

$$U_1 + U_2 + U_S = 0$$

所以

$$U_1 = -U_2 - U_S = -15 - 5 = -20V$$

由图 1-34 可知，电流源电压与电流为关联参考方向，因此

$$\text{其功率 } P_1 = U_1 I_S = (-20) \times 3 = -60W$$

可见该电路中，电流源功率为负，作为电源给电路提供能量。电压源功率为正，作为负载消耗能量。

（二）理想电源的等效变换

1. 理想电压源串、并联等效变换　根据理想电压源在任何情况下电压恒定可知：

（1）若干理想电压源串联时，其等效电压源的电压值为各个理想电压源电压值总和［图 1-35（a）］。

（2）若干相同理想电压源并联时，其等效电压源的电压值等同于任一理想电压源的电压值［图 1-35（b）］。

（3）理想电压源与非理想电压源并联构成的电路，其等效电路等同于原来的理想电压源［图 1-35（c）］。

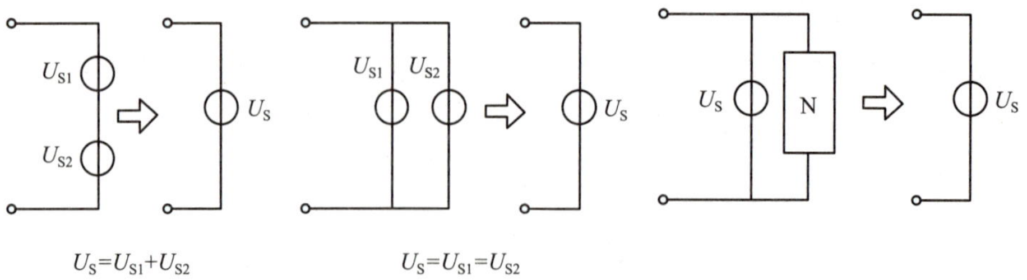

（a）　　（b）　　（c）

图 1-35　理想电压源串、并联等效变换

（a）电源串联；（b）电源并联；（c）电源与元件并联

2. 理想电流源串、并联等效变换　根据理想电流源在任何情况下电流恒定可知：

（1）多个理想电流源并联时，其等效电流源的电流值等于各个理想电流源电流值的总和［图 1-36（a）］。

（2）若干相同理想电流源串联时，其等效电流源的电流值等同于任一单一理想电流源的电流值［图 1-36（b）］。

（3）理想电流源与非理想电流源串联构成的电路，其等效电路与单一理想电流源的电路等效［图 1-36（c）］。

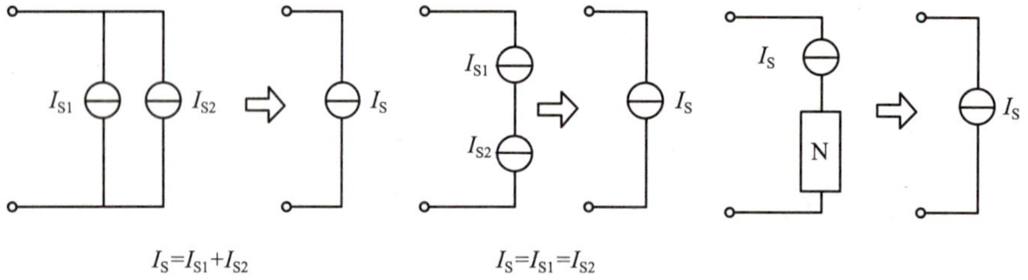

（a）　　（b）　　（c）

图 1-36　理想电流源串、并联等效变换

（a）电源并联；（b）电源串联；（c）电源与元件串联

（三）实际电源

1. 实际电压源　现实生活中的电压源都是实际电压源，如干电池、稳压电源等。它们为电路提供能量的同时自身也消耗能量发热。因此实际电压源可以用一个理想电压源和一个电阻串联的形式近似代替，如图 1-37（b）所示。

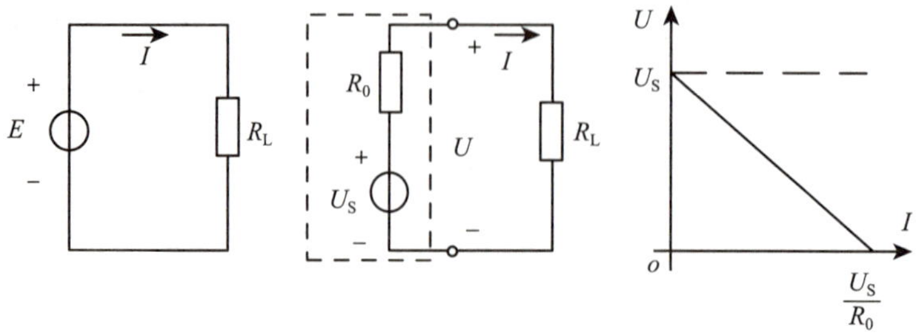

（a）　　（b）　　（c）

图 1-37　实际电压源模型

（a）实际电源；（b）电路模型；（c）伏安关系

在图 1-37（b）中，电阻 R_0 表示实际电压源内阻。则实际电压源输出电压

$$U = U_S - R_0 I \quad \text{（式 1-50）}$$

其伏安特性如图 1-37（c）所示，它表示实际电压源的外特性。当负载 $R_L=0$，实际电压源短路时，$I=U_S/R_0$（称为短路电流），输出电压 $U=0$；当负载开路时，$I=0$，输出电压 $U=U_S$（称为开路电压）。当内阻 R_0 远远小于外部电路电阻时，输出电压 $U \approx U_S$，可将实际电压源视作理想电压源。例如，通常使用的稳压电源可以近似看成理想电压源。

2. 实际电流源 现实生活中的电流源都是实际电流源，如光电池、晶体管恒流源等。它们工作时自身也会发热消耗能量，因此实际电流源可以用一个理想电流源和一个电阻并联的组合来近似等效，如图 1-38（b）所示。

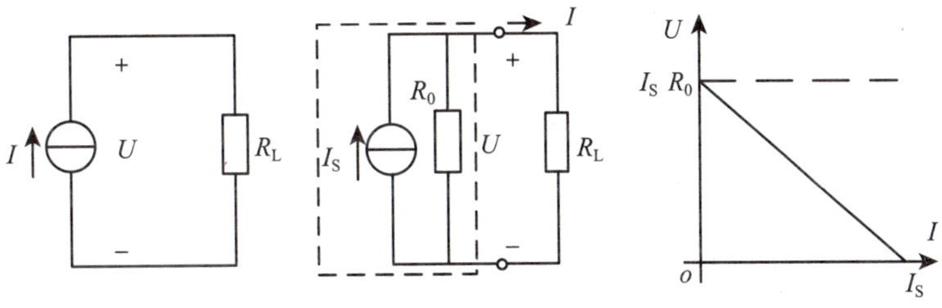

（a）　（b）　（c）

图 1-38　实际电流源模型

（a）实际电源；（b）电路模型；（c）伏安关系

在图 1-38（b）中，电阻 R_0 表示实际电流源内阻。则实际电流源输出电流

$$I = I_S - \frac{U}{R_0} \quad \text{（式 1-51）}$$

其伏安特性如图 1-38（c）所示，它表示实际电流源的外特性。伏安特性在纵轴上的交点称为开路电压 $U_{OC}=I_S R_0$，即负载开路时电源两端的电压；伏安特性在横轴上的交点称为短路电流 $I_{SC}=I_S$，即负载短路 $R_L=0$ 时电源两端流过的电流。当内阻 R_0 远远大于外部电路电阻即 R_0 趋近于 ∞ 时，输出电流 $I \approx I_S$，可将实际电流源视作理想电流源。例如，半导体三极管在一定条件下可以看作理想电流源。

（四）实际电源等效变换

在特定条件下，两种实际电源模型（实际电压源与实际电流源）展现出相同的外部特性，并且它们的功率保持不变。因此，从外部电路作用的角度来看，这两种电源模型是完全等效的。在电路分析过程中，通常更关注电源的外部特性而非其内部结构。因此，在处理复杂电路时，采用这两种电源模型的等效变换方法（图 1-39），往往能够简化电路结构，从而便于进行复杂电路的分析和计算。

两种电源要想等效需要满足一定条件，一是，两种电源内阻相等，即 $R_0 = R_0$。二是，满足 $U_S = I_S R_0$。

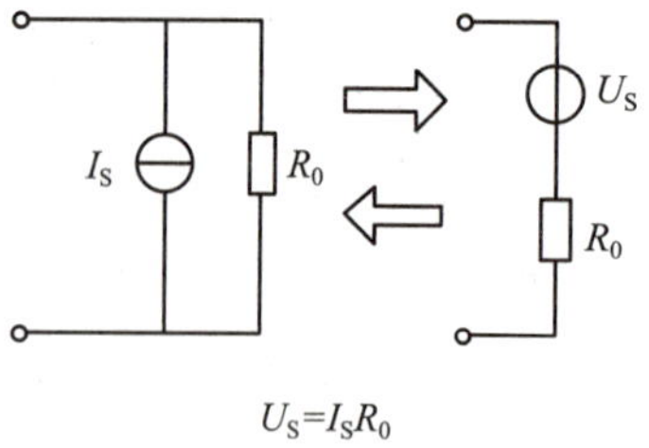

$U_S=I_SR_0$

图 1-39　电压源与电流源等效变换

须注意，理想电压源与理想电流源在性质上无法相互等效。这是因为理想电压源的内阻为零，而理想电流源的内阻则为无穷大，不满足上述等效变换的条件。

例 1-11　如图 1-40（a）所示，求电流 I。

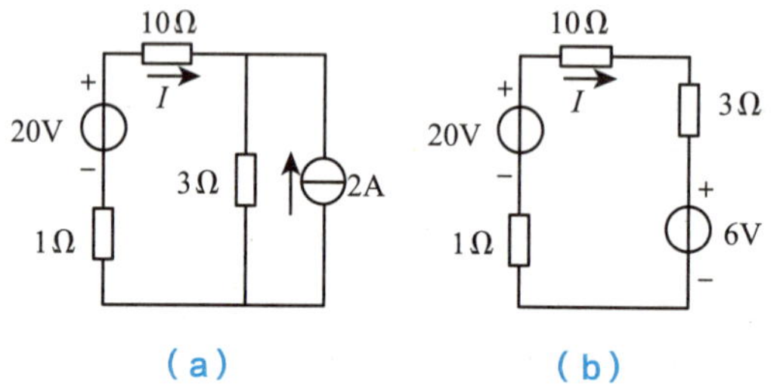

图 1-40　例 1-11 电路图

（a）电路原图；（b）等效电路

解：在图 1-40（a）中可以看到有 1 个实际电压源和 1 个实际电流源，根据实际电源等效变换的条件将实际电流源变换成图 1-40（b）所示的实际电压源对外部电路没有影响，变换后的实际电压源为外部电路供电的极性没有改变，为上正下负，大小为 3Ω×2A＝6V。

选取顺时针绕行方向，对图 1-40（b）使用基尔霍夫电压定律得

$$-20+10I+3I+6+I=0$$

则可得

$$I=1\text{A}$$

例 1-12　已知电路如图 1-41（a）所示，求电流 I。

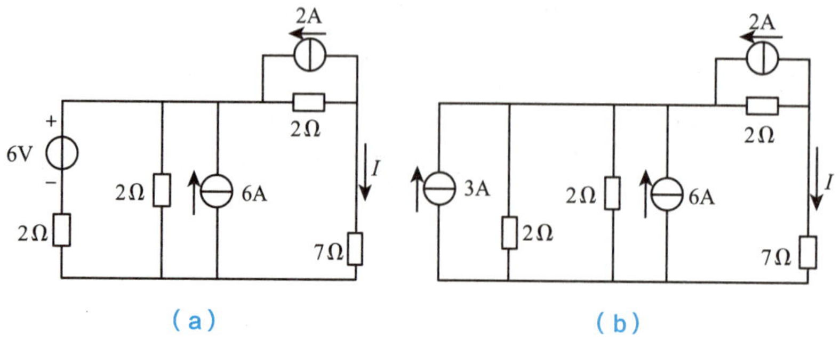

图 1-41　例 1-12 电路图

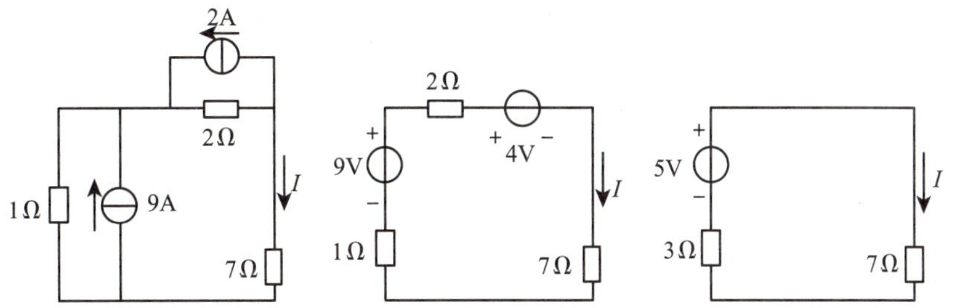

(c) (d) (e)

图 1-41（续图）

(a) 电路原图；(b) 第一次等效；(c) 第二次等效；(d) 第三次等效；(e) 等效电路

解： 观察图 1-41（a）看到 6V、2Ω 实际电压源可以等效成 3A、2Ω 的实际电流源，如图（b）所示。

观察图 1-41（b）看到 3A、6A 两个理想电流源可以并联等效成 1 个 9A 理想电流源，两个 2Ω 电阻并联可以等效成 1Ω 电阻，如图（c）所示。

观察图 1-41（c）看到 9A、1Ω 的实际电流源可以等效成 9V、1Ω 的实际电压源，2A、2Ω 的实际电流源可以等效成 4V、2Ω 的实际电压源，如图（d）所示。

观察图 1-41（d）看到 9V、4V 的两个理想电压源串联可以等效成 5V 的理想电压源，1Ω、2Ω 电阻可以串联等效成 3Ω 电阻，如图（e）所示。

观察图 1-41（e）可知

$$I = \frac{5}{(3 + 7)} = 0.5A$$

（五）受控电源

前文所述均为独立电源，即电压源的电压和电流源的电流不受到外部电路的控制而独立存在。然而，在电路中还存在一类特殊的电源，即受控电源。受控电源指的是电压源的电压和电流源的电流受到电路中其他电压或电流的控制，通常简称为受控源。其电路符号为菱形，如图 1-42 所示。

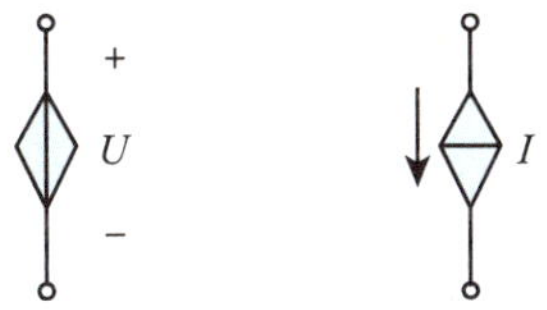

(a) (b)

图 1-42 受控源

(a) 受控电压源；(b) 受控电流源

受控源是四端电路元件，有两条支路，一条是控制支路，另一条是受控电源支路。按照控制信号的不同通常分为四种：电压控制的电压源（voltage controlled voltage source，VCVS）、电流控制的电压源（current controlled voltage source，CCVS）、电压控制的电流源（voltage controlled current source，VCCS）、电流控制的电流源（current controlled current source，CCCS），如图 1-43 所示。

在分析问题时常常将受控源假想成理想模型，即控制端和受控端均为理想。电压控制的受控源其输入端电阻无穷大，即输入电流为零；电流控制的受控源其输入端电阻为零，即输入电压为零；受控电压源其输出电阻为零，即输出电压恒定；受控电流源其输出电阻无穷大，即输出电流恒定。

如图 1-43 所示，受控源的输出与输入成正比，即系数 μ、r、g、β 为常数时，这类受控源为线性受控源。

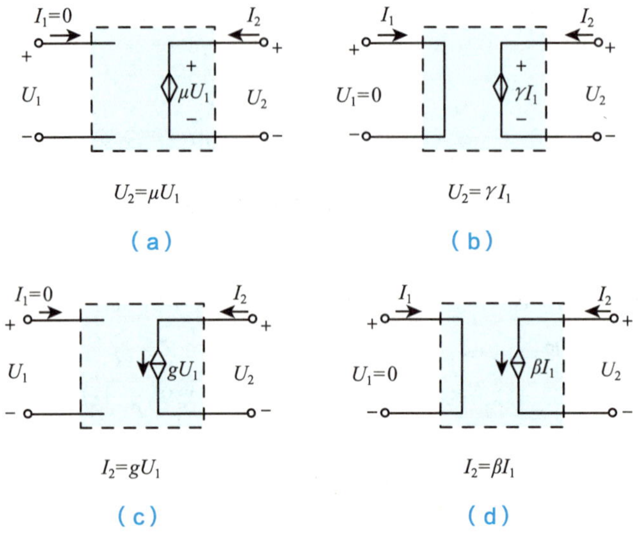

图 1-43　理想受控电源模型

(a) VCVS；(b) CCVS；(c) VCCS；(d) CCCS

▶知识拓展

生活中常见的电源

1. 干电池　是日常生活中最常见的电源之一，广泛应用于遥控器、手电筒、石英钟、电子手表、电动玩具等小型电子设备中。

2. 充电电池　与干电池类似，但可以通过充电来重复使用。这类电池常见于手机、笔记本电脑、数码相机、电动剃须刀等可充电设备中。

3. 交流电源　即家庭用电中的市电，通过电网输送到各家各户，是家庭和商业用电的主要来源。

4. 直流电源　是将交流电转换为稳定直流电的设备，通常用于需要恒定电压或电流的设备。

5. 太阳能电源　利用太阳能转化为电能，是一种环保节能的电源类型。常用于太阳能路灯、太阳能热水器等需要长时间供电且对环保要求较高的设备中。

6. 车载电源　是汽车上的电源，通常由发动机带动发电机产生。用于车载音响、车载空调等设备。

7. 移动电源　是一种便携式可充电电池组，用于手机、平板电脑等设备，可以随时随地为设备充电。

此外，还有一些特殊用途的电源，如不间断电源(uninterruptible power supply， UPS)用来给计算机等重要设备提供应急电力。

第四节 电路的基本定理

一、叠加定理

（一）基本概念

叠加定理是在线性电路分析计算中频繁应用的一个原理，其原理如下：在由多个独立电源共同作用的线性电路中，任一点的电压或电流均等于各个独立电源单独作用时在该点产生的电压或电流之和。

应用叠加定理能够将含有多个电源的复杂电路分解为仅含单一独立电源的简单电路，其一般步骤如下。

1. 将电路分解成若干个独立电源单独作用的分电路。分解过程中保留 1 个电源，其余电源去除。去除的方法是将电压源短路（即用导线代替），将电流源开路（即将电流源直接去掉），保留电源内阻。

2. 分别计算出各个分电路的电流和电压。

3. 将各个分电路对应支路的电流和电压叠加，得到原电路的电流和电压。叠加时要以原电路电压和电流的参考方向为准。即分电压和分电流与原电路电压、电流方向一致叠加时取正，反之取负。

例 1-13 已知电路如图 1-44（a）所示，求支路电流 I_1、I_2、I_3。

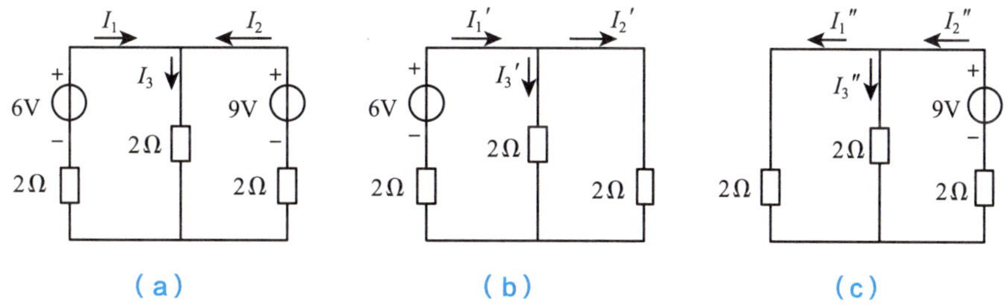

图 1-44 例 1-13 电路图

（a）电路原图；（b）留一个电源；（c）留另一个电源

解：按照叠加定理步骤，首先将 9V 电压源去除，得到只有 6V 电压源独立作用时的分电路［图 1-44（b）］。再将 6V 电压源去除，得到只有 9V 电压源独立作用时的分电路［图 1-44（c）］。

分析图 1-44（b），可知

$$I_1' = \frac{6}{2+1} = 2\text{A}$$

$$I_2' = I_3' = \frac{1}{2}I_1' = 1\text{A}$$

分析图 1-44（c），可知

$$I_2'' = \frac{9}{2+1} = 3A$$

$$I_1'' = I_3'' = \frac{1}{2}I_2'' = 1.5A$$

按照图 1-44（a）中支路电流参考方向叠加可得

$$I_1 = I_1' + (-I_1'') = 2 - 1.5 = 0.5A$$

$$I_2 = (-I_2') + I_2'' = -1 + 3 = 2A$$

$$I_3 = I_3' + I_3'' = 1 + 1.5 = 2.5A$$

（二）使用叠加定理注意事项

1. 叠加定理只适用于线性电路，不适用于非线性电路。线性电路中各元件的电压与电流之间满足线性关系，即符合欧姆定律，电路的响应是输入信号的线性函数。

2. 在应用叠加定理时，选择其中某一个独立电源工作时，其他所有独立电源不工作或置零。这就意味着电压源短路，电流源开路。同时，受控电源在每个独立电源单独作用时都要保留在电路中，控制量就是电路中相应的电压分量或电流分量。

3. 叠加时要注意电压或电流的参考方向，要选择合适的符号标注。每个独立电源“单独作用”可以是每个独立电源逐个作用，也可以是所有独立电源分组作用，但分组时要保证每个独立电源只能参与作用一次。

4. 功率不能用叠加定理相加。如果要求解功率，只有在所有的电压分量或者电流分量相加以后才能计算功率。

5. 叠加定理适用于电路达到稳态条件，即电路中的电流和电压已经达到稳定状态，不再随时间变化。

二、戴维南定理

（一）基本概念

在电路计算中有时只需要计算某一支路的电流，为了简化计算，常常把需要计算电流的支路单独画出。如图 1-45（a）中，把 R_L 支路单独画出，电路的其他部分无论多么复杂都可以用一个有源二端网络等效，而 R_L 支路的电流、电压不变。所谓有源二端网络就是内部含有电源的二端网络。

戴维南定理提供了一种普遍适用的方法，用于求解含有源的二端网络的等效电路，该定理在复杂线性网络的等效电路分析中占据着重要地位。

根据戴维南定理，任何包含源的二端线性网络均可以用一个理想电压源 U_S 和一个内阻 R_0 相串联的等效电源来代替，如图 1-45（b）所示。

等效电源的求法：理想电压源 U_S 就是有源二端网络开路电压，即负载 R_L 去除后 a、b 两端的开路电压。内阻 R_0 就是有源二端网络去除全部电源后的等效电阻。去除电源的方法与叠加定理去除电源的方法相同，即电压源短路、电流源开路。

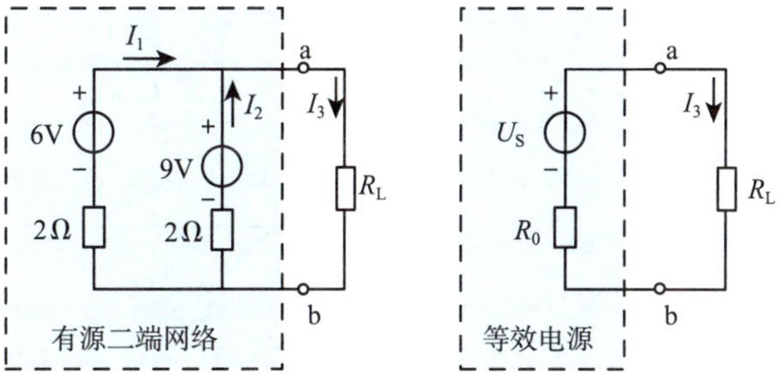

（a） （b）

图 1-45 戴维南定理

（a）等效前；（b）等效后

例 1-14 电路如图 1-45，已知 $R_L=2\Omega$，求负载支路电流 I_3 的大小。

解： 先求等效电源理想电压源 U_S 电压，即有源二端网络负载开路电压，即图 1-46（a）中的 U_{ab}。

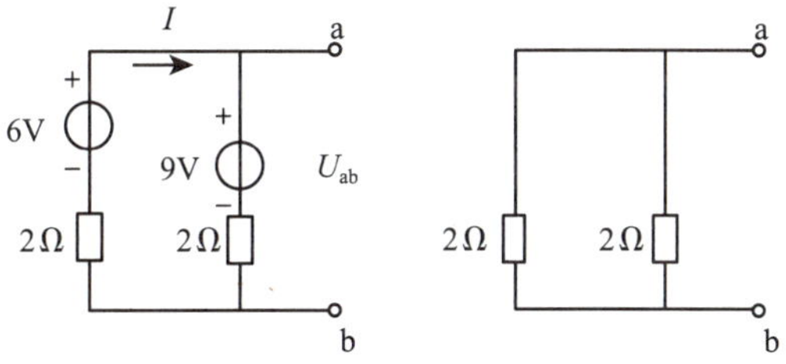

（a） （b）

图 1-46 例 1-14 电路图

（a）负载开路；（b）等效电阻

可见，此时电路只有一个回路，选择顺时针绕行方向为正方向，使用基尔霍夫电压定律可得

$$9+2I+2I-6=0$$

则

$$I=-0.75\text{A}$$

则

$$U_{ab}=9+2I=9-2\times0.75=7.5\text{V}$$

则

$$U_S=U_{ab}=7.5\text{V}$$

再求等效电源内阻 R_0，如图 1-46（b）所示，去掉电源后的等效电阻，可见此时是两个电阻并联，可得

$$R_0=R_{ab}=1\Omega$$

使用戴维南定理，如图 1-46（b），$U_S=7.5\text{V}$，$R_0=1\Omega$，则

$$I_3=\frac{U_S}{R_0+R_L}=\frac{7.5}{1+2}=2.5\text{A}$$

对照本例题与例 1-13，使用叠加定理和戴维南定理结果相同。

例 1-15 图 1-47（a）所示为常用的电桥电路，求支路电流 I_5 的大小。

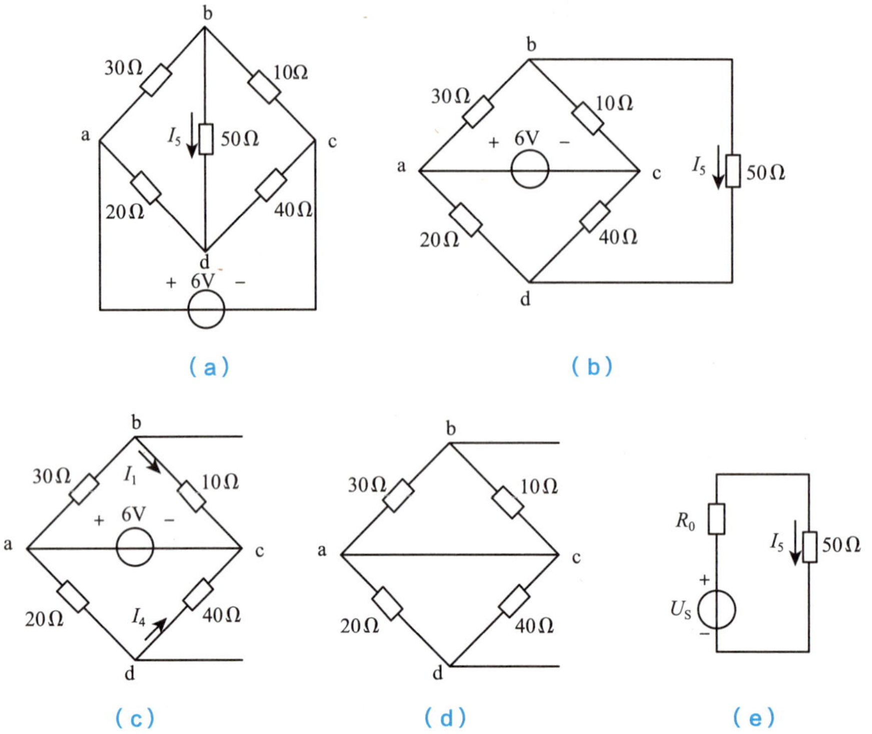

图 1-47　例 1-15 电路图

（a）电路原图；（b）变换电路；（c）负载开路；（d）去掉电源；（e）等效电路

解： 分析图 1-47（a），I_5 支路接在 b、d 两个端点上，6V 电源接在 a、c 两个端点上，将 I_5 支路单独画出为图 1-47（b）。

根据戴维南定理，将负载 50Ω 电阻去掉，先求开路电压 U_{bd}，见图 1-47（c）。

分析图 1-47（c）可知，6V 电源给支路 abc、adc 供电，则支路电流

$$I_1 = \frac{6}{30 + 10} = 0.15\text{A}$$

$$I_4 = \frac{6}{20 + 40} = 0.1\text{A}$$

则

$$U_{bd} = 10I_1 + 40(-I_4) = 10 \times 0.15 - 40 \times 0.1 = -2.5\text{V}$$

根据戴维南定理，去掉电源求等效电源内阻，如图 1-47（d）。

分析图 1-47（d）可见，30Ω、10Ω 电阻并联，20Ω、40Ω 电阻并联，则

$$R_{bd} = \frac{30 \times 10}{30 + 10} + \frac{20 \times 40}{20 + 40} = 20.83\Omega$$

根据戴维南定理，可知 $U_S = -2.5\text{V}$，$R_0 = 20.83\Omega$，见图 1-47（e），则

$$I_5 = \frac{U_S}{R_0 + 50} = \frac{-2.5}{20.83 + 50} = -0.035\text{A}$$

（二）使用戴维南定理注意事项

1. 戴维南定理只对外部电路等效，对内部电路不等效。也就是说，不可应用该定理求出等效电源电动势和内阻之后，又返回来求原电路（即有源二端网络内部电路）的电流和电压。

2. 应用戴维南定理进行分析和计算时，如果待求支路后的有源二端网络仍为复杂电路，可再次运用戴维南定理，直至成为简单电路。

3. 戴维南定理只适用于线性的有源二端网络。如果有源二端网络中含有非线性元件，则不能应用戴维南定理求解。

4. 在使用戴维南定理时，两端网络端口的选择要正确。

5. 在计算等效电阻时，独立电源需要去除。如果电路中含有受控源，计算等效电阻时一般采用外加电压法。

三、诺顿定理

（一）基本概念

戴维南定理是将被求支路单独画出，其余部分等效成实际电压源，而诺顿定理是将其余部分等效成实际电流源，如图 1-48 所示。

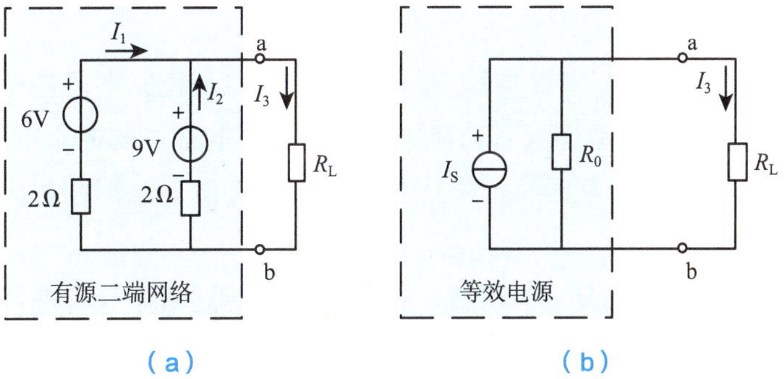

图 1-48　诺顿定理

（a）等效前；（b）等效后

诺顿定理指出，任何含有源的二端线性网络，均可以等效为一个理想电流源 I_S 与一个内阻 R_0 的并联组合。这一等效模型如图 1-48（b）所示。其中，理想电流源 I_S 的电流值等同于该二端网络在外部短路状态下的端口电流 I_{SC}，而内阻 R_0 则对应于将网络中所有独立源置为零后，所得到的二端网络的等效电阻。

例 1-16　图 1-45 所示电路，已知 $R_L=2\Omega$，请使用诺顿定理求负载支路电流 I_3 的大小。

解：将负载支路去除后电路如图 1-49（a）所示，计算该电路的诺顿等效电路 I_S 和 R_0。

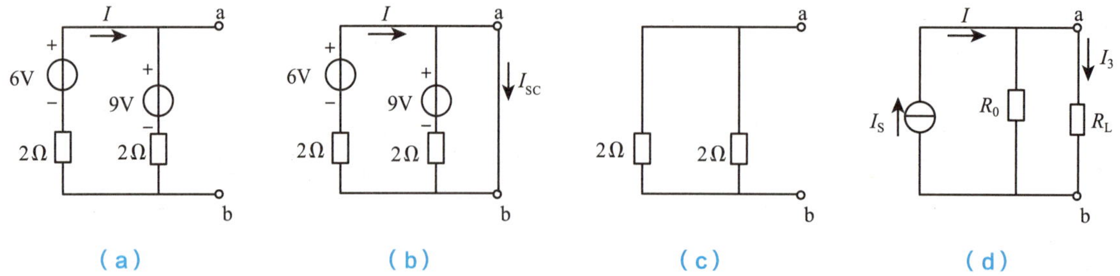

图1-49　例1-16电路图

（a）负载开路；（b）短路电流；（c）去掉电源；（d）等效电路

如图1-49（b）所示，计算二端网络短路电流 I_{SC}，使用叠加定理可得

$$I_{SC}=\frac{6}{2}+\frac{9}{2}=7.5\text{A}$$

如图1-49（c）所示，计算二端网络等效电阻

$$R_0=1\Omega$$

所以如图1-49（d）所示

$$I_3=\frac{R_0}{R_0+R_L}I_S=\frac{1}{1+2}\times 7.5=2.5\text{A}$$

（二）使用诺顿定理注意事项

1. 诺顿定理只对外部电路等效，对内部电路不等效。也就是说，不可应用该定理求出等效电源电动势和内阻之后，又返回来求原电路（即有源二端网络内部电路）的电流和功率。

2. 应用诺顿定理进行分析和计算时，如果待求支路后的有源二端网络仍为复杂电路，可再次运用诺顿定理，直至成为简单电路。

3. 诺顿定理只适用于线性的有源二端网络。如果有源二端网络中含有非线性元件，则不能应用诺顿定理求解。

4. 在使用诺顿定理时，要确保所求有源二端网络等效内阻不为0，否则该有源二端网络不存在诺顿等效电路，而应尝试使用戴维南定理进行分析。

5. 要正确理解等效的概念，正确标识等效前后端口电流的方向。

▶知识拓展

电流与水流

理解电流过程中，学生可以联想水流来辅助。电流是电荷在导线中流动，水流是水分子在管道中流动。电流产生需要电源推动，水流流动需要水泵推动。电流的支路如同水流的管路。电流的节点如同水流的三通或四通。电流由电源正极出发最终回到电源负极，水流由水泵出水口出发最终回到水泵进水口。电源是将其他形式的能量转变为电能，水泵是将其他形式的能量转变为水的动能和压力能。电流从电压高的一端流向电压低的一端，水流是从压力高的地方流向压力低的地方。

考试知识点总结

本章小结

协和云课堂……　拓展练习及参考答案

（朱　琳）

教学课件

第二章　交流电路

学习目标

素质目标

通过交流电路的学习，提升理论联系实际的能力，增强社会责任感和安全用电意识。确保在未来的工作实践中能够严格遵守医疗设备用电规范，对患者安全和公众健康负责。

知识目标

（1）掌握：正弦量三要素的物理意义及表示方法；单一元件交流电路中电压与电流的关系；*RLC* 串并联电路的结构和特点；三相电源和三相负载的连接方法。

（2）熟悉：*RLC* 串并联谐振电路特点；三相四线制电路的实际应用。

（3）了解：安全用电的常识及影像设备的用电安全知识。

能力目标

（1）具备准确分析和计算交流电的能力。

（2）具备准确画出交流电路中电流、电压相量图的能力。

（3）具备正确使用万用表测量交流电路的电流电压的能力。

（4）具备分析三相电路的能力，能根据负载电压要求正确地进行负载的接线。

（5）具备阅读设备说明书的能力，能够按照操作规程进行操作，能够沉着处理触电现场的能力。

案例导入

【案例】

在生活生产实践中，交流电的应用非常广泛。医学影像设备中，设备运行所需要的供电都是交流电，供电电源的性质决定着设备能否良好运行。

在一个典型的医院场景中，放射技师完成被检者体位摆放后，在操作间按下曝光手闸，高频 X 线机电路工作，DR 设备曝光，产生 X 线。在放射技师的电脑显示屏上出现了所照射部位的数字图像。此过程中，稳定的供电确保了设备的正常运行，能够提高设备的性能，成像质量更好。

【问题】

在使用影像设备的时候，需要给设备接入什么性质的电，需要多少伏的电压呢？典型的交流电路有哪些，电流与电压有怎样的关系？

· 核心知识拆解 ·

前面的课程内容主要是电路的三大元件和直流电，但在日常生活和实际工作中，除了直流电还有正弦交流电和动态直流等。只有在交流电路或动态直流电路中，电容与电感元件才能起到作用。这部分内容是电工技术的重要组成部分，也是学生在未来生活、工作中必须具备的基本知识。

日常生活中，常常会遇到一种大小和方向都作周期性变化的电压或电流，称为交流电。在交流电作用下的电路称为交流电路。交流电的形式有很多种，它们的变化规律各不相同，一般常用正弦交流电。本章主要讨论正弦交流电的基本概念、表示方法、基本正弦交流电路的分析方法、三相交流电路及安全用电常识等内容。本章强调交流电的用电要求，确保学生在实践中能够遵循操作规程及设备运行维护检修要求，保证他人及自身的安全。通过本章的学习，提高学生对正弦交流电路的理解和应用能力，为未来能够安全操作影像设备打下坚实的基础。

第一节　正弦交流电

直流电路中的电流与电压称为直流电流与直流电压，常用大写字母 U、I 来表示。在电路中，大小和方向（或极性）随时间作周期性变化的电动势、电压与电流分别称为交流电动势、交流电压和交流电流，常用小写字母 e、u、i 来表示。当电动势、电压与电流的大小及方向（或极性）随时间按正弦规律作周期性变化时，则称为正弦交流电。在正弦交流电作用下的电路称为正弦交流电路。

一、正弦交流电的三要素

微课：正弦交流电的三要素

正弦电压、正弦电流和正弦电动势等物理量常称为正弦量，描述一个正弦量时可以用波形图来表示，如图 2-1 所示为正弦量的波形图。正弦量也可以用数学表达式来进行描述，正弦量的一般表达式为

$$x = X_m \sin(\omega t + \varphi_x) \qquad \text{（式 2-1）}$$

式中，x 为正弦量的瞬时值；X_m 为正弦量的最大值；ω 为正弦量的角频率；$(\omega t + \varphi_x)$ 为正弦量的相位角；φ_x 为正弦量的初相位。

具体描述正弦电动势、电压及电流的表达式为

$$e = E_m \sin(\omega t + \varphi_e) \qquad \text{（式 2-2）}$$

$$u = U_m \sin(\omega t + \varphi_u) \qquad \text{（式 2-3）}$$

$$i = I_m \sin(\omega t + \varphi_i) \qquad \text{（式 2-4）}$$

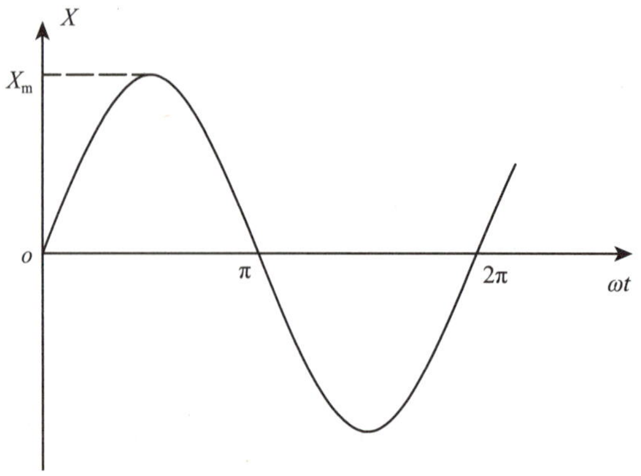

微课：认识数字信号发生器

图 2-1　正弦交流电的波形图

正弦量的特征表现在变化的快慢、大小及初始值三方面，它们分别由频率（或周期）、幅值（或有效值）和初相位来确定。所以，以上三个要素称为描述正弦量的三要素。对确定的正弦交流电路，三个要素也是确定的。

（一）频率、周期与角频率

正弦量变换一次所需的时间称为周期 T，单位为秒（s）。每秒内正弦量变化的次数称为频率 f（frequency），单位为赫兹（Hz）。显然，根据定义，周期和频率互为倒数，关系为

$$T = \frac{1}{f} \quad \text{（式 2-5）}$$

我国和大多数国家的工业和民用电的用电频率是 50Hz，作为电力标准频率，这个频率习惯上称为工频。不同频率的交流电在各个领域中都有着广泛的使用。例如，航空电源频率为 400Hz；工业中，中频炉的频率是 500~8000Hz，高频炉的频率是 200~300kHz；医疗上，诊断 X 线机的分类中就有一种分类方式是按高压电源（指的是高压发生器中高压变压器初级的供电电源）频率分类，可分为工频、中频和高频三种，其中中频 X 线机的工作频率是 400~2000Hz，在 20kHz 以上的称为高频 X 线机。另外，医学上还会使用电流频率为 100kHz 以上的高频电来进行高频电疗。

正弦量变化的快慢除了用周期和频率表示外，还可以用角频率 ω（angular frequency）来表示。单位时间内正弦量变化的电角度称为角频率，单位为弧度每秒（rad/s）。因为一个周期内正弦量经历了 2π 弧度，所以角频率的公式为

$$\omega = 2\pi f = \frac{2\pi}{T} \quad \text{（式 2-6）}$$

周期、频率和角频率都可以用来表示正弦量变化的快慢。式 2-6 表明了周期、频率及角频率之间的相互关系，一旦确定了其中任一参数，即可通过数学推导得出其余两个参数。

（二）幅值、有效值

正弦量在任一瞬间的值称为瞬时值，用小写字母表示，如 $i(t)$、$u(t)$ 及 $e(t)$ 分别表示瞬时电流、瞬时电压及瞬时电动势。瞬时值中最大的值称为幅值或最大值，用带有下标 m 的大写字母来表示，如电流最大值 I_m、电压最大值 U_m 及电动势最大值 E_m。

从能量观点看，正弦量瞬时值不能确切反映能量转换的效果。而正弦电流、电压及电动势的大小

通常也不用幅值（最大值）来表示。在电工技术中，热效应是电流常见的一种表现形式。因此，正弦交流电中的电流、电压及电动势的大小常用有效值来表示。有效值是根据电流的热效应来规定的，即：一个正弦交流电流 i 和一个直流电流 I 在相等的时间内通过两个阻值相等的电阻，电阻耗能相等，则这个直流电流 I 的大小则为交流电流 i 的有效值。按照规定，有效值都用大写字母表示，如 I、U 及 E。

正弦量的有效值与其最大值的关系是：$I_m = \sqrt{2}I$，或 $I = 0.707I_m$。

同理，$U_m = \sqrt{2}U$，$E_m = \sqrt{2}E$。

通常在实际电工技术中，正弦交流电的数值，若不加特殊说明，都指有效值。如各种医疗设备上铭牌标出的220V、380V，交流电流5A、10A等均指有效值。常用的电流表、电压表刻度指示数值也是有效值。

（三）相位、初相位及相位差

正弦量是随时间作周期性变化的量，一个正弦量从计时起点（$t=0$）上看，时间起点不同的正弦量，它们所对应的初始值（$t=0$ 时的值）也是不同的，到达某一定值所需的时间就不同。所以，要确定一个正弦量的值，必须给它规定一个时间起点。

在式2-2、式2-3及式2-4中，（$\omega t+\varphi_i$）、（$\omega t+\varphi_u$）及（$\omega t+\varphi_e$）称为正弦量的相位角或相位，单位为弧度（rad）或度（°），反映了正弦量的变化进程。它是一个随时间变化的角度，在不同的时刻 t，（$\omega t+\varphi_i$）、（$\omega t+\varphi_u$）及（$\omega t+\varphi_e$）的数值不同，正弦量大小也就不同。

$t=0$ 时刻的相位称为初相位。φ_i、φ_u 和 φ_e 分别表示了 i、u 和 e 的初相位。初相位不同，正弦量的初始值也不同。在正弦交流电路中，电压 u_1 和电压 u_2 的频率是相同的，但初相位不一定相同，如图2-2所示。

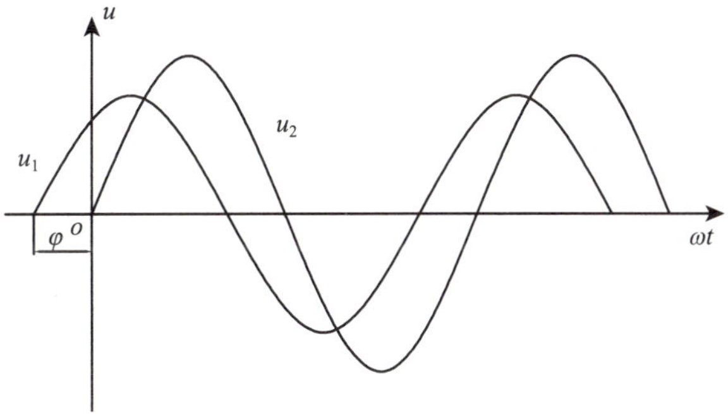

图 2-2　两个不同初相位的电压波形

图2-2中正弦交流电压的表达式为

$$u_1 = U_{1m}\sin(\omega t + \varphi_1),\ u_2 = U_{2m}\sin(\omega t + \varphi_2) \quad (式2\text{-}7)$$

它们的初相位分别为 φ_1 和 φ_2。

在研究两个及以上同频率的正弦量时，通常需要比较和确定它们之间的相位关系。同频率正弦量的相位角之差或初相位角之差称为相位角差或相位差，常用 θ 表示，在上述电压表达式中，u_1 和 u_2 的相位差

$$\theta = (\omega t + \varphi_1) - (\omega t + \varphi_2) = \varphi_1 - \varphi_2 \quad (式2\text{-}8)$$

当两个具有相同频率的正弦波形在计时起点（$t=0$）发生变化时，它们的相位及初相位将会相应

地发生改变，然而，这两个波形之间的相位差将保持不变。

由图 2-3 所示的正弦交流电流波形可见，i_1 和 i_2 的初相位不同，它们的变化步调不同，即 i_1 和 i_2 到达最大值或零值的时间是不一样的。因此可以利用相位差来判断同频率的不同正弦量达到最大值（或零值）的先后顺序。

两个同频率的正弦交流电流 i_1 和 i_2，根据不同的相位关系，两个波形会有以下几种相位关系。

（1）$\theta>0$ 时，则 $\varphi_{i_1}>\varphi_{i_2}$，$i_1$ 超前 i_2，如图 2-3（a）所示。$\theta<0$ 时，则 $\varphi_{i_1}<\varphi_{i_2}$，$i_1$ 滞后 i_2。

（2）$\theta=0$ 时，则 $\varphi_{i_1}=\varphi_{i_2}$，$i_1$ 与 i_2 同相。i_1 与 i_2 同时到达最大值、零值等，如图 2-3（b）所示。

（3）$\theta=\pi$ 时，则 i_1 与 i_2 反相，当一个达最大值时，另一个为最小值，如图 2-3（c）所示。

（4）$\theta=\pm\pi/2$ 时，则 i_1 与 i_2 正交，当一个达最大值（或最小值）时，另一个为零，如图 2-3（d）所示。

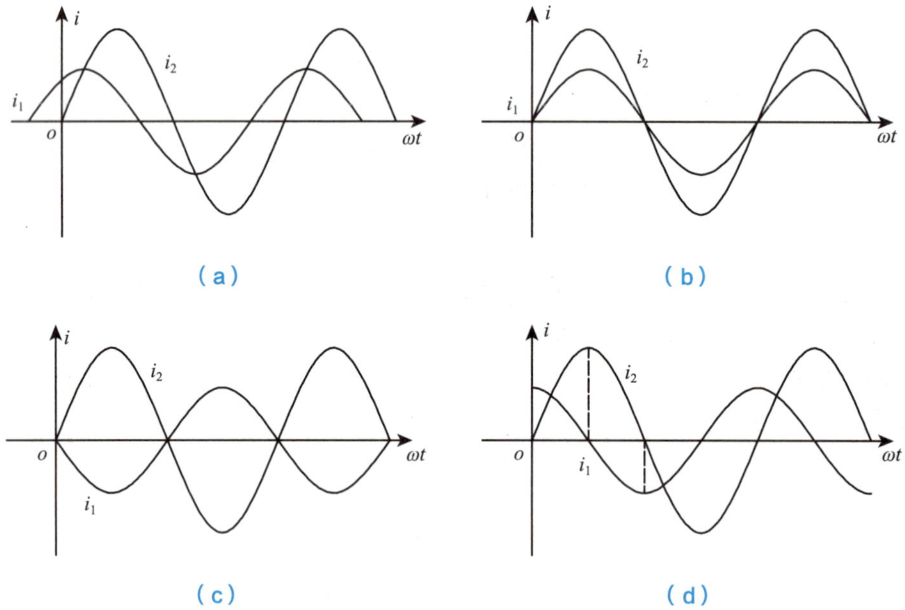

图 2-3　两个同频率正弦量的相位关系

（a）i_1 超前 i_2；（b）i_1 与 i_2 同相；（c）i_1 与 i_2 反相；（d）i_1 与 i_2 正交

图 2-3 还可以看到，若改变正弦量的计时起始点，其相位角与初相位将相应发生改变，然而，二者间的相位差值将保持恒定。在电气工程领域，正弦量的应用极为广泛。

微课：正弦交流电的表示方法

二、正弦交流电的表示方法

正弦交流电一般有 3 种表示方法：解析式表示法、波形图表示法和相量表示法。其中，解析式表示法和波形图表示法在前文已经介绍并且使用。

（一）解析式表示法

用三角函数式表示正弦交流电与时间的变化关系的方法为解析式表示法，即瞬时值表达式，如式 2-3。如果知道了交流电的幅值（或有效值）、角频率（或周期、频率）和初相位，就可以写出这个交流电的解析式。解析式表示法能够直接体现正弦量的三要素，可以方便地计算各个时刻的瞬时值。

例如，已知一个正弦交流电流的幅值 $I_m=2A$，角频率 $\omega=100\pi$，初相位 $\varphi_0=\frac{\pi}{4}$，则它的解析式为

$$i=I_m\sin(\omega t+\varphi_0)=2\sin\left(100\pi t+\frac{\pi}{4}\right)\text{A} \qquad (式\ 2\text{-}9)$$

当 $t=0.01s$ 时，电流的瞬时值为

$$i=2\sin\left(100\pi t+\frac{\pi}{4}\right)\text{A}=2\sin\left(\frac{5\pi}{4}\right)\text{A}=-\sqrt{2}\text{A} \qquad (式\ 2\text{-}10)$$

（二）波形图表示法

正弦交流电还可以用解析式相对应的波形图，即正弦曲线图来表示，如图（2-4）所示。图中所示的正弦量的波形图，可以直观体现正弦量的幅值、相位状态，能够进行正弦量的比较与分析。

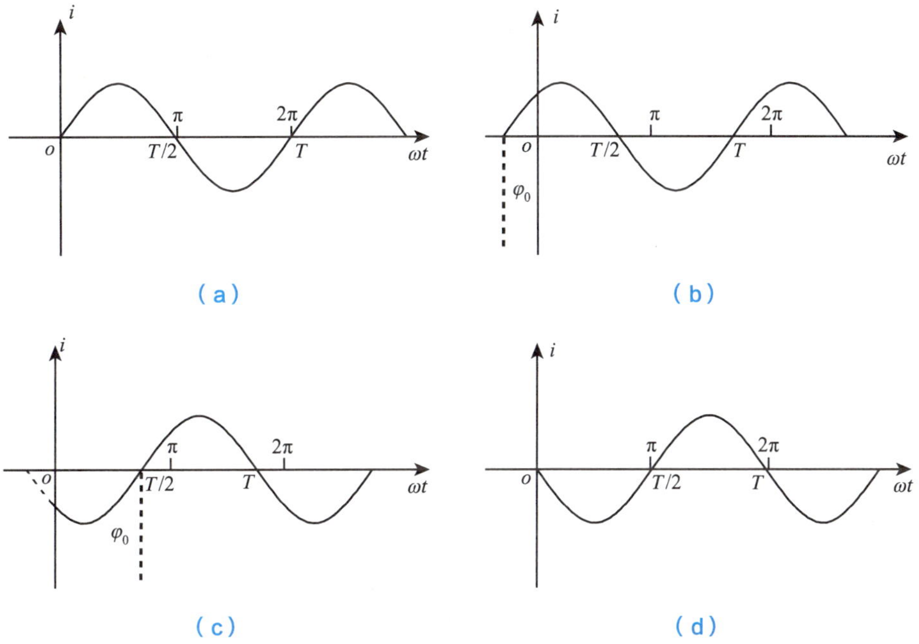

图 2-4　φ_0 为不同值时交流电的波形图

（a）初相位为零；（b）初相位在 0 与 π 之间；（c）初相位在-π 与 0 之间；（d）初相位为±π

图 2-4（a）中电流的初相位为零，图 2-4（b）中电流的初相位在 0 与 π 之间，图 2-4（c）中电流的初相位在-π 与 0 之间，图 2-4（d）中电流的初相位为±π。其中，当初相位 $\varphi>0$ 时，交流电的波形图起点在原点左侧；当初相位 $\varphi<0$ 时，交流电的波形图起点在原点右侧。

（三）相量表示法

在正弦交流电路中，电流与电压都是与电源相同频率的正弦量，所以在计算过程中，电流与电压的计算可以归结为计算交流电的有效值和初相位之间的比较。在频率已知的情况下，用正弦量的幅值和初相位来确定一个正弦量，称为相量。需要指出的是，表示正弦交流电的相量与物理中的空间相量（如速度、力等）是不一样的。为了区分两个相量，在电工中，一般用大写字母上面加一个点来表示，如正弦交流电压、电流及电动势最大值的相量表示符号为 $\dot{U}_m$、$\dot{I}_m$ 和 $\dot{E}_m$。

在实际问题中，交流电的数值常用有效值的大小来表示，所以将相量图中每个相量的大小除以

$\sqrt{2}$，就得到了有效值的相量，可以用符号$\dot{U}$、$\dot{I}$和$\dot{E}$来表示。

在作多个同频率正弦量的相量图时，只需在同一个坐标体系中作出$t=0$时所有正弦量的相量，就可以清晰地看出各正弦量间大小和相位关系，而不必把正弦量在每一时刻的位置都作出来，这样形成的图形称为相量图。同频率的正弦交流电用相量图表示后，它们的和差运算可以利用平行四边形法则来计算，并且可以更加直观地观察出正弦量之间的相位关系。

如图 2-5 所示为正弦量$u=50\sqrt{2}\sin(\omega t+60°)$ V、$i=2\sqrt{2}\sin(\omega t-45°)$ A 的有效值的相量图。图中可以直观地反映出交流电压与电流的相位差为

$$\theta=\varphi_u-\varphi_i=60°-(-45°)=105°>0$$

说明，电压始终超前于电流 105°。

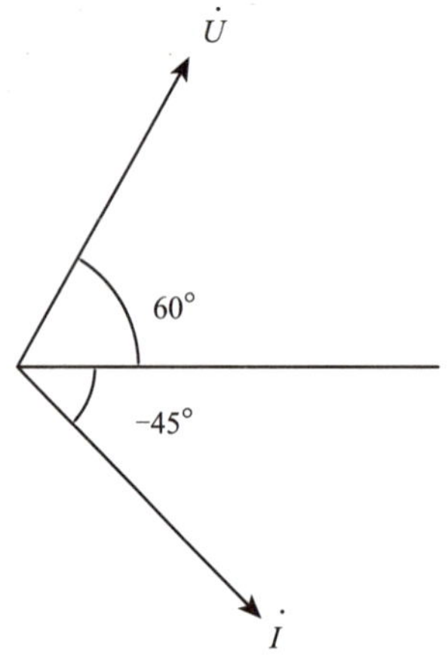

图 2-5　两个同频率正弦量的相量图

微课：观察不同频率的正弦波

▶**知识拓展**

正弦交流电测量仪表

在电学测量中，交流电的测量仪表（包括交流电压表与交流电流表）与直流电的测量仪表是不同的，二者不可互换使用。磁电式仪表只能对直流电进行测量，若用于交流电的测量，则必须在仪表内部安装整流电路，将交流电转换为直流电。随后，依据交流电与直流电的平均值与有效值转换关系进行刻度标定。在交流电测量过程中，必须关注电表的频率范围，确保测量操作在电表规定的频率范围内进行。若测量频率超出电表的频率上限，将产生较大的测量误差。尽管交流电流表与直流电流表、交流电压表与直流电压表在使用方法上相似，但由于交流电的方向随时间作周期性变化，因此在使用时无需考虑电表接线端的极性问题。交流电表均是按照有效值进行刻度的，指示值都是交流电的有效值。

在实际应用中，常用的数字式万用表可以进行交流电量的测量。该类仪表通过将被测信号转换为数字信号，并依据有效值理论将其转换为有效值，在显示屏上直接显示数字。相较于指针式万用表，数字式万用表具有更强的抗振性能，使用寿命更长。

第二节　单一元件的交流电路

在电路的基本组成中，电阻、电感和电容元件是构成电路模型的三个基本的理想元件，从能量角度进行分析，电阻元件是消耗电能的，电感元件与电容元件是两个储能元件，其中电感元件储存磁场能，而电容元件是储存电场能。电阻值、自感系数及电容量的大小分别可以用来表征电阻、电感及电容基本物理性质。分析交流电路时，首先需要了解三个元件（电阻、电感、电容）单独作用下电路中电流与电压的关系，并讨论能量转换及功率问题。

一、电阻元件的交流电路

（一）电流与电压的关系

如图 2-6（a）中所示的交流电路由线性电阻元件和交流电源构成，设电源电压 $u=U_m\sin\omega t$，通过电阻 R 中的电流为 i，参考方向一致如图所示。

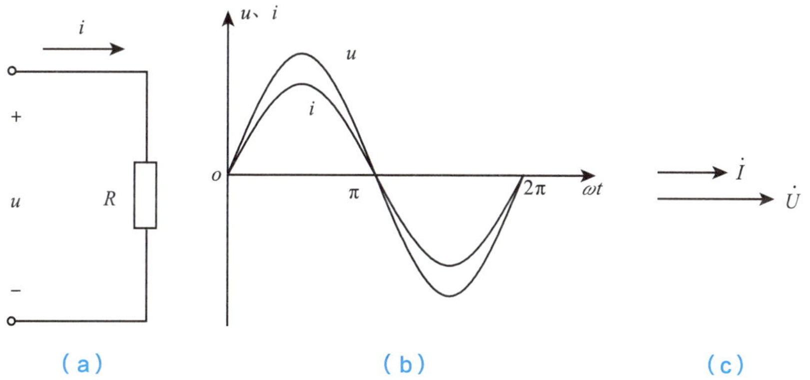

图 2-6　电阻元件的交流电路

（a）电路结构；（b）波形图；（c）相量图

根据欧姆定律，可得电流的瞬时值为

$$i=\frac{u}{R}=\frac{U_m}{R}sin\omega t=I_m sin\omega t \qquad （式 2-11）$$

比较电流和电压瞬时值的表达式，可以发现电流和电压是同频率、同相位的，其波形及相量图如图 2-6（b）和（c）所示。

同时可得

$$\frac{U_m}{I_m}=\frac{U}{I}=R \qquad （式 2-12）$$

由此可得，在电阻元件的交流电路中，电压与电流的幅值和有效值之比均为电阻 R，满足欧姆定律。

（二）电路的功率

在单一电阻元件交流电路中，功率的表示方式有瞬时功率和平均功率。

1. 瞬时功率 表示在任意时刻瞬时电压和瞬时电流的乘积，用小写字母 p 来表示，即

$$p = ui = U_m I_m \sin^2\omega t = UI(1 - \cos^2\omega t) \quad \text{（式 2-13）}$$

2. 平均功率 又称有功功率，表示在一个周期内电路消耗电能的平均速度，通常为瞬时功率在一个周期内的平均值，用大写字母 P 来表示，即

$$P = \frac{1}{T}\int_0^T U_m I_m \sin^2\omega t\mathrm{d}t = \frac{1}{T}\int_0^T UI(1 - \cos 2\omega t)\mathrm{d}t = UI = I^2R = \frac{U^2}{R} \quad \text{（式 2-14）}$$

一般电阻值 R 为正值，电阻元件交流电路中 u、i 同相，即瞬时功率 p 总是大于 0 的，即在任意时刻电阻元件都是在消耗电能，将电能全都转换为热能，这表明电阻元件是一种耗能元件。

二、电感元件的交流电路

（一）电流与电压的关系

当通过电感元件的磁链变化时，该交流电路由线性电感元件和交流电源构成，通过电感 L 中的电流为 i，产生的自感电动势为 e_L，其参考方向如图 2-7（a）所示。

微课：电感元件的交流电路

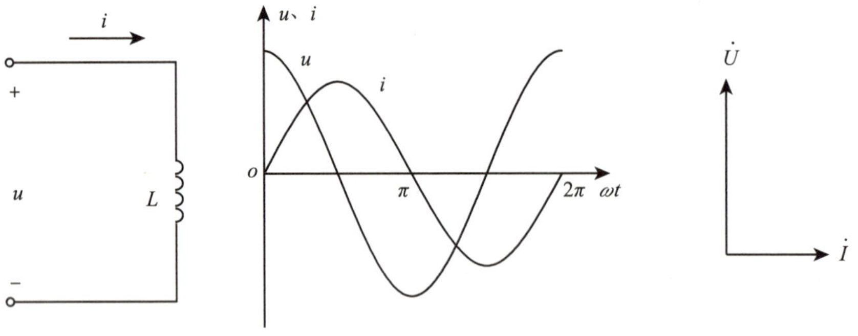

图 2-7 电感元件的交流电路

（a）电路结构；（b）波形图；（c）相量图

根据基尔霍夫电压定律可得

$$u = -e_L = L\frac{\mathrm{d}i}{\mathrm{d}t} \quad \text{（式 2-15）}$$

设通过的交流电流 $i = I_m \sin\omega t$，则

$$u = L\frac{\mathrm{d}i}{\mathrm{d}t} = L\frac{\mathrm{d}(I_m \sin\omega t)}{\mathrm{d}t} = \omega L I_m \cos\omega t = \omega L I_m \sin(\omega t + 90°) = U_m \sin(\omega t + 90°) \quad \text{（式 2-16）}$$

比较电流和电压瞬时值的表达式，可以发现电流和电压是同频率的，同时在相位上电压超前电流 90°，其波形及相量图如图 2-7（b）和（c）所示。

同时可得

$$\frac{U_m}{I_m}=\frac{U}{I}=\omega L \qquad (式 2\text{-}17)$$

由此可得，在电感元件的交流电路中，电压与电流的幅值和有效值之比均为 ωL。显然可见，电感元件在交流电路中起阻碍电流流动的作用，这个量称电感的感抗，用 X_L 表示，即

$$X_L=\omega L=2\pi fL \qquad (式 2\text{-}18)$$

式中，ω 的单位为 rad/s（弧度/秒）、L 的单位为 H（亨利）时，感抗 X_L 的单位为 Ω。感抗 X_L 正比于电源的频率 f、电感 L。对于直流电路来说，由于其频率 $f=0$，则感抗 $X_L=0$；即电感元件在直流电流中不起作用。对于交流电路来说，频率 f 越大，感抗 X_L 越大，对电流的阻碍作用也就越强；频率 f 越小，感抗 X_L 越小。因此，电感元件具有“通直流、阻交流”及“通低频、阻高频”的特性。

电阻和感抗在单位上是相同的，它们都具有阻碍电流流动的作用，然而它们的作用原理存在差别。电阻元件根据其固有的物理特性，对电流的流动产生阻碍，主要表现为将电能转化为热能，在电路中消耗能量。而电感元件则不同，根据法拉第电磁感应定律可知，当电流发生变化时，线圈中会产生一个反电动势来阻碍电流的变化。与电阻不同的是，电感元件阻碍了电流的流动，在电路中并不消耗电能，而是通过储存和释放磁场能量来维持电路的稳定。

通过上述分析，可得到以下结论。

1. 电感中电流为正弦波，电压也为正弦波。电感元件上电压超前电流 90°电角度，波形图和相量图如图 2-7（b）、（c）所示。
2. 感抗 X_L 是频率的函数，有“通直流、阻交流”及“通低频、阻高频”的特点。
3. 电感元件本身不消耗电能，只与电路进行能量交换，是储能元件。

（二）电路的功率

1. 瞬时功率　基于电路的瞬时电压和瞬时电流即可以计算出电路的瞬时功率，即

$$p=p_L=ui=U_mI_m\sin\omega t\sin(\omega t+90°)=\frac{U_mI_m}{2}\sin2\omega t=UI\sin2\omega t \qquad (式 2\text{-}19)$$

可以发现，瞬时功率 p_L 是一个正弦量，其幅值为 UI，角频率为 2ω。通过电流及电压的波形图可以看出，在第一个和第三个$\frac{1}{4}$周期内，u 和 i 的符号相同，即同时为正或同时为负，则p_L 是正值，电感元件消耗电能，从电源吸收电能；在第二个和第四个$\frac{1}{4}$周期内，u 和 i 的符号不同，即一正一负，则p_L 是负值，电感元件释放电能，把电能送还电源。

2. 平均功率　为瞬时功率在一个周期内的平均值，即

$$P=\frac{1}{T}\int_0^T p_L\mathrm{d}t=\frac{1}{T}\int_0^T UI\sin2\omega t\mathrm{d}t=0 \qquad (式 2\text{-}20)$$

由此可得，电感元件在交流电路中并不消耗能量，只存在电感元件与电源之间的能量交换。因此，电感元件是一种储能元件。

3. 无功功率　上述表达式所体现的能量交换的规模大小可以使用无功功率 Q 来进行衡量，规定无功功率等于瞬时功率p_L 的幅值，即

$$Q = UI = I^2 X_L \quad \text{（式 2-21）}$$

为了区别于有功功率，无功功率的单位为乏（var）。值得注意的是，无功功率仅对储能元件有意义，表示的是能量的交换，并非是无用功。

例 2-1 把 $L = 51\text{mH}$ 的线圈（线圈电阻很小，忽略不计）接在 $f = 50\text{Hz}$、$U = 220\text{V}$ 的交流电路中，请计算 X_L 和 I，并绘出电流和电压的相量图。

解：根据式 2-18，可知

$$X_L = 2\pi fL = 2\times\pi\times50\times51\times10^{-3} \approx 16\Omega$$

$$I = \frac{U}{X_L} = \frac{220}{16}\text{A} = 13.75\text{A}$$

电流与电压的相量图同图 2-7（c）所示，电压超前电流 90°。

三、电容元件的交流电路

（一）电流与电压的关系

图 2-8（a）所示的交流电路是由线性电容元件和交流电源构成，设电源电压 $u = U_m \sin\omega t$，电路中的电流为 i，其参考方向如图所示，则

$$i = C\frac{du}{dt} = C\frac{d(U_m \sin\omega t)}{dt} = \omega C U_m \cos\omega t = \omega C U_m \sin(\omega t + 90°) = I_m \sin(\omega t + 90°) \quad \text{（式 2-22）}$$

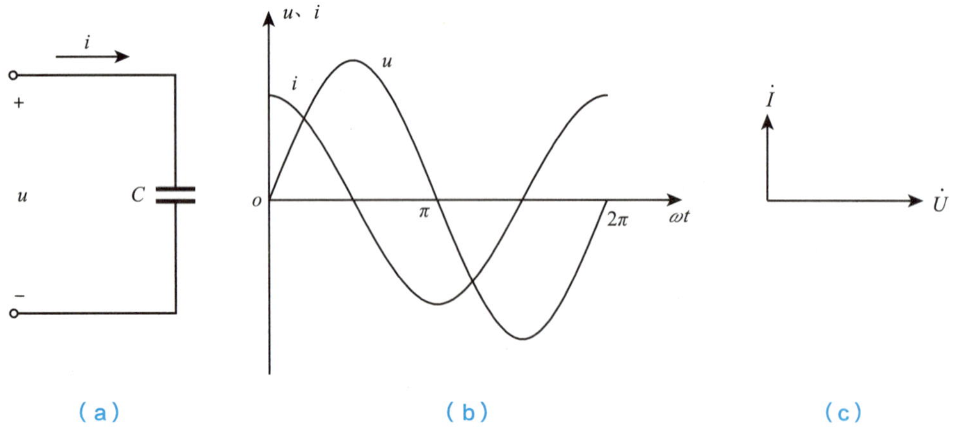

图 2-8　电容元件的交流电路

（a）电路结构；（b）波形图；（c）相量图

通过对比电流与电压瞬时值的表达式，可以发现电流和电压具有相同的频率，在相位上电流超前电压 90°，其波形及相量图如图 2-8（b）和（c）所示。

同时可得

$$\frac{U_m}{I_m}=\frac{U}{I}=\frac{1}{\omega C} \tag{式 2-23}$$

由此可得，在电容元件的交流电路中，电压与电流的幅值和有效值之比均为$\frac{1}{\omega C}$。电容元件在交流电路中起阻碍电流流动的作用，即电容的容抗，用 X_C 表示，即

$$X_C=\frac{1}{\omega C}=\frac{1}{2\pi fC} \tag{式 2-24}$$

式中，ω 的单位为 rad/s（弧度/秒）、C 的单位为 F（法拉）时，容抗 X_C 的单位为 Ω。电容器的容抗 X_C 反比于电源的角频率 ω（频率 f）、电容器的电容量 C。对于直流电路来说，由于其频率 $f=0$，则容抗 $X_C\to\infty$，即电容器不能通过直流电；对于交流电路来说，频率 f 越小，容抗 X_C 越大，对电流的阻碍作用也就越强。因此，电容元件具有“隔直流、通交流”及“阻低频、通高频”的特性。

通过上述分析，可得到以下结论。

1. 电容中电流为正弦波，电压也为正弦波。电容元件上电流超前电压 90°电角度，波形图和相量图如图 2-8（b）、（c）所示。

2. 容抗 X_C 是频率的函数，有“隔直流、通交流”及“通高频、阻低频”的特点。

3. 电容元件本身不消耗电能，也是在与电路进行能量的交换，是储能元件。当电容两端的电压越高，电容储能越大；电压越低，储能越少。

（二）电路的功率

根据电路的瞬时电压和瞬时电流可以计算出电路的瞬时功率，即

$$p=p_C=ui=U_mI_m\sin\omega t\sin(\omega t+90°)=\frac{U_mI_m}{2}\sin2\omega t=UI\sin2\omega t \tag{式 2-25}$$

可以发现，瞬时功率p_C 是一个正弦量，其幅值为 UI，角频率为 2ω。通过电流及电压的波形图可以看出，在第一个和第三个$\frac{1}{4}$周期内，电容器两端电压逐渐增加，表明其正在经历充电过程，期间从电源吸收电能，p_C 为正值；在第二个和第四个$\frac{1}{4}$周期内，电容器两端的电压逐渐下降，表明其正在放电过程中，将储存的电能回馈至电源，p_C 为负值。

平均功率为瞬时功率在一个周期内的平均值，即

$$P=\frac{1}{T}\int_0^T p_C\mathrm{d}t=\frac{1}{T}\int_0^T UI\sin2\omega t\mathrm{d}t=0 \tag{式 2-26}$$

由此可得，电容元件在交流电路中并不消耗能量，只存在电容元件与电源之间的能量交换。因此，电容元件是一种储能元件。

同时，电容元件电路的无功功率为

$$Q=UI=I^2X_C \tag{式 2-27}$$

为了方便与电感元件交流电路无功功率的比较，设电流 $i=I_m\sin\omega t$，由于电流和电压是同频率的，在相位上电流超前电压 90°，则电压为

$$u=U_m\sin(\omega t-90°) \tag{式 2-28}$$

那么瞬时功率为

$$p = p_C = ui = U_m I_m \sin\omega t \sin(\omega t - 90°) = -UI\sin 2\omega t \quad （式 2-29）$$

因此，当电容元件交流电路与电感元件交流电路取相同电流时，电路的无功功率为

$$Q = -UI = -I^2 X_C \quad （式 2-30）$$

例 2-2 将 5μF 的电容器接到电压为 220V 的交流电路中，当电源的频率分别为 50Hz 和 300Hz 时，请分别计算容抗的大小及电容器中电流的大小。

解： 当电容器接在 $f=50\text{Hz}$ 的电源上时，则

$$X_C = \frac{1}{2\pi fC} = \frac{1}{2\times\pi\times 50\times 5\times 10^{-6}} \approx 636.6\Omega$$

$$I = \frac{U}{X_C} = \frac{220}{636.6}\text{A} \approx 0.35\text{A}$$

当电容器接在 $f=300\text{Hz}$ 的电源上时，则

$$X_C = \frac{1}{2\pi fC} = \frac{1}{2\times\pi\times 300\times 5\times 10^{-6}} \approx 106.1\Omega$$

$$I = \frac{U}{X_C} = \frac{220}{106.1}\text{A} \approx 2.1\text{A}$$

根据计算结果可知，电容器在交流电路中，当电源频率大时，容抗大，通过电流小。

▶**知识拓展**

RC 电路的实际应用

在 CT 和 MRI 等医用影像设备中，电源模块会采用 *RC* 滤波电路，该电路能有效滤除电源中的高频噪声，从而为设备的各个电路单元提供稳定的直流电源。该类电路对确保设备的稳定运行至关重要，且能够降低电压波动对图像质量的影响。

在电子线路中，还有一类电容器被称为旁路电容，利用电容器“隔直流、通交流”的原理将直流电成分保留而剔除电路中的交流电成分。当电路中电容的容量大时，根据容抗的计算公式，X_C 远小于 R 值，旁路电容 C 上的交流电压可以忽略不计，输出端即可以得到平滑的直流电。

微课：*RLC* 串联交流电路及谐振

第三节　*RLC* 串并联交流电路及其谐振

实际电路其实是一些单一元件的组合，电阻元件（*R*）、电感元件（*L*）和电容元件（*C*）以串联或并联的方式连接在交流电源上，组成 *RLC* 串联或并联交流电路。

一、 *RLC* 串联交流电路及其谐振

（一）电流与电压的关系

RLC 串联交流电路如图 2-9（a）所示，其电流及各元件电压的参考方向已在图中标注。

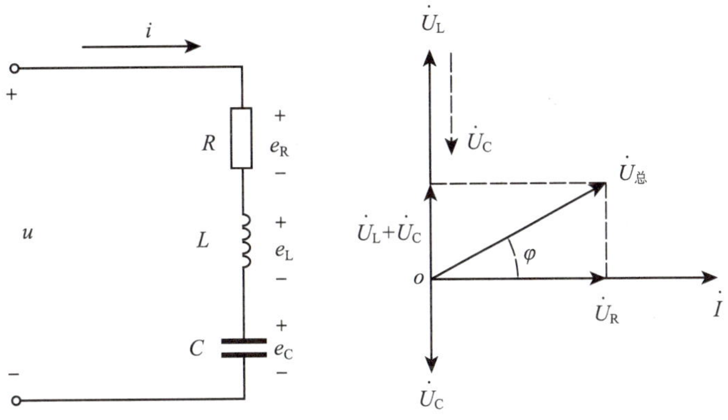

图 2-9　*RLC* 串联交流电路

（a）电路结构；（b）相量图

设电流为参考正弦量 $i=I_m\sin\omega t$，基于单一元件交流电路中电流与电压的关系可得

$$u_R=RI_m\sin\omega t=U_{Rm}\sin\omega t \qquad（式 2-31）$$

$$u_L=X_LI_m\sin(\omega t+90°)=\omega LI_m\sin(\omega t+90°)=U_{Lm}\sin(\omega t+90°) \qquad（式 2-32）$$

$$u_C=X_CI_m\sin(\omega t-90°)=\frac{1}{\omega C}I_m\sin(\omega t-90°)=U_{Cm}\sin(\omega t-90°) \qquad（式 2-33）$$

根据基尔霍夫电压定律，可得

$$u=u_R+u_L+u_C \qquad（式 2-34）$$

由于 u_R、u_L、u_C 都是同频率的，可以利用相量图法来进行求解，即 $\dot U=\dot U_R+\dot U_L+\dot U_C$。以电流的相量 $\dot I$ 作为参考相量，分别作出 $\dot U_R$、$\dot U_L$、$\dot U_C$ 的相量图。根据相量图法，可求得相量有效值 U 或最大值 U_m，电压和电流之间的相位差 φ，那么总电压的瞬时值表达式可以写为 $u=U_m\sin(\omega t+\varphi)$，求解过程如图 2-9（b）所示。

可以发现，相量 $\dot U$、$\dot U_R$ 及 $\dot U_L+\dot U_C$ 构成了一个直角三角形如图 2-10（a），由此直角三角形可得

$$U=\sqrt{U_R^2+(U_L-U_C)^2}=I\sqrt{R^2+(X_L-X_C)^2}=IZ \qquad（式 2-35）$$

$$\varphi=\arctan\frac{U_L-U_C}{U_R} \qquad（式 2-36）$$

式中，Z 表示电路的阻抗，且 $Z=\sqrt{R^2+(X_L-X_C)^2}$，如图 2-10（b）所示。

若 $\varphi>0$，电压超前电流 φ，电路呈电感性；若 $\varphi<0$，电压滞后电流 φ，电路呈电容性；若 $\varphi=0$，电压和电流相位相同，电路呈电阻性。

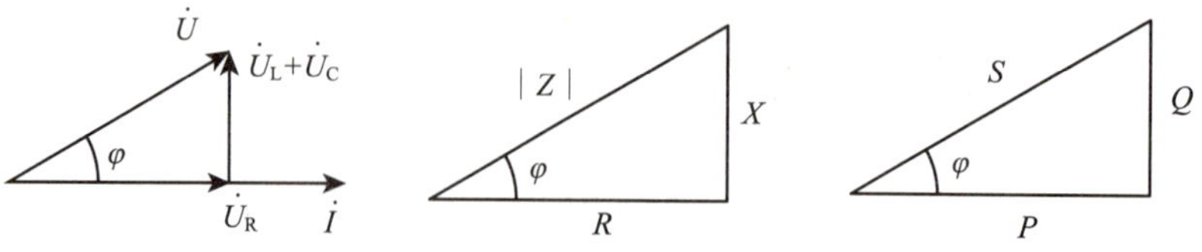

图 2-10 电压、阻抗、功率三角形

(a) 电压三角形；(b) 阻抗三角形；(c) 功率三角形

(二) 电路的功率

电阻、电感、电容三种元件串联的交流电路的瞬时功率为

$$p = ui = U_m I_m \sin\omega t \sin(\omega t + \varphi) = UI\cos\varphi - UI\cos(2\omega t + \varphi) \quad (式 2\text{-}37)$$

由于电阻是一种耗能元件，其相对应的有功功率为

$$P = \frac{1}{T}\int_0^T p\mathrm{d}t = \frac{1}{T}\int_0^T [UI\cos\varphi - UI\cos(2\omega t + \varphi)]\mathrm{d}t = UI\cos\varphi \quad (式 2\text{-}38)$$

根据电压三角形可知

$$U\cos\varphi = U_R = IR \quad (式 2\text{-}39)$$

则有功功率 P 可以转换为

$$P = U_R I = I^2 R = UI\cos\varphi \quad (式 2\text{-}40)$$

而电感和电容是储能元件，它们不消耗能量，仅仅与电源之间进行能量互换，则相对应的无功功率 Q 可得

$$Q = U_L I - U_C I = (U_L - U_C)I = (X_L - X_C)I^2 = UI\sin\varphi \quad (式 2\text{-}41)$$

在交流电路中，由于电流、电压之间存在相位差，有功功率一般不等于电压和电流有效值的乘积，如若将两者相乘，则得到视在功率 S，即

$$S = UI \quad (式 2\text{-}42)$$

视在功率表示电源可输出的最大有功功率，为了区别于有功功率和无功功率，视在功率的单位为伏安。

这三个功率之间满足一定的关系，即

$$S = \sqrt{P^2 + Q^2} \quad (式 2\text{-}43)$$

根据上述式子可以看出，在 RLC 串联电路中，电路中的有功功率 P、无功功率 Q 及视在功率 S 也构成一个直角三角形，称为功率三角形，如图 2-10（c）所示。

(三) 串联谐振

在具有储能元件的电路中，电流与电压的方向往往不是同相的。若调节电路的相关参数使得电流和电压保持同相，那么这时电路就会出现谐振现象。研究电路的谐振现象具有十分重要的现实意义，一方面可充分利用谐振的特点，另一方面又可去预防可能出现的危害。

在电阻、电感和电容元件的交流电路中，当 $X_L = X_C$ 时，则有

$$\varphi = \arctan\frac{X_L - X_C}{R} = 0 \quad (式 2\text{-}44)$$

即电路中电流和电压的相位相同，发生谐振现象，由于其发生在串联电路中，所以称为串联谐振。

根据上述条件，可得交流电路的串联谐振频率

$$f = f_0 = \frac{1}{2\pi\sqrt{LC}} \quad （式 2-45）$$

即当电源频率、电感和电容满足上式关系时，则发生谐振现象。由此可见，只要调节电源频率、电感或电容都可以使电路发生谐振。图 2-11 表示电流与频率变化的曲线。

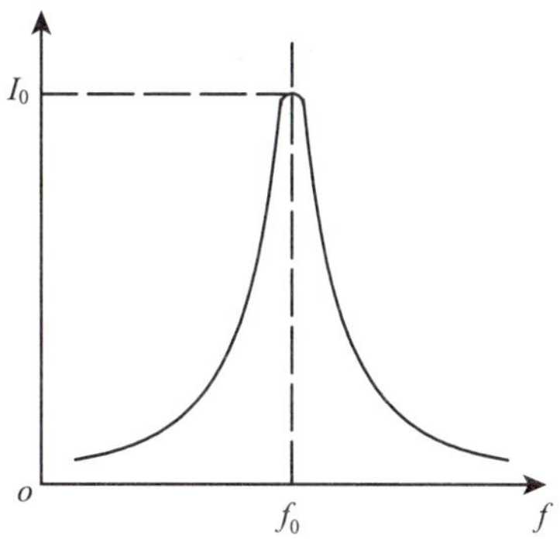

图 2-11　电流谐振曲线

串联谐振具有以下特征。

1. 电路的阻抗 $Z=R$，为最小阻抗。此时电路呈电阻性，电流与电压同相。

2. 在电源电压不变的情况下，电流将取得最大值，即

$$I = I_0 = \frac{U}{R} \quad （式 2-46）$$

3. 由于电流与电压同相，电路呈电阻性，因此电源供给的能量全部被电阻元件所消耗，电源与电路不再发生能量转换，能量的交换只存在于电感元件和电容元件之间。

4. $\dot{U}_L$、$\dot{U}_C$ 大小相等，方向相反，互相抵消，因此 $U_R = U$。

串联谐振时，U_L、U_C 与电源电压 U 的比值通常用 Q 来表示，称为电路的品质因数 $|Q|$，即

$$Q = \frac{U_L}{U} = \frac{U_C}{U} = \frac{\omega_0 L}{R} = \frac{1}{\omega_0 CR} \quad （式 2-47）$$

品质因数表征了在谐振状态下，电感或电容元件两端的电压是电源电压 Q 倍的关系，所以串联谐振又称电压谐振。当 $X_L = X_C > R$ 时，U_L 和 U_C 都高于电源电压 U，若电压超过规定阈值，将可能导致线圈或电容器的绝缘层被击穿。因此，在电力系统中串联谐振将导致电网中出现远高于额定电压的过电压，对电力设备的安全性构成严重威胁，一般应避免串联谐振。

在无线通信系统中，电子设备通常需要频率选择，而串联谐振电路可用于实现这一功能，通过合理选择电感和电容的数值，可以实现对特定频率的放大或抑制，这对于滤波和频率选择非常有用。串联谐振可以用于设计和制造精密仪器中的机械振动系统。通过合理设计质量和刚度，可以实现对特定频率的放大和增强，这在精密仪器中非常重要，因为它可以有效地抑制杂散振动，提高系统的稳定性和精度。在医学领域中，MRI 中常利用串联谐振电路产生高强度磁场和高频电磁波。

二、 RLC 并联交流电路及其谐振

RLC 并联交流电路如图 2-12 所示，其电流及各元件电压的参考方向已在图中标注，R 为电感线圈的内阻，可忽略不计。设电路中总电流为 $i=I_m\sin\omega t$，则电路的总电流为 $i=i_L+i_C$。

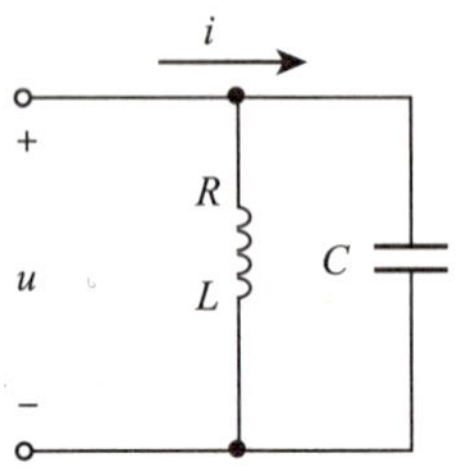

图 2-12　RLC 并联谐振电路

由于电感元件的电流和电容元件的电流在相位上相差 180°，当 $I_L<I_C$ 时，总电流在相位上超前电源电压，电路呈电容性；当 $I_L>I_C$ 时，总电流在相位上滞后电源电压，电路呈电感性；当 $I_L=I_C$ 时，总电流与电源电压同相，电路呈电阻性，此时发生并联谐振现象。由 $I_L=I_C$ 可得 $X_L=X_C$，则交流电路的并联谐振频率为

$$f=f_0=\frac{1}{2\pi\sqrt{LC}} \tag{式 2-48}$$

即当电源频率、电感和电容满足上式关系时，则发生谐振现象。由此可见，调节电源频率、电感或电容都可以使得电路发生谐振。

在实际电路中，由于电感线圈的内阻 R 总是存在的，因此两条支路的电流也不会完全相等，即总电流不会等于 0。图 2-13 表示并联谐振电路中总阻抗和总电流与频率的关系曲线。

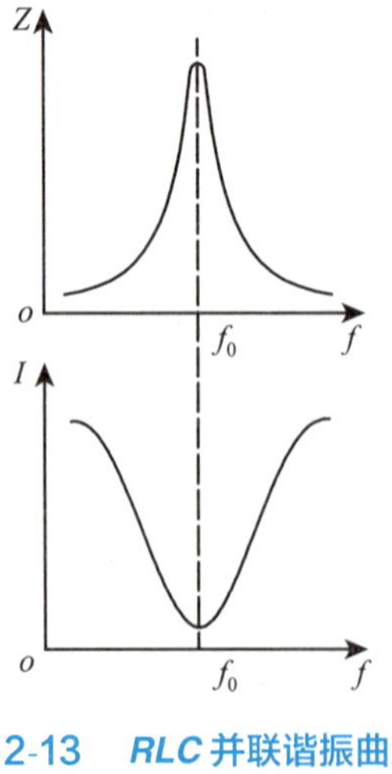

图 2-13　RLC 并联谐振曲线

并联谐振具有以下特征。

1. 电路的阻抗 $Z=\dfrac{L}{RC}$，为最小阻抗。此时电路呈电阻性，电流与电压同相。

2. 当电源电压不变的情况下，总电流将取得最小值，即

$$I = I_0 = \frac{U}{Z_0} \quad \text{（式 2-49）}$$

3. 两条支路的电流 I_L、I_C 几乎相等且比总电流 I 大得多，支路电流与总电流的比值为电路的品质因数 Q，即

$$Q = \frac{I_L}{I} = \frac{I_C}{I} = \frac{\omega_0 L}{R} = \frac{1}{\omega_0 CR} \quad \text{（式 2-50）}$$

在 L、C 值不变时，R 值越小，品质因数 Q 值越大，阻抗 Z 也就越大，总电流 I 也就越小，阻抗谐振曲线和电流谐振曲线也就越尖锐。

从能量角度来看，线圈内磁场能量能够正好与电容器所建立的电场能量相等；反之也是如此。在谐振电路中，电容与电感元件之间进行能量的交换，此时，电源用来补偿电阻所消耗的能量。

品质因数表示在谐振时电感或电容元件上的电流是总电流的 Q 倍，所以并联谐振又称电流谐振。在无线电工程和工业电子技术中，常利用并联谐振总阻抗最大的特点来实现信号的选择和干扰的消除。并联谐振电路在家用电器中也有应用，如在电视机的信号处理过程中，并联谐振电路用于选择性滤波，将需要的信号从众多信号中选择出来；在洗衣机的微处理器中，LC 电路与放大器共同组成了振荡器。

三、功率因数

在直流电路中，功率等于电流和电压的乘积；而在交流电路中，由于电流与电压之间存在一定的相位差 φ，则功率 P 为

$$P = UI\cos\varphi \quad \text{（式 2-51）}$$

式中，$\cos\varphi$ 表示电路的功率因数，电路的功率因数取决于电路的参数。当电路呈电阻性时，电流与电压同相，功率因数 $\cos\varphi = 1$；当电路呈电感性或电容性时，电流与电压不同相，电路中发生能量的交换，存在无功功率 $Q = UI\sin\varphi$，功率因数 $\cos\varphi < 1$。此时会出现以下两个问题。

1. 发电设备的容量不能得到有效利用 发电设备发出的有功功率 $P = U_N I_N \cos\varphi$，由于其电流和电压不允许超过额定值，此时有功功率 P 就相应减小。功率因数越小，发电设备发出的有功功率就越小，无功功率就越大。无功功率越大，电路中能量交换的规模也就越大，较大一部分能量用于发电设备与负载之间进行交换，此时发电设备发出的能量不能得到有效利用。

2. 增大绕组及线路的功率损耗 当输出的有功功率 P 及发电设备的电压 U 一定时，根据式 2-51 可得，流过的电流 I 与功率因数 $\cos\varphi$ 成反比。由于发电设备的绕组和线路的电阻不容忽视，那么消耗在这两部分的功率损耗 ΔP 可以表示为

$$\Delta P = rI^2 = r\left(\frac{P}{U\cos\varphi}\right)^2 \quad \text{（式 2-52）}$$

式中，r 表示发电设备绕组和线路的等效电阻。显然，功率损耗 ΔP 与功率因数 $\cos\varphi$ 的平方成反比，功率因数越小的话，功率损耗则越大。

通过上述的分析，提高功率因数对国家电网有重大意义。提高功率因数，可使发电设备的容量最大幅度地得到有效利用，同时也能减小无谓的损耗，节约电能。也就意味着，发电设备的利用率得到提升。根据供电用电规则，高压供电用电的工业企业其平均的功率因数不得低于 0.95，其他供电用电单位不得低于 0.9。

功率因数不高，其本质原因是电路中使用的电感性负载。电感性负载本身相当于电感和电阻的串联，在工作时电压的相位会超前于电流的相位，相位差在0~90°，本身需要一定的无功功率，因此其功率因数小于1。在实际生活、工业生产中，负载多为电感性负载，纯电阻负载极少。例如，在工业生产中较为常见的异步电动机，在额定负载时其功率因数为0.7~0.9，轻载时功率因数则更低；生活中常见的电风扇、电磁炉、空调、洗衣机、冰箱、日光灯等家用电器，其功率因数也都是比较低的。若想提高电路的功率因数，从技术的角度出发，应在满足电感性负载所需的无功功率的基础上实现负载与电源之间能量交换的减少。

功率因数的提高，常用的方法是在电感性负载两端并联一个静电电容器。并联电容器之后，电感性负载参数及两端的电压均发生变化，此时电路中总电压和总电流之间的相位差变小了，也就是功率因数 $\cos\varphi$ 变大了。因此，电感性负载两端并联上电容器之后，减小了负载与电源之间的能量交换，但并不意味着电感性负载所需要的无功功率减小，此时其所需的无功功率大部分或全部由电容器供给。也就是说，电路中大部分或全部的能量交换发生在电感性负载和电容器之间，发电设备提供的能量大部分或全部转化为有功功率，发电设备的容量利用率得到了提升。

▶知识拓展

X 线管灯丝加热电压稳定装置

在影像设备领域中，工频X线机因其电路结构相对简单、工作原理及电路逻辑易于理解，成为学习和理解其他X线设备电路的基石。工频X线机通常采用控制灯丝电压的方法控制管电流。在设备中，为了确保灯丝加热电压的稳定性，避免电源电压波动对管电流造成影响，常使用谐振式磁饱和稳压器来稳定灯丝加热电压。

在稳压器的内部，电感线圈 L 与电容器 C 共同构成了一个谐振电路。当外部电源的频率与这个 LC 谐振电路的振荡频率相匹配时，电路就会发生谐振现象。在谐振状态下，由于谐振电流显著增大，磁饱和铁芯能够迅速达到饱和状态，这大大减少了从电源吸取的磁化电流，从而降低了电能的损耗。这种设计不仅提高了稳压器的效率，还由于其出色的稳压性能，即使电源电压在170~240V波动，输出电压的波动范围也能够被控制在±1%以内，即稳定度能达到±1%。

第四节　三相交流电路

三相交流电路是由三相交流电源供电的电路。在电力供电过程中，普遍采用的是三相交流电。三相交流电是由频率相同、幅值相等、相位上互差120°电角度的三个相电压组成的供电系统。与单相交流电相比，三相交流电具有效率高、输电经济等优点。目前在电能的生产、输送和分配中几乎都采用三相交流电供电。在发电设备尺寸相同时，三相发电设备较单相发电设备输出功率更大。三相交流电便于远距离传输，损耗较低，在相同输出电压、相同线路损耗及传输相同功率下，三相交流电较单相交流电节省有色金属约25%。三相交流电带负载灵活性较强，既可以民用，又可以工业使用。

一、三相交流电源

微课：三相交流电源

（一）三相交流电的产生

三相交流电是由三相交流发电机产生的。图 2-14 所示为三相交流发电机的结构示意图，它主要由定子（电枢）和转子（磁极）两部分构成。在定子内圆周表面的槽内装有结构完全相同、空间彼此相隔 120°机械角的三个绕组，每一个绕组为一相，共同构成三相绕组。三相电源的正极性端子分别用 U_1、V_1、W_1 表示，三个负极性端子用 U_2、V_2、W_2 表示。转子是发电机的转动部分，它以恒定角速度 ω 沿逆时针方向旋转，它产生的磁场在空间按正弦规律分布，则可以在三个绕组中分别感应出幅值相等、频率相同、相位互差 120°的三个正弦电动势，产生的电流即为三相交流电流。

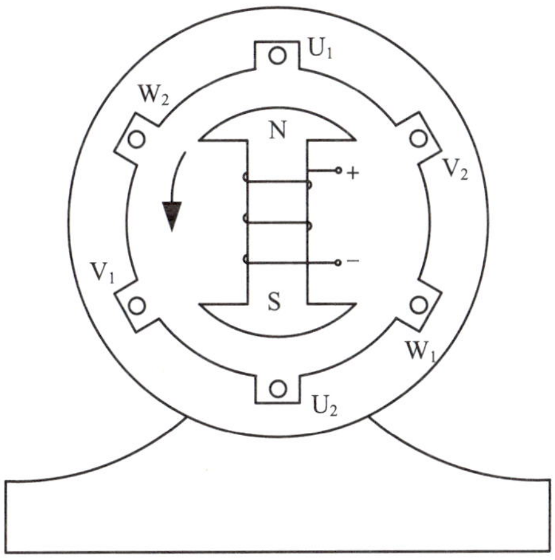

图 2-14　三相交流发电机的结构示意图

（二）三相交流电的特点

三相交流电可以看成由三个单相交流电连接而成，因此在表示时也可以用解析式、波形图、相量图三种方式来表示。对称三相电动势瞬时值表达式为

$$e_u = E_m \sin \omega t \quad \text{（式 2-53）}$$

$$e_v = E_m \sin(\omega t - 120°) \quad \text{（式 2-54）}$$

$$e_w = E_m \sin(\omega t + 120°) \quad \text{（式 2-55）}$$

波形图和相量图如图 2-15 所示。

除了三相交流电动势在相位上相差 120°电角度之外，按照正弦规律变化时，它们达到最大值（或零值）的先后顺序为“相序”。如相量图 2-15（b）所示，电动势按照顺时针方向到达最大值，即 U→V→W→U 的顺序，称为正序或顺序；按逆时针方向到达最大值（或零值），即 U→W→V→U 的顺序，称为负序或逆序。在供电电路中，相序确定后，不可以随意改动。工厂上，三相线的颜色（按正相序）为黄、绿、红三色。另外，规定零线（即中性线）为蓝色，接地线为黄绿双色线。

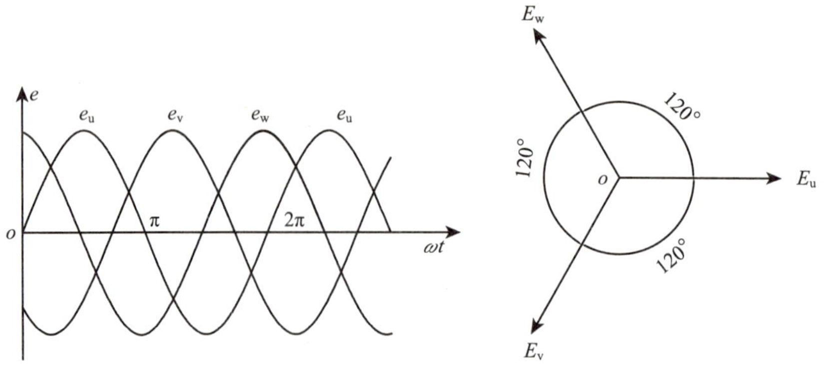

(a) (b)

图 2-15 三相电动势的波形图及相量图

(a) 波形图;(b) 相量图

二、三相交流电源的星型连接

(一) 电源星型连接电路结构

将三相发电机三相三个负极性端子 U_2、V_2、W_2(图 2-14)连接在一起,引出一根导线,正极性端子 U_1、V_1、W_1 分别与负载相连,这种连接方法叫作三相电源星形连接,简称 Y 形连接,如图 2-16 所示。从三相电源三个正极性端子引出的三根导线称为端线或相线(俗称火线)。在 Y 形连接中,负极性端子的连接点称中性点,用 N 表示,从该点引出的导线称为中性线(俗称零线)。这种由三根相线和一根中性线组成的输电方式就是三相四线制(通常在低压配电中采用),无中性线的三根相线组成的输电方式称为三相三线制。

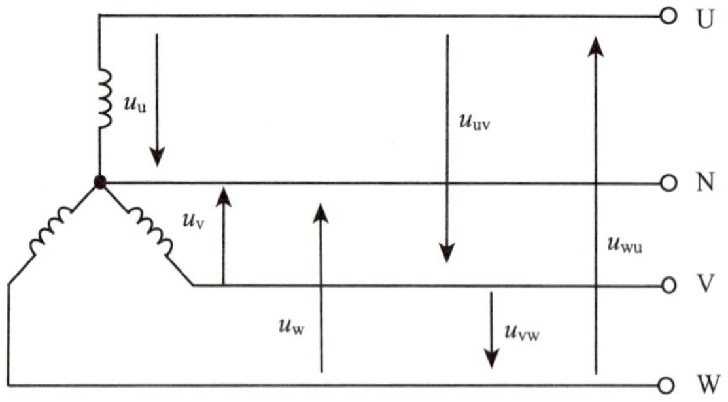

图 2-16 三相交流电源的星形连接

(二) 三相电源的相电压与线电压

在三相四线制电源中,有两种输电电压,即线电压和相电压。任意相线与中性线之间的电压称为相电压,用 U_P 表示,其有效值分别为 U_u、U_v 和 U_w。相电压的方向规定从每相电源的始端指向末端。任意两个相线之间的电压称为线电压,用 U_L 表示,其有效值分别为 U_{uv}、U_{vw} 和 U_{wu}。

在对称的三相电源中,线电压与相电压的大小关系为

$$U_L = \sqrt{3}\,U_P \tag{式 2-56}$$

线电压与相电压的相位关系是：线电压超前对应的相电压 30°，如图 2-17 所示。

综上所述，当相电压 U_P 为 220V 时，线电压 U_L 为$\sqrt{3}\times220=380$V。所以，三相四线制电源能够提供两种电源电压，这是三相四线制供电方式的优点之一。

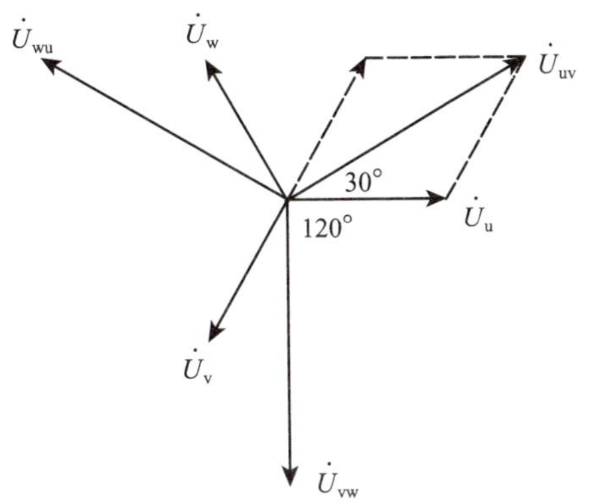

图 2-17　三相交流电源的星形连接线电压与相电压的相量图

三、三相交流电路的负载连接

在三相交流电路中，若各相负载的性质（感性、容性或电阻性）保持一致且阻抗等量，此类三相负载被定义为对称三相负载；反之，若负载性质或阻抗不一致，则称为不对称三相负载。典型的三相对称负载实例包括三相电炉和三相电动机等；而三相不对称负载则有多种形态，如三相照明负载。负载的连接也有星形和三角形两种连接方法。

微课：三相交流电路的负载连接

（一）负载的星形连接

如图 2-18 所示，三相负载的一端分别接在三条相线上，另一端连接在一起与中性线相连，这种连接方法称为三相负载的星形连接，用符号“Y”表示。图中 Z_u、Z_v 和 Z_w 为三相负载阻抗。三相负载的公共连接点称为负载中性点，用 N′表示。

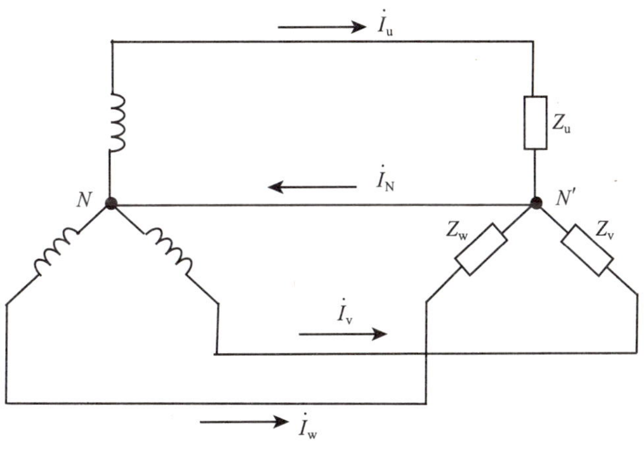

图 2-18　负载星形连接的三相电路

在三相交流电路中，流过每一相负载的电流称为负载相电流，用 I_P 表示；流过各相线的电流称为线电流，用 I_L 表示；流过中性线的电流称为中性线电流，用 I_N 表示。在三相四线制电路中，相电流和线电流相等，即

$$I_P = I_L \quad (式 2\text{-}57)$$

每相负载两端的电压称为负载的相电压，负载的相电压就是电源的相电压 U_P；线电压 U_L 与负载的相电压 U_P 之间是$\sqrt{3}$倍的关系，即 $U_L=\sqrt{3}U_P$。

对于图 2-18 的中性点 N′，根据基尔霍夫电流定律，可得

$$\dot{I}_N = \dot{I}_u + \dot{I}_v + \dot{I}_w \quad (式 2\text{-}58)$$

若负载为三相对称负载，即各相负载的阻抗完全相同，$Z=Z_u+Z_v+Z_w$，则相电流 $\dot{I}_u$、$\dot{I}_v$、$\dot{I}_w$ 三相对称，这时中性线电流恒等于零，即 $\dot{I}_N=\dot{I}_u+\dot{I}_v+\dot{I}_w=0$。此时，中性线没有电流通过，可以省略。

当三相负载不对称时，相电流 $\dot{I}_u$、$\dot{I}_v$、$\dot{I}_w$ 不再对称，中性线电流不等于零，中性线上有电流通过，此时电路必须有中性线。

在实际电路中，将多个单相负载接入三相交流电路时，构成的三相负载不可能达到完全对称的状态。在此情形下，中性线的存在变得尤为关键。若中性线发生断裂，在不对称负载条件下，各相所承受的电压将不再对称，将导致部分负载的运行电压低于其额定值，而另一部分负载则可能面临超过额定电压的情况。这种电压不对称现象将对负载的正常运行造成影响，并可能引发严重的安全事故。所以，三相不对称负载的星形连接，必须采用三相四线制供电，以保证各相负载的正常工作。另外，在三相四线制电路中，为了避免中性线出现断路故障，严禁在中性线上接熔断器、开关等装置，以确保各相负载的正常工作。

（二）负载的三角形连接

如图 2-19（a）所示，将三相负载分别接入三相电源的每两根相线之间，该连接方式被称为三相负载的三角形接法，用符号“Δ”表示。

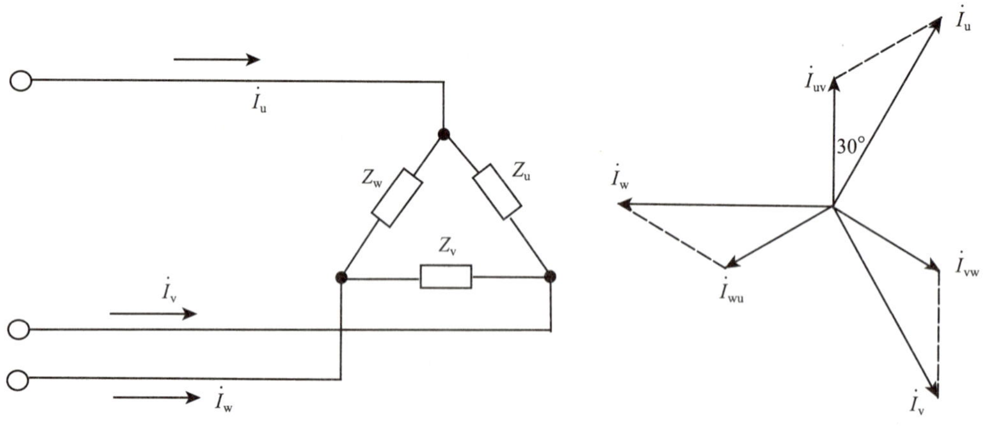

（a）　　　　（b）

图 2-19　负载三角形（Δ）连接的三相电路

（a）连接方式；（b）线电流与相电流的相量图

由图 2-19（a）可以看出，不论三相负载对称与否，各负载的相电压总是对称的，负载的相电压就是电源的线电压，即 $U_P=U_L$。各相负载的相电流为

$$\dot{I}_{uv}=\frac{\dot{U}_{uv}}{Z_{uv}},\ \dot{I}_{vw}=\frac{\dot{U}_{vw}}{Z_{vw}},\ \dot{I}_{wu}=\frac{\dot{U}_{wu}}{Z_{wu}} \qquad \text{(式 2-59)}$$

根据基尔霍夫电流定律，可得出各线电流与相电流的相量关系为

$$\dot{I}_{u}=\dot{I}_{uv}-\dot{I}_{vw},\ \dot{I}_{v}=\dot{I}_{vw}-\dot{I}_{wu},\ \dot{I}_{w}=\dot{I}_{wu}-\dot{I}_{uv} \qquad \text{(式 2-60)}$$

当三相负载对称时，各相的电流也是对称的，其线电流 I_L 与相电流 I_P 的相量图如图 2-19（b）所示。从图中看出，线电流滞后相电流 30°。

$$\frac{1}{2}I_u=I_{uv}\cos30°=\frac{\sqrt{3}}{2}I_{uv} \qquad \text{(式 2-61)}$$

由此得

$$I_L=\sqrt{3}I_P \qquad \text{(式 2-62)}$$

当电路中三相负载阻抗不对称，则上述关系就不存在。若想对电路进行分析，则需要对每一相负载分别进行计算。

从以上分析可以看出，在相同电源和负载条件下，负载作三角形连接时的相电流是负载作星形连接时相电流的$\sqrt{3}$倍；作三角形连接时的线电流是星形连接时线电流的 3 倍。

在实际应用中，确定三相负载的连接方式时，必须根据负载的额定电压与供电电压之间的对应关系进行选择。确保施加于负载的相电压能够满足其额定电压，当各相负载的额定电压与电源的相电压相等时，应采用星形（Y 形）连接方式；反之，若各相负载的额定电压与电源的线电压相等，则应采用三角形（Δ 形）连接方式。

（三）三相对称负载的功率

在三相交流电路中，电路的总有功功率应等于各相负载的有功功率之和，即

$$P=P_u+P_v+P_w=U_uI_u\cos\varphi_u+U_vI_v\cos\varphi_v+U_wI_w\cos\varphi_w \qquad \text{(式 2-63)}$$

若三相负载对称，各相负载的有功功率相等。因此，三相总功率为

$$P=3U_PI_P\cos\varphi \qquad \text{(式 2-64)}$$

式中，φ 为负载相电压 U_P 与相电流 I_P 之间的相位差。当负载是星形连接时，$U_L=\sqrt{3}U_P$，$I_P=I_L$。当负载是三角形连接时，$U_L=U_P$，$I_L=\sqrt{3}I_P$。

因此，无论三相对称负载如何连接，有功功率为

$$P=3U_PI_P\cos\varphi=\sqrt{3}U_LI_L\cos\varphi \qquad \text{(式 2-65)}$$

应当注意，式 2-65 中的 φ 仍然为负载相电压 U_P 与相电流 I_P 之间的相位差。

同理，三相对称负载的无功功率和视在功率分别为

$$Q=3U_PI_P\sin\varphi=\sqrt{3}U_LI_L\sin\varphi \qquad \text{(式 2-66)}$$

$$S=3U_PI_P=\sqrt{3}U_LI_L \qquad \text{(式 2-67)}$$

▶**知识拓展**

X 线机的电源电压

电源电压指的是 X 线机能够正常工作时的电源电压。在交流电的供电方式中，X 线机根据设备的实际情况有两种供电方式可供选择。便携式、移动式或储能式等较小功率（一般在 3kW 以下）的 X 线机多采用单相 220V 供电。大功率 X 线机常采用三相五线制 380V 供电，包括三根相线、一根中线、一根保护地线。在实际使用中，根据 X 线机的技术要求，确定输入电压，并且要保证电源电压的稳定性，确保电压在额定电源电压的 ±10% 以内。

第五节　安全用电常识

随着现代生产技术的飞速进步与生活品质的显著提升，电力在人们的生产、生活中已变得不可或缺。然而，若缺乏安全用电知识，则极易引发触电伤害，甚至发生致命事故。安全用电即在使用电器设备时须采取必要措施，以确保操作人员及设备的安全。具备安全用电常识且能正确规范操作设备是保证医疗设备操作人员及病人安全的基础。为了有效预防触电事故的发生，深入学习和掌握安全用电知识显得尤为重要且迫切。构建健全的安全工作体系并严格遵守既定的操作规程，是确保安全用电的基石。

在我国广泛使用的三相四线制供电系统中，变压器的三相输出绕组是通过星形接线方式连接的。这种接线方式的特点就是中性线接地，在这种接线方式下，每条相线相对地的电压均为 220V。任意两条相线之间为线电压，大小为 380V。这种配电方式确保了电力系统的稳定运行，并且为各种电气设备的正常工作提供了必要的电压条件。

一、常见触电形式

人体是个导体，当人体与电气设备的带电部分发生接触并形成闭合电路时，电流将通过人体进行传导，引起局部受伤或死亡的现象称为触电。按照人体受伤害的程度不同，触电可以分为电伤和电击两种。据研究，当人体受到 10mA 以下的工频电流或 50mA 以下的直流电作用时，会出现神经刺激症状，如手指、关节疼痛，以及呼吸肌麻痹；若触电时间延长，甚至可能导致意识丧失。触电所致人身伤害的程度，取决于多个关键因素的综合作用，包括电流流经人体的强度、持续作用的时间、电流的频率、电压的高低及电流流过人体的具体途径等。

一般而言，36V 的电压对人体而言是相对安全的，不会构成生命危险，因此，36V 通常被设定为安全工作电压。然而，在潮湿环境或其他特殊条件下，安全电压标准需进一步调整至 24V 或 12V。按照人体触及带电体和电流流过人体的途径，触电可分为单相触电、两相触电和跨步电压触电。

（一）单相触电

当人体接触带电设备或线路中的一根相线时，电流经过人体流入大地（或中性线），这种触电形式称为单相触电，如图 2-20 所示。这种触电的危害程度主要取决于三相电网中的中性线是否接地。

以中性线直接接地的系统为例，可以观察到，在这类系统中，当人体不慎触及一相带电体时，电流会通过人体、大地及系统中性线形成一个闭合的回路。在这种情况下，由于接地电阻通常远小于人体电阻，因此大部分的电压几乎都会加载在人体上。由于人体承受的单相电的电压较大，这会导致通过人体的电流远远超过人体所能承受的最大电流，从而造成严重的伤害。

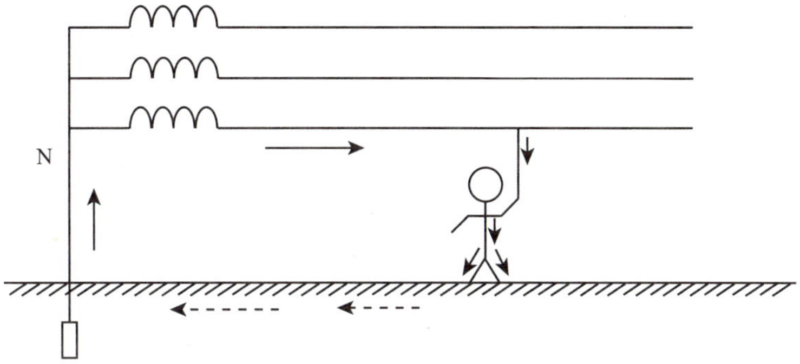

图 2-20　单相触电示意图

（二）两相触电

两相触电是指当人体的两个不同部位同时接触到同一电源系统中的两相带电体时，电流会从一相导体流入另一相带电体，这种触电方式被称为两相触电，如图 2-21 所示。在这种情况下，不论系统的中性线是否接地，人体均处于线电压的作用下，即承受了 380V 的线电压。由于人体成为了电流的直接通路，因此会有较大的电流通过人体。这种电流通过人体的直接路径，会导致严重的身体伤害，甚至可能危及生命，这种触电方式比单相触电危险性更大。

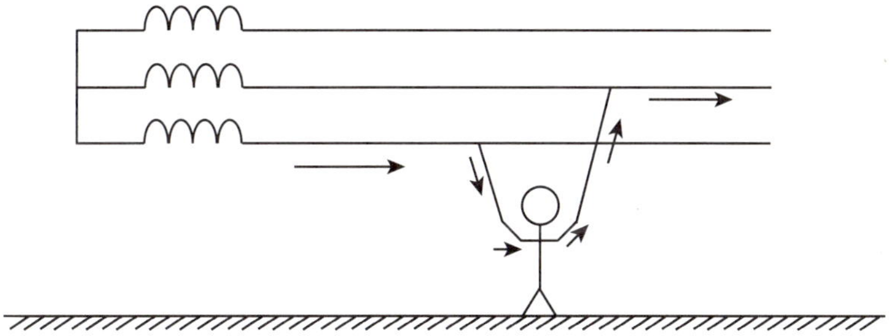

图 2-21　两相触电示意图

在电工操作中，一定要注意穿绝缘鞋，戴绝缘手套，站立在干燥的木板或绝缘板上。

（三）跨步电压触电

当电气设备发生接地故障，强电流通过接地体向大地流散时，在接地点周围形成分布电位。人在接地点周围行走，人的两足间距离若以 0.8m 计算，当两足分别处于不同的电位点上时，两足间承受一定的电压值，这一电压称为跨步电压。由跨步电压导致的触电就是跨步电压触电。跨步电压的大小受多种因素影响，包括人体与接地点之间的距离、步幅的宽度及接地电流的强度等。在越靠近接地点处，跨步电压越大，触电的危险性也越大。需要注意的是，一般离开接地点大于 20m，跨步电压为零。

二、安全防范措施

尽管触电事故的形式多种多样，但最为普遍的是意外接触到那些原本不带电却突然带电的导体。虽然触电事件往往事发突然，但都遵循一定的规律。只要能识别并理解这些规律，同时采取适当的安全防范措施，许多触电事故实际上是可以预防的。

（一）组织措施

为了确保安全用电，组织措施的实施是至关重要的。首先，用电单位必须建立健全的现场用电管理机制和规章制度，这是确保用电安全的基础。此外，强化安全教育，普及安全用电知识，让每一位员工都能够意识到安全用电的重要性，这是预防用电事故的第一道防线。其次，用电单位应制定并优化一系列安全规范体系，这些体系应涵盖安全操作规程、电气安装标准、运行管理规定及维护检修制度等多个方面。这些规范体系的制定需要结合实际工作情况，确保它们既科学合理又切实可行。在日常工作中，必须确保这些安全规范体系得到严格遵守，从而为用电安全提供坚实的保障。

（二）技术措施

1. 采用安全电压 安全电压是专为预防触电事故设计，并由专门电源提供的一系列电压值。该电压能使流经人体的电流被限制在安全范围内，从而在一定程度上为人员安全提供保障。国家标准规定：安全电压额定的等级为 42V、36V、24V、12V、6V。当电气设备采用了超过 24V 的电压时，必须采取防止人接触带电体的防护措施。

2. 采取屏护 即用屏障或围栏等把带电体同外界隔离开，以减少人员直接触电的可能性。常用的屏护装置有遮栏、护罩、护盖、箱匣等。如电器设备的金属网罩、塑料外壳都属于屏护装置。

3. 保证安全距离 确保带电体与地面、其他设备及相邻带电体之间维持一定的安全距离，这能够有效起到防护作用，防止触电风险。例如，在设置车辆行驶路径上方的电源线时，必须充分考虑，确保车辆通行时不会与其发生刮擦，以保障安全。

4. 安装漏电保护装置 漏电保护器（又称漏电断路器）属于低压电器范畴。将漏电保护器安装于低压电路系统中，当出现漏电或触电情况，并且电流值达到漏电保护器预设的动作阈值时，该装置能够迅速在规定时间内自动切断电源，以实现保护功能。

5. 保证用电设备的绝缘性能 在低压电气设备或线路上进行带电工作时，应使用合乎规范的、有绝缘手柄的工具，穿绝缘鞋，戴绝缘手套，并站在干燥的绝缘物体上，同时派专人看护。

6. 接地与接零 为了防止触电事故，常采用的措施有两种：当电源中性线不接地时，采用保护接地；当电源中性线接地时，采用保护接零，如图 2-22 所示。

（1）保护接地：为保证人身安全，将设备在正常情况下不带电的金属外壳或构架与接地体连接起来，使设备与大地能紧密连通，该种方法称保护接地。在电力规程中规定，接地电阻 R_d 不得大于 4Ω。在医学影像设备中，设备的接地电阻都要小于 4Ω 这一上限值。

若电气设备的外壳因绝缘性能不佳而带电，即使操作人员不慎接触到设备外壳，但由于设备已经进行了保护接地，人体和接地电阻形成并联电路。通常人体电阻为 800 欧至几万欧，由于人体电阻远大于接地电阻，流经人体的电流极其微弱，从而对人体造成的影响很小，从而起到一定的保护作用。

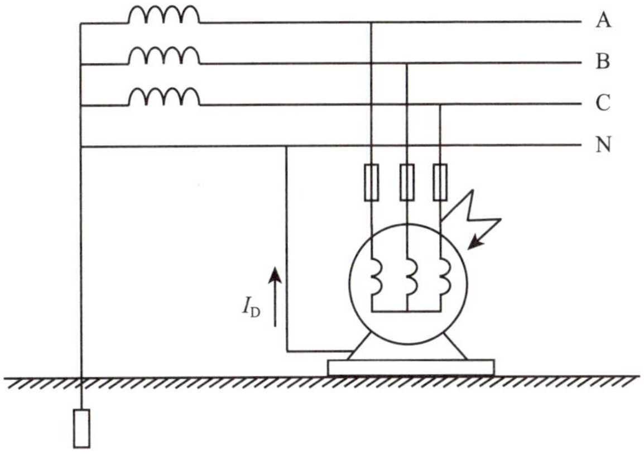

图 2-22 保护接零示意图

（2）保护接零：指在电源中性点接地的系统中，将设备中需要接地的外部裸露部分直接连接到电源的中性线上，实现了这些部分与大地连接。在外壳接中性线后，如果一相线损坏而接触设备外壳，则该相线短路，将立即熔断或使其他保护电器动作，迅速切断电源，断开故障设备消除触电危险。

具有金属外壳的单相用电器（如 X 线机的控制台，部分仪器、仪表、家用电器等），为了避免触电，也应采取保护接零措施。在实际电路的布设过程中，中性线（N 线）上禁止设置熔断器和开关。除变压器中性线直接接地外，中性线上还必须进行多点重复接地。特别强调，同一电源系统中，医疗设备不可出现一部分中性线一部分接地的情况。在无法确保保护零线（PE 线）正确布线的情况下，即使保护接零线处于空置状态，也应避免错误连接。若将中性线（N 线）误作保护零线（PE 线）使用，将带来极大的安全隐患。

三、触电急救

（一）脱离电源

当发现有人触电时，应先使触电者脱离电源。触电后，往往因为失去知觉而紧紧地抓住带电体，不能自行脱离电源，急救的首要措施是迅速切断电源。当事故地点远离电源开关时，首要任务是迅速采取措施使触电者脱离电源。在紧急情况下，救援人员应采取绝缘措施，如站在绝缘物体上，以确保安全地将触电者与带电体分离。需要注意的是，救援人员必须避免直接使用未采取防护措施的手接触触电者，以防止自身遭受电击。

（二）急救处理

触电者脱离电源后，应当根据触电者的具体情况，迅速进行救护。检查触电者的受伤情况，当触电者有电伤出血等情况，但神志清楚、呼吸正常时，可就地采取止血、包扎措施，然后送医院治疗。如果触电者出现昏迷，同时有神经麻痹，以及呼吸中断、心跳骤停等症状，通常称为假死现象，应立即进行抢救，就地对触电者实行心肺复苏等急救措施，同时拨打 120 急救电话。

▶**知识拓展**

家庭用电小常识

在日常生活中，应注意不能擅自私拉乱接电线，避免使用损坏的插座和插头，确保电气设备的绝缘性能良好。切勿用湿手接触电器或插座，以免电器受潮，预防触电事故。对于长时间不使用的电器，建议拔除插头，避免长时间充电，尤其是手机、电动车等，尽量避免彻夜充电。若发现家中电线裸露或老化，应立即更换，切记不能直接接触，须请专业人员进行操作。家中如果使用大功率电器，应配置专用电路，避免多个电器共用同一插座。电器使用完毕后，应立即关闭电源，以减少安全隐患。应对儿童进行教育，使其避免触摸电器插头、电线及电源开关，并将电器置于儿童无法触及处。在移动家用电器时，务必先断开电源，以防止触电。若发生电器火灾，应先切断电源再进行抢救，切勿直接使用水扑救，以防止触电。一旦发现有人触电，应迅速采取措施切断电源，并使用干燥的绝缘物品将触电者与带电物体分离，同时立即拨打“120”急救电话。

第六节　影像设备安全用电

在现代医疗实践中，医学影像设备发挥着至关重要的作用。它们能够提供高清晰度的图像，这对于医生做出精确的诊断和制定有效的治疗计划至关重要。由于这些影像设备通常属于大型医疗器械，具有相当的复杂性，如果操作不当或使用不安全，可能会引发各种电路问题，甚至可能对患者及操作人员的生命安全构成威胁。因此，在使用这些影像设备时，用电安全问题绝对不容忽视。

为了确保医学影像设备的正确使用，操作人员必须通过设备厂家提供的专业培训，从而全面掌握机器的各种性能和操作特点。只有这样，才能保证设备的正确使用和操作的安全性。在设备的使用过程中，操作人员必须严格遵守操作规程，掌握正确的开关机程序，并熟练而谨慎地进行各种操作，以避免设备的误操作。同时，要严格避免设备的过载和超负荷使用，以确保设备的安全运行。在使用 X 线设备时，尤其要注意避免不必要的曝光，尽量减少 X 线设备在使用过程中的曝光时长，以降低对患者和操作人员的辐射风险。设备使用结束后，操作人员必须遵循设备的关机流程，并做好设备的安全防护措施。鉴于医学影像设备在医院中扮演着不可或缺的重要角色，其用电安全的重要性不言而喻。

一、供电与电气安全要求

医学影像设备大多是高耗能设备，且属于精密仪器，因此对电源的功率和稳定性要求较高。

（一）供电电源

对于 X 线机而言，合格的供电电源需要具备足够的容量、较小的内阻、稳定的频率和电压。具体来说，电源容量指的是专用的供电变压器的容量，单位是千伏安（kVA），以确保设备的正常工作。根据设备的功率需求，配备合适容量的电源插座和电源线，以确保设备在启动和运行过程中不会因电源容量不足而出现过载、过热等现象。大型的医学影像设备如 PET-CT 等，通常需要单独的电源回路和较大容量的配电箱。

医学影像设备对电源电压和频率的稳定性要求较高，电压波动范围一般应控制在额定电压的±10%以内，在装机使用前要根据X线机的技术要求，确定接线方式。两种主要供电方式：单相220V供电常用于便携式、移动式的小型X线机；三相五线制380V供电常用于大功率的影像设备。电源频率波动范围一般应在±1%以内。

（二）电气安全要求

保护接地是最主要的安全措施。通过预埋接地装置，将设备的金属外壳与大地可靠连接，有效防止触电事故，达到预防电击的目的。

1. 接地条件 医学影像设备需要接地以确保患者、操作者和设备的安全。接地包括保护接地和工作接地两种。保护接地采用合格导线将设备金属外壳与埋入地下的接地体连接，一旦绝缘失效，当人体电阻远大于接地电阻时，漏电流可以通过接地装置流入大地，从而避免了被检者和操作人员受到电击伤害，接地电阻通常应小于4Ω，如图2-23所示的接地线连接。工作接地指的是，为了保证设备部分电路的工作需要，将电路中的某点与大地做电气连接，如高压变压器次级中心点接地。设备的接地导线应采用符合标准的黄绿双色线，其截面积应满足设备的最大接地电流要求，且不得有任何破损、断裂或松动现象。

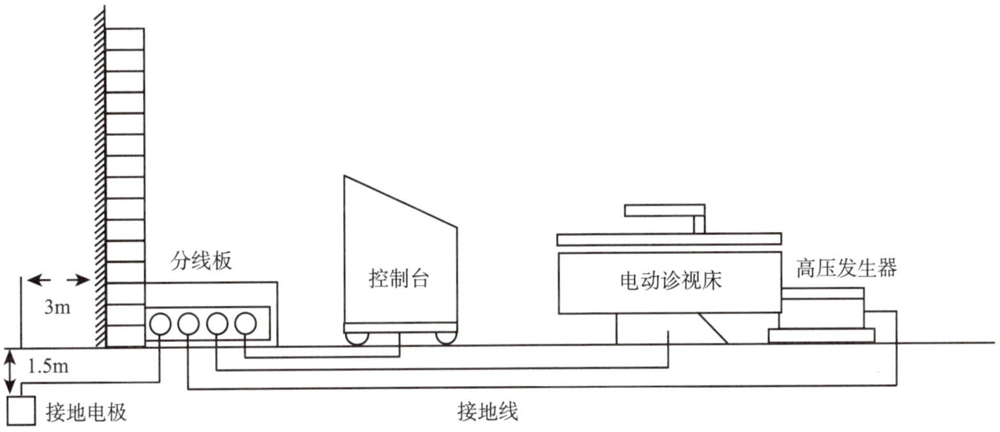

图2-23 接地线的连接

2. 设备电缆选择 线缆的材料、长度和横截面积对设备内阻有重要影响。在实际应用中，应选用合适的线缆以确保用电的稳定性和安全性。电缆在使用过程中，应注意防止过度弯曲，避免损坏绝缘层，降低绝缘强度。日常加强电缆的维护和保养，保持电缆的干燥、清洁，避免油污和有害气体。需要特别注意的是，在维修时要先将导电芯线对地进行高压放电，避免发生严重的电击事件。

二、安全用电措施

（一）安全用电制度与规范的制定与执行

设立设备用电安全责任人，负责日常用电安全管理工作。对操作和维护医学影像设备的医护人员、技术人员进行全面的电气安全知识培训，使其了解设备的基本电气原理、常见的电气安全风险及相应的防范和应急处理方法。例如，培训人员掌握如何识别设备漏电迹象、在遭遇漏电情况时如何迅速切断电源等技能。制定严格详细的设备操作规程，要求操作人员严格按照规程进行操作，避免因误操作引发电气问题。例如，规定开机、关机的正确顺序，以及设备运行过程中禁止随意插拔电源线、信号线等操作。

（二）设备维护与检测

设备应安排专业的技术人员定期对设备进行全面维护保养，检查设备内部的电气部件，如电线、电缆的绝缘情况，电气元件（电容、电阻、变压器等）是否有老化、损坏迹象，是否及时更换有问题的部件，确保设备的电气性能稳定。对设备的各项电气功能进行测试，如检测接地电阻是否符合标准、测量漏电流（包括对地漏电流、外壳漏电流等）是否在安全范围内、检查电源的电压和频率稳定性等，保障设备始终处于良好的电气安全状态。一旦设备出现电气故障，应由专业维修人员使用专业的检测工具和设备进行故障诊断和维修，严禁非专业人员私自拆卸、修理设备，维修后要再次进行全面的电气安全检测，确认无误后方可重新投入使用。

按照设备制造商的建议和相关行业规定，定期请专业的计量检测机构或有资质的维修服务单位对设备进行校准，确保设备的电气参数准确无误，如对 X 线机的管电压、管电流等参数进行校准，保障设备的精准性和安全性。

（三）设备使用前准备

在使用医学影像设备前，医务人员应确保设备的电源、冷却系统等正常工作。同时，还应检查设备的安全控制功能，如辐射防护、安全门控制等。在开机前还应对设备外观进行简单检查，查看电源线、插头等是否有破损、松动现象。

以影像设备中的 CT 设备为例，CT 的开关机不同于一般 X 线设备。CT 需要使用专用电源分配器（电源柜）和稳压电源。在开机使用时，需要先接通电源柜开关，然后接稳压电源开关，最后打开 CT 机电源开关。开机后 CT 机进入自检程序，再按照操作屏对话框要求逐项操作。关机时顺序相反，先输入退出系统指令，系统退出后，关闭 CT 电源。

医学影像设备应放置在适宜的环境中使用，所以设备间的环境要求非常高，需要满足如温度、湿度等条件。同时，设备周围应保持整洁，避免杂物堆积影响设备散热或造成其他安全隐患。例如，在超声设备的使用中需要避免干扰源。开关电源类的产品，如充电器、电视机、电脑配置的电源劣质、UPS 配置的电池组劣质等。电机类的产品，如带电机的生化血球检验产品，电钻，风扇等设备。辐射的干扰，如一些通信基站的影响。以及保护地干扰，水管、金属材质的病床等。

综上所述，医学影像设备用电安全需要从多个方面进行综合考虑和管理。通过加强电力参数要求、电气安全要求、用电安全管理措施及其他注意事项的落实和执行，可以有效保障医学影像设备的用电安全，为医疗工作的顺利进行提供有力保障。

▶知识拓展

常见的医学影像诊断设备

医学影像诊断设备按照其影像信息载体的不同，可分为 X 线设备、MRI 设备、超声成像设备、核医学设备、热成像设备及医用光学成像设备（医学内镜）。X 线设备以穿透人体的 X 线为图像信息载体，通过测量投射 X 线来实现人体成像，主要有数字 X 线摄影系统(DR)、数字减影血管造影系统(DSA)、计算机体层成像设备(CT)等。通过测量摄入人体内的放射性核素所发出的 γ 射线来实现成像的核医学设备，如 γ 相机、单光子发射计算机断层扫描(SPECT)、正电子发射断层扫描(PET)。非辐射类设备：磁共振成像(MRI)、超声成像设备。另外，现在还有多技术融合设备，如正电子发射断层扫描/计算机断层扫描(PET/CT)、正电子发射断层扫描/磁共振成像(PET/MRI)、数字减影血管造影与 CT(DSACT)。

考试知识点总结

本章小结

协和云课堂……　拓展练习及参考答案

（郁雯雯）

第三章　基本变压器与常用电工器件

教学课件

学习目标

素质目标

增强责任感、敬业精神和法律意识，确保在未来的工作实践中能够严格遵守医疗设备使用规范，对患者安全和公众健康负责。

知识目标

（1）掌握：变压器、低压电工器件和电动机的分类、结构与使用。

（2）熟悉：变压器的参数及分类、低压电工器件的特点、电动机的转向和调速方法。

（3）了解：变压器绕组的同极性端、工作频率对变压器的影响、电动机的工作原理。

能力目标

（1）能够分析变压器、低压电工器件和电动机的基本电路。

（2）能够进行变压器、低压电工器件和电动机的选型，以适用不同的医用设备。

（3）能够使用变压器、低压电工器件和电动机。

（4）能够判断设备出现故障的原因是否与变压器、低压电工器件和电动机有关。

案例导人

【案例】

数字 X 线机成像设备是医学成像领域常用的诊断工具之一，通过分析透过人体的 X 线生成身体内部结构的图像。这需要数字 X 线机成像设备产生 X 线，精确控制 X 线的质和量以尽量减少 X 线对人体的影响，高效接收透过人体的 X 线并将其转换成图像信号。

产生 X 线需要几十千伏到几百千伏的电压，变压器在电压转换过程中必不可少。同时在控制数字 X 线机成像设备的运动和精确控制 X 线的发射与接收过程中，低压电工器件和电动机扮演着至关重要的角色。

【问题】

1. 数字 X 线机成像设备有哪些运动部件？

2. 这些运动部件都是哪种类型的电动机驱动的？

核心知识拆解

变压器作为一种常用的电气设备，在电力系统和电子电路中扮演着至关重要的角色，它对于电能的高效传输、灵活分配及安全运用有重要的意义。变压器不仅能够用于电压的转换，还能够调整电流、耦合电路、传递信号及实现阻抗的匹配。变压器的种类繁多，但其基本构造和原理相似。本章将深入探讨变压器的基本原理及其运行特性。

开关类、控制类和保护类电工器件是电工电路中不可缺少的一部分，它们常用来对电路进行控制、转换、保护和调节等。本章介绍了开关、接触器、继电器、熔断器、断路保护器等的结构、作用和使用环境。

电动机的作用是将电能转换成机械能。电动机种类较多，型号各异，用途广泛。电动机主要分为直流电动机与交流电动机两大类。①交流电动机按照相数可细分为单相电动机和三相电动机；依据转子与定子旋转磁场的转速关系，又可分为异步电动机和同步电动机。异步电动机结构简洁、控制便捷、成本经济、运行可靠、维护与使用便利而且效率较高，应用十分广泛。②直流电动机：启动转矩大、调速能力强，可实现无极调速，在需要均匀调速的生产或运输机械设备中被广泛应用。本章主要介绍三相交流异步电动机、单相交流异步电动机及直流电动机的主要结构和使用方法。

第一节　变压器

在电力系统中，发电厂与用户距离较远，为了减少输电线路上的功率损耗，需要使用变压器将发电厂生产的交流电电压升高后再输送，这种将电压升高的变压器称为升压变压器。为了符合用电设备的用电要求和保证安全用电，还要使用变压器将输送到用户的高压电转换成低压电，这种将电压降低的变压器称为降压变压器。在电子线路中，变压器还可以用来耦合电路、传送信号、实现阻抗变换等。在 X 线成像设备中，产生 X 线需要几十千伏以上的高电压，而 X 线设备使用的电源电压一般为 380V 或 220V，这就需要变压器实现电压的转换。

一、变压器的基本结构

变压器的基本构造具有高度一致性，其核心组成部分包括闭合的铁芯及缠绕于其上的线圈。如图 3-1 所示，缠绕于铁芯上的线圈被称为绕组。与电源连接的可称为一次绕组或原绕组、初级绕组、初级线圈；与负载连接的则称为二次绕组或副绕组、次级绕组、次级线圈。电压较低的绕组亦可称为低压绕组，电压较高的绕组则相应地称为高压绕组。两个绕组的电路通常是独立的，它们通过铁心内部的磁通实现耦合。

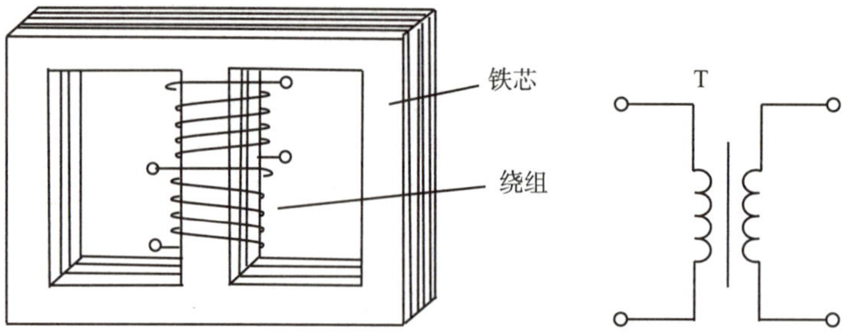

（a）　　（b）

图 3-1　变压器的结构与符号

（a）变压器的结构；（b）变压器的符号

（一）铁芯

铁芯为磁通提供了一个闭合的磁路，还起支撑绕组的作用。常用的变压器铁芯一般都是用硅钢片制作的，硅钢片叠在一起，中间通过绝缘漆绝缘，能够减少铁芯损耗和提高导磁性能。铁芯的常见形状有“日”形和“口”形两种。“日”形铁芯制成的变压器称为壳式变压器［图 3-2（a）］，变压器铁芯包围绕组，多应用于小容量的场景。“口”形铁芯制成的变压器称为芯式变压器［图 3-2（b）］，变压器绕组包围铁芯，多应用于大容量的场景。另外，还有环形变压器，多应用于电子设备中，可用作电源变压器或隔离变压器等。环形变压器铁芯由硅钢带绕成，其线圈均匀地绕在铁芯上。环形变压器具有效率高、损耗小及电磁干扰小等特点，相同参数下其铁芯体积较小。

微课：变压器的基本结构

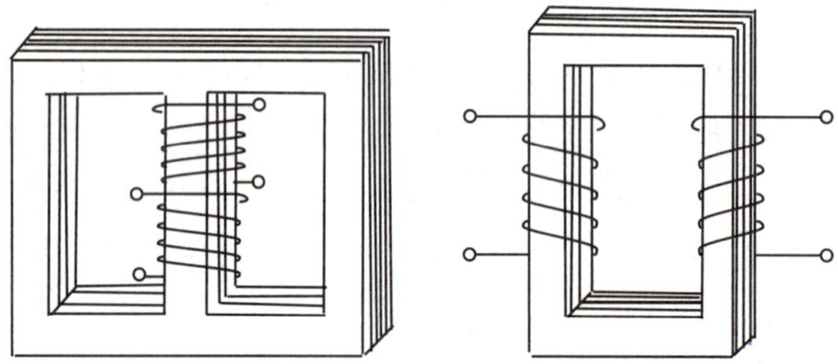

（a）　　（b）

图 3-2　变压器的外形

（a）壳式变压器；（b）芯式变压器

（二）绕组

绕组是变压器的电路通路，大多是由漆包线绕制而成的线圈，这些漆包线的横截面形状通常是圆形或者矩形，并且漆包线具有良好的绝缘性，线圈也呈现出一定的形状。另外，大型变压器绕组多采用纱包铜线或丝包铜线绕制，中小型变压器多采用圆筒形绕组。一次绕组和二次绕组被绕制成若干个直径不一的同心圆筒形状。这些圆筒状的绕组套在铁芯柱上，其排列方式是低压绕组位于内侧，高压绕组位于外侧。这种排列方式的主要目的是提升绕组和铁芯之间的绝缘性能，使变压器能够更加安全、稳定地运行。

铁芯的硅钢片之间、铁芯与绕组之间、绕组与绕组之间都要求绝缘，因此，绝缘是变压器制造时考虑的主要问题之一，绝缘材料既要薄又要能够承受较高的电压。X 线成像设备中的高压变压器，二次绕组输出几千伏以上的高压，对变压器的绝缘要求极为严格。常用的变压器绝缘材料包括电容器纸、聚酯薄膜等。

在变压器工作过程中，铁芯与绕组均会产生热量，散热是在变压器生产和使用时需要考虑的重要问题。小容量变压器功率小，多采用空气的流动自然风冷；大容量变压器损耗大、产生的热量多，多采用油冷方式，即将变压器浸入盛满变压器油的油箱内。变压器油具有绝缘强度高、燃点高、导热系数高、化学性能稳定、黏度低和凝固点低等特点，可以达到高压绝缘和散热的目的。

二、变压器的工作原理

变压器借助电磁感应原理来传输电能，变压器的一次绕组与交流电源相连，而二次绕组处于开路时的运行状况，被称为变压器空载运行。变压器的一次绕组连接交流电源，二次绕组接入负载时的运行状态，则被称为变压器负载运行。依靠变压器能够达成电压变换、电流变换及阻抗变换。

（一）电压变换

当变压器空载运行时，如图 3-3（a）所示，变压器一次电压为 u_1，流过一次绕组的空载电流 i_0，产生的主磁通 Φ 通过闭合的铁芯，同时穿过一次绕组和二次绕组，分别形成有效值为 E_1、E_2 的感应电动势。由电磁感应定律可推导出 E_1、E_2 为

$$E_1 = 4.44fN_1\Phi_m E_2 = 4.44fN_2\Phi_m \qquad \text{（式 3-1）}$$

式中，E_1、E_2 为一、二次绕组感应电动势的有效值，f 为变压器电源的频率，N_1、N_2 为一、二次绕组的匝数，Φ_m 为主磁通 Φ 的最大值。由于漏磁通形成的漏磁电动势和一次绕组导线电阻产生的电阻压降较小，一次绕组两端电压的有效值 $U_1 \approx E_1$，二次绕组两端电压的有效值 $U_2 \approx E_2$。由式 3-1 可得，一、二次绕组电压的比值为

$$\frac{U_1}{U_2} \approx \frac{E_1}{E_2} = \frac{4.44fN_1\Phi_m}{4.44fN_2\Phi_m} = \frac{N_1}{N_2} = K$$

即

$$\frac{U_1}{U_2} = K \qquad \text{（式 3-2）}$$

式中，K 为变压器的变压比，即一、二次绕组的匝数比。

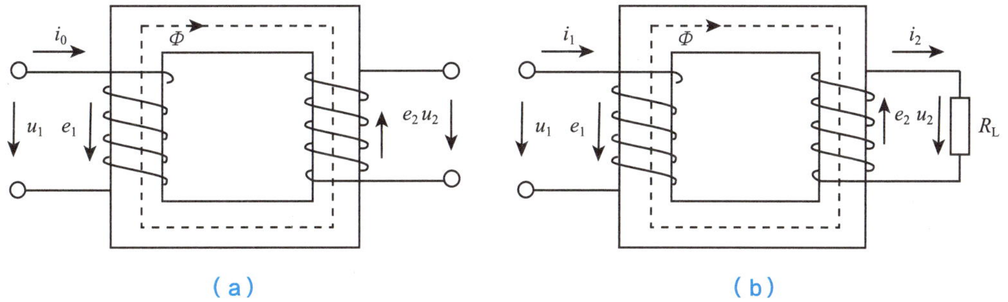

图 3-3　变压器运行状态

（a）空载运行；（b）负载运行

由式 3-2 可知，变压器空载运行时，一、二次绕组的电压之比近似等于匝数之比。改变变压器一、二次绕组的匝数之比，即可改变其变压比 K，就可以得到不同的二次侧电压 U_2。当 $N_1>N_2$ 时，即变压比 $K>1$，变压器的作用是降压，变压器可称为降压变压器；当 $N_1<N_2$ 时，即变压比 $K<1$，变压器的作用是升压，变压器可称为升压变压器。变压器的电压变换就是通过改变变压比 K 得到不同的输出电压。

（二）电流变换

由于电源电压不变，不管是处于空载运行还是负载运行，变压器的一次电压 U_1 都维持恒定。由此，铁芯中主磁通的最大值 Φ_m 大体上保持不变，U_2 也不变。变压器空载运行时，由于负载不吸收能量，电流 I_0 非常小，电源提供的功率非常小。变压器负载运行时，二次绕组与负载形成回路，并向负载输出能量，这需要电源提供更大的能量。此时，一次绕组流过的电流由 I_0 增大到 I_1，二次绕组中有电流 I_2 通过，I_1 比 I_0 大得多，I_1、I_2 共同产生的主磁通和空载时 I_0 产生的主磁通基本一样。不考虑变压器的损耗，当负载运行时变压器的电源提供的功率等于负载所消耗的功率，即 $I_1U_1 \approx I_2U_2$，因此有

$$\frac{I_1}{I_2}=\frac{1}{K} \qquad \text{（式 3-3）}$$

式 3-3 表明，当负载运行时，变压器的一次、二次绕组的电流之比等于变压比 K 的倒数。同时，绕组的电压之比等于匝数之比。所以，高压绕组的匝数较多，通过的电流相对较小，能够用较细的导线进行绕制；低压绕组的匝数较少，通过的电流较大，需要用较粗的导线绕制。在 X 线发生装置中，有为灯丝提供大电流的降压变压器和为球管提供高电压的升压变压器，两者都遵循这个绕线原则。变压器的电流变换作用就是通过改变变压比 K 从而改变一次、二次绕组电流的比值。

例 3-1　已知变压器的电源电压 $U_1=220\text{V}$，变压器负载运行时的负载电压 $U_2=22\text{V}$，负载电流 $I_2=10\text{A}$，请问变压器变压比 K 和一次绕组流过的电流 I_1 是多少？

解：

$$\text{由}\ \frac{U_1}{U_2}=K\ \text{得}$$

$$K=\frac{U_1}{U_2}=\frac{220\text{V}}{22\text{V}}=10$$

$$\text{由}\ \frac{I_1}{I_2}=\frac{1}{K}\ \text{得}$$

$$I_1=\frac{I_2}{K}=\frac{10\text{A}}{10}=1\text{A}$$

（三）阻抗变换

在电子线路当中，变压器常常被用作阻抗匹配，从而获取较高的功率输出。这是对变压器阻抗变换作用的利用。如图 3-4 所示，变压器二次绕组接负载，负载阻抗为 Z_2，把方框里的电路用另一个阻

抗 Z_1 来等效代替。这时，一次绕组一侧的电压和电流均应保持不变，由式 3-2、式 3-3 可得到

$$Z_1=\frac{U_1}{I_1}=\frac{KU_2}{\frac{I_2}{K}}=K^2\frac{U_2}{I_2}=K^2Z_2 \qquad (式 3-4)$$

即

$$\frac{Z_1}{Z_2}=K^2 \qquad (式 3-5)$$

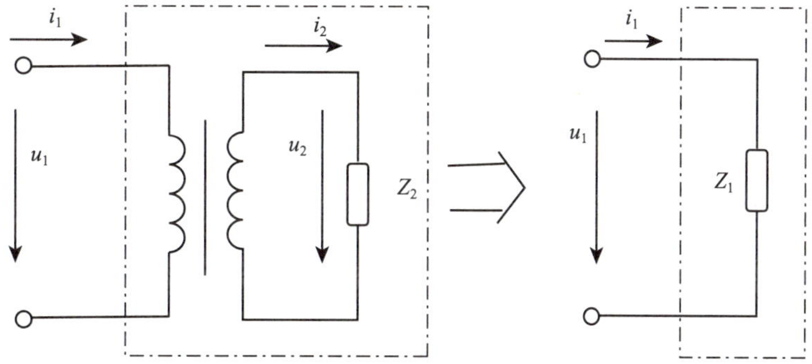

图 3-4　变压器负载阻抗及等效变换

由式 3-5 可知，只要变压比 K 改变，就能够将负载阻抗转变为电源所需要的阻抗值，并且能够确保负载性质不发生变化，这样的转变即为阻抗变换。

例 3-2　交流信号源的电压 $U_S=100V$，其内阻 $R_0=800\Omega$，负载电阻 $R=8\Omega$。请问：①如果将负载直接接到信号源，负载获得多大功率。②使用变压器进行阻抗匹配，当变压比 K 满足何种条件时，负载能够获取到最大功率？这个最大功率是多少？

解：(1) 负载直接接信号源时，负载功率为

$$P=I^2R=\left(\frac{U}{R_0+R}\right)^2R=\left(\frac{100}{800+8}\right)^2\times 8W\approx 0.123W$$

(2) R 折算到一次绕组对应的等效电阻 $R'=R_0=800\Omega$ 时，负载能获得最大功率。此时变压比

$$K=\sqrt{\frac{R_0}{R}}=\sqrt{\frac{800}{8}}=10$$

由于变压器等效为 R' 的电阻与 R_0 串联，变压器的电源电压为

$$U_1=R'\times\frac{U_s}{R_0+R'}=800\times\frac{100}{800+800}V=50V$$

负载电压为

$$U_2=\frac{U_1}{K}=\frac{50}{10}V=5V$$

负载功率为

$$P_{max}=\frac{U_2^2}{R_L}=\frac{5^2}{8}W=3.125W$$

三、变压器的主要参数

大型变压器的外壳铭牌上通常标明其型号及参数，变压器的主要参数包括以下几个。

1. 一次绕组的额定电压 U_{1N} 依据绝缘强度，变压器长时间运行时所能承受的工作电压。

2. 二次绕组的额定电压 U_{2N} 变压器的一次绕组加上额定电压时，二次绕组处于空载状态下的电压值。

3. 一次绕组的额定电流 I_{1N} 变压器一次绕组加额定电压时，一次绕组容许通过的最大电流值。

4. 二次绕组的额定电流 I_{2N} 变压器一次绕组加额定电压时，二次绕组容许通过的最大电流值。

5. 额定容量 S_N 变压器一次绕组加额定电压时的输出电功率能力，该能力的大小是二次绕组额定电压和额定电流的乘积。

6. 效率 η 在变压器进行能量传递的过程中，会存在因绕组和铁芯而产生的损耗，所以变压器的输出功率 P_2 始终小于输入功率 P_1，变压器的效率 $\eta=P_2/P_1\times100\%$。变压器的功率损耗很小，其效率通常在 95%以上。

四、变压器绕组的极性

在变压器的实际应用过程中，为了适配各种不同的输入电压，同时还能够满足多元化的输出电压要求，存在将其两个（或多个）绕组进行连接操作的情况。此时一定要注意各个绕组所产生的磁通方向。如果方向错误，绕组产生的磁通将相互抵消，绕组内会流过极大的电流，从而可能导致变压器被烧坏。为了方便绕组能够正确连接，把产生同向磁通时绕组电流的流入端称为变压器绕组的同极性端，用符号“·”表示。如图 3-5 两个绕组的同极性端分别是 1 和 4。此时，若两个绕组需要串联，则 2 与 4 连，而若 2 与 3 连，则两磁通互相抵消。如果绕组的绕向确定，同极性端很容易判定，但是绕组经过加工处理后，已无法通过观察辨认绕线的绕向，这时就需要通过测定来确定其同极性端。图 3-6 为 X 线机高压变压器绕组示意图，它的二次绕组是由 2 个绕组同相串联得到。

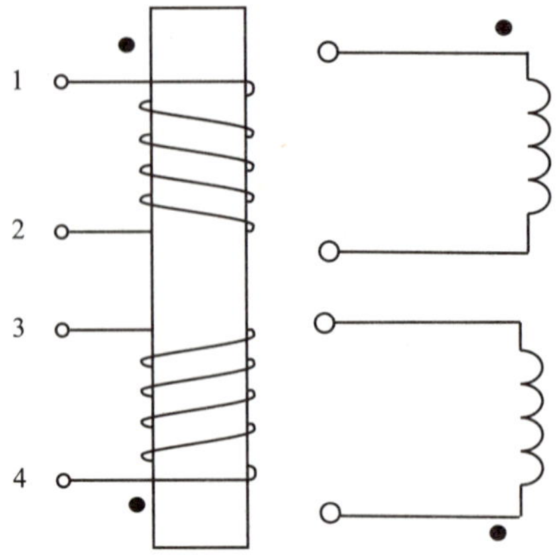

图 3-5　变压器的同极性端

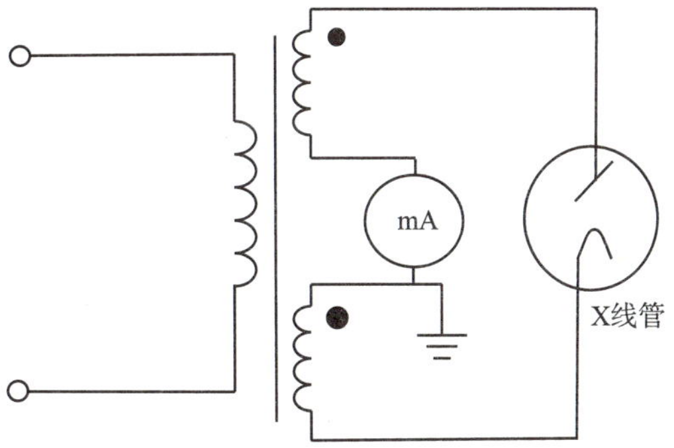

图 3-6　X 线机高压变压器绕组示意图

五、特种变压器

变压器种类很多，医学设备中常用的变压器还有自耦变压器、三相变压器及互感变压器等。

微课：特种变压器

（一）自耦变压器

自耦变压器是一次、二次绕组中有一部分是共用的变压器。从图 3-7 中可以看出，自耦变压器仅有一个绕组，该绕组的一部分作为一次绕组，另一部分作为二次绕组。因此，实际上它是通过绕组抽头或滑动的方式来实现电压变化的变压器。自耦变压器的一次、二次绕组不但存在磁路耦合，而且存在电路连通，具备效率高、用料少的特点。不过由于一次、二次绕组彼此不再绝缘，当绕组发生断线等故障时，高压侧有可能直接接入低压侧造成人身事故等，所以要注意使用安全。自耦变压器和普通双绕组的变压器的原理相同，绕组的电压、电流关系仍符合式 3-2 和式 3-3。中、小型 X 线设备的电源变压器多使用自耦变压器。

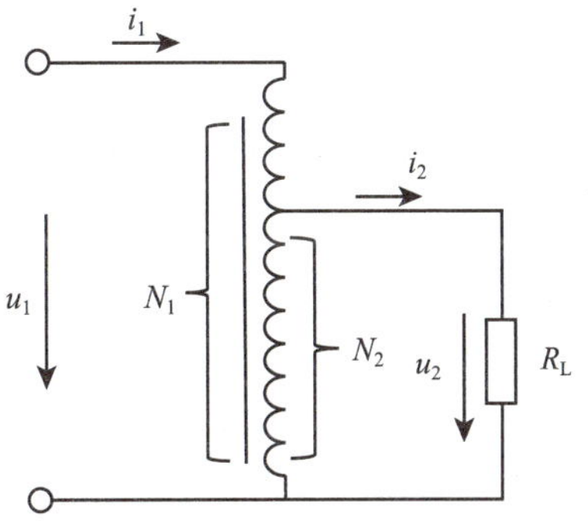

图 3-7　自耦变压器的结构

（二）三相变压器

由于单相变压器只提供单相电能，故在为大功率负载提供电能时，单相变压器往往不能满足要求，因此，电力系统大都采用三相变压器。三相变压器一般有三对一次、二次绕组，分别接三相电源和负载。三相变压器的一次、二次绕组既可以接成星形也可以接成三角形。三相变压器在 CT 等影像设备中应用广泛。

（三）互感变压器

1. 电流互感器 当电流过大时，往往难以直接测量，电流互感器是将难以测量的大电流变换为容易测量的小电流的升压变压器，可应用于电流测量、继电保护和电气隔离等。因此，电流互感器一次绕组串联在被测电路中，绕线较粗，匝数较少；二次绕组电流较小，常与电流表、功率表、电度表或继电器线圈串联，绕线较细，匝数较多。电流互感器工作原理与普通变压器相同，在医学设备电流监测、过流保护等电路中使用。

2. 电压互感器 在测量高电压时，通常无法直接进行测量，电压互感器属于把大电压转变为小电压的降压变压器，一般应用于电力系统监测、继电保护和电能计量等。因此，电压互感器一次绕组并联在待测电路两端，匝数较多，电压较高，对绝缘要求高；二次绕组并联在电压表、电度表、功率表或继电器的电压线圈，匝数较少，电压较低。电压互感器工作原理与普通变压器相同，在医学设备过压保护、信号测量和控制反馈等电路中使用。

六、中高频变压原理

根据式 3-1，变压器绕组两端电压 U 与铁芯中磁通的最大值 Φ_m 满足 $U=4.44fN\Phi_m$。假如铁芯中磁通磁感应强度的最大值为 B_m，铁芯横截面积为 S，那么$B_m=\Phi_m/S$，所以 $U=4.44fNB_mS$。由于 B_m 只由铁芯材料而定，所以 U/fNS 是常数。这表明在变压器绕组电压既定的情形下，借由提升电压频率能够降低绕组的匝数及铁芯的横截面积，进而缩小变压器的体积。在 X 线设备中，为了变压器的体积更小，得到更加稳定、容易控制的管电压，常常将 50Hz 的工频电经整流后变为直流电，然后将直流电逆变成中频或高频电。通常情况下，高压变压器的电源频率处于 400Hz 至 20kHz 的 X 线设备被称为中频 X 线机，而电源频率在 20kHz 以上的 X 线设备则被称为高频 X 线机。

▶知识拓展

变压器在新时代电力需求下的创新发展

在现代电力系统中，随着新能源发电（如太阳能、风能等）的快速发展，对变压器的性能提出了更高要求。例如，在太阳能光伏发电站中，由于太阳能电池板输出电压较低且不稳定，需要通过特殊的变压器将其升压并稳定电压后接入电网。这些变压器需要具备高效的电能转换能力，以减少能量损耗，同时还要适应太阳能发电的间歇性和波动性特点。

此外，在一些特殊的工业领域，如电解铝行业，需要使用超大容量的变压器来提供强大的电能。这种变压器的制造技术非常复杂，涉及高电压、大电流的绝缘处理，以及散热设计等关键技术难题。目前，科研人员正在不断研发新的材料和技术，以提高这类变压器的性能和可靠性，降低制造成本。

第二节　常用电工器件

微课：开关类器件

一、开关类器件

（一）按钮开关

按钮开关是一种常用的控制电器元件，通过手动操作来控制电路的通断。按钮开关按下就动作，释放就复位，是一种在短时间内接通的小电流开关。按钮开关通常由按钮、复位弹簧、按钮帽、静触点、桥式动触点、支柱连杆及外壳等部分构成（图 3-8）。

按用途，按钮开关可分为启动按钮、停止按钮、紧急按钮等。按操作方式，按钮开关可分为手动按钮和脚踏按钮等。按结构，按钮开关可分为常开按钮、常闭按钮和复合按钮等［图 3-8（b）］。按下常开按钮前，动触点与静触点保持分离。按下后，动触点向下运动，与静触点接触，使电路接通。松开按钮后，复位弹簧会将按钮帽弹起，动触点和静触点分离，电路随之断开。而常闭按钮平时动、静触点相接触，按下之后触点分开，松开按钮后触点又重新接触。复合按钮既包含常开触点，也包含常闭触点。当按下复合按钮后，常闭触点先分开，常开触点闭合，松开后复位。

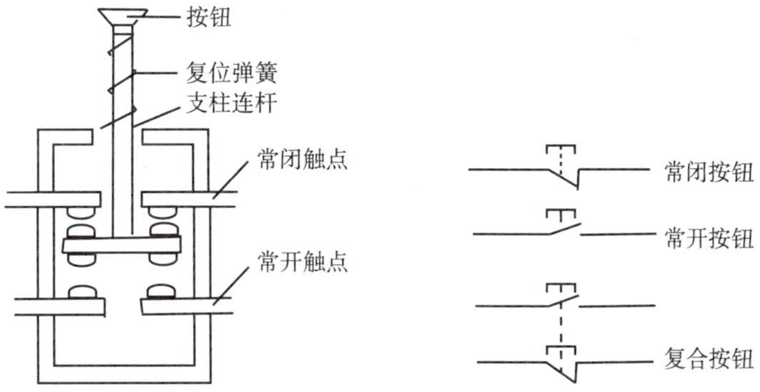

（a）　　（b）

图 3-8　按钮开关

（a）按钮开关的结构；（b）按钮开关的符号

按钮开关广泛应用于各种电气设备和控制系统，如可用于控制医用设备的开关、调节或者用于控制电机的启动、停止和正反转等。一般交流 500V、直流 440V、电流 5A 以下的电路适用按钮开关。较大的电流主电路，一般通过继电器、接触器等去控制通断，而不直接通过按钮操纵。

（二）组合开关

组合开关是一种可以同时控制多个电路，实现不同功能的开关。组合开关一般包括操作手柄、转轴、触头座等部分。操作手柄用于手动操作开关，转轴则连接分别装在多层绝缘件内的多个开关单元，使它们能够同步动作。每个开关单元都有动触片和静触片，可以独立控制一个电路的通断。操作手柄沿任一方向转动 90°，触片便轮流接通或者断开。转轴上装有扭簧储能机构，使开关能快速接通与断开，即提高了开关的通断能力，也使开关在切断电路时能迅速灭弧。组合开关可用于交流 380V、直流 220V、电流 100A 以下的多电路控制、电机正反转控制和工作模式切换等。图 3-9 所示为组合开关的符号。

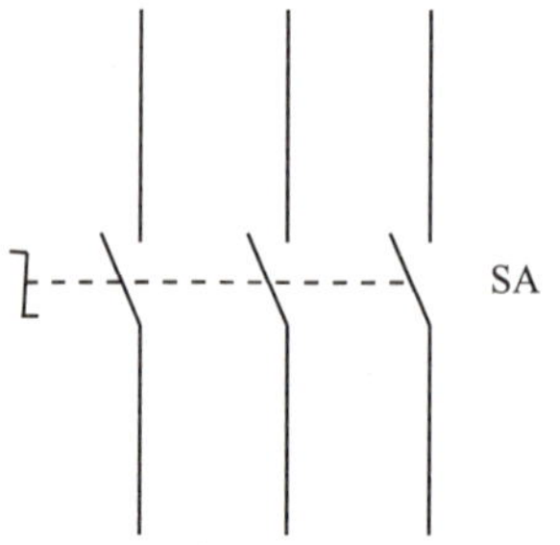

图 3-9　组合开关的符号

（三）行程开关

行程开关（图 3-10）又称限位开关，是一种利用物体的位移决定电路通断的开关，其动作原理与按钮开关类似。行程开关可以安装在相对静止的物体上或者运动的物体上。当物体靠近时，物体碰到开关的推杆使触点闭合或断开。生活中，打开冰箱时，冰箱里的照明灯会自动亮起来，关闭冰箱后，灯又熄灭了，这就是行程开关的作用。冰箱门框上有行程开关，开门时，行程开关里的弹簧使推杆松开，照明灯电路接通；关门后，行程开关被压紧，照明灯电路断开。行程开关在机械、生产线、医疗等设备中都有广泛应用。

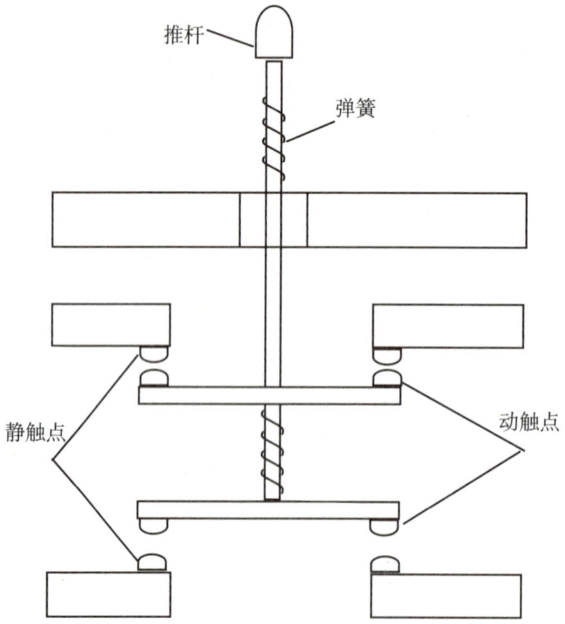

图 3-10　直动式行程开关结构示意图

二、控制类器件

（一）交流接触器

交流接触器是常用的控制类器件，一般应用在大功率电路中，其触点通过的电流较大，用于接通或断开主电路。例如，在工厂中，用于控制电动机、电热设备、电焊机、电容器组等各种大型负载的主电路通断。交流接触器依靠电磁力来促使触点闭合或者分离，从而接通或者分断交流、直流的主电路。交流接触器能够实现远距离的自动控制，还能够频繁地进行操作，具有零压保护、欠压保护的功能，工作稳定且可靠，使用寿命长。它是一种广泛应用于自动控制系统及电力拖动系统中的低压控制电器。

交流接触器主要由电磁铁、触点和灭弧装置组成。

1. 电磁铁 由铁芯、线圈和衔铁组成。当线圈通电后，在铁芯中形成强磁场，铁芯吸引衔铁运动，衔铁带动动触点运动，与静触点接触或者分离，从而接通或断开电路。当线圈断电后，衔铁在复位弹簧的作用下被释放，带动动触点动作。

2. 触点 常用铜或合金材料制成，表面镀银或钨铂合金以提高熔点和导电性能，避免触点的氧化，减少接触电阻。按照触点的工作状态，触点可以分为常开触点和常闭触点；按照允许通过的电流，触点可分为主触点和辅助触点。①主触点：常用于较大电流的控制，触点面积比较大，接触电阻小，用于控制主电路等电流较大的电路，主触点的工作电流一般在 5A 以上。②辅助触点：常用于控制较小的电流，触点面积比较小，接触电阻大，用于控制辅助电路等电流较小的电路，辅助触点的工作电流一般不大于 5A。多数交流接触器设有 3 对常开主触点和若干辅助触点。

3. 灭弧装置 容量在 20A 以上的接触器被应用于大电流、大功率的环境中，其触点在接通或断开的瞬间会产生电弧，致使电路的断开时间延长甚至烧坏触点，因此设置有灭弧装置。

交流接触器主要技术参数包括线圈额定电压、主触点额定电压和主触点额定电流等。交流接触器的符号如图 3-11 所示。

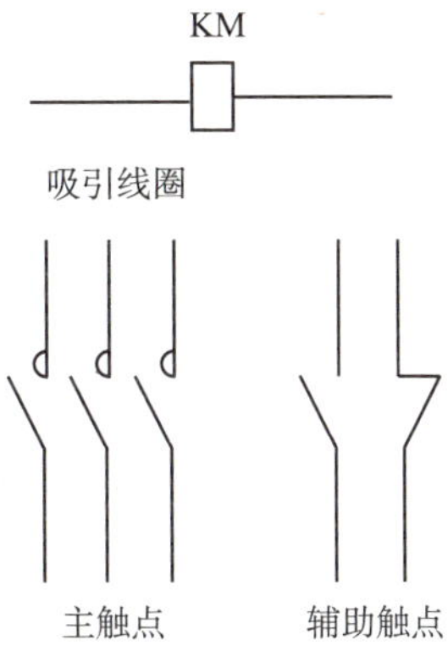

图 3-11 交流接触器的符号

（二）继电器

继电器应用于小功率的电路，主要用于信号的检测、传递、转换或处理，通常用在控制电路中控制弱信号。例如，在自动化控制系统中，将传感器检测到的信号进行转换和处理，然后控制其他设备运行。继电器依据电量或者非电量的变化来接通或断开小电流电路。它输入的信号既可以是电压和电流等电信号，也可以是转速、时间、压力及温度等非电信号。这些信号的变动会使触点动作或者导致电路参数发生改变。

继电器的种类繁多、应用广泛。伴随着科学技术的发展，不断有高可靠性、新结构、高性能的继电器涌现。按照输入信号的差异，可将其分为电流继电器、电压继电器、温度继电器、时间继电器、压力继电器和速度继电器等；按照动作原理，可将其分为电磁式继电器、电子式继电器等；按照吸引线圈电流类型，可将其分为直流继电器、交流继电器等；按照输出形式，可将其分为无触点继电器和有触点继电器等。

1. 电磁式继电器 结构和工作过程与交流接触器基本相同，主要由电磁系统、触点构成，由于触点通过的电流通常在 5A 以下，所以不存在灭弧装置。相比交流接触器，电磁继电器触点数量较多，没有主、辅之分。电磁继电器可用于各种需要电路控制的场景，在一些对电路控制精度要求不是特别高，但需要实现基本的电路通断控制的场合应用较多。图 3-12 是电磁继电器符号。

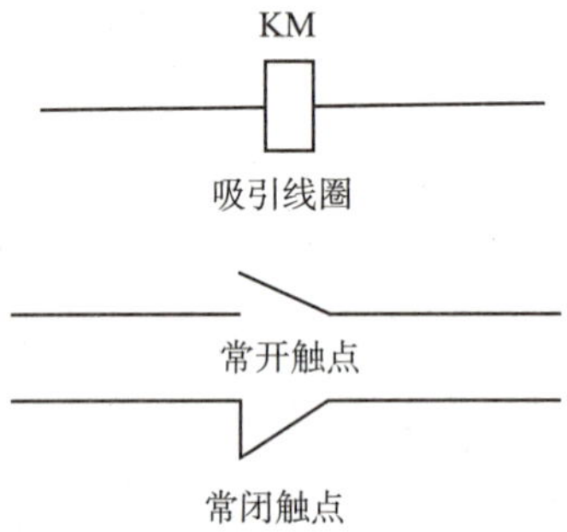

图 3-12 电磁式继电器的符号

2. 电子式继电器 是通过电子元件（如晶体管、晶闸管、集成电路等）实现控制功能的继电器，固态继电器是一种常用的电子式继电器，下面以固态继电器为例，介绍电子式继电器。固态继电器是利用半导体代替传统机械结构作为切换装置，具有继电器特性的无触点继电器，被广泛应用在医疗器械、家用电器、仪器仪表、计算机等领域。它主要由输入电路、驱动电路和输出电路等构成。输入电路为输入控制信号提供了回路，是固态继电器的触发信号源。驱动电路由耦合电路、功能电路和触发电路组成，其作用是根据输入信号提供足够的驱动以确保大功率开关元件迅速可靠地通断。输出电路由大功率开关元件组成，大功率开关包括晶体三极管、绝缘栅型场效应管、绝缘栅型双极晶体管、单向可控硅、双向可控硅等。图 3-13 为交流固态继电器原理框图与电路符号，当输入端通电之后，发光二极管发光，光电晶体管导通促使集成触发电路产生触发信号，功率器件双向晶闸管被触发而导通，负载回路随之导通。固态继电器动作灵敏，不存在机械触点，响应速度快，不会产生电弧。其工作频率、使用寿命、噪声、耐冲击能力、可靠性等技术指标都优于电磁式继电器。

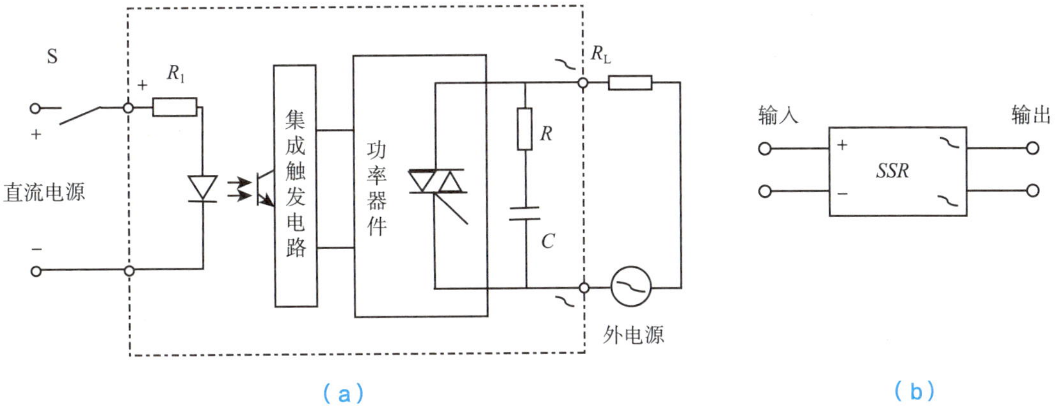

图 3-13　交流固态继电器的原理框图与符号

（a）交流固态继电器的原理框图；（b）交流固态继电器的符号

三、断路保护类器件

（一）熔断器

熔断器主要由熔体、熔座和熔管三部分组成。当电路中的电流超过规定值持续一段时间后，熔断器的熔体会由于自身产生的热量过多而熔断，进而使电路断开，起到保护电路中其他电气设备免遭过大电流损害的作用。电流通过导体时会产生热量，当电流过大时，所产生的热量会使熔体的温度急剧升高，达到熔点之后熔体就会熔断。在一个简单的照明电路中，如果发生短路，瞬间会有极大的电流通过电路。此时，熔断器中的熔体就会快速发热并熔断，防止过大的电流损坏灯泡、插座等其他电器设备。

熔体是熔断器的核心部件，其材料和形状设计对熔断器的性能有很大影响，常做成片状或丝状。熔管是熔体的保护外壳，具有良好的耐高温和绝缘性能，在熔体熔断时有灭弧作用。熔体和熔管安装固定在熔座上。常用的熔断器有瓷插式和螺旋式，其符号如图 3-14 所示。

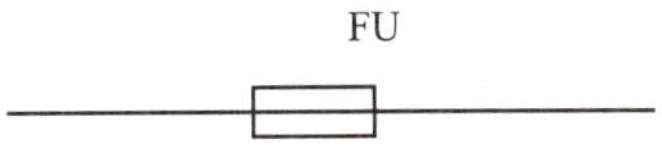

图 3-14　熔断器的符号

熔体的额定电压是熔断器能够正常工作的电压等级。额定电流是长时间通过熔体而不熔断的电流值。熔断电流则是熔体熔断的电流值，通常为额定电流的 2 倍。通过熔体的电流越大，熔体熔断的速度就越快。

（二）热继电器

热继电器的原理示意与符号如图 3-15 所示。热继电器是利用流入热元件的电流所产生的热量，促使具有不同膨胀系数的双金属片发生膨胀弯曲，进而推动动作机构使触点闭合或断开的保护电器，其主要应用于电动机的过载保护及其他电气设备发热状态时的控制。

微课：热继电器

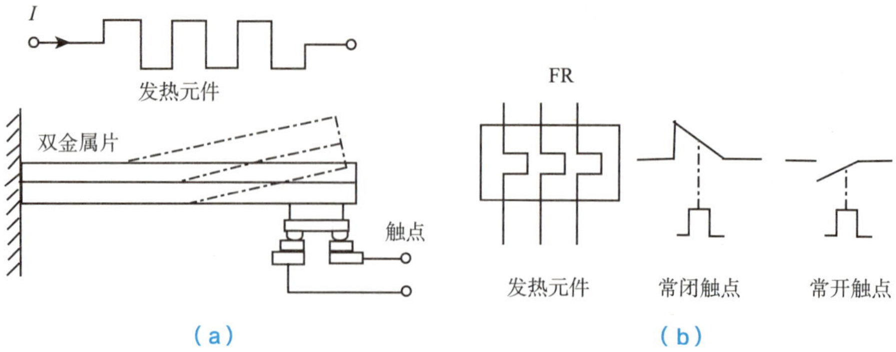

图 3-15　热继电器的原理示意图与符号

(a) 热继电器的原理示意图；(b) 热继电器的符号

热元件由电阻丝构成，当电流过大时，电阻丝产生的热量会使由两种膨胀系数不同的金属碾压形成的一体双金属片弯曲，推动触点连杆，致使触点分离，从而切断电源，电流越大，动作的时间就越短。其主要参数包括额定电压、额定电流和动作温度。额定电压指热继电器能够正常工作的最高电压值。额定电流指热继电器能够承受的最大电流值。在选择热继电器时，其额定电流应当大于或等于被保护设备的正常工作电流。动作温度指热继电器开始动作的温度，当温度达到动作温度时，热继电器的双金属片会变形，触发保护动作。

（三）自动空气断路器

自动空气断路器能够接通和断开负载电路，又称为自动空气开关。当电路中电流超过自动空气断路器额定电流时会自动断开，能对电路中出现的严重过载、短路及欠电压等进行保护，也能用于不频繁地启动电动机。自动空气断路器在低压配电网络和电力拖动系统中是极为重要的一种保护类电器，集控制与多种保护功能于一体。

自动空气断路器（图 3-16）主要由触点、过流脱扣器、热脱扣器、欠压脱扣器等组成。正常工作状态下，通过人工操作手柄或电动机等带动内部的传动机构动作，使自动空气断路器的主触点闭合，自由脱扣机构会将主触点锁在合闸位置，保证电路正常通电。①过流故障保护：发生短路故障时，会瞬间产生极大的短路电流，短路电流通过与主电路串联的过流脱扣器线圈，线圈会产生强大的电磁吸力，电磁吸力克服弹簧的反力，吸合过流脱扣器的衔铁，衔铁被吸合后推动杠杆等传动装置，使自由脱扣机构动作，进而自由脱扣机构的搭钩脱钩，主触点在释放弹簧作用下迅速断开，切断故障电路，保护线路和设备免受大电流损害。②过载故障保护：如果电路电流长时间超过断路器额定电流，尚未达到短路电流的程度，则属于过载。过载电流通过热脱扣器的发热元件，使发热元件发热，发热量达到一定程度时，热脱扣器中的双金属片受热弯曲，其弯曲变形推动杠杆等传动机构，进而使自由脱扣机构动作，主触点断开，实现过载保护。过载保护有一定的延时性，电流越大，动作时间越短。③欠电压故障保护：当电源电压下降到一定程度时，欠压脱扣器线圈产生的电磁吸力不足，衔铁在弹簧作用下释放。衔铁释放后同样推动杠杆等传动装置，自由脱扣机构动作，主触点断开，使电路切断，以防止在电压过低情况下设备无法正常运行或受到损坏。

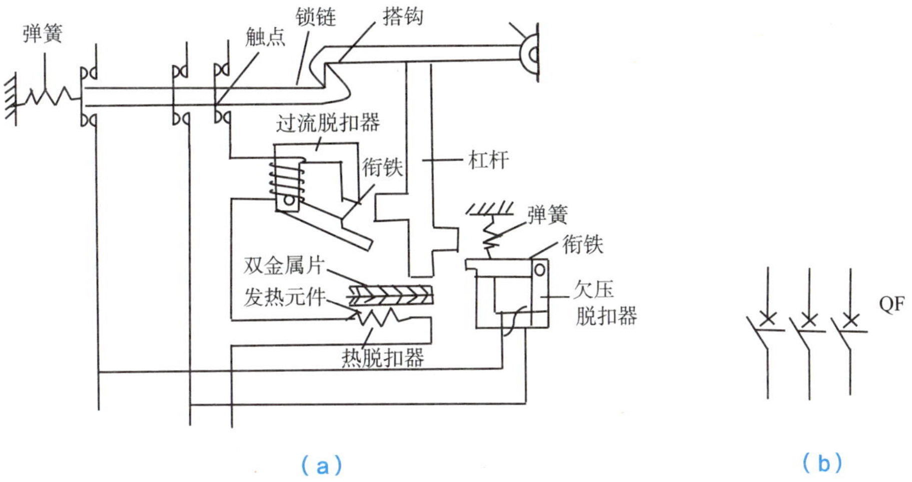

图 3-16　自动空气断路器的原理图与符号

(a) 自动空气断路器的原理图；(b) 自动空气断路器的符号

▶知识拓展

智能家居与工业自动化中的新型控制技术

随着智能家居和工业自动化的发展，智能开关逐渐兴起。智能开关利用物联网技术，可以通过手机小程序或语音控制等方式实现远程操作，为用户提供更加便捷的控制体验。例如，在医疗物联网环境下，医护人员可以通过远程控制医疗设备的开关，避免频繁进出病房，减少交叉感染的风险，同时提高工作效率。

可编程逻辑控制器(programmable logic controller，PLC)广泛应用于自动化控制系统，它可以与各种接触器、继电器等控制类器件协同工作。PLC 能够根据预设的程序逻辑，精确地控制电机的启动、停止、正反转，以及速度调节等操作，并且可以实现复杂的自动化生产流程控制。例如，在药品生产线上，PLC 可以根据生产工艺要求，精确控制电机驱动的输送带速度和搅拌设备的运转，确保药品生产的质量和效率。

近年来，随着电子技术的发展，出现了一些新型的智能断路保护器件。这些器件不仅能够实现传统的短路、过载和欠电压保护功能，还可以通过内置的传感器和微处理器，实时监测电路的运行状态，并将数据传输到远程监控中心。例如，在医院的电力系统中，一旦某个区域的电路出现故障，智能断路保护器件可以立即将故障信息发送给维修人员，维修人员可以通过手机或电脑远程查看故障详情，提前准备维修工具和材料，大大缩短了维修时间，提高了电力系统的可靠性和安全性。

第三节　三相异步电动机

电动机的作用在于将电能转化为机械能，其类别众多，用途各异。按照供电电源的差别，电动机能够分为交流电动机和直流电动机。交流电动机还能进一步分为同步电动机和异步电动机。异步电动机具备结构简单、易于掌控、价格便宜、工作可靠、效率较高及使用维护简便等优势，应用极为广泛。异步电动机又能够细分为单相异步电动机和三相异步电动机。

一、三相异步电动机的结构

微课：三相异步电动机的结构

三相异步电动机主要由定子和转子组成。

（一）定子

三相异步电动机的定子作为电机的静止部分，主要由机座、定子铁芯和定子绕组三大部分构成。

1. 机座 通常选用铸钢或者铸铁材料制成，是电动机的支架，起到固定与支撑定子铁芯的关键作用。同时，机座还兼具防护与散热功能。对于大型电机而言，机座还要负责承受定子的扭矩，并将其传递至底脚。

2. 定子铁芯 同变压器铁芯一样，采用相互绝缘的硅钢片叠压而成。铁芯内圆冲有均匀分布的槽，用于嵌放定子绕组。定子铁芯不仅是定子的主要磁路，还为定子绕组提供安装与固定的依托。

3. 定子绕组 一般由铜线绕制而成，构成了电动机的电路部分。它由三个在空间互隔 120° 电角度、对称排列且结构完全相同的绕组连接而成。各个线圈依照特定规律分别嵌放在定子的各槽内。定子绕组有重要的绝缘项目，包括对地绝缘、相间绝缘和匝间绝缘，以此确保绕组各导电部分与铁芯间及绕组本身间的可靠绝缘。在电动机接线盒内的接线板上，三相绕组的六个线头排成上下两排，可将三相绕组接成星形接法或三角形接法。一般 4kW 以下的小功率三相异步电动机多采用星形接法，4kW 以上的则多采用三角形接法。通入三相交流电后，定子绕组会产生旋转磁场，这使得电机能够将电能成功转换为机械能。

（二）转子

三相异步电动机的转子通常由转子铁芯、转轴和转子绕组构成。转子铁芯同样由相互绝缘的硅钢片叠成，外表面设有凹槽，用于安置转子绕组，外形呈圆柱状，安装在传递机械力的转轴上。转轴起到支撑转子、传递转矩、承受轴向力的作用。转子绕组被放置在转子铁芯槽中。

根据绕组的不同，转子可分为鼠笼型转子和绕线型转子。①鼠笼型转子：铁芯的凹槽中放着由铝或铜制成的导条，铜导条的导电性好，但成本相对较高，铝导条成本较低，且质量较轻。导条均匀分布在转子铁芯槽内，两端的端环将所有导条连接起来，构成一个闭合的回路，从外观上看很像一个“鼠笼”。②绕线型转子：铁芯的凹槽中放着连接成星形的三相绕组，三相绕组的末端连接在一起，始端则分别接至轴上三个彼此绝缘的滑环上。滑环依靠电刷与外接电阻相连接，改变电阻的大小能够调节转子电流，从而改善电动机的启动性能并完成调速功能。

二、三相异步电动机的工作原理

在图 3-17 中，固定的支架上装有马蹄形磁铁，其上端装有手柄，通过摇动手柄就可以使磁铁转动，磁铁两极中间放置了一个可绕轴自由转动的铝框。摇动手柄时马蹄形磁铁绕铝框旋转，铝框也会随马蹄形磁铁的旋转而转动。通过摇动手柄构成了旋转磁场，在旋转磁场里，穿过铝框的磁通量发生变化，铝框中产生了感应电流，感应电流使铝框受到磁场对它的安培力作用，进而顺着磁场方向旋转。三相异步电动机旋转也是通过形成旋转磁场进而使转子转动。

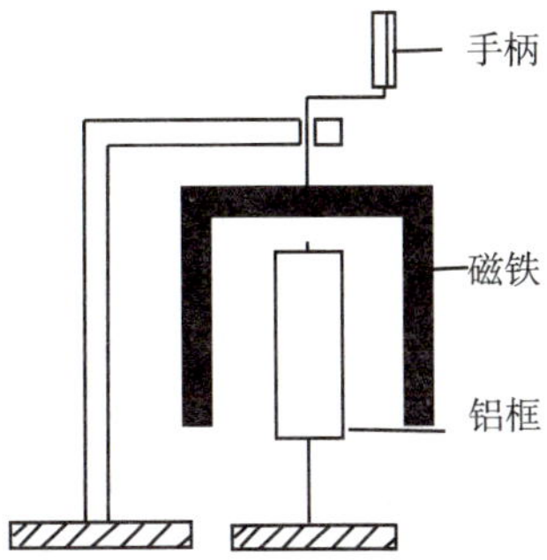

图 3-17 旋转磁铁对铝框的影响

（一）旋转磁场的产生

三相异步电动机使用三相交流电作为电源。在图 3-18 中，三相异步电动机的定子绕组分别是 U_1U_2、V_1V_2、W_1W_2，将其嵌放在定子铁芯上的凹槽中，定子绕组在空间上形成 120°对称分布。定子绕组构成星形接法，即尾端 U_2、V_2、W_2 连接在一起，首端 U_1、V_1、W_1 分别接三相交流电源 A 相、B 相和 C 相。流过三相绕组的电流瞬时值表达式分别是

$$i_u = I_m \sin\omega t \tag{式 3-6}$$

$$i_v = I_m \sin(\omega t - 120°) \tag{式 3-7}$$

$$i_w = I_m \sin(\omega t + 120°) \tag{式 3-8}$$

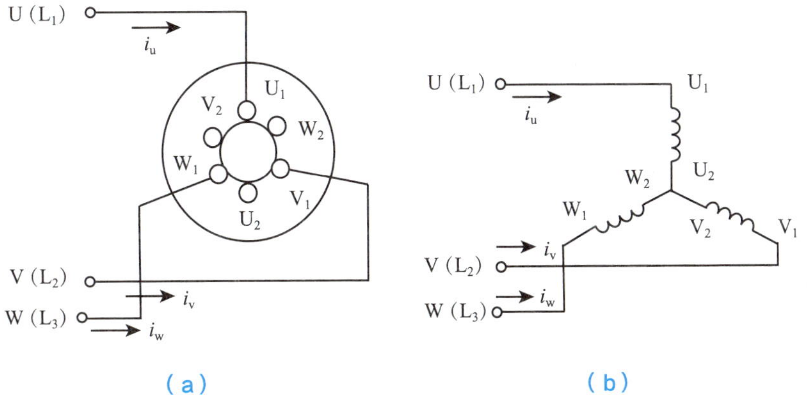

图 3-18 三相异步电动机定子绕组的分布与接法

（a）定子绕组的空间分布；（b）定子绕组的星形接法

流过三相绕组的电流波形如图 3-19 所示。

三相绕组中电流的实际方向由瞬时电流的正负确定。假定在电流为正值的情况下，电流从线圈的起始端流入，以“+”来表示，从末端流出，则“·”来表示；在电流为负值时，电流从线圈的末端流入，以“+”来表示，从起始端流出，以“·”来表示。

当 $t=0$ 时，$i_u=0$，绕组 U_1U_2 没有电流，不产生磁场；i_v 为负值，绕组 V_1V_2 的电流由 V_2 流入，V_1 流出；i_w 为正值，绕组 W_1W_2 的电流由 W_1 流入，W_2 流出。根据右手螺旋法则，可以得到此时的

合成磁场［图 3-20（a）］。

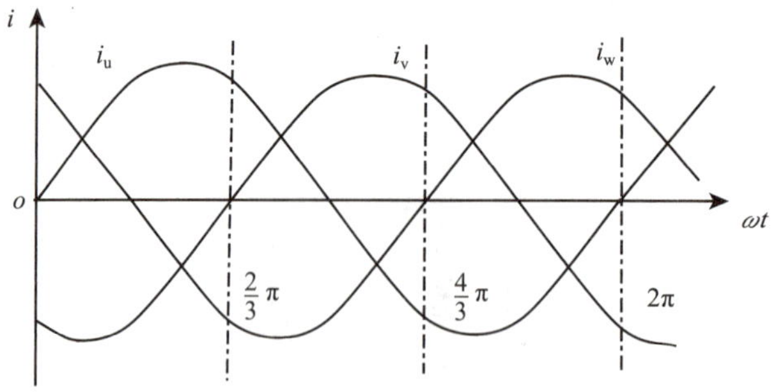

图 3-19　三相交流电源电流波形图

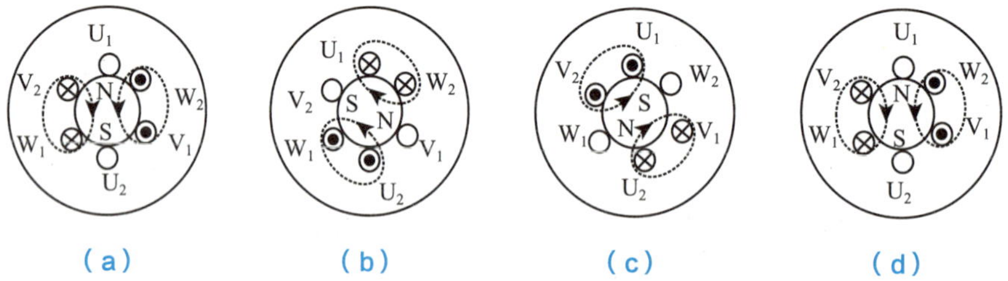

图 3-20　三相交流电产生旋转磁场示意图

（a）$t=0$ 时；（b）$t=T/3$ 时；（c）$t=2T/3$ 时；（d）$t=T$ 时

当 $t=T/3$ 时，即经过 1/3 周期后，i_u 为正值，绕组 U_1U_2 的电流由 U_1 流入，U_2 流出；$i_v=0$，绕组 V_1V_2 没有电流，不产生磁场；i_w 为负值，绕组 W_1W_2 的电流由 W_2 流入，W_1 流出。根据右手螺旋法则，可以得到此时的合成磁场［图 3-20（b）］。此时，磁场的方向较 $t=0$ 时沿顺时针方向转过了 120°。

由上述方法可知，当 $t=T/2$ 时，三相交流电产生的合成磁场方向已从 $t=0$ 时沿顺时针方向转动了 180°；当 $t=2T/3$ 时，合成磁场转动 240°；当 $t=T$ 时，合成磁场已从 $t=0$ 时的位置沿顺时针方向转动了 360°，即一周。电流继续变化，磁场也在不断地旋转，与马蹄铁旋转作用相同，即构成了旋转磁场。

1. 旋转磁场的转速　上述定子绕组产生了一对磁极也就是 $p=1$，三相电流从 $t=0$ 变到 $t=T$ 即变化一周，旋转磁场也在空间上旋转了一圈，假设三相电流的频率为 f，那么它在 1 分钟变化 $60f$ 次，所以旋转磁场的转速为

$$n_0 = 60f$$

转速 n_0 的单位是 r/min 即转每分钟。若是交流电的工作频率为 50Hz，则旋转磁场的转速是 3000r/min。

在图 3-21 中，三相异步电动机的定子铁芯有 12 个槽，定子绕组变成 6 个绕组，6 个绕组在定子铁芯的内圆周上均匀排列，每相绕组由两个相差 180°的线圈串联组成，便能产生两对磁极的旋转磁场，即 $p=2$，两对磁极的磁场旋转速度比一对磁极的磁场旋转速度慢一半，即

$$n_0 = \frac{60f}{2}$$

事实上，当旋转磁场具有 p 对磁极时，旋转磁场的速度为

$$n_0 = \frac{60f}{p} \tag{式 3-9}$$

由式 3-9 可知，旋转磁场的转速 n_0 的大小与异步电动机的供电电源三相交流电的电流频率 f 成正比，与磁极对数 p 成反比。

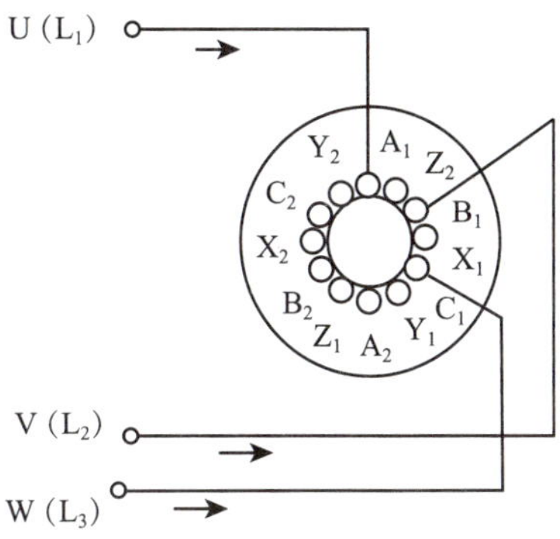

图 3-21 两对磁极的电动机定子绕组

2. 旋转磁场的转向 由图 3-20 可知，三相绕组电流出现最大值的顺序是 U_1U_2、V_1V_2、W_1W_2，电流最大值的转换顺序是按照顺时针排列，而旋转磁场的旋转方向同样是顺时针方向。事实上，旋转磁场的旋转方向跟三相交流电电流的相序是相同的。如果将三相交流电接入三相定子绕组的相序改变，把其中的两相对调之后再各自接入三相定子绕组 V_1V_2、W_1W_2，三相定子绕组中电流达到最大值的先后顺序就变成了 U_1U_2、W_1W_2、V_1V_2，在这种情况下，旋转磁场的转向就会出现变化。

（二）转子的转动

三相异步电动机的转子绕组处于定子绕组所生成的旋转磁场之中，当旋转磁场转动时，转子绕组导体沿着旋转磁场的相反方向进行切割磁力线的运动，在导体中会产生感应电动势，其方向通过右手定则来判定，如图 3-22 所示。闭合的导体在感应电动势的作用之下会产生感应电流，转子电流会受到旋转磁场的磁场力作用，磁场力的方向由左手定则予以确定。磁场力于转轴上形成电磁转矩，转子于是绕着轴开始转动。转子的转动方向和旋转磁场的转动方向是一致的，转子跟随磁场进行转动。

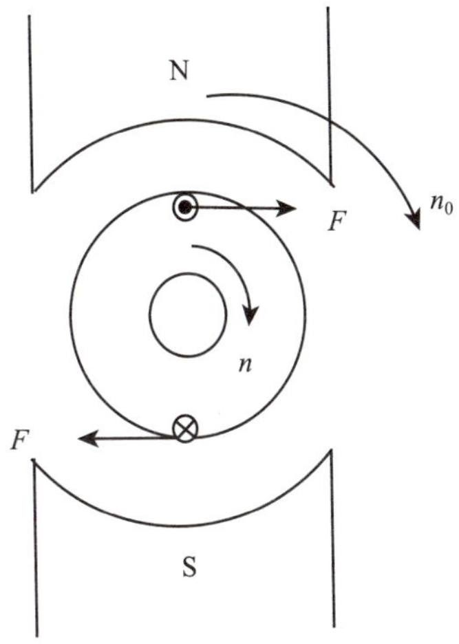

图 3-22 转子转动的原理图

转子的转速也就是转轴的转速，同时也是电动机的转速。尽管转子的转动方向和旋转磁场的转动方向相同，然而转子的旋转速度 n 略微小于旋转磁场的旋转速度 n_0。这是由于假如两者的转速相等，它们之间便不存在相对运动，转子导条无法进行切割磁力线的运动，不能产生感应电流，也就不会受到磁场力的作用，如此一来转子就不会旋转。所以转子的转速始终小于同步转速，这便是“异步”电动机这一名称的来源。通常将异步电动机的旋转磁场转速 n_0 与转子转速 n 的差值和 n_0 的比值称作转差率 s，用于表明转子转速和旋转磁场转速的相差程度。转差率 s 表示为即

$$s=\frac{n_0-n}{n_0} \tag{式 3-10}$$

例 3-3 三相异步电动机的磁极对数为 2，其供电电源电压频率为 50Hz，转速为 1470r/min，求电动机的转差率。

解：因为 $f=50\text{Hz}$、$p=2$，旋转磁场的转速为

$$n_0=\frac{60f}{p}=\frac{60\times 50}{2}=1500\text{r/min}$$

转差率为

$$s=\frac{n_0-n}{n_0}=\frac{1500-1470}{1500}=0.02$$

转差率对异步电动机而言是一个重要的物理量，其数值在 0~1 之间。异步电动机额定运行时的转差率通常为 0.01~0.09。在电动机处于空载状态时，转子上的反抗转矩极其微小，转子所产生的电磁转矩同样很小，不过其转速较高，近乎接近旋转磁场转速。当电动机带上负载以后，在电动机刚开始运行的瞬间，转子转矩小于负载转矩，转子会减速旋转。由于 n_0 保持不变，此时的转差率变大，转子导体当中的感应电流增大，磁场力增强，电动机的电磁转矩也随之变大，直至电磁转矩等于负载转矩。当转子生成的电磁转矩和其他机械作用于转子轴上的反抗转矩相等的时候，转子便会匀速运转；当转子转矩与反抗转矩相比较大时，转子加速运转；当转子转速与反抗转矩相比较小时，转子便会减速运转。

三、三相异步电动机的使用

（一）三相异步电动机的铭牌

电动机机座上的铭牌记载着电动机正常运转时的额定数据，要正确地对异步电动机进行选择和使用，就需要详尽地了解电动机的铭牌数据。依据铭牌数据能够知悉电动机的结构、电气及机械性能方面的参数。铭牌上的主要参数如下。

1. **电机型号** 用以表示电机的类型、结构、性能、用途等特征。
2. **额定功率** 指电动机在额定运行状态下，转轴上输出的机械功率。
3. **额定电压** 指电动机在额定运行状态下，加在定子绕组上的线电压。

4. 额定电流　指电动机在额定电压下，输出额定功率时，流入定子绕组的线电流。

5. 额定频率　国内的三相异步电动机额定频率一般为 50Hz。

6. 额定转速　指电动机在额定电压、额定频率和输出额定功率时，转子的旋转速度。

7. 绝缘等级　表示电动机所用绝缘材料的耐热等级，决定了电动机的允许温升。

（二）异步电动机的接线方法

定子三相绕组的连接方式有星形接法和三角形接法两种，采用哪种接法取决于电动机的铭牌规定。异步电动机的定子绕组共有六个出线端，包括 U_1、V_1、W_1、U_2、V_2、W_2。其中 U_1、U_2 是第一相绕组的起始端和末端；V_1、V_2 是第二相绕组的起始端和末端；W_1、W_2 是第三相绕组的起始端和末端。在图 3-23 中，若将尾端 U_2、V_2、W_2 连接在一起，首端 U_1、V_1、W_1 分别接三相交流电源的三根相线，这种连接为星形连接；若将 W_2U_1 相连，U_2V_1 相连，V_2W_1 相连，再分别接三相交流电源，这种连接为三角形连接。

若想改变三相异步电动机的转动方向，只需要对通入三相绕组中的电源相序加以改变即可，即将三相电源的任意两相相线交换，异步电动机就改变方向。

（三）三相异步电动机的启动方法

电动机从开始启动直至匀速转动这一阶段，即为电动机的启动过程。当异步电动机启动时，电动机的转子处于静止状态，而旋转磁场在通电后迅速构建并掠过转子绕组，此时转子绕组所产生的感应电动势达到最高值，所产生的感应电流也处于最大状态，电动机定子绕组同样也会出现极大的电流，通常为额定电流的 4~7 倍。倘若频繁启动，由于存在较大的启动电流，会致使电动机过热。当电动机的功率较大时，启动电动机将会导致电网电压出现明显的下降，进而对电网上其他用电设备的正常运行产生影响。为了降低启动电流，三相异步电动机常采用以下几种启动方式。

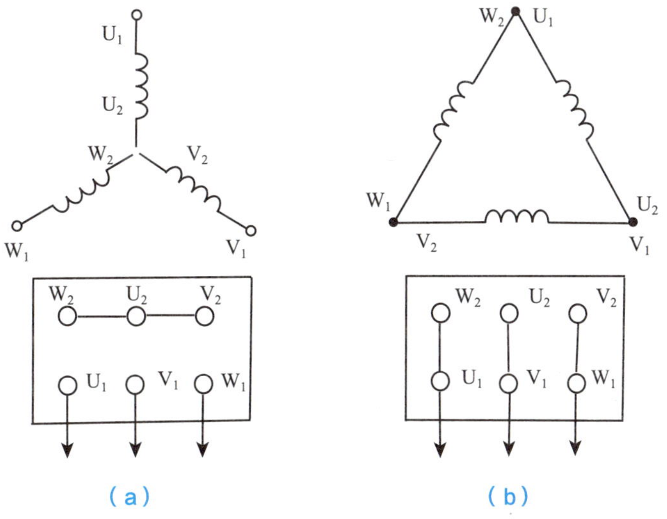

图 3-23　三相异步电动机的接线方法

（a）星形连接；（b）三角形连接

1. 直接启动　是通过开关和交流接触器把异步电动机直接连接到三相交流电源上，这是鼠笼型电动机的一种启动办法。此时的启动电流较大，一般用于小容量的电动机。直接启动操作简单，无须太多的附属设备，但启动电流较大。

图 3-24 所示电路具有直接启动、停止及控制正反转的功能。SB_1、SB_2 为启动按钮，SB_3 为停止按钮。按下 SB_1，电动机正转启动，按下 SB_2，电动机反转启动。FU 为熔断器，FR 为热继电器，KM_1 为正转控制接触器，KM_2 为反转控制接触器。

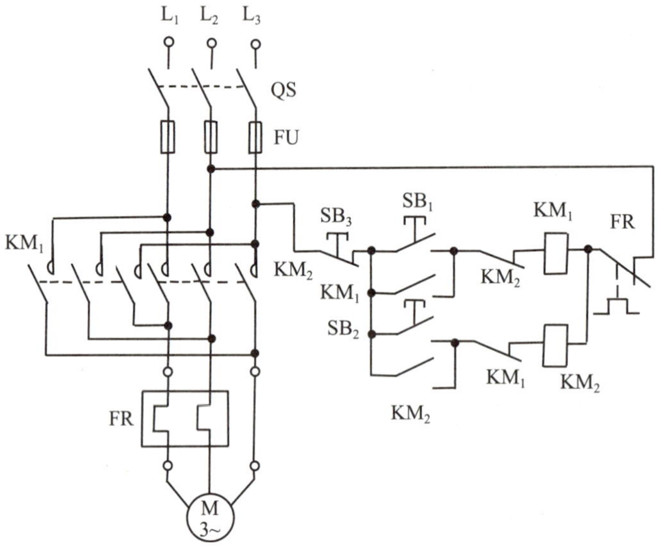

图 3-24　三相异步电动机直接启动控制线路

按下 SB_1，KM_1 线圈通电，它的三对常开主触点闭合，异步电动机接入电源电路，电动机正转，与此同时，它的辅助常开触点也闭合；当松开按钮 SB_1 时，KM_1 线圈所在的回路依然处于接通状态，主电路持续保持通电，电动机依然正常运转。这种凭借接触器辅助触点让其线圈维持通电的方式，被称作自锁。另外，控制电路中 KM_1 线圈所在回路即正转控制电路串联了 KM_2 的辅助常闭触点，KM_2 线圈所在回路即反转控制电路串联了 KM_1 的辅助常闭触点，这种连接方式称为互锁。互锁的两路电路中只要有一路通电，另一路总是断开的，图 3-24 中 KM_1 工作时辅助常闭触点断开，保证 KM_2 线圈不能通电，避免电源短路故障。按下 SB_2，KM_2 常闭触点断开，保证 KM_1 线圈不通电，KM_1 主触点是断开的，KM_2 自锁，同时其主触点闭合，电动机反转。按下 SB_3，无论之前是 KM_1 线圈接通还是 KM_2 线圈接通，控制电路都会断开，线圈主触点断开，电动机停止转动。

2. 降压启动　在启动之时，减少施加于定子绕组上的电压，等到电动机的转速上升到特定数值之后，再将定子绕组上的电压提升至额定值。降压启动能够有效地降低启动电流，常用的降压启动方式包含星形-三角形启动、定子串电阻启动、自耦变压器降压启动等。

星形-三角形启动适用于正常运行时绕组呈三角形连接的三相异步电动机。电动机在正常运行时采用三角形连接，启动时改为星形连接，让施加在绕组上的电压降低至额定值的 $1/\sqrt{3}$，启动时电流随之减小。当三相异步电动机的转速升高以后，再借助开关将其转变为三角形连接，令其在额定电压下运行。这种方式适用于中小型的笼型异步电动机。

图 3-25 为接触器控制的三相异步电动机降压启动电路。其中电路中开关 SB_1 为降压启动按钮，组合开关 SB_2 为全压运行按钮，SB_3 为停止按钮。接触器 KM_Y 控制电动机的启动，使电动机启动时以星形接法运转，接触器 KM_Δ 控制电动机全压运行，使电动机以三角形接法运转。按下 SB_1，接触器 KM 线圈得电，KM 的常开主触点闭合，三相异步电动机定子绕组的首端 U_1、V_1、W_1 与三相电源连

接，KM 的常开辅助触点闭合，KM_Y 的线圈通电，KM_Y 主触点闭合，U_2、V_2、W_2 连接在一起，电机以星形接法启动，KM_Y 辅助常闭触点打开。KM_Y、$KM_\triangle$ 辅助常闭触点互锁，两组主触点不允许同时闭合，以免出现电源短路故障。当电动机转速达到一定值时，按下 SB_2，SB_2 常闭触点打开，KM_Y 断开，其触点断开。SB_2 常开触点关闭，$KM_\triangle$ 主触点闭合，电动机定子绕组接成三角形全压运行，同时 $KM_\triangle$ 辅助常闭触点打开，确保 KM_Y 线圈不通电。

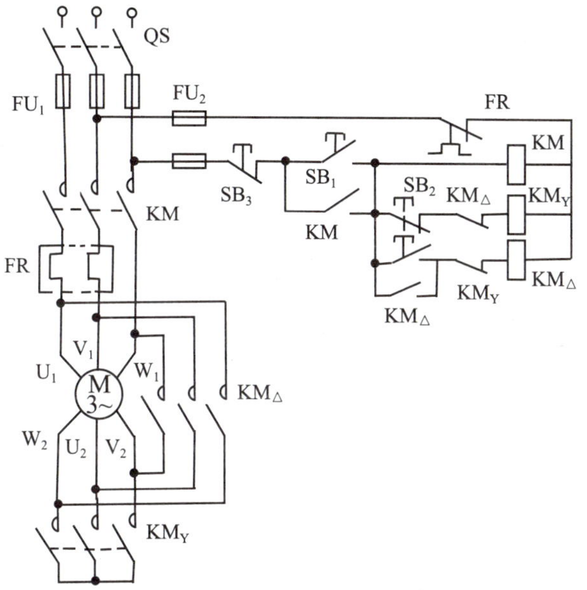

图 3-25　三相异步电动机降压启动控制线路

此星形-三角形降压启动控制电路在操作期间需要按压两次按钮，并且降压启动的时间需要依靠人力进行把控。可以用延时时间继电器自动切换电路的方法改进电路。

（四）电动机调速

微课：三相异步电动机的调速方法

有些机械如机床等为了加工精度需要精确调速，有些流体机械如鼓风机、水泵等也需要根据所需流量调速。调速指的是电动机在相同负载的情况下能够获取不同的转速，从而满足生产机械对于转速的需求。根据式 3-9 和式 3-10

$$n = n_0(1 - s) = \frac{60f}{p}(1 - s) \qquad (式 3\text{-}11)$$

由上式可知，可以由以下方法对电动机进行调速。

（1）变频调速：通过变频装置改变频率调速。变频装置主要包含整流器及逆变器等。整流器把频率为 50Hz 的三相交流电转变为直流电，接着由逆变器将直流电转化为频率和电压都能够调节的三相交流电，给三相交流异步电动机供电。频率可调范围一般在 0. 5~320Hz。这种调速方式能够实现无级调速，具备良好的机械特性，得到了广泛的应用。

（2）变极调速：通过改变电动机旋转磁场的磁极对数 p，获得不同的转速。改变 p 的方法是改变定子绕组的接法。这种方法操作简便，然而只能进行有极调速，电动机的转速无法连续平缓地进行调节，仅适用于无须平滑调速的情形。这种方法可以得到多速电动机，最常见的是在机床上应用较多的双速电动机。

（3）变转差率调速：在绕线型电动机的转子电路里接入调速电阻，调节电阻的大小，便能平滑地改变速度。如增大电阻时，转差率提高，转速降低。这种方法的优点在于设备简便、投资较少，缺点则是能量损耗较大，通常应用在功率不大的恒转矩负载上，如起重设备、通风机负载。

▶知识拓展

三相异步电动机在交通领域的应用与发展

在电动汽车领域，三相异步电动机也有着重要的应用。由于具有结构简单、可靠性高、成本相对较低等优点，三相异步电动机被广泛应用于电动汽车的驱动系统中。为了提高电动汽车的性能，研究人员正在不断改进三相异步电动机的设计和控制技术。例如，采用矢量控制技术实现对电动机的高精度控制，提高电动机的效率和动力性能，延长电动汽车的续航里程。

此外，在一些高速列车和地铁等轨道交通领域，三相异步电动机也扮演着关键角色。为了满足高速运行和频繁启停的要求，这些电动机在散热、绝缘和轻量化等方面进行了特殊设计。同时，通过优化电机的控制系统，可以实现列车的平稳加速、减速和精确停车，提高乘坐的舒适性和安全性。

第四节　单相异步电动机

单相异步电动机重量轻、成本低、使用方便且只需单相电源，被广泛应用在家用电器、医疗器械等领域。单相异步电动机的功率相对较小，通常只制成几十瓦到几百瓦的小容量电动机。

单相异步电动机主要运用鼠笼型转子，其结构和三相异步电动机类似，主要的差别在于三相异步电动机的定子绕组是三相绕组，而单相异步电动机的定子绕组是单相绕组。三相异步电动机定子绕组通电后形成旋转磁场，旋转磁场切割笼形导条，从而在导条中产生感应电流，进而形成电磁转矩，促使电动机旋转起来。而单相异步电动机仅有一个绕组，无法直接形成旋转磁场。单相电流具有周期性变化，在交流电的正半周期，产生的磁场由零逐渐到最大值，再由最大值降到零；在交流电的负半周期，所产生的磁场和正半周期的磁场方向相反，其大小从零变化至负的最大值，而后再回归到零。所以，在定子绕组中形成的磁场是一个周期性的交变磁场，并不旋转，被形象地称为脉动磁场。脉动磁场无法对转子产生启动转矩而使其转动。所以要想让单相异步电动机启动运行，还需要想办法构建旋转磁场。依照产生旋转磁场的方法，单相异步电动机分为剖相式单相异步电动机和罩极式单相异步电动机。

一、剖相式单相异步电动机

剖相式单相异步电动机通过在定子上配置两个绕组，即主绕组和副绕组，副绕组在空间位置上与主绕组相差一定的电角度，并且在副绕组中串联了一个电容或电阻，使通过副绕组的电流和主绕组的电流在时间上有一个相位差。这样，两个绕组的电流共同作用就可以产生一个近似圆形的旋转磁场，从而使电动机能够产生启动转矩并正常运转。剖相式单相异步电动机分为分相式、电容式和电容运转式三种形式电动机。此处以电容运转式电动机为例。

（一）电容运转式电动机的工作过程

微课：电容运转式电动机

电容运转式电动机的定子槽中嵌入了主绕组与副绕组，它们在空间位置上相隔 90°。单相电源直接给主绕组供电，副绕组与电容器串联后再接入同一个单相电源，其接线方式如图 3-26 所示。副绕组因串联了电容器，使副绕组的工作电流超前主绕组工作电流近似 90°，如图 3-27 所示。

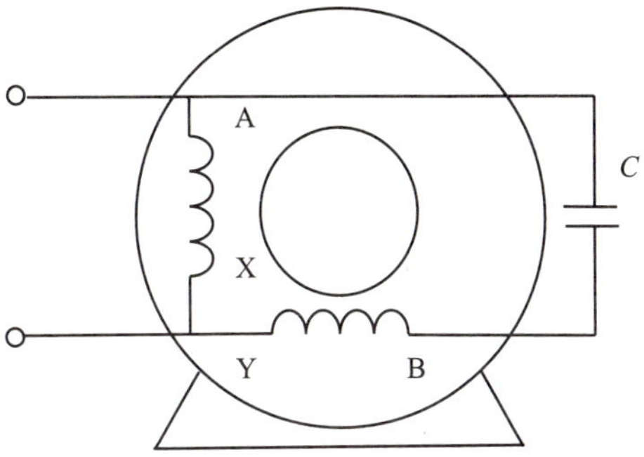

图 3-26　电容运转式电动机接线图

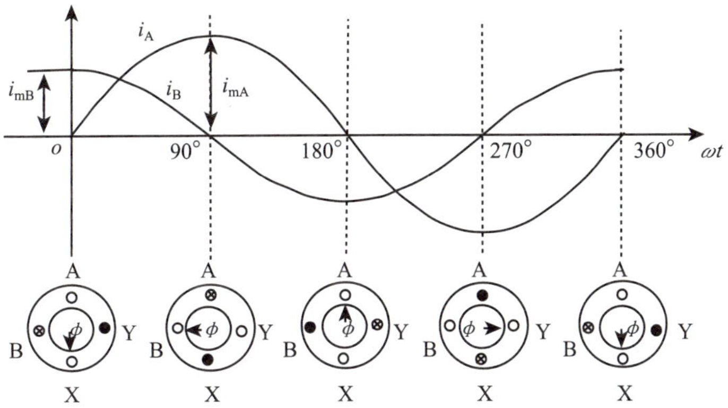

图 3-27　两相电流产生的旋转磁场

仿照分析三相异步电动机的旋转磁场相似的方法，可得到一个周期内当 $t=0$、$t=T/4$、$t=T/2$、$t=3T/4$、$t=T$ 时刻两相电流产生的磁场。由图 3-27 可知，电流的变化使磁场方向也相应随着改变，进而得到了旋转磁场，旋转磁场建立后使转子随旋转磁场的方向旋转。因为通过电容器对单相交流电剖相得到旋转磁场的两相电流，故该电容器通常被称为剖相电容器。

（二）电容运转式电动机的转向与调速

如图 3-28 所示，只要将主绕组和副绕组的端头对调，更换电容器串联的位置，旋转磁场的方向就会发生改变，进而改变电动机的转向。鉴于这种电动机的电磁转矩跟外加电压的高低相关，因此能够通过串联带有抽头的扼流圈来达成调速的目的，改变扼流圈的抽头就改变了定子绕组的电压，从而改变了电动机的转速。X 线机设备中的旋转阳极控制多采用这种调速方式。

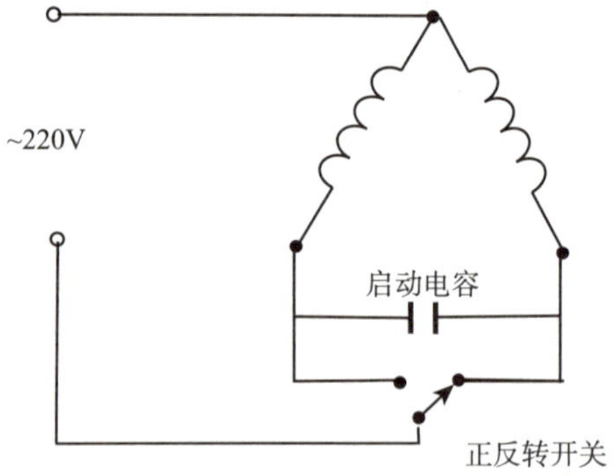

图 3-28 电容运转式电动机正反转控制

二、罩极式单相异步电动机

微课：罩极式异步电动机

罩极式单相异步电动机定子铁芯内缘具有凸出的磁极，主绕组绕在磁极之上，其结构如图 3-29 所示。在磁极极面大概 1/3 的位置开有小槽，嵌放一个闭合铜环，把磁极的小部分罩在环中，该铜环就是副绕组，又称短路环。套有短路环的磁极部分称为罩极。在主绕组通入电流形成脉动磁场后，主绕组在磁极中产生的磁通有一部分穿过罩极短路环，致使环中出现感应电流。依据楞次定律，短路环的感应电流所产生的磁场会对有短路环那部分磁极中磁通的变化起到阻碍作用。

当定子主绕组中通过的正弦交流电随时间增大时，没有短路环的那部分磁极的磁通也增大，然而，有短路环的磁极部分由于短路环感应电流所产生的磁通的阻碍，其磁场遭到削弱。此时，磁极的磁场分布状况为无短路环的部分较强，有短路环的部分较弱。当定子主绕组中通过的正弦交流电随时间减小时，没有短路环的那部分磁极的磁通减小，而有短路环的磁极部分由于短路环感应电流产生的磁通与主绕组产生的磁通方向一致而增强。此时，磁极的磁场分布状况为无短路环部分较弱，有短路环部分较强。所以当主绕组电流随时间变化时，定子磁场的方向也持续不断地发生变化，其作用与旋转磁场的作用相似，也可以使鼠笼型转子获得转矩而转动。

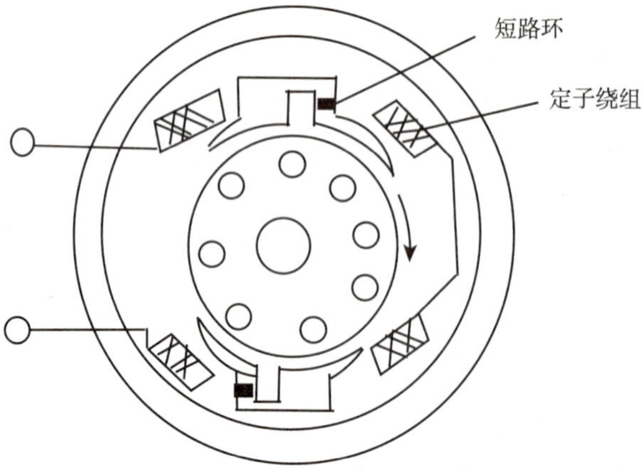

图 3-29 罩极式单相异步电动机结构

由于短路环的位置是固定的，罩极式单相异步电动机的定子形成的磁通相对固定，其旋转方向固定。罩极式单相异步电动机具备结构简易、制造便捷、运行平稳、可靠性强、启动性能良好及噪声较低等特性，常被应用于一些功率较小的仪器当中。

▶知识拓展

单相异步电动机在小型无人机与智能家居中的应用拓展

在小型无人机领域，单相异步电动机的应用越来越广泛。由于无人机对电机的重量、体积和效率有较高要求，单相异步电动机的轻量化和小型化设计使其成为一种理想的选择。通过采用高性能的永磁材料和优化的电机结构，可以提高单相异步电动机的功率密度和效率，延长无人机的续航时间。

同时，在一些新型的智能家居设备中，如智能窗帘、智能晾衣架等，单相异步电动机也得到了应用。这些设备需要电机具备低噪声、低能耗和可靠的启动性能，单相异步电动机正好满足了这些需求。通过与智能控制系统相结合，单相异步电动机可以实现这些家居设备的自动化控制，为用户带来更加便捷的生活体验。

第五节　直流电动机

直流电动机具有启动转矩较大、调速时能量消耗较少、调速平滑、调速范围广泛等特点，在对启动和调速有较高要求的机械中应用较为普遍。直流电动机由直流电源供电，故被称为直流电动机。

微课：直流电动机的结构

一、直流电动机的结构

直流电动机主要由定子和转子构成。

（一）定子

定子主要由主磁极、换向磁极、电刷装置及机座等构成（图 3-30）。

1. 主磁极　主要作用是产生恒定的主极磁场，由铁芯与励磁绕组组成，总数呈偶数。主磁极的励磁绕组套于铁芯之上，各绕组之间通常为串联。

2. 换向磁极　安装在两个主磁极的中间，其结构和主磁极相仿，数量一般和主磁极相同，它的绕组匝数较少，与电枢绕组经由电刷串联。它的作用在于优化换向，降低电刷与换向器之间的电火花。对于部分功率较小、对换向要求不高的直流电动机而言，可以不存在换向磁极。

3. 电刷装置　被固定于端盖上，主要由电刷、刷杆、刷握、弹簧等构成。电刷的主要材料通常为石墨，放置于刷握当中，并借助弹簧将电刷压在换向器的表面，刷握固定在刷杆上。电刷装置的作用：一是使旋转的电枢绕组能通过换向器、电刷与外电路接通，形成电枢绕组与外电路之间的回路；二是与换向器配合改变旋转的电枢绕组的电流方向。

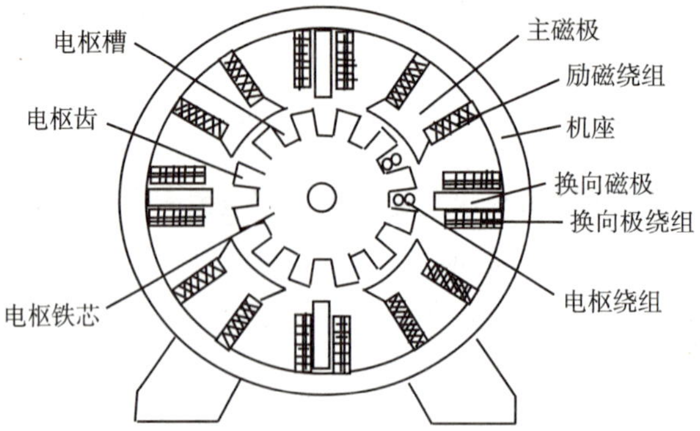

图 3-30　直流电动机的结构

（二）转子

转子也被称作电枢，主要涵盖电枢铁芯、电枢绕组、换向器、转轴、支架及风扇等。

1. 电枢铁芯　是主磁路的一部分，由硅钢片制成，被固定在转子支架上。

2. 电枢绕组　嵌在电枢铁芯的槽内，当转子于磁场中旋转时，电枢绕组会产生感应电动势；当电枢绕组中有电流流过时，电枢在磁场中受电磁力的作用而产生电磁转矩。换向器把电刷上的直流电流转换为电枢绕组内的交流电流，让转子产生恒定方向的电磁转矩。

二、直流电动机的工作原理

N、S 为主磁极，借助直流励磁构建起恒定磁场，如图 3-31 呈现了直流电动机基本的工作原理。电枢绕组的两个引出端子各自连接在换向片 1 和换向片 2 之上，电刷 A、B 分别与两个换向片相接，直流电源经由电刷和换向片与电枢绕组实现连通。电刷 A 连接电源的正极，电刷 B 连接电源的负极，电流从 A 流入，经由换向片 1、电枢绕组、换向片 2，再由 B 流出。电枢绕组处于主磁极所建立的磁场中，受到磁场力的作用，依据左手定则，磁场力产生电磁转矩，促使直流电动机的转子逆时针旋转。当电枢绕组及换向器转过 180°之后，换向片 1 与电刷 B 相接触，换向片 2 与电刷 A 相接触，电枢绕组的电流方向出现改变，依据左手定则能够判断此时转子所受的电磁力矩依然使转子逆时针旋转，所以转子旋转方向不变。由此分析可以发现，换向器能够自行改变电枢绕组电流的流动方向，使电枢绕组所受到的电磁转矩方向始终保持不变。

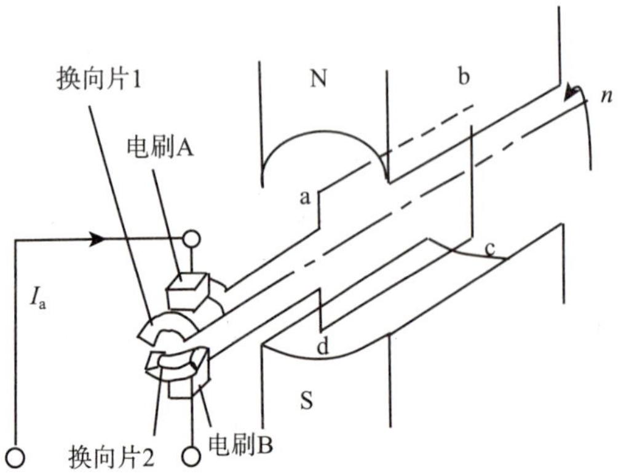

图 3-31　直流电动机工作原理示意图

三、直流电动机励磁方式

直流电动机的励磁由定子主磁极上的励磁绕组产生，是电动机建立磁场的过程。直流电动机的励磁方式为其主磁极励磁绕组供应电流的方式，能够划分为他励、并励、串励和复励四种。①他励：励磁绕组的电源由单独的励磁电源提供，和电枢绕组不存在直接的电关联。②并励：励磁绕组与电枢绕组并联，运用同一个直流电源进行供电。③串励：励磁绕组与电枢绕组串联，采用同一个直流电源供电，励磁电流和电枢电流相同。④复励：励磁绕组分为两部分，其中一部分绕组与电枢绕组串联，另一部分和电枢绕组并联，使用同一个直流电源供电。他励和并励两种方式较常用。

四、直流电动机的使用

微课：直流电动机的使用

（一）启动方式

以并励直流电动机为例。直流电动机在启动的时候，既需要具备足够大的启动转矩、较短的启动时间，同时启动电流也应当被限制在许可的范围内，通常启动电流为额定电流的1.5~2.5倍。

1. 直接启动　电枢绕组未运用限流措施，直接连接额定电压来启动。启动的瞬间，转子的转速 $n=0$，电枢绕组的电动势 $E=0$，接通电源电压 U 后，电枢绕组的启动电流 I_{st} 为

$$I_{st}=\frac{U-E}{R_a}=\frac{U}{R_a} \quad \text{（式 3-12）}$$

由于电枢绕组的电阻 R_a 很小，启动电流有可能达到额定电流的10~20倍，如此大的启动电流或许会在换向器上产生电火花，导致换向器损坏。启动转矩和启动电流成正比，所以其启动转矩极大，过大的启动转矩有可能致使生产机械受到损伤。直接启动仅适用于容量较小的直流电动机。

2. 串电阻启动　通过在电枢绕组的回路中串联限流电阻 R_{st}，以限制启动电流，在启动后逐渐切除启动电阻。启动瞬间 $n=0$，$E=0$，启动电流 I 为

$$I=\frac{U-E}{R_a+R_{st}}=\frac{U}{R_a+R_{st}} \quad \text{（式 3-13）}$$

（二）直流电动机的调速

生产过程中直流电动机需要不同的转速，他励电动机大多运用变电压调速，也就是在保持负载转矩、额定励磁、电枢回路电阻不变的情形下，借由降低电枢电压来改变速度。并励电动机常采用变磁通调速，即在励磁回路里改变串联电阻的阻值，进而通过改变励磁电流的方式来调速。直流电动机的调速范围广、调速简单、可无级变速，相比较交流电动机在调速方面有优势，一些对调速要求较高的生产设备多使用直流电动机。

（三）直流电动机的转向

改变直流电动机转向的方法有两种，其一为励磁绕组两端的电压极性保持不变，将电枢绕组反接，从而改变电枢电流的方向；其二是电枢两端的电压极性不变，反接励磁绕组，改变励磁电流的方

向，进而改变主磁极的磁性方向。若同时改变电枢电流方向和励磁电流方向，电动机的转向不会改变。

▶知识拓展

直流电动机在机器人与新能源汽车领域的应用

在机器人领域，直流电动机是常用的驱动电机之一。特别是在高精度、高响应速度的机器人关节控制中，直流电动机的优势得以充分体现。随着机器人技术的不断发展，对直流电动机的控制精度和动态性能要求越来越高。例如，在手术机器人领域，直流电动机需要能够精确地控制手术器械的运动，并且在不同的负载条件下保持稳定的性能。为了满足这些要求，研究人员采用了先进的控制算法和高精度的传感器技术，实现了对直流电动机的精确控制。

此外，在新能源汽车的辅助系统（如电动助力转向系统、空调压缩机等）中，直流电动机也有广泛的应用。这些应用场景对直流电动机的效率、可靠性和噪声水平提出了严格的要求。通过优化电机的设计和制造工艺，以及采用新型的材料和控制技术，可以提高直流电动机在这些领域的性能，促进新能源汽车的发展。

—• 考试知识点总结 •—

—• 本章小结 •—

—• 协和云课堂…… 拓展练习及参考答案 •—

（刘　冰）

第四章　常用半导体器件及其性能指标

教学课件

学习目标

素质目标

（1）强化科技素养，激发对半导体技术的兴趣和热情。

（2）强化实践意识和创新思维，积极在半导体器件领域进行探索和创新。

知识目标

（1）掌握：半导体器件的基本原理、分类及特性。

（2）熟悉：半导体器件性能参数和选型依据。

能力目标

（1）具备分析和设计半导体器件电路的能力，能够解决实际问题。

（2）能够运用所学知识，进行半导体器件的选型、测试和应用。

（3）培养自主学习和持续进步能力，以适应半导体技术的快速发展。

案例导入

【案例】

在现代医疗领域，便携式医疗设备如血糖仪、血压计等已成为家庭常备品。这些设备内部的核心部件之一就是半导体器件，它们负责信号的采集、放大与处理，确保测量结果的准确性与稳定性。以血糖仪为例，其通过半导体传感器检测血液中的葡萄糖含量，并转换为电信号进行后续处理。

【问题】

1. 半导体器件在血糖仪中起到了怎样的作用？
2. 半导体器件是如何实现血糖测量的高精度与稳定性的？
3. 半导体器件还有哪些类型，在医学电子领域中又有哪些其他重要应用？

·核心知识拆解·

半导体基础与PN结，这是理解半导体器件工作的基石。掌握半导体的导电机制、PN结的形成及特性，对于后续学习各种半导体器件至关重要。二极管与三极管，作为最基本的半导体器件，它们的结构、工作原理及应用是学习的重点。理解二极管的单向导电性及三极管的放大作用，有助于掌握电子电路的基本分析方法。特殊半导体器件，如场效应晶体管、晶闸管及半导体传感器等，它们各具特色，在电子电路中发挥着重要作用。了解这些器件的结构、特性及应用，可以拓宽电子电路设计的思路。通过本章的学习，将深入理解半导体器件的工作原理，掌握其分析方法及应用技巧，为后续的课程打下坚实的基础。

微课：半导体概述

第一节　半导体基础知识

半导体，是一种导电性能介于导体与绝缘体之间的特殊材料。与金属导体不同，半导体在常温下的导电性能较弱，但其导电性能可以随温度、光照或掺杂等外部条件的改变而发生显著变化。这种可调控的特性使得半导体成为现代电子技术不可或缺的基础材料。

半导体的导电性能主要由其内部的能带结构决定。在半导体中，最重要的能带是价带和导带。价带是价电子所处的能带，导带则是电子可以自由移动导电的能带。在绝对零度下，价带被电子填满，导带为空，半导体不导电（表现为绝缘体）。然而，随着温度升高或受到其他能量激发（如光照），部分价电子获得足够能量跃迁至导带，成为自由电子，同时在价带留下带正电的空穴。这些可自由移动的电子和空穴共同构成半导体的载流子，负责传递电流。

半导体的种类繁多，包括元素半导体（如硅、锗）和化合物半导体（如砷化镓、磷化铟等）。其中，硅因其储量丰富、性能稳定且易于加工，成为现代半导体工业的主流材料。而化合物半导体则凭借其特定的电学、光学和热学性质，在高速、高频电子器件及光电子领域展现出独特优势。

此外，半导体的导电性能可以通过掺杂技术进行精确调控。通过向半导体中掺入微量的特定杂质元素，可以显著改变其导电类型、载流子浓度和迁移率等关键参数，从而满足不同电子器件的特定需求。这种高度的可调控性是半导体器件具备强大灵活性和设计性的关键所在。

微课：本征半导体

一、本征半导体

本征半导体，又称纯净半导体，是化学成分纯净、未经过任何掺杂处理的半导体单晶材料（如纯净的硅或锗单晶）。

在本征半导体中，其导电特性完全由材料本身的原子结构和热激发决定。如前所述，在绝对零度下，价带被填满，导带为空，本征半导体不导电。随着温度升高，价带中的部分电子因热运动获得足够能量，克服禁带宽度跃迁至导带，成为自由电子。同时，在价带中留下等量的空穴，如图4-1所示。这些由热激发产生的成对出现的自由电子和空穴，就是本征半导体的载流子。本征半导体的载流子浓度（包括电子浓度和空穴浓度）很低，且严格相等（电子浓度=空穴浓度），因此其导电性能在常温下相对较弱。其导电性能随温度升高而显著增强，这是本征激发占主导地位的结果。

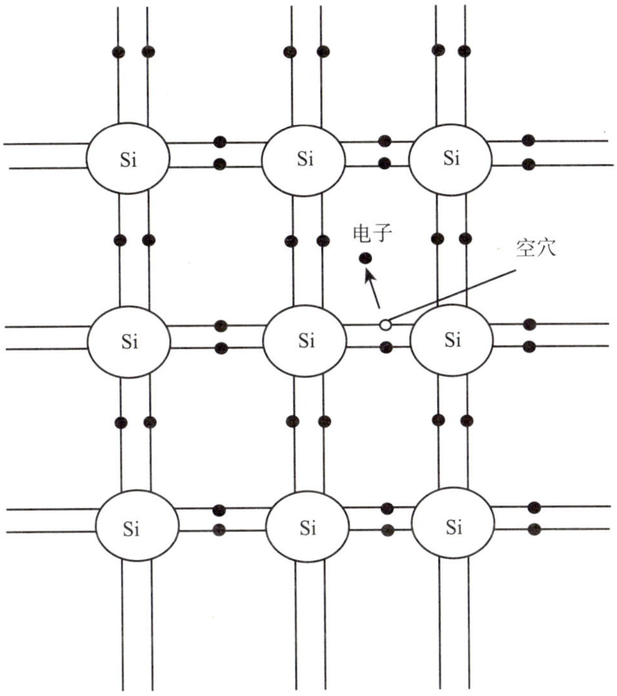

图 4-1　硅晶体中电子空穴对的形成

本征半导体的载流子浓度与温度密切相关。随着温度的升高，越来越多的价电子获得足够的热能，跃迁至导带，使得载流子浓度增加。同时，温度升高也会促进载流子的运动速度，从而提高半导体的导电性能。然而，当温度达到一定程度后，载流子浓度的增加速度会逐渐减缓，因为此时大部分价电子已经跃迁至导带，剩余的价电子需要更高的能量才能跃迁。

本征半导体的电导率是其导电性能的重要指标。电导率越大，表示半导体的导电性能越好。本征半导体的电导率与载流子浓度和迁移率有关。载流子浓度越高，迁移率越大，电导率也就越大。然而，在常温下，本征半导体的载流子浓度较低，因此其电导率也相对较低。为了提高半导体的导电性能，通常需要通过掺杂技术引入额外的载流子。

本征半导体在电子技术中具有广泛的应用前景。然而，由于其导电性能受温度影响较大，且在常温下电导率较低，因此在实际应用中往往需要通过掺杂技术对其进行改性处理。

二、杂质半导体

杂质半导体，顾名思义，是在纯净的半导体材料（本征半导体）中故意引入少量杂质元素后形成的半导体。这些杂质元素的引入，可以显著改变半导体的导电性能，使其更加符合特定电子器件的需求。杂质半导体是半导体器件制造中不可或缺的材料。

微课：杂质半导体

掺杂，是向半导体中引入杂质元素的过程。通过掺杂，可以在半导体中形成额外的电子或空穴，从而改变其导电类型、载流子浓度和迁移率等关键参数。掺杂原理基于半导体能带结构的特点，通过引入杂质能级，影响半导体中载流子的分布和运动。

根据掺杂元素的不同，杂质半导体可以分为 N 型半导体和 P 型半导体两种类型。

1. N型半导体 在纯净的半导体中掺入五价元素（如磷、砷等），这些元素替代了半导体中的部分四价元素（如硅），从而形成了额外的电子。这些电子成为N型半导体的主要载流子，使得N型半导体在导电时主要依赖电子的迁移，如图4-2所示。

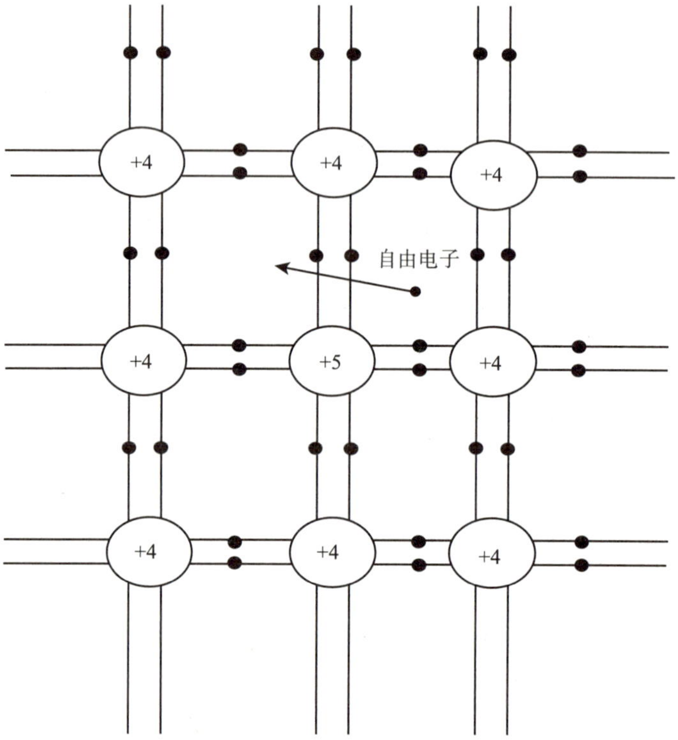

图4-2 N型半导体

2. P型半导体 在纯净的半导体中掺入三价元素（如硼、铝等），这些元素同样替代了半导体中的部分四价元素，但形成了额外的空穴。这些空穴成为P型半导体的主要载流子，使得P型半导体在导电时主要依赖空穴的迁移，如图4-3所示。

杂质半导体的引入，对半导体的性能产生了显著影响。首先，掺杂提高了半导体的导电性能。通过精确控制掺杂元素的种类和浓度，可以调控半导体的载流子浓度和迁移率，从而满足特定电子器件对导电性能的需求。其次，掺杂改变了半导体的导电类型。通过选择不同类型的掺杂元素，可以制备出N型或P型半导体，为电子器件的设计提供了更多的选择。最后，掺杂还影响了半导体的其他性能，如光电效应、热敏效应等。这些特性的改变，使杂质半导体在太阳能电池、光电探测器、温度传感器等领域具有广泛的应用前景。

杂质半导体在电子技术中具有广泛的应用。例如，在二极管、三极管等半导体器件中，杂质半导体作为关键材料，实现了电流的放大、开关等功能。在集成电路中，杂质半导体更是不可或缺的元素，它们构成了各种逻辑门电路、存储器等复杂结构。此外，随着新型半导体材料的研发和掺杂技术的不断进步，杂质半导体在光电子、微电子、纳米电子等领域也展现出了巨大的应用潜力。

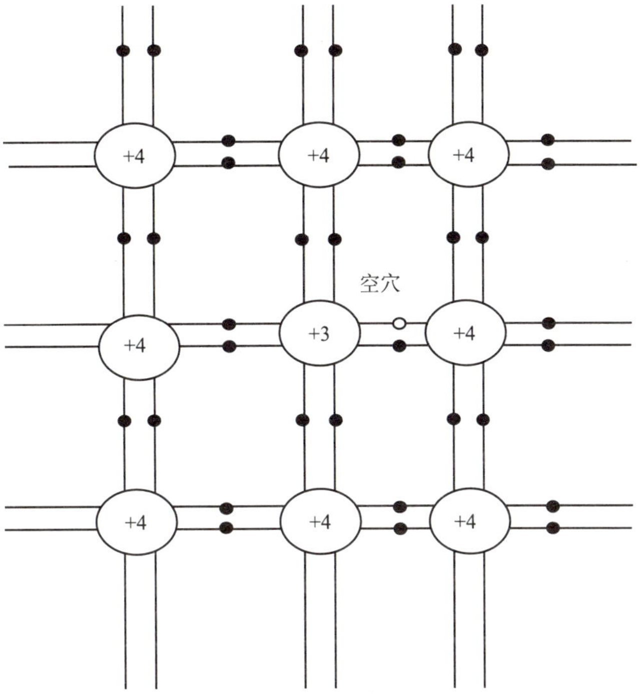

图 4-3　P 型半导体

三、PN 结及其单向导电性

微课：PN 结及其单向导电性

PN 结，是 P 型半导体与 N 型半导体通过特定工艺紧密结合后，在它们交界面处形成的一种具有特殊电学性质的结构。在 P 型半导体中，多数载流子为空穴；而在 N 型半导体中，多数载流子为电子。当这两种半导体紧密接触时，由于载流子浓度的显著差异，会发生载流子的扩散运动［图 4-4（a）］，进而在交界面附近形成空间电荷区，即 PN 结［图 4-4（b）］。

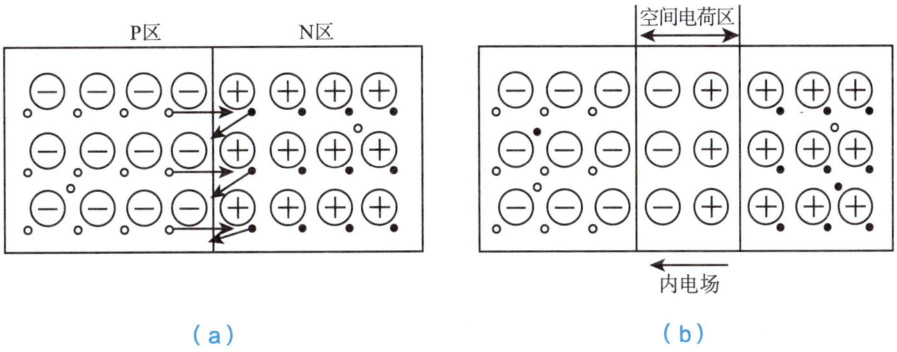

图 4-4　PN 结的形成

（a）载流子扩散示意图；（b）空间电荷区

（一）PN 结的形成

PN 结的形成过程可以分为三个阶段：载流子扩散、内建电场形成和动态平衡。为了更好地理解这一过程，可以将其比作两个不同浓度的溶液混合的过程。当 P 型半导体和 N 型半导体接触时，载流子（空穴和电子）会从高浓度区域向低浓度区域扩散，类似于溶液中的分子扩散。随着扩散的进行，交界面附近会形成一个内建电场，阻止进一步的扩散，最终达到动态平衡状态。

1. 载流子扩散 当P型半导体与N型半导体接触时，由于浓度差异，P型半导体中的空穴会向N型半导体扩散，同时N型半导体中的电子也会向P型半导体扩散。

2. 内建电场形成 随着载流子的扩散，P区留下带负电的受主离子，N区留下带正电的施主离子。这些离子在交界面附近聚集，形成了空间电荷区。空间电荷区内的正负电荷产生了内建电场，其方向由N区指向P区，这个电场有效地阻止了载流子的进一步扩散。

3. 动态平衡 在内建电场的作用下，载流子的扩散运动与漂移运动逐渐达到动态平衡。此时，PN结内部形成了一个耗尽层，该层内几乎没有自由载流子，因此不导电。

（二）PN结的单向导电性

PN结的一个显著特性是单向导电性，即它只允许电流在一个特定的方向上通过。这一特性是由PN结的内建电场和耗尽层的存在所决定的。

1. 正向偏置 当在PN结的两端加上正向电压（即P区接正极，N区接负极）时，外加电场与内建电场的方向相反。这导致内建电场被削弱，耗尽层变窄，从而允许载流子通过耗尽层形成较大的电流。在正向偏置下，PN结呈现低阻态，允许电流顺畅通过。如图4-5（a）所示。

2. 反向偏置 相反，当在PN结的两端加上反向电压（即P区接负极，N区接正极）时，外加电场与内建电场的方向相同。这导致内建电场被增强，耗尽层变宽，载流子难以通过耗尽层，因此形成的电流很小。在反向偏置下，PN结呈现高阻态，几乎不导电。这种特性使得PN结在电子电路中能够起到整流、隔离和保护等作用。如图4-5（b）所示。

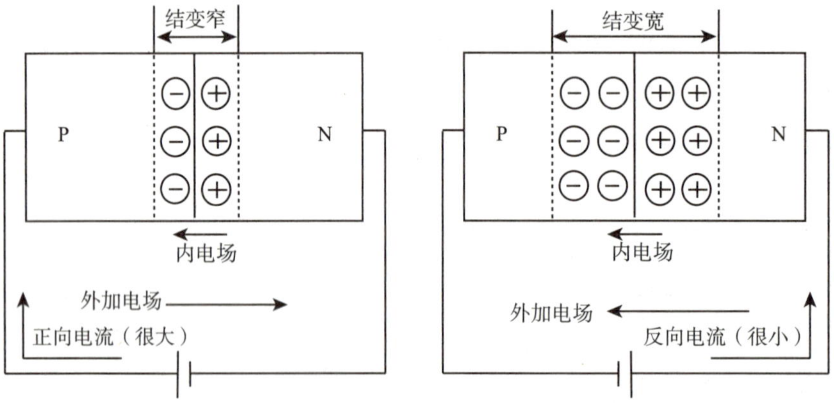

（a）　　（b）

图4-5 PN结的单向导电性

（a）PN结正向偏置；（b）PN结反向偏置

进一步来说，PN结的单向导电性是其作为半导体器件基础的关键所在。在正向偏置下，PN结能够导通大电流，实现信号的放大和传输；而在反向偏置下，PN结则能够阻断电流，保护电路中的其他元件不受损害。这种特性使得PN结在电子电路中具有广泛的应用，如整流器、开关、稳压器等。此外，PN结的单向导电性还与温度密切相关。随着温度的升高，PN结的内建电场会减弱，耗尽层会变窄，从而导致其正向导通电压降低。这一特性使得PN结在温度传感器等应用中具有独特的优势。

第二节　半导体二极管

一、二极管的基本结构

微课：二极管的基本结构

在 PN 结的基础上，通过适当的工艺，分别从 P 区和 N 区引出电极，并加上相应的封装，就构成了二极管。将 P 区引出的电极称为阳极（或正极），N 区引出的电极称为阴极（或负极）。根据封装形式和用途的不同，二极管可分为多种类型，如点接触型、面接触型和平面型等。点接触型二极管适用于高频和小功率电路，面接触型二极管适用于整流电路，而平面型二极管则常用于脉冲电路中的开关元件，如图 4-6 所示。

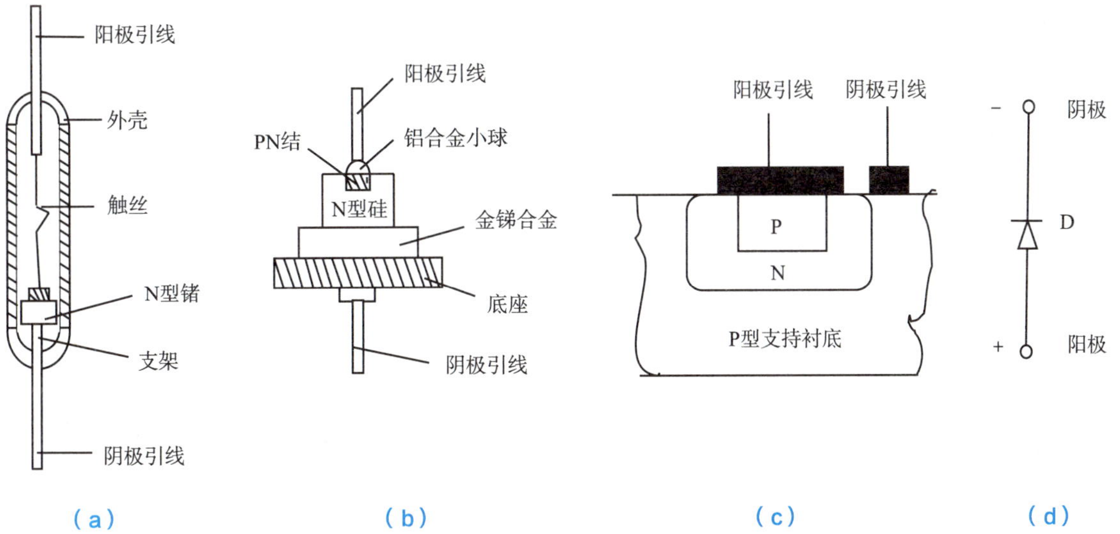

图 4-6　半导体二极管的类型与符号

（a）点接触型二极管；（b）面接触型二极管；（c）平面型二极管；（d）图形符号

二、二极管的伏安特性

微课：二极管的伏安特性

二极管的伏安特性是描述二极管电压与电流之间关系的重要参数。理解二极管的伏安特性对于电子电路的设计与分析至关重要。

二极管的伏安特性曲线（图 4-7）通常分为正向特性和反向特性。

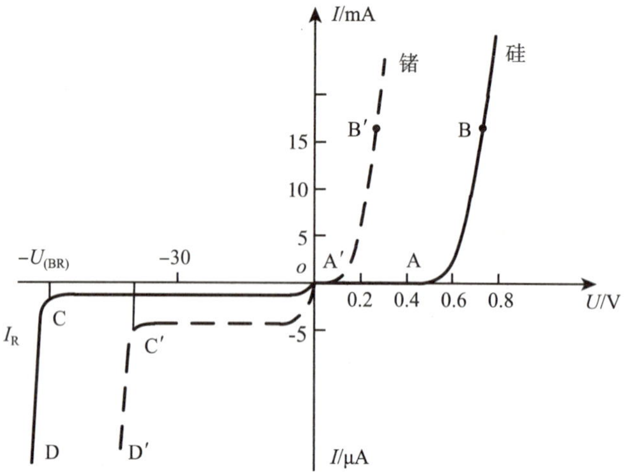

图 4-7　二极管的伏安特性曲线

（一）正向特性

当二极管的正向电压逐渐增加时，其正向电流会经历一个从几乎为零到迅速增大的过程。当正向电压较小时，由于二极管的内部电阻较大，正向电流几乎为零。当正向电压达到某一临界值即门槛电压（硅二极管约为 0.5V，锗二极管约为 0.1V）时，二极管开始导通，正向电流急剧增大。此后，二极管的正向电压与正向电流之间呈现近似指数的关系。随着正向电压的进一步增加，正向电流继续增大，但电压的变化对电流的影响逐渐减小，伏安特性曲线趋于平缓。

（二）反向特性

在反向电压作用下，二极管的正向电流几乎为零，仅存在微小的反向电流，称为反向饱和电流。反向饱和电流的大小与二极管的材料和温度有关，一般很小且近似为常数。当反向电压增加到某一临界值，即反向击穿电压时，反向电流会急剧增大，二极管进入反向击穿状态。在反向击穿区域，二极管不再具有单向导电性，可能因电流过大而损坏。因此，在实际应用中应避免二极管承受过高的反向电压。

二极管的伏安特性还受到温度的影响。随着温度的升高，二极管的门槛电压会减小，正向特性曲线会向左移动；同时反向饱和电流会增大，反向特性曲线会向下移动。这些特性使得在温度变化较大的环境中应用二极管时需要注意稳定性问题。

三、二极管的主要参数

微课：二极管的主要参数

在半导体二极管的应用中，选择合适的型号至关重要，必须对二极管的主要参数深入理解。以下是四个关键的二极管参数及其详细说明。

（一）最大整流电流（I_{OM}）

最大整流电流是二极管在正向偏置条件下能够安全承载的最大平均电流。在设计电路时，必须确保通过二极管的电流不超过 I_{OM}，以防止二极管因过热而损坏。这一参数对于确定二极管在整流电路中的适用性至关重要。

（二）最大反向工作电压（U_{RM}）

最大反向工作电压是二极管在反向偏置时能承受的最大电压。当反向电压超过 U_{RM} 时，二极管可能会发生反向击穿，导致永久损坏。因此，在选择二极管时，必须确保其 U_{RM} 值高于电路中的最大反向电压，以确保二极管的可靠工作。

（三）反向电流（I_R）

反向电流是在反向偏置条件下通过二极管的电流。尽管在理想情况下反向电流应为零，但实际上总会有一定的漏电流存在。I_R 的大小反映了二极管在反向偏置下的隔离性能。对于需要高反向隔离度的应用，应选择 I_R 较小的二极管。

（四）最高工作频率（f_M）

最高工作频率是二极管能够正常工作的最高信号频率。在高频应用中，二极管的结电容会影响其性能，因此 f_M 是选择高频二极管时需要考虑的关键参数。对于需要处理高频信号的电路，应选择 f_M 较高的二极管以确保信号的完整传输。

除上述四个主要参数外，半导体二极管还有其他重要参数。例如，正向压降（U_f）表示在特定正向电流条件下二极管两端的电压减少量，直接关系到二极管导通时的电能损耗；动态电阻（r_d）是二极管正向特性曲线斜率的倒数，与工作电流水平紧密相关；反向恢复时间关乎二极管从正向导通迅速转为反向阻断状态时，反向电流从峰值衰减至接近初始反向电流（I_R）所需的时间。对于高频开关应用中的二极管来说，这一特性尤为关键。在设计或选用二极管时，需根据实际应用背景和需求，全面考量这些特性参数，以确保电路系统既稳定又可靠。

四、特殊二极管

微课：特殊二极管

除常见的普通二极管外，还有一些特殊类型的二极管，如稳压二极管、发光二极管、光电二极管和变容二极管。这些特殊二极管在各自的领域中发挥着独特的作用。

（一）稳压二极管

稳压二极管又称齐纳二极管，是一种具有稳定电压输出特性的二极管。其主要工作原理是利用 PN 结的反向击穿特性，当反向电压超过某一临界值时，二极管进入击穿状态，此时反向电流急剧增加，但反向电压基本保持不变。利用这一特性，稳压二极管可以在电路中起到稳定电压的作用，如图 4-8 所示。

稳压二极管的主要参数包括稳定电压（U_Z）、最大稳定电流（I_{Zmax}）、最大功耗（P_{Zmax}）和动态电阻（R_Z）。稳定电压是二极管在稳定工作时的反向电压，它决定了稳压二极管的输出电压。最大稳定电流是二极管能够长时间稳定工作的最大反向电流，超过此值可能会导致二极管过热损坏。最大功耗是二极管在稳定工作时所能承受的最大功率损耗。动态电阻则反映了稳压二极管在负载变化时对电压波动的敏感程度。

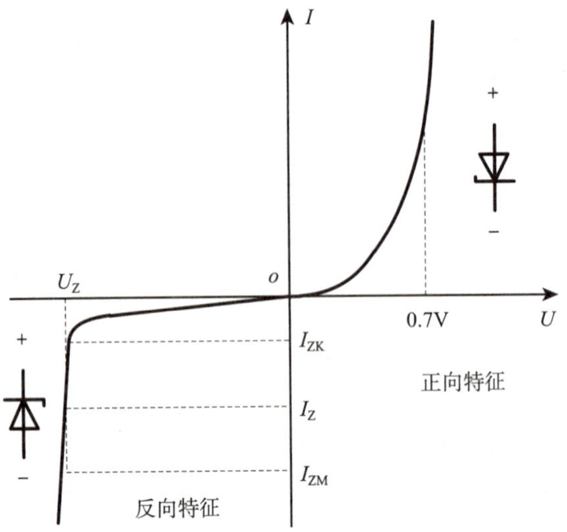

图 4-8　稳压二极管的伏安特性曲线及符号

稳压二极管在电路中的典型应用是构建稳压电源。通过串联一个限流电阻，将稳压二极管接入电路，当输入电压变化时，稳压二极管通过调整反向电流来保持输出电压的稳定。此外，稳压二极管还可以用于电路的过压保护。当电压超过一定值时，二极管击穿，将多余的电压泄放掉，从而保护其他元件不受损坏。

（二）发光二极管

发光二极管（light emitting diode，LED）是一种能将电能转化为光能的半导体器件。其核心结构是一个 PN 结，当电流通过时，电子从 N 区跨越到 P 区，与空穴复合并释放出光子，从而产生可见光。不同的 LED 具有不同的发光波长和效率，取决于半导体材料的种类和掺杂方式。

按半导体材料的种类和掺杂方式可分为：①GaAsP（gallium arsenide phosphide，磷砷化镓）光电二极管，主要用于红色和黄色 LED；②GaP（gallium phosphide，磷化镓）光电二极管，主要用于绿色 LED；③InGaN（indium gallium nitride，氮化铟镓）光电二极管，主要用于蓝色、绿色和白色 LED。

此外，LED 还可以根据制造工艺和结构进行分类，如 RGB LED（red-green-blue LED，红绿蓝三色发光二极管），它由红、绿、蓝三种基本颜色的 LED 组合而成，能够产生丰富多彩的光效。

LED 因其高效、耐用和可靠的特点，在照明、指示灯、显示屏和通信等领域有广泛应用。在照明领域，LED 逐渐取代了传统照明技术，成为室内外照明领域的主力。在显示屏领域，LED 显示屏具有高亮度、高对比度和低功耗等优点，被广泛应用于户外广告牌、室内显示屏和电视等领域。此外，LED 还被用作光纤通信和无线通信设备中的指示灯和信号源。

（三）光电二极管

光电二极管是一种能将光能转变为电能的反向偏置晶体二极管。当光电二极管受到光照射时，光子在 PN 结中激发出电子-空穴对，这些载流子在电场的作用下形成电流，从而将光信号转换为电信号。

光电二极管的主要参数包括响应灵敏度、响应速度和噪声。响应灵敏度是光电二极管将光信号转换为电信号的效率，决定了光电二极管的探测能力。响应速度是光电二极管对光信号的响应速度，决定了光电二极管在高速光信号探测中的应用范围。噪声是光电二极管在探测过程中产生的无用信号，会影响光电二极管的探测精度。

光电二极管在光纤通信、激光测距和自动控制等领域有广泛应用。在光纤通信中，光电二极管作为光接收器，将光信号转换为电信号，实现光信号的传输和接收。在激光测距中，光电二极管用于探测激光束的反射信号，通过测量反射时间来确定目标距离。在自动控制系统中，光电二极管用于检测光信号的变化，从而实现对系统的自动控制。

（四）变容二极管

变容二极管是一种具有电容随电压变化特性的二极管。其核心结构是一个 PN 结，当 PN 结上的电压变化时，PN 结的耗尽层宽度也随之变化，从而导致二极管的电容发生变化。

变容二极管的主要参数包括电容变化范围、电容变化率和品质因数。电容变化范围是变容二极管在不同电压下的电容值范围。电容变化率是电容随电压变化的快慢程度。品质因数则反映了变容二极管的频率响应特性。

变容二极管在高频电路和通信系统中有广泛应用。在高频电路中，变容二极管可以作为调谐电路的一部分，通过改变电容值来调整电路的谐振频率。在通信系统中，变容二极管可以用于频率调制和频率解调，实现信号的频率变换。此外，变容二极管还可以用于制作压控振荡器和频率合成器等电路。

综上所述，稳压二极管、发光二极管、光电二极管和变容二极管等特殊二极管在各自的领域中发挥着独特的作用。它们不仅丰富了二极管的应用范围，也为现代电子技术的发展提供了有力的支持。

▶知识拓展

半导体二极管的反向饱和电流与医学信号采集

半导体二极管的反向饱和电流是衡量其单向导电性的关键指标，是指反向偏置时 PN 结的微小漏电流（硅管纳安级，锗管微安级），随温度呈指数增长（温度每升 10℃约增 1 倍）。

在医学电子中，该参数直接影响微弱生物信号采集质量。以脑电信号（μV 级）放大为例，若二极管反向饱和电流较大，其噪声会淹没真实信号，且温漂可能导致基线波动。如锗二极管漏电流比硅管高 3 个数量级，易使微伏级脑电信号被噪声掩盖。

设计中需优选低漏电硅基二极管（如 1N4148，漏电流<1nA），并通过差分电路补偿温度影响，确保前置放大电路信噪比达标，满足医学信号高精度采集需求。

第三节 晶体三极管

晶体三极管也称为双极性晶体管，简称三极管或晶体管，作为一种关键的电子元件，在电子电路中发挥着不可或缺的作用。三极管的电流放大作用是其最为核心和重要的功能之一。本节将从三极管的基本结构出发，详细探讨其电流放大作用的原理、特性及其在电子电路中的应用。

一、三极管的基本结构

微课：三极管的基本结构

半导体三极管由三层半导体材料构成，分别为发射区、基区和集电区，它们之间通过两个 PN 结相连。根据半导体材料的不同组合方式，三极管可以分为 NPN 型和 PNP 型两种，如图 4-9 所示。

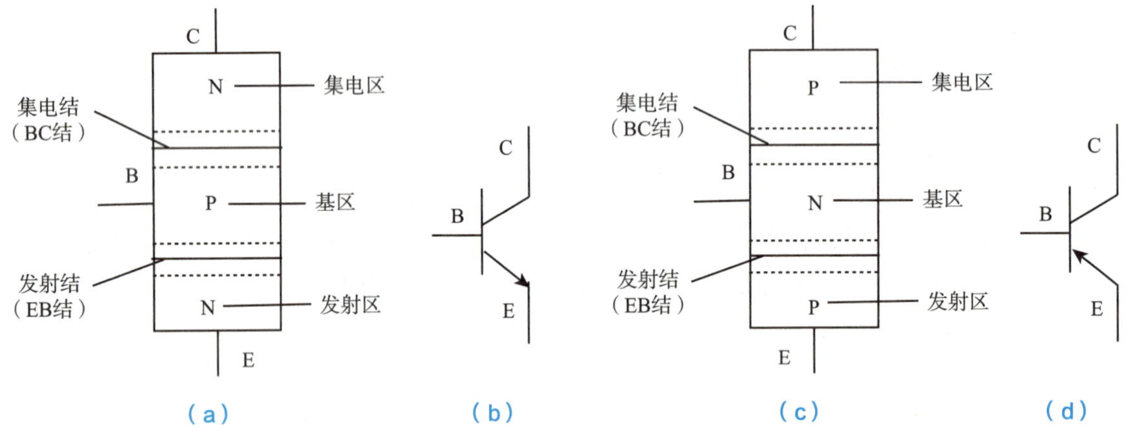

图 4-9　三极管的结构示意及图形符号

（a）、（b）NPN 型三极管；（c）、（d）PNP 型三极管

（一）NPN 型三极管

NPN 型三极管由 N 型半导体材料制成的发射区、P 型半导体材料制成的基区和 N 型半导体材料制成的集电区组成。发射区与基区之间形成发射结（EB 结），基区与集电区之间形成集电结（BC 结）。

（二）PNP 型三极管

PNP 型三极管的结构与 NPN 型相反，由 P 型半导体材料制成的发射区、N 型半导体材料制成的基区和 P 型半导体材料制成的集电区组成。同样，发射区与基区之间形成发射结（EB 结），基区与集电区之间形成集电结（BC 结）。

三极管的三个电极分别为集电极（collector）、基极（base）和发射极（emitter）。集电极是收集电流的区域，基极是控制电流的区域，发射极是发射电流的区域。

二、三极管的电流放大作用原理

微课：三极管的电流放大原理

三极管的电流放大作用是通过控制基极电流的微小变化来实现对集电极电流的大幅度控制。这一原理基于半导体材料中的 PN 结特性和载流子的运动规律，如图 4-10 所示。

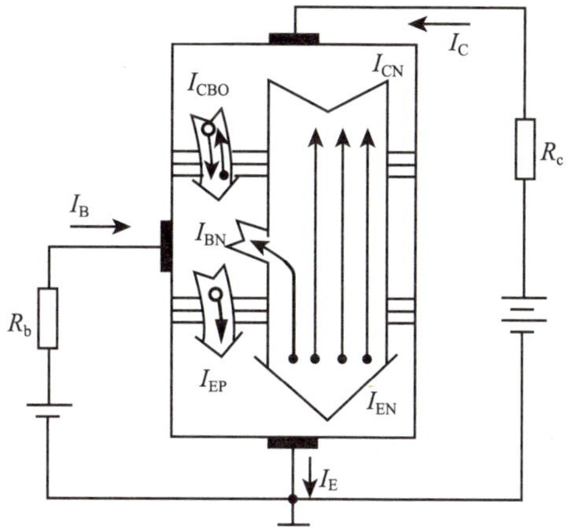

图 4-10　三极管内部载流子运动示意图

（一）发射结的正向导通

当三极管的发射结正向偏置时（即发射极电压高于基极电压，对于 NPN 型；或发射极电压低于基极电压，对于 PNP 型），发射区中的自由电子（对于 NPN 型）或空穴（对于 PNP 型）会被注入基区。这一过程中，发射结相当于一个正向导通的二极管。

（二）基区中的载流子传输

注入基区的电子或空穴在基区中传输时，由于基区较薄且掺杂浓度较低，它们会迅速穿过基区进入集电区。在传输过程中，只有一小部分电子或空穴会与基区中的空穴或电子复合，形成基极电流（I_B）。

（三）集电结的反向偏置

当三极管的集电结反向偏置时（即集电极电压高于基极电压，对于 NPN 型；或集电极电压低于基极电压，对于 PNP 型），集电区中的电场会吸引穿过基区的电子或空穴，使它们迅速流向集电极。这一过程中，集电结相当于一个反向偏置的二极管，阻止电子或空穴从集电区流回基区。

（四）集电极电流的放大

在集电极电场的作用下，穿过基区的电子或空穴被加速并收集到集电极，形成集电极电流（I_C）。由于基极电流（I_B）很小，而集电极电流（I_C）很大，因此集电极电流是基极电流的 β 倍。即 $I_C=\beta\times I_B$，其中 β 为电流放大倍数。

三、三极管的电流放大特性

微课：三极管的电流放大特性

三极管展现出的电流放大特性对其在电子电路中的应用及性能至关重要。这些特性通过三极管的特性曲线，即伏安特性曲线得以体现。该曲线描绘了三极管各电极间电压与电流的关系，不仅是评估三极管质量和特性的有效工具，还是辅助精确估算三极管的关键参数，对于三极管电路的分析与设计具有指导意义。根据三极管的不同连接方式，可观察到不同的特性曲线。其中，共发射极电路因其广泛应用而尤为突出，如图 4-11 所示。共发射极特性曲线既可通过手动描点绘制，也可利用晶体管特性图示仪直接呈现，为电路设计与优化提供了直观依据。

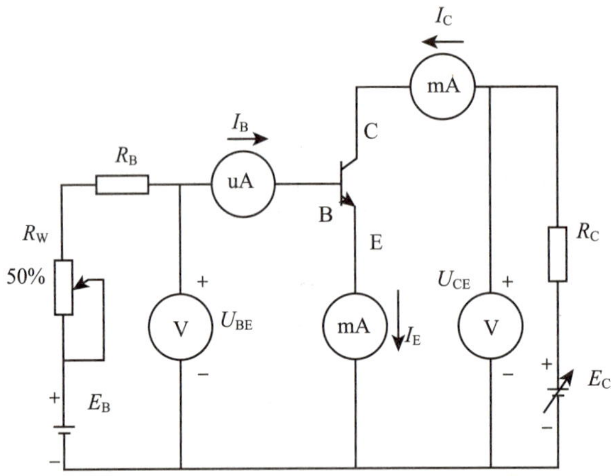

图 4-11　三极管共发射极特性曲线测试电路

（一）输入特性

三极管的输入特性是基极电流（I_B）与发射极-基极电压（U_{BE}）之间的关系。在输入特性曲线中，当 U_{BE} 较小时，I_B 较小；随着 U_{BE} 的增加，I_B 逐渐增大。但需要注意的是，当 U_{BE} 增加到一定程度时，I_B 将不再随 U_{BE} 的增加而线性增加，而是趋于饱和。

输入特性曲线是描述三极管基极电流（I_B）与发射极-基极电压（U_{BE}）之间关系的曲线。在绘制输入特性曲线时，通常固定集电极-发射极电压（U_{CE}）为某一值，然后测量不同 U_{BE} 下的 I_B 值，如图 4-12（a）所示。

当 U_{BE} 较小时，发射结处于反偏状态，电子难以从发射区注入基区，因此 I_B 很小。

随着 U_{BE} 的增加，发射结逐渐正向偏置，电子注入基区的数量增加，I_B 也随之增大。

当 U_{BE} 增加到一定程度时，发射结完全正向偏置，电子注入基区的数量趋于饱和，I_B 的增长速度减慢。

输入特性曲线反映了三极管在输入端的电压-电流关系，对于理解三极管的输入特性及选择合适的偏置电压至关重要。

（二）输出特性

三极管的输出特性是集电极电流（I_C）与集电极-发射极电压（U_{CE}）之间的关系，通常在不同的基极电流（I_B）下绘制，如图 4-12（b）所示。在输出特性曲线中，当 U_{CE} 较小时，I_C 较小；随着 U_{CE} 的增加，I_C 逐渐增大。但当 U_{CE} 增加到一定程度时，I_C 将趋于饱和值，不再随 U_{CE} 的增加而增加。此外，对于不同的 I_B 值，输出特性曲线的形状和位置会有所不同。随着 I_B 的增加，输出特性曲线会向上移动，且饱和区的位置也会相应改变。通过比较不同 I_B 值下的输出特性曲线，可以深入了解三极管在不同工作状态下的性能表现。输出特性曲线特点如下。

1. 截止区　当 U_{CE} 较小时，集电结处于反偏状态，集电区收集电子的能力较弱，因此 I_C 很小。此时，三极管处于截止状态，相当于一个断开的开关。

2. 放大区　随着 U_{CE} 的增加，集电结反偏电场增强，集电区收集电子的能力提高，I_C 也随之增大。在放大区内，I_C 与 U_{CE} 之间近似呈线性关系，且随着 I_B 的增加，I_C 的增长速度加快。这是三极管实现放大的关键区域。

3. 饱和区　当 U_{CE} 增加到一定程度时，集电区收集电子的能力趋于饱和，I_C 的增长速度减慢，最终趋于稳定。此时，三极管进入饱和状态，相当于一个导通的开关。在饱和区内，I_C 与 U_{CE} 之间的关系不再呈线性关系，且随着 I_B 的增加，I_C 的增长速度不再显著。

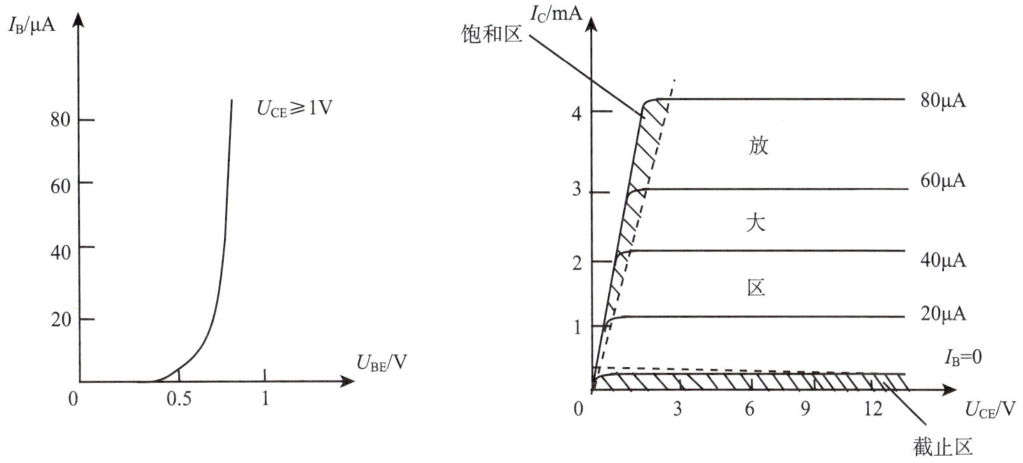

（a）　　（b）

图 4-12　三极管共发射极接法伏安特性曲线

（a）输入特性曲线；（b）输出特性曲线

四、三极管的主要参数

（一）电流放大系数

具体表现为集电极电流 I_C 与基极电流 I_B 之间的比例关系，静态时该比例被称为共射静态电流放大系数 $\bar{\beta}$（$\bar{\beta}=I_C/I_B$），用于量化三极管的直流放大能力；而在信号输入时，变化的集电极电流 ΔI_C 与变化的基极电流 ΔI_B 之比则体现了动态电流放大系数 β（$\beta=\Delta I_C/\Delta I_B$），反映了三极管的交流放大性能。电流放大系数直接体现了三极管的放大效能，但受制造工艺影响，同型号三极管的 β 值会有所不同，通常介于 20～200（在晶体管手册中常用 he 表示），选择时以 30～100 为宜，以保证既有足够的放大能力又有稳定的工作状态。

（二）集–基极反向截止电流 I_{CBO}

I_{CBO} 指发射极开路且集电极加反向电压时，流经基极的微小电流，由集电区少数载流子漂移形成，受温度影响显著，温度升高时 I_{CBO} 增大，影响三极管稳定性，选择时应尽量选择 I_{CBO} 小的三极管，小功率硅管通常低于 1μA，锗管则稍高。

（三）集–射极反向截止电流 I_{CEO}

I_{CEO} 即基极开路时集电极与发射极间的反向电流，也称穿透电流。I_{CEO} 通常大于 I_{CBO}，且随温度升高迅速增加，是影响三极管温度稳定性的重要因素，I_{CEO} 越小，稳定性越好，应尽量选择 I_{CEO} 低的三极管。

（四）极限参数

1. 集电极最大允许电流 I_{CM} 这是三极管正常工作时集电极所能承受的最大电流。超过 I_{CM}，三极管的放大性能会下降，甚至可能损坏。例如，在设计音频放大器时，如果输出电流较大，应选择 I_{CM} 较高的三极管，以确保电路能够稳定工作。

2. 集-射极反向击穿电压 U_{CEO} 指基极开路时集电极与发射极间能承受的最大电压，超过此值将导致三极管损坏，选择时应保证实际工作电压低于 U_{CEO}。

3. 集电极最大允许耗散功率 P_{CM} 指三极管工作时允许的最大功率消耗，超过此值将导致温度升高，性能下降甚至损坏。选择时应确保实际工作功率低于 P_{CM}，大功率三极管还需考虑散热措施。

半导体三极管的电流放大作用是其最为核心和重要的功能。通过控制基极电流的微小变化，可以实现对集电极电流的大幅控制。这一原理基于半导体材料中的 PN 结特性和载流子的运动规律。三极管的电流放大作用具有输入特性、输出特性、电流放大倍数和饱和与截止状态等重要特性。这些特性决定了三极管在电子电路中的应用范围和性能表现。

▶知识拓展

三极管的饱和与截止状态及其电路应用

三极管作为电子电路中的核心元件，其工作状态对电路性能至关重要。其中，三极管的饱和与截止状态是理解其工作原理的重要方面。

在饱和状态下，三极管的集电极电流已达到最大值，且不再随基极电流的增加而显著增大。此时，三极管相当于一个导通的开关，常用于数字电路中的逻辑“1”状态。而在截止状态下，三极管的集电极电流几乎为零，三极管相当于一个断开的开关，对应数字电路中的逻辑“0”状态。

三极管的饱和与截止状态的实现，依赖于对基极电流的有效控制。通过调整输入信号的大小和频率，可以精确地控制三极管在饱和与截止状态之间的转换，从而实现电子电路的各种功能。因此，深入了解三极管的饱和与截止状态，对于设计和优化电子电路具有重要意义。

第四节　场效应管

场效应管属于电流控制器件，工作时需要信号源提供一定的电流，因此其输入电阻相对较低，通常处于几百至几千欧的范围内。与之相比，场效应管（也称为单极型晶体管）是一种电压控制器件，其输出电流大小由输入电压决定。由于场效应管无需信号源提供电流，因此具有极高的输入电阻（最高可达 $10^{15}\Omega$），这是其显著优势。此外，场效应管还具备低噪声、高热稳定性、强抗辐射能力及低功耗等优良特性，因此得到了广泛应用。

根据结构差异，场效应管可分为绝缘栅型（insulated gate field effect transistor，IGFET）和结型（junction field effect transistor，JFET）两大类，它们均仅依赖一种载流子（多数载流子）进行导电，因此被称为单极型晶体管。

微课：绝缘栅型场效应管

一、绝缘栅型场效应管

（一）结构和符号

图 4-13（a）是 N 沟道增强型绝缘栅场效应管的结构示意图，该器件基于一个低掺杂浓度的 P 型硅片作为基底，通过扩散技术在基底上方左右两侧形成两个高掺杂的 N 型区域，这两个区域分别通过金属铝引出电极，定义为源极（s）和漏极（d）。随后，在 P 型硅片表面沉积一层薄薄的二氧化硅（SiO_2）作为绝缘层。在漏极与源极之间的绝缘层上方，再沉积一层金属铝构成栅极（g）。此外，还从基底引出一条引线作为衬底引线 B，该引线通常在器件内部与源极相连。由于栅极与源极、漏极之间通过绝缘层隔离，因此这种器件被称为绝缘栅场效应管。

这种管子由金属、氧化物和半导体制成，故称为金属-氧化物-半导体场效应晶体管（metal-oxide-semiconductor field-effect transistor，MOSFET），简称 MOS 管。同理，P 沟道增强型 MOS 管是在低掺杂的 N 型硅片的衬底上扩散两个高掺杂的 P 区而制成。

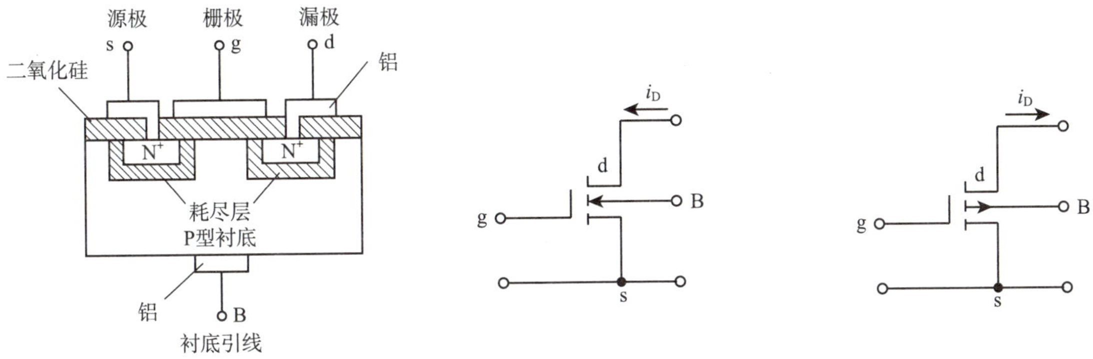

（a）　　（b）　　（c）

图 4-13　N 沟道增强型绝缘栅场效应管的结构与符号

（a）N 沟道结构示意图；（b）N 沟道增强型 MOS 管电路符号；（c）P 沟道增强型 MOS 管电路符号

图 4-13（b）、（c）分别为 N 沟道、P 沟道增强型 MOS 管的电路符号。

（二）工作原理与特性曲线

此处以 N 沟道增强型 MOS 管为例。

1. 工作原理　工作时，N 沟道增强型 MOS 管的栅源电压 u_{GS} 和漏源电压 u_{DS} 均为正向电压。

（1）初始状态（$u_{GS}=0$）：当栅源电压为零时，MOS 管内部没有导电通道。漏极与源极之间相当于两个背靠背的 PN 结，因此即使施加漏源电压 u_{DS}，也不会有漏极电流产生（$i_D=0$），如图 4-14（a）。

（2）栅源电压增加（$u_{GS}>0$，u_{DS} 较小）：当栅源电压变为正向并逐渐增加时，会在栅极下的二氧化硅层中产生一个电场。这个电场会排斥 P 型衬底中的空穴，并吸引电子向栅极方向移动。然而，如果栅源电压较小，这个电场不足以形成导电通道，此时仍然没有漏极电流（$i_D=0$），如图 4-14（b）所示。

（3）导电沟道形成（u_{GS} 继续增大）：随着栅源电压的进一步增加，更多电子被吸引到栅极下方的 P 型衬底表面，形成一个 N 型薄层（反型层）。这个 N 型薄层将漏极和源极连接起来，形成一个导电通道。当同时施加正向的漏源电压时，漏极电流开始流动，如图 4-14（c）所示。

（4）沟道宽度变化与夹断（u_{DS} 增加）：导电沟道形成后，如果漏源电压增加，漏极电流会沿着沟道从漏极流向源极，并在沟道中产生电压降。这导致栅极与沟道内各点的电压不同，靠近源极的电压最高，靠近漏极的电压最低。因此，沟道宽度变得不均匀，靠近漏极处最窄。当漏源电压增加到一定程度时，漏极一端的沟道宽度接近零，称为沟道预夹断。如果漏源电压继续增加，夹断区会向源极方向扩展，如图 4-14（d）所示。

总结来说，N 沟道增强型 MOS 管通过控制栅源电压来调节导电沟道的形成和宽度，从而控制漏极电流的大小。当栅源电压低于开启电压时，没有导电沟道；当栅源电压超过开启电压时，形成导电沟道，并且随着栅源电压的增加，沟道变宽，漏极电流增大。当漏源电压增加到一定程度时，沟道会被夹断，限制漏极电流的增加。

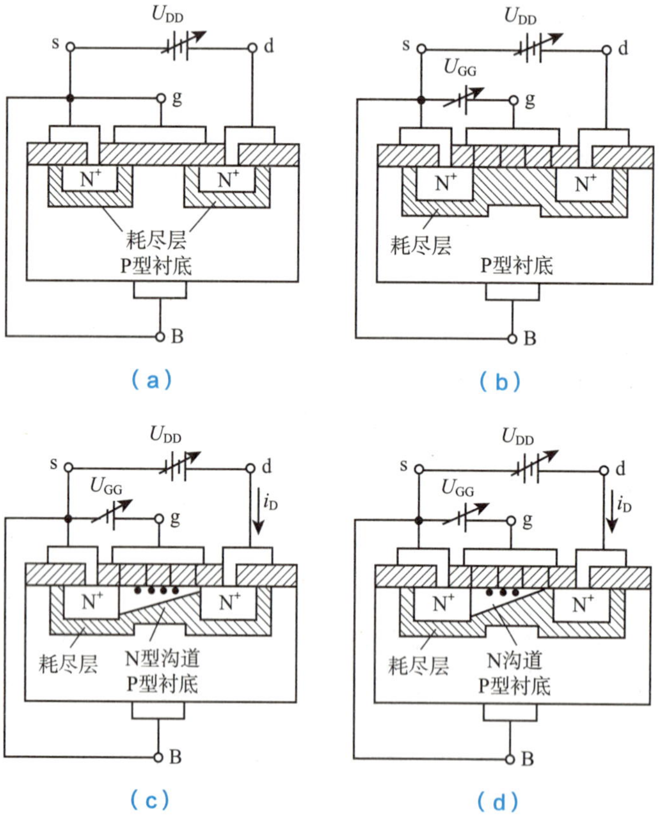

图 4-14　N 沟道增强型 MOS 管工作图解

（a）$u_{GS}=0$ 时没有导电沟道；（b）u_{GS} 较小时没有导电沟道；（c）$u_{GS}>U_{GS(th)}$ 时产生导电沟道；（d）u_{DS} 较大时出现夹断，i_D 趋于饱和

2. 特性曲线　场效应管具有两种主要特性曲线：输出特性曲线和转移特性曲线。因为其输入电流（即栅流）几乎为零，所以探讨场效应管的输入特性并不具备实际意义。场效应管的输出特性，关联着漏极电流 i_D 与输出电压 u_{DS} 及输入电压 u_{GS}。当栅源电压 u_{GS} 固定时，漏极电流 i_D 与漏源电压 u_{DS} 之间的函数关系即构成了输出特性，可表达为

$$i_D = f(u_{DS})\mid_{u_{GS}=\text{常数}} \qquad \text{（式 4-1）}$$

另一方面，若漏源电压 u_{DS} 保持不变，则漏极电流 i_D 与栅源电压 u_{GS} 之间的函数关系构成了转移特性，可表达为

$$i_D = f(u_{GS})\mid_{u_{GS}=\text{常数}} \qquad \text{（式 4-2）}$$

以 N 沟道增强型 MOS 管为例，其共源组态下的输出特性曲线和转移特性曲线（图 4-15）。简而言之，特性曲线描绘了在不同条件下，场效应管漏极电流如何随电压变化的特性。

N 沟道增强型 MOS 管的输出特性曲线可分成四个区。

（1）可变电阻区（也称非饱和区）：栅源电压 u_{GS} 超过开启电压 $U_{GS(th)}$，同时漏源电压 u_{DS} 小于栅源电压与开启电压之差［$u_{GS}-U_{GS(th)}$］。此区域位于预夹断轨迹的左侧，沟道处于导通状态。由于 u_{DS} 相对较小，沟道的电阻值主要受栅源电压 u_{GS} 的调控。在栅源电压恒定的情况下，漏极电流 i_D 与漏源电压 u_{DS} 之间呈现出线性关系，使得该区域的表现类似于一组直线。因此，在这个区域内，场效应管的漏极和源极之间可以等效为一个由栅源电压 u_{GS} 动态调控的可变电阻。

（2）恒流区（也称饱和区、放大区、有源区）：是场效应管工作的一个重要区域，它位于预夹断轨迹的右侧且未达到击穿电压的范围内。在这个区域里，只要栅源电压 u_{GS} 保持不变且大于或等于开启电压 $U_{GS(th)}$，同时漏源电压 u_{DS} 大于或等于栅源电压与开启电压的差值［$u_{GS}-U_{GS(th)}$］，漏极电流 i_D 就会表现出稳定不变的特性，即几乎不随漏源电压 u_{DS} 的变化而变化。这种恒流特性使得场效应管的 D、S 极间相当于一个由栅源电压 u_{GS} 精确控制的电流源。当场效应管用于放大电路时，它通常就是在这个区域工作，其工作区域被称作放大区。

（3）夹断区（也称截止区）：是场效应管工作状态的一个特定区域，它对应于图中接近横轴的部分。在这个区域，由于栅源电压 u_{GS} 低于开启电压 $U_{GS(th)}$，沟道会被完全夹断，导致漏极电流 i_D 为零，此时管子处于不工作状态。

（4）击穿区：位于图的右侧区域。当漏源电压 u_{DS} 持续增大到某一临界值时，PN 结会因承受过大的反向电压而发生击穿，此时漏极电流 i_D 会急剧上升。为确保场效应管正常工作，必须避免其进入击穿区。

转移特性曲线的获取，可以通过在输出特性曲线上作一条 u_{DS} 等于特定值（如 6V）的垂直线，然后找出这条垂直线与各条输出特性曲线的交点。将这些交点对应的 i_D 和 u_{GS} 值在 i_D-u_{GS} 坐标系中描绘出来并连成曲线，即可得到转移特性曲线。这种方法在图 4-15 中得到了直观的展示。

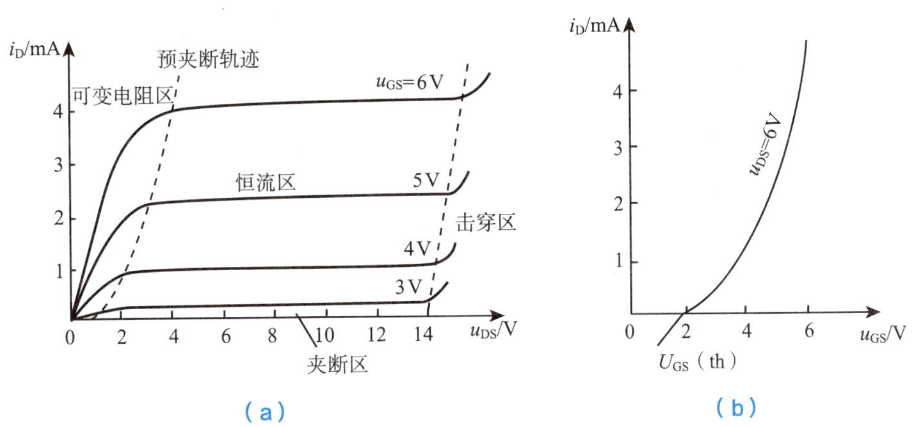

图 4-15　N 沟道增强型 MOS 管的特性曲线

（a）输出特性曲线；（b）转移特性曲线

（三）耗尽型绝缘栅场效应管的结构及其工作原理

1. 结构和符号 N 沟道耗尽型 MOS 管的结构示意图及其对应的电路符号见图 4-16。从构造上来看，它与增强型 MOS 管存在诸多相似之处，但也存在一个关键的不同点：在制造这种场效应管时，二氧化硅绝缘层内特意掺入了大量的正离子。这些正离子会产生一个电场，这个电场的作用十分关键，它促使漏极与源极之间自然形成了一个 N 型的导电沟道，称之为反型层。其电路符号如图 4-16（b）所示。P 沟道耗尽型的场效应晶体管的电路符号如图 4-16（c）所示。

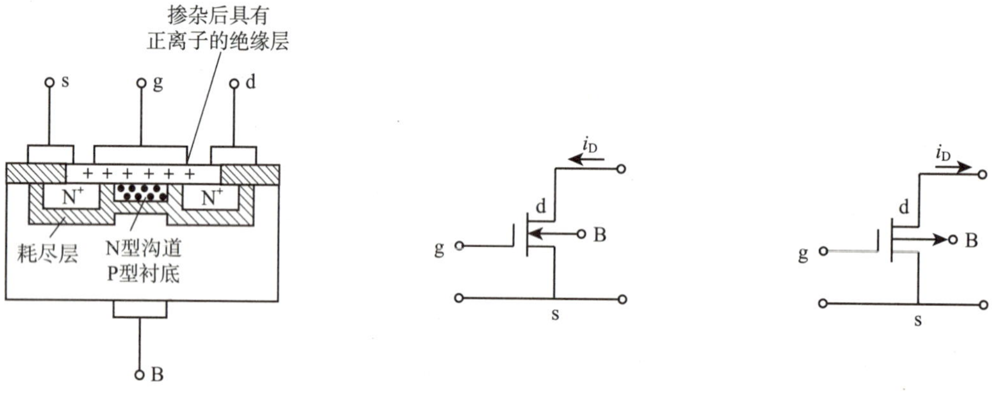

（a）　　（b）　　（c）

图 4-16　耗尽型 MOS 管的结构与符号

（a）N 沟道耗尽型 MOS 管结构示意图；（b）N 沟道符号；（c）P 沟道符号

2. 工作原理 N 沟道耗尽型 MOS 管在栅源电压 u_{GS} 为零时，已具备导电沟道，这是其独特之处。一旦施加正向漏源电压 u_{DS}，即可产生漏极电流 i_D。当 u_{GS} 从零向正方向增加时，绝缘层中的电场得到加强，吸引更多电子到衬底表面，导致沟道变宽，进而使 i_D 增大。相反，若 u_{GS} 从零向负方向增加，则会减弱电场，沟道随之变窄，i_D 减小。当 u_{GS} 负向增大至某一特定值，即夹断电压 $U_{GS(off)}$ 时，导电沟道完全消失，i_D 降为零，场效应管进入截止状态。

耗尽型 MOS 管与增强型 MOS 管的主要区别在于，在 u_{GS} 为零时，耗尽型 MOS 管已存在导电沟道，而增强型则无。此外，耗尽型 MOS 管的一个显著特点是能在 u_{GS} 小于零和大于零的两种情况下均正常工作，这为其提供了更广泛的应用范围。

耗尽型 MOS 管在恒流区内的电流 i_D 近似表达式为

$$i_D = I_{DSS}\left(1 - \frac{u_{GS}}{U_{GS(off)}}\right)^2 \qquad \text{（式 4-3）}$$

式中，I_{DSS} 代表当栅源电压 u_{GS} 为零时的漏极电流 i_D 的数值，而 $U_{GS(off)}$ 则定义了夹断电压。对于 N 沟道耗尽型 MOS 管而言，其工作状态可根据电压条件划分为三个区域：当栅源电压 u_{GS} 大于夹断电压 $U_{GS(off)}$，且漏源电压 u_{DS} 小于 u_{GS} 与 $U_{GS(off)}$ 之差时，场效应管处于可变电阻区；若 u_{GS} 仍大于 $U_{GS(off)}$，但 u_{DS} 超过了 u_{GS} 与 $U_{GS(off)}$ 之差，则场效应管进入恒流区；当 u_{GS} 小于 $U_{GS(off)}$ 时，场效应管则进入夹断区。

至于 P 沟道 MOS 管与 N 沟道 MOS 管的主要差异在于，它们所使用的半导体衬底类型不同。P 沟道 MOS 管采用 N 型硅作为衬底，漏极和源极则是从两个 P 型区域中引出，因此形成的导电沟道为 P 型。在 P 沟道耗尽型 MOS 管的制造过程中，二氧化硅绝缘层中会掺入负离子。在实际应用中，P 沟道 MOS 管的栅源电压 u_{GS} 和漏源电压 u_{DS} 的极性均与 N 沟道 MOS 管相反。此外，P 沟道增强型 MOS 管的开启电压 $U_{GS(th)}$ 为负值，而 P 沟道耗尽型 MOS 管的夹断电压 $U_{GS(off)}$ 则为正值。

二、结型场效应管

微课：结型场效应管

结型场效应管也分为 N 沟道和 P 沟道两种，图 4-17 所示为结型场效应管结构示意图与电路符号。

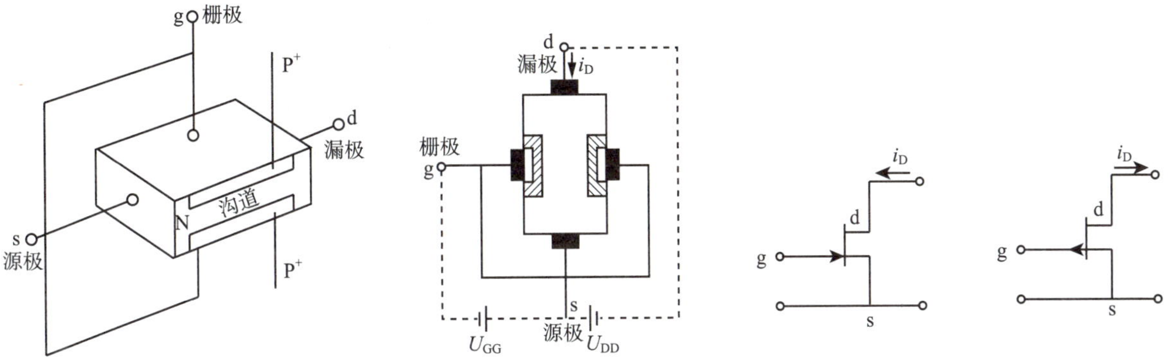

(a)　(b)　(c)　(d)

图 4-17　结型场效应管

(a) N 沟道管的结构示意图；(b) 平面结构示意图；(c) N 沟道管的电路符号；(d) P 沟道管的符号

N 沟道结型场效应管是通过在 N 型半导体材料的两侧进行 P 型掺杂，形成两个具有不同掺杂浓度的 PN 结而制成的。这两个 PN 结分别连接到一个共同的电极，即栅极 g。同时，在 N 型半导体的两端分别引出源极 s 和漏极 d 两个电极。

在这两个 PN 结的耗尽层之间，存在一条细长的 N 型导电通道，它从源极延伸至漏极。这表明结型场效应管本质上属于耗尽型器件。通过调整施加在 PN 结两端的反向电压，可以改变耗尽层的宽度，进而调节导电通道的宽窄。这种机制使得结型场效应管能够通过电压来有效控制导电通道中的电流大小。

N 沟道结型场效应管正常工作时，栅源之间加反向电压，即 $u_{GS}<0$，使两个 PN 结反偏，漏源之间加正向电压，即 $u_{DS}>0$，形成漏极电流 i_D。

对于 N 沟道结型场效应管，当满足 $u_{GS}>U_{GS(of)}$（夹断电压），$u_{DS}<u_{GS}-U_{GS(off)}$ 时工作在可变电阻区；当满足 $u_{GS}>U_{GS(off)}$ 且 $u_{DS}>u_{gs}-U_{GS(off)}$ 时工作在恒流区；当满足 $u_{GS}<U_{GS(off)}$ 时工作在夹断区。为便于学习和记忆，现把各类场效应管的比较列于表 4-1 中。

表 4-1　各类场效应管比较

结构种类	结型 N 沟道	结型 P 沟道	绝缘栅 N 沟道		绝缘栅 P 沟道	
工作方式	耗尽型	耗尽型	增强型	耗尽型	增强型	耗尽型
符号	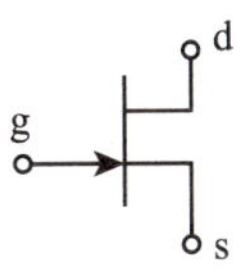	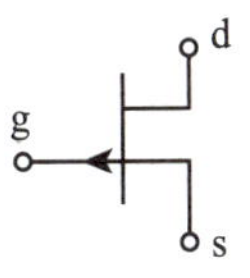	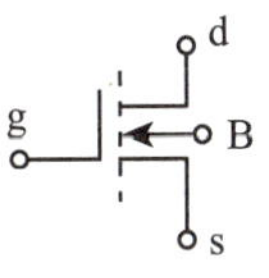	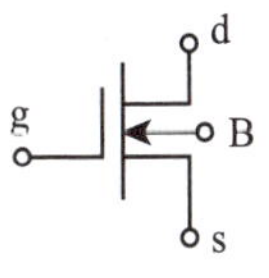	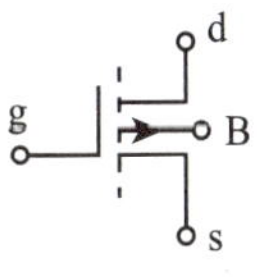	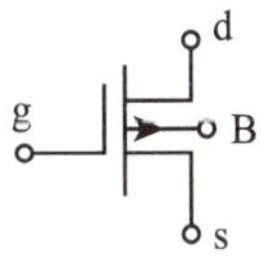

续表

结构种类	结型 N 沟道	结型 P 沟道	绝缘栅 N 沟道		绝缘栅 P 沟道	
工作方式	耗尽型	耗尽型	增强型	耗尽型	增强型	耗尽型
电压极性	$U_{GS(off)}<0$	$U_{GS(off)}>0$	$U_{GS(th)}>0$	$U_{GS(off)}<0$	$U_{GS(th)}<0$	$U_{GS(off)}>0$
	u_{GS} 为负	u_{GS} 为正	u_{GS} 为正	u_{GS} 可正、可负或零	u_{GS} 为负	u_{GS} 可负、可正或零
	u_{DS} 为正	u_{DS} 为负	u_{DS} 为正	u_{DS} 为正	u_{DS} 为负	u_{DS} 为负
转移特性	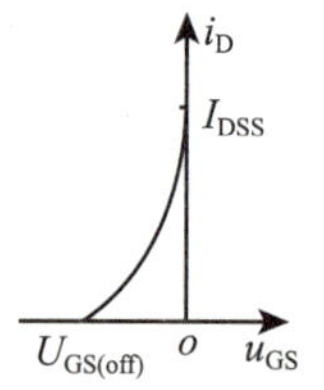	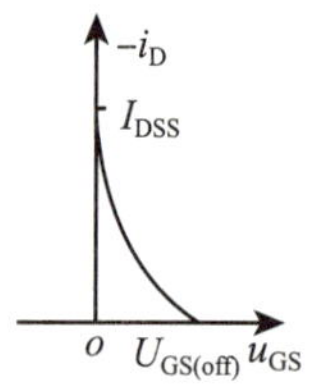	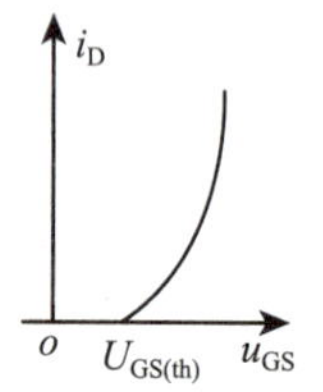	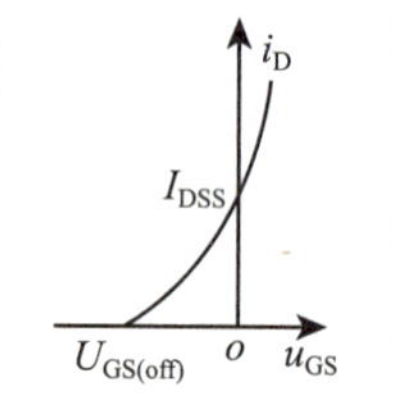	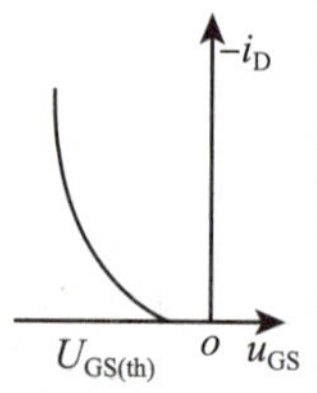	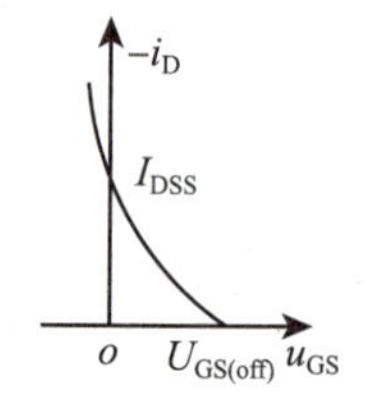

微课：场效应管主要参数

三、场效应管的主要参数

（一）性能参数

1. 阈值电压（开启电压 $U_{GS(th)}$ 与夹断电压 $U_{GS(off)}$） 在给定的漏源电压 u_{DS} 条件下，当栅源电压 u_{GS} 达到某一特定值时，漏极电流 i_D 会开始出现微小值。对于增强型 MOS 管，这个特定的 u_{GS} 值被称为开启电压 $U_{GS(th)}$；而对于耗尽型 MOS 管，它则被称为夹断电压 $U_{GS(off)}$。

2. 耗尽型场效应管的饱和漏极电流（I_{DSS}） 这是一个特定于耗尽型场效应管的参数。当场效应管工作在饱和区，并且栅源电压 u_{GS} 为 0 时，通过漏极的饱和电流即为 I_{DSS}。

3. 栅源直流输入电阻（R_{GS}） 在漏极和源极短路的情况下，栅源之间的直流输入电阻 R_{GS} 定义为栅源间所加的直流电压与栅极上的直流电流所产生的电压降之比。通常，结型场效应管（JFET）的 R_{GS} 大于 $10^7\Omega$，而 MOS 管的 R_{GS} 大于 $10^9\Omega$。

4. 低频跨导（互导）g_m 在 U_{DS} 为某定值时，漏极电流 i_D 的变化量和引起它变化的 u_{GS} 变化量之比，即

$$g_M=\frac{1}{2\pi RC}\Big|_{u_{DS}=常数} \qquad （式 4-4）$$

式中，g_M 反映了 u_{GS} 对 i_D 的控制能力，是表征场效应管放大能力的重要参数，单位为西门子（S），一般为几毫西门子（mS）。g_M 的值与场效应管的工作点有关。

（二）极限参数

1. 最大漏极电流 I_{DM} 指场效应管在工作过程中所能承受的最大漏极电流值。

2. 最大功率 P_{DM} 即最大耗散功率，计算公式为 $P_{DM}=u_{DS}i_D$，其大小受限于场效应管的最高工作温度。

3. 漏源击穿电压 $U_{(BR)DS}$ 描述栅极与源极之间所能承受的最大电压，当 u_{DS} 增加到使漏极电流 i_D 急剧上升（即管子发生击穿）时的电压值。

4. 栅源击穿电压 $U_{(BR)G}$ 表示栅极与源极间能安全承受的最大电压，一旦 u_{GS} 超过此值，栅源间

将发生击穿现象。

微课：场效应管与三极管的性能比较

四、场效应管与三极管的性能比较

在电子电路中，场效应管和三极管是两种重要的半导体器件，它们各自具有独特的性能和应用场景。了解这些差异对于选择合适的器件进行电路设计至关重要。

（一）工作原理与控制方式

1. 场效应管　是一种电压控制型器件，其工作原理基于电场对导电沟道中载流子的控制。通过改变栅极电压，可以控制源极和漏极之间的电流。场效应管主要分为结型场效应管和金属氧化物半导体场效应管。

2. 三极管　是一种电流控制型器件，其工作原理基于 PN 结的整流特性。通过控制基极电流，可以调节集电极电流，从而实现放大或开关功能。三极管具有 PNP 和 NPN 两种类型。

（二）输入阻抗与噪声

1. 场效应管　输入阻抗非常高，这使得场效应管在低噪声放大电路中具有显著优势，因为高输入阻抗可以减少输入信号的衰减和噪声干扰。

2. 三极管　输入阻抗相对较低，因为基极需要吸取一定的电流来控制集电极电流。这导致三极管在低噪声应用中的性能不如场效应管。

（三）功耗与效率

1. 场效应管　在导通状态下的功耗较低，因为栅极电流几乎为零，只有漏极电流在流动。这使得场效应管在低功耗应用中具有优势。

2. 三极管　在导通状态下需要一定的基极电流来维持集电极电流，因此功耗相对较高。尤其是在大电流应用中，三极管的功耗问题更为突出。

（四）温度稳定性与抗辐射能力

1. 场效应管　主要利用多数载流子导电，温度稳定性和抗辐射能力较好。因为少数载流子的浓度受温度和辐射影响较小，所以场效应管在高温或辐射环境下仍能保持较稳定的性能。

2. 三极管　同时利用空穴和自由电子两种载流子导电，温度特性和抗辐射能力相对较差。少数载流子的浓度受温度和辐射影响较大，这可能导致三极管在恶劣环境下的性能下降。

（五）开关速度与频率特性

1. 场效应管　开关速度通常较快，因为栅极电流极小，开关过程中的电荷存储较少。这使得场效应管在高频应用中具有优势。

2. 三极管　开关速度相对较慢，因为基极需要吸取和释放电荷来控制集电极电流。这限制了三极管在高频应用中的性能。

（六）应用场景与选择

1. 场效应管 由于其高输入阻抗、低噪声、低功耗和良好的温度稳定性，场效应管广泛应用于模拟电路、数字电路、射频通信、电源管理等领域。特别是在需要低功耗、低噪声和高频率响应的场合，场效应管成为首选。

2. 三极管 以其简单的结构和较低的制造成本在某些应用中占优势。它广泛应用于模拟电路中的放大器、振荡器、开关电路及数字电路中的驱动和开关应用。尽管在某些性能上不如场效应管，但三极管在成本敏感的应用中仍具有竞争力。

▶知识拓展

半导体器件引领医学影像技术革新与发展

在医学电子领域中，半导体器件的性能指标优化与创新应用正引领着医学影像技术的革新。随着医疗诊断对精确度和实时性需求的不断增长，半导体器件如互补金属氧化物半导体（complementary metal-oxide-semiconductor，CMOS）传感器、功率 MOSFET 等，在提升医学影像设备的分辨率与响应速度上扮演着至关重要的角色。 它们不仅广泛应用于 X 线成像系统，确保图像的高清晰度与低噪声，还在内镜、光学相干断层成像(optical coherence tomography，OCT)等领域展现出了巨大潜力。 展望未来，随着新材料如二维半导体材料的突破，半导体器件将实现更高的能效比与更小的尺寸，推动医学影像设备向微型化、智能化发展。 同时，结合物联网与大数据分析技术，半导体器件的性能监控与远程调优将成为可能，为医疗诊断提供更加精准、高效的解决方案。

—• 考试知识点总结 •—

—• 本章小结 •—

—• 协和云课堂…… 拓展练习及参考答案 •—

（孙　鹏）

第五章 放大电路

教学课件

学习目标

素质目标

（1）提升学生的医学电子学基本素养，激发对放大电路技术在医疗领域应用的兴趣与关注。

（2）培养学生的团队合作意识与初步的职业责任感。

知识目标

（1）掌握：静态工作点、多级放大电路、偏置放大电路的基础知识。

（2）了解：放大电路的基本概念、主要类型及其工作原理；直流放大电路与功率放大电路的基本特点；负反馈放大电路的作用；集成运算放大器电路的结构与功能。

能力目标

（1）能够运用基本分析方法对简单的放大电路进行初步的性能分析，具备识别常见电路问题并尝试解决的基本能力。

（2）能够在指导下设计并搭建简单的多级放大电路，实现医学信号的初步放大。

（3）能够参与偏置放大电路的调试工作，了解偏置电路的设置原则。

（4）能够理解负反馈在放大电路中的作用，并在电路设计中加以应用。

（5）能够在指导下完成医学信号处理电路的基本构建与测试，掌握集成运算放大器电路的使用方法。

案例导入

【案例】

在现代医疗设备中，心电图机是诊断心脏疾病不可或缺的工具。其核心部件之一就是放大电路，用于将微弱的心电信号放大，以便医生能够清晰地观察到患者的心脏活动情况。例如，当心电图机的探头捕捉到心脏跳动产生的微弱电信号时，这些信号首先会经过一个精心设计的放大电路。该电路不仅需要将信号放大到足以驱动记录设备或显示屏的级别，还必须确保信号的准确性和稳定性，以反映心脏活动的真实情况。

在这个放大电路中，多级放大电路的设计至关重要，它决定了信号放大的倍数和质量。同时，为了保持放大电路的稳定工作，静态工作点的设置和偏置放大电路的设计也尤为关键。此外，负反馈放大电路的应用进一步提高了电路的稳定性和线性度，确保了心电信号的准确传输。而集成运算放大器电路作为放大电路的重要组成部分，其高性能、小体积和易于集成的特点，使得心电图机能够更加紧凑、可靠地工作。

【问题】

1. 心电图机中的放大电路是如何将微弱的心电信号进行放大的？
2. 多级放大电路在心电图机中起到了什么作用？它是如何影响信号放大效果的？
3. 静态工作点和偏置放大电路在心电图机的放大电路中扮演了什么角色？它们对电路性能有何影响？
4. 负反馈放大电路在心电图机中的应用有哪些优势？它是如何提升电路稳定性的？

· 核心知识拆解 ·

放大电路作为医学电子学的基石，其内涵丰富且应用广泛。放大电路是利用电子器件对输入信号进行增强，以满足特定输出需求。这涉及信号的放大倍数、输入与输出阻抗等关键参数。基本分析方法中，直流分析与交流分析相结合，可帮助理解电路在静态与动态状态下的行为。静态工作点分析确定了电路在无信号输入时的稳定状态，是电路设计的起点。多级放大电路通过级联单个放大单元，实现信号的大幅增强，同时需关注级间耦合与匹配问题，以确保信号的高效传递。偏置放大电路为放大器件提供合适的工作点，确保其在线性区内稳定工作，是放大电路性能优化的关键。负反馈放大电路通过引入反向信号，有效抑制电路的非线性失真与温漂，提升电路的稳定性与精度。直流放大电路专注于处理直流或低频信号，要求电路具有低噪声、高稳定性。功率放大电路则侧重于信号的功率放大，以满足驱动负载的需求。集成运算放大器电路作为现代电子技术的杰出代表，集高精度、高稳定性、易于集成等优点于一身，广泛应用于医学电子仪器中，如心电图机、监护仪等，实现了信号的精确放大与处理。掌握这些核心知识，将为医学电子学的学习与实践奠定坚实基础。

第一节　放大电路概述

放大电路是电子技术的核心内容之一，广泛应用于各种电子设备中，特别是在医学电子学领域，放大电路更是扮演着举足轻重的角色。例如，从心电图机到超声波诊断仪，从监护仪到治疗设备，放大电路都是不可或缺的组成部分。本节将详细介绍放大电路的基本概念，为后续深入学习医学电子学中的放大电路技术打下坚实基础。

微课：放大电路的定义与作用

一、放大电路的定义与作用

放大电路，顾名思义，是指能够将输入信号进行放大的电路。这里的“放大”并不仅仅指信号的幅度增大，更重要的是信号在传输过程中保持其原有的波形和特征不变，即信号的保真度要高。

放大电路的主要作用包括以下几个方面。

（一）信号增强

在实际应用中，许多信号源产生的信号往往非常微弱，难以直接用于驱动负载或进行后续处理。通过放大电路，可以将这些微弱信号增强到足够的幅度，以满足后续电路或设备的需求。这种增强功能对于提高整个系统的性能至关重要，尤其是在信号源本身输出能力有限的情况下。

（二）信号转换

在某些情况下，需要将一种形式的信号转换为另一种形式的信号，例如，将电压信号转换为电流信号，或者将模拟信号转换为数字信号。放大电路可以作为这种信号转换的重要组成部分，它能够帮助实现不同信号形式之间的有效转换，从而使信号能够被更广泛地应用和处理。

（三）信号处理

放大电路还可以对信号进行各种处理，如滤波、整形、调制等，以满足特定的应用需求。这些处理功能使得放大电路不仅仅是一个简单的信号放大器，而是一个多功能的信号处理单元，能够对信号进行优化和调整，以适应不同的应用场景。

（四）驱动负载

在某些应用中，需要驱动较大的负载，如扬声器、电动机等。放大电路可以提供足够的功率来驱动这些负载。这种驱动能力使得放大电路成为许多电子设备中不可或缺的一部分，可以确保信号能够有效地传递到负载，并且在负载上产生预期的效果。

二、放大电路的基本组成与工作情况

微课：放大电路基本组成与工作情况

放大电路的基本组成包括输入端、放大器件、输出端及电源等部分。其中，放大器件是放大电路的核心，它决定了电路的放大性能和特性。根据放大器件的不同，放大电路可以分为多种类型，如晶体管放大电路、场效应管放大电路、集成运算放大器电路等。

图 5-1 是由一个三极管 T，电阻 R_B、R_C，电容 C_1、C_2 及电源 E_B、E_C 组成的基本放大电路。电路中的符号大写字母、大写下标表示直流量，如 I_E、U_{CE} 等。小写字母、小写下标表示交流量，如 i_e、u_{ce} 等。小写字母、大写下标表示瞬时总量，如 i_E、u_{CE} 等。

要构成一个放大电路，需要确保三极管 T 工作在放大区。为此，电源 E_B 和基极电阻 R_B 共同作用，使发射结正向偏置，从而产生直流电压 U_{BE} 和基极电流 I_B。另一方面，电源 E_C 作为放大电路的主能源，不仅为输出信号提供所需的能量，还通过集电极电阻 R_C 确保集电结处于反向偏置状态，进而产生直流电压 U_{CE} 和集电极电流 I_C。集电极电阻 R_C 的作用是将集电极电流的变化转换为电压的变化，从而实现电压放大。通过合理选取 E_B、R_B、E_C、R_C 的参数值，可以确保三极管处于放大状态。

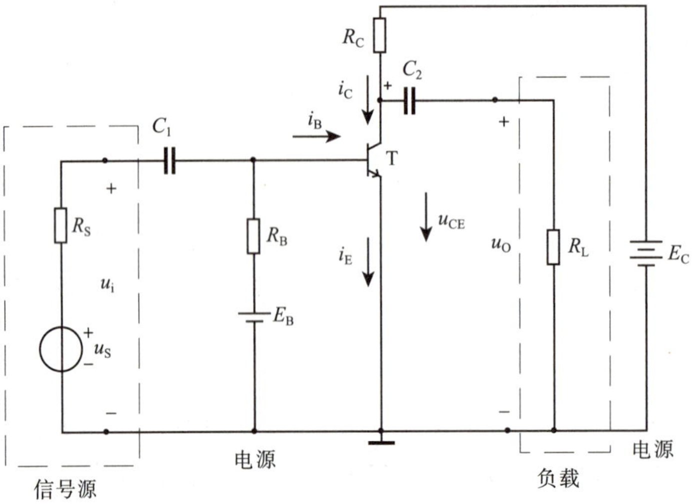

图 5-1　基本放大电路的组成

u_s 为交流信号源，R_S 为内阻，u_i 为输入电压，R_L 为负载，u_O 为输出电压，电容 C_1、C_2 具有隔离直流、通过交流的作用，C_1 使直流信号与 u_i 隔离，C_2 使直流信号与 u_O 隔离，这样输入信号的加入将不会影响放大电路的直流工作状态。只要 C_1、C_2 足够大，可视为对交流信号短路，要被放大的小信号 u_i 通过 C_1 顺利地加到三极管基极，经三极管放大，通过 C_2 从负载 R_L 上取出输出电压 u_O。这样，就可实现对输入信号的放大了。

在此电路中，输入信号通过晶体管的基极引入，并与发射极形成输入回路。经过三极管的放大作用后，信号由集电极和发射极之间输出。鉴于发射极在电路中同时承担着输入与输出的双重角色，这种放大电路被命名为共发射极放大器。

构成该放大电路的各个元件所发挥的具体作用如下。

（一）三极管 T（NPN 型）

三极管作为放大器的核心部件，承担着电流放大的重任。为了确保三极管能够稳定工作在放大区，必须对其发射结施加正向偏置，同时对集电结施加反向偏置。

（二）直流电源 E_B 和 E_C

直流电源 E_B 和 E_C 使三极管的发射结处于正向偏置，集电结处于反向偏置，确保三极管能够正常工作。

（三）基极偏置电阻 R_B

基极偏置电阻 R_B 的阻值调整可以实现对基极偏置电流的精细控制。通常，其阻值范围在几十千欧至几百千欧之间，以满足不同的偏置需求。

（四）集电极偏置电阻 R_C

集电极偏置电阻 R_C 在放大器中扮演着将三极管的电流放大转换为电压放大的关键角色。放大器输出的信号电压，正是通过集电极与发射极之间的电压变化来体现的。

（五）耦合电容 C_1 和 C_2

耦合电容 C_1 和 C_2 分别负责输入和输出信号的耦合。它们能够有效地阻断直流信号在信号源与输入端及三极管集电极与负载之间的通路，同时确保交流信号能够畅通无阻地传输。

在实际电路中，为了电路的简化表示，我们通常用电源 E_C 来代替电源 E_B，并且基极电流是通过电源 E_C 经由电阻 R_B 来提供的。为了绘图上的简洁，我们通常不直接画出电源 E_C 的符号，而是在需要连接电源的地方标注其相对于参考点的电位值 U_{CC} 及极性（正或负），如图 5-2 所示。

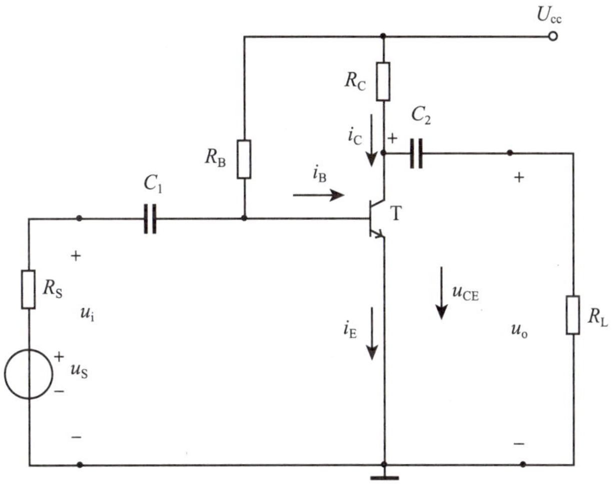

图 5-2　共射极基本放大电路采用单电源供电电路

为了确保放大电路能够准确地放大输入信号而不产生失真，构建电路时必须遵循几个关键原则。

1. 直流电源的配置需要确保三极管的发射结获得正向偏置，而集电结则处于反向偏置状态，这样三极管才能稳定地工作在放大区。

2. 输入信号必须能够无障碍地加到三极管的输入端，并且放大后的信号也要能够顺畅地从输出端提取出来，这就要求信号通路必须保持畅通无阻。

3. 为了维持放大电路的稳定运行，在没有输入信号的情况下，三极管不仅需要处于放大状态，还需要有一个恰当的直流工作电压和电流，这通常被称为合理设置电路的工作点。通过这样做，我们可以确保输入信号在放大过程中保持不失真。

当向放大器的输入端施加交流输入信号 u_i 时，我们会在放大器的输出端观察到与 u_i 波形反相且被显著放大的输出信号波形。接下来，将详细分析交流信号输入后电路中电压和电流的变化过程。

首先，交流信号 u_i 加载到输入端，并通过耦合电容 C_1 施加到放大器的基极与发射极之间。由于耦合电容对交流信号具有短路特性，因此三极管的基极–发射极电压 u_{BE} 实际上是由直流电压 U_{BE} 和交流电压 u_i 叠加而成的，即

$$u_{BE}=U_{BE}+u_i \qquad \text{（式 5-1）}$$

根据三极管的输入特性曲线，基极电流 i_B 会随 u_{BE} 的变化而变化。这个变化的波形也是由直流分量 I_B 和交流分量 i_b 叠加而成的，即

$$i_B=I_B+i_b \qquad \text{（式 5-2）}$$

其中 i_b 是由 u_i 产生的基极交流电流。

由于三极管的放大作用，集电极电流 i_C 也会相应变化，即

$$i_C = I_C + i_c \qquad （式 5-3）$$

这个变化的集电极电流会在集电极电阻 R_C 上产生压降 $i_C R_C$，从而导致放大器的集电极输出电压 u_{CE} 发生变化。具体来说

$$u_{CE} = U_{CC} - i_C R_C = U_{CC} - I_C R_C - i_c R_C = U_{CE} - i_c R_C = U_{CE} + u_{ce} \qquad （式 5-4）$$

注意这里的 u_{ce} 是交流分量产生的电压变化。因此，u_{CE} 也是由直流电压 U_{CE} 和交流电压 u_{ce}（即 $-i_c R_C$）叠加而成的。

接下来，通过耦合电容 C_2 的隔直通交特性，我们可以隔离掉直流分量，从而获得纯交流电压 u_o 的输出。只要电路参数选择得当，确保三极管工作在放大区，u_o 的变化幅度就会比 u_i 大很多倍，这表明放大器对 u_i 进行了有效的放大。放大电路工作时各电极电流、电压变化的情况如图 5-3 所示。

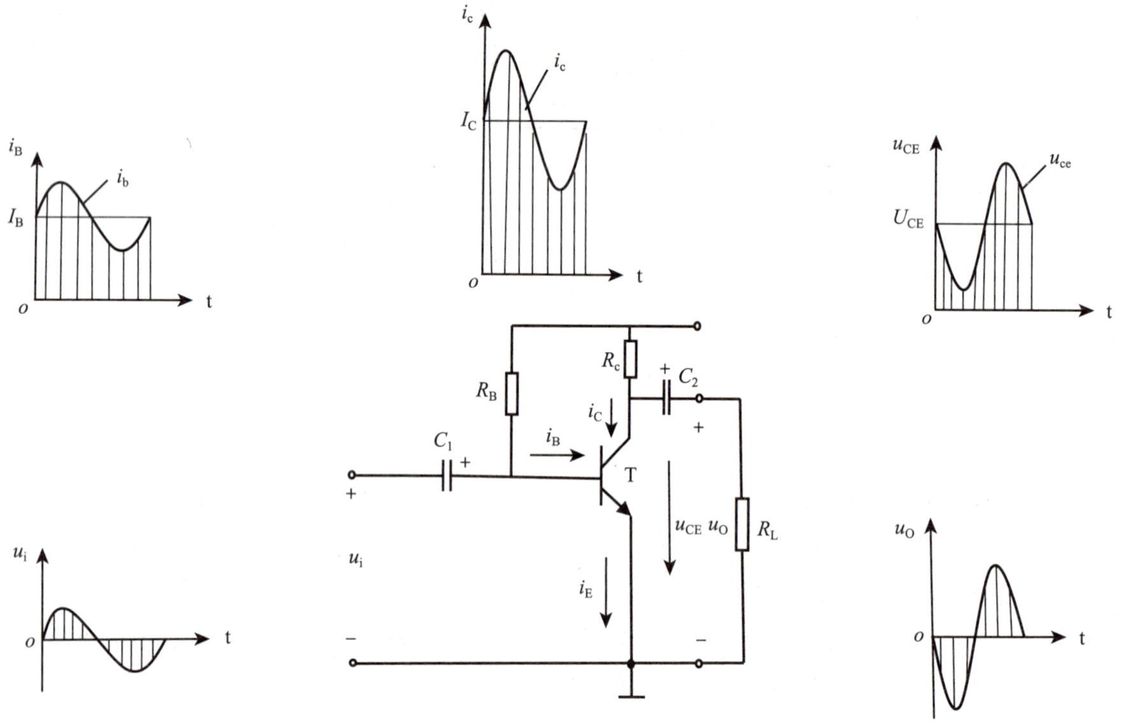

图 5-3　放大电路动态工作电流电压变化情况

微课：放大电路的性能指标

从上述分析中可以看出，电路中的各电压和电流都是由直流分量和交流分量叠加而成的。此外，输出电压 u_o 与输入电压 u_i 是相位相反的（相差 180°），这是共发射极放大电路的一个重要特性。

三、放大电路的性能指标

图 5-4 展示的是放大电路的原理示意图。其左侧为输入端，当具有内阻 R_s 的正弦波信号源 u_s 施加于此时，放大电路将产生输入电压 u_i 及相应的输入电流 i_i。右侧为输出端，负责输出电压 u_o 及输出电流 i_o，其中 R_L 代表负载电阻。鉴于任意稳态信号均可视为多个不同频率正弦信号的叠加，因此，在放大电路的分析中，通常采用正弦信号作为研究对象。针对放大电路，关注的核心问题包括信号放大的倍数，信号源与放大器、负载与放大器之间的连接方式及其相互影响，以及如何评估放大器的性能优劣等。为全面表征放大电路的各项性能，特此引入以下性能指标。

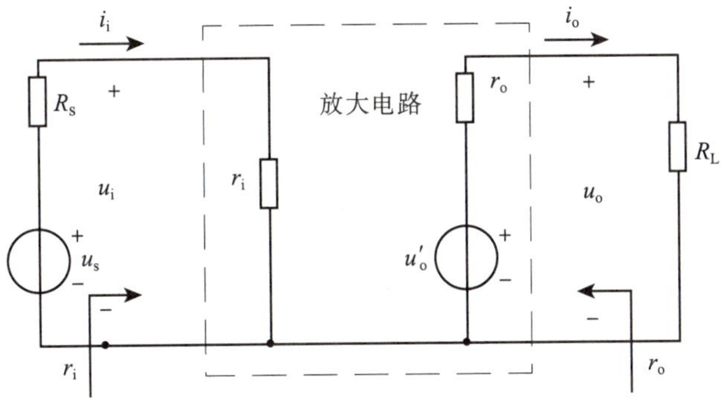

图 5-4　放大电路的交流等效电路

（一）放大倍数

放大倍数是衡量放大电路放大能力的重要指标，其本质在于输出信号幅度与输入信号幅度之间的比率。根据电信号的不同特性，放大倍数可以具体分为电压放大倍数（A_u）、电流放大倍数（A_i）和功率放大倍数（A_p）三种。

1. 电压放大倍数（A_u）　通过输出电压（U_o）与输入电压（U_i）的比值来衡量，即

$$A_u = U_o/U_i \qquad \text{（式 5-5）}$$

它直观展示了放大器对电压信号的增强能力。

2. 电流放大倍数（A_i）　通过输出电流（I_o）与输入电流（I_i）的比值来定义，即

$$A_i = I_o/I_i \qquad \text{（式 5-6）}$$

它反映了放大器在电流信号放大上的性能。

3. 功率放大倍数（A_p）　定义为输出功率（P_o）与输入功率（P_i）的比值，亦可表述为

$$A_p = P_o/P_i = (U_o \times I_o)/(U_i \times I_i) = A_u \times A_i \qquad \text{（式 5-7）}$$

它综合体现了放大器对信号功率的放大效果。

（二）输入、输出电阻

1. 输入电阻　通常将待放大的信号视作信号源，而信号源所展现的等效负载电阻，则可以用放大器的输入电阻 r_i 来表征。换句话说，输入电阻就是从放大器输入端口看进去的等效电阻（图 5-4）。

放大器的输入电阻 r_i，其值等于输入电压 u_i 与输入电流 i_i 的比值，即

$$r_i = u_i/i_i \qquad \text{（式 5-8）}$$

这一参数的大小直接反映了放大器对信号源的影响程度。具体来说，当输入电阻较大时，放大器所需信号源提供的信号电流就相应减少，从而减轻了信号源的负担。因此，在实际应用中，往往期望放大器的输入电阻能够大一些。

2. 输出电阻　是从放大器输出端口看进去的交流等效电阻。这里需要注意的是，输出电阻 r_0 并不包含负载电阻 R_L，如图 5-4 中所示。输出电阻 r_o 的大小直接关联到放大器带负载的能力。具体来说，当输出电阻较小时，放大器带负载的能力就更强，并且即使负载发生变化，对放大器的影响也会相对较小。因此，在实际应用中，通常希望放大器的输出电阻能够尽可能小。

（三）放大电路的通频带

放大器所处理的信号通常并非单频，而是涵盖了一定频率范围。在信号放大过程中，无论信号频

率高低，都应获得一致的放大效果，这就要求放大器必须具备足够宽的通频带。图 5-5 所示的放大电路辐频特性曲线可以直观地展现通频带的宽度。

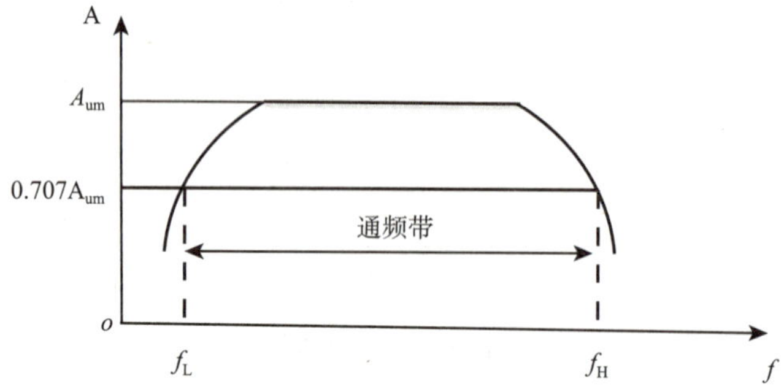

图 5-5　放大电路的幅频特性曲线

在放大不同频率的信号时，放大器的放大倍数会有所差异。存在一个特定的频率范围，即中频区，在此区域内，放大器的放大倍数高且保持稳定。然而，当信号频率超出中频区时，放大倍数会显著下降。

当信号频率增加至某一值，使电压放大倍数下降到中频电压放大倍数的 0.707 倍时，该频率被定义为上限截止频率 f_H；相反，当信号频率降低至某一值，导致电压放大倍数同样降低至 0.707 倍时，此频率则被称为下限截止频率 f_L。这两个频率之间的范围，就构成了放大器的通频带，用 B_W 表示，即 $B_W = f_H - f_L$。

（四）非线性失真

非线性失真通常用来描述放大电路在放大信号的过程中，由于电路中存在非线性元件或者工作点发生改变，导致输出信号与输入信号之间出现波形上的失真现象。这种失真现象在放大电路中是不希望出现的，因为它会破坏信号的完整性。常见的非线性失真类型包括饱和失真和截止失真等。饱和失真是指当放大器的输入信号过大，导致放大器进入饱和状态时，输出信号无法继续按照输入信号的幅度线性增长，从而产生失真。而截止失真则是输入信号过小，导致放大器无法有效放大信号，输出信号出现失真。

（五）噪声

在放大电路中，噪声是一个不可避免的问题，它表现为一种干扰信号，会降低放大电路的性能。噪声的来源多种多样，既包括电路内部的热噪声、散粒噪声等，也包括来自外部环境的电磁干扰等。热噪声是由电路中电子的随机热运动产生的，而散粒噪声则是由于电子在通过半导体器件时的不连续性造成的。这些噪声的存在会降低放大电路输出信号的信噪比，影响信号的质量。

（六）稳定性

稳定性是衡量放大电路性能的一个重要指标，它描述了放大电路在长时间工作或者在不同的外界条件下（如温度、电源电压变化等），其性能参数（如放大倍数、输入电阻、输出电阻等）能否保持不变的能力。一个稳定性好的放大电路，即使在外界条件发生变化时，也能够保持其性能参数的稳定，从而确保输出信号的稳定性和可靠性。稳定性差的放大电路可能会导致输出信号的幅度、相位等参数发生不可预测的变化，影响整个系统的性能。

▶**知识拓展**

医学电子与通频带

放大电路的通频带是衡量其对不同频率信号放大能力的重要指标。通频带越宽，放大电路能够适应的信号频率范围越广，从而能更准确地传递和放大各种频率成分的信号。在医学电子学中，放大电路的通频带特性尤为重要。

例如，在心电图机的设计中，为了确保能够准确采集和分析人体的心电信号，放大电路需要具备足够的通频带宽度，以覆盖心电信号的频率范围（通常为 0.05～100Hz）。如果通频带过窄，可能会导致心电信号中的某些高频或低频成分被衰减或丢失，从而影响诊断的准确性。

因此，在设计医学电子设备时，需要仔细考虑放大电路的通频带特性，确保其能够适应目标信号的频率范围，以保证设备的性能和可靠性。同时，通过合理设计电路参数和采用先进的电路技术，可以进一步拓宽放大电路的通频带，提升设备的整体性能。

第二节 放大电路的基本分析方法

放大电路输入交流信号后，有交直流量共存的特点，三极管工作在放大区且电路设置合适的静态工作点，才能不失真地放大输入信号。分析放大电路时，首先进行静态分析，确定直流量，然后再动态分析，研究交流性能指标。

一、静态分析

微课：放大电路的静态分析

放大电路无交流信号输入，即 $u_i=0$ 时，放大电路的工作状态称为静态。此时，放大电路中各支路的电流和电压都是直流量，通常用大写字母加大写下标来表示，如 I_B、U_{BE}、I_C、U_{CE}。因为 $Q(U_{BE}, I_B)$、$Q(U_{CE}, I_C)$ 分别对应三极管输入、输出特性曲线上的点，常称为输入和输出回路的静态工作点。其中，U_{BE}、U_{CE} 在放大电路中最方便测量，其数值大小可用来判断三极管的工作状态。放大电路的静态工作点 Q 设置不当会造成电路的故障或异常，对放大电路进行静态分析就是保证设置合适的静态工作点，使放大电路能够正常放大信号，输出信号的波形不产生失真。静态分析主要是确定放大电路中的 I_B、I_C、U_{CE}。确定 Q 点位置常用的两种方法是估算法和图解法。

（一）估算法

估算法是以放大电路的直流通路为分析对象，基-射极 U_{BE} 电压近似为 0.7V（硅三极管）或 0.3V（锗三极管），计算静态值 I_B、I_C、U_{CE}。在直流电源作用下直流电流流经的电路称为直流通路。画直流通路时，只考虑直流电源的作用，不考虑输入信号的作用，故将信号源视为短路，电容具有“隔直”作用，对直流信号可视为开路。图 5-6 就是图 5-2（b）放大电路的直流通路。

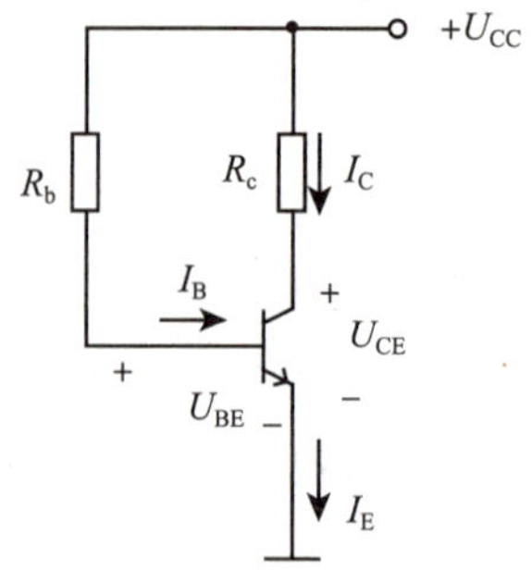

图 5-6　放大电路的直流通路

估算法进行静态分析的一般步骤如下。

1. 画出放大电路的直流通路。

2. 由三极管材料判断基-射极间的导通电压 U_{BE} 的近似值。U_{BE} 比 U_{CC} 小得多时，可忽略不计。

3. 用基尔霍夫电压定律列相应电压方程，根据三极管的电流放大作用满足的关系式 $I_C=\beta I_B$，求放大电路的静态值，即确定静态工作点 Q（U_{BE}，I_B）、Q（U_{CE}，I_C）。

在图 5-6 由 U_{CC}、R_b、U_{BE} 组成的回路中，由基尔霍夫电压定律得

$$U_{CC}=I_BR_b+U_{BE} \tag{式 5-9}$$

整理得

$$I_B=\frac{U_{CC}-U_{BE}}{R_b}\approx\frac{U_{CC}}{R_b} \tag{式 5-10}$$

式中，U_{BE}（硅管约为 0.7V）比 U_{CC} 小得多，可忽略不计。

由 I_B 可求得静态时的集电极电流

$$I_C=\bar{\beta}I_B\approx\beta I_B \tag{式 5-11}$$

在图 5-6 由 U_{CC}、R_b、U_{CE} 组成的回路中，由基尔霍夫电压定律可得静态时的集-射极电压 U_{CE} 为

$$U_{CE}=U_{CC}-I_CR_c \tag{式 5-12}$$

由式 5-10、式 5-12 可知，Q 点的位置与电路参数 R_b、R_c 和 U_{CC} 的值有关。

例 5-1　在图 5-7 所示放大电路中，已知三极管的 $\beta=40$，电源电压 $U_{CC}=12V$，集电极电阻 $R_c=3k\Omega$，基极电阻 $R_b=300k\Omega$。

（1）求放大电路的静态工作点。

（2）若 $R_b=30k\Omega$，求放大电路的工作状态。

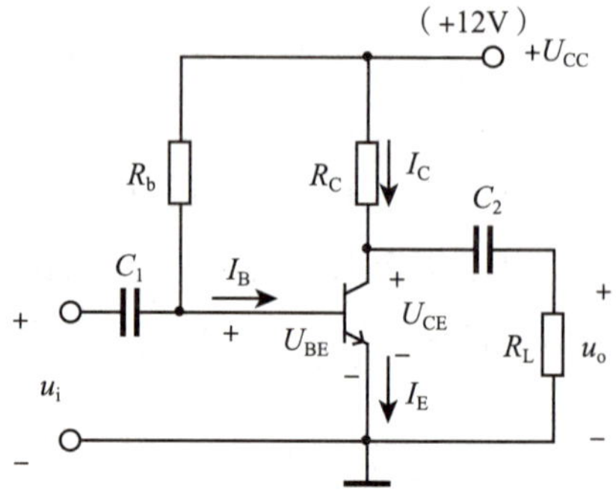

图 5-7　例 5-1 电路图

解：由于三极管临界饱和基极电流为

$$I_{BS}\approx\frac{U_{CC}}{\beta R_c}$$

依题意，此电路 $I_{BS}\approx\frac{U_{CC}}{\beta R_c}=\frac{12}{40\times3\times10^3}=0.1mA$

（1）$R_b=300k\Omega$ 时

$$I_B=\frac{U_{CC}-U_{BE}}{R_b}=\frac{12-0.7}{300\times10^3}\approx0.038\text{mA}$$

$I_B<I_{BS}$ 时，三极管处于放大状态，则

$$I_C=\beta I_{BS}=40\times0.038=1.52\text{mA}$$

$$U_{CE}=U_{CC}-I_CR_c=12-1.52\times10^{-3}\times3\times10^3=7.44\text{V}$$

（2）$R_b=30\text{k}\Omega$ 时

$$I_B=\frac{U_{CC}-U_{BE}}{R_b}=\frac{12-0.7}{30\times10^3}\approx0.377\text{mA}$$

$I_B>I_{BS}$ 时，三极管处于饱和状态，则

$$I_C=\beta I_{BS}=40\times0.1=4\text{mA}$$

$$U_{CE}=U_{CES}\approx0.3\text{V}$$

由以上分析可见，基极电阻 R_b 决定放大电路的静态值 I_B、I_C、U_{CE}，并影响三极管的工作状态，因此，可通过调节基极电阻 R_b 的大小来改变直流通路中的静态值，使三极管工作于合适的工作状态。静态工作点设置合适时，三极管工作于放大状态，集-射极电压 U_{CE} 常略高于 $U_{CC}/2$。

（二）图解法

根据三极管的输入、输出特性曲线，通过作图求出静态值 I_B、U_{BE}、I_C、U_{CE} 的方法称为图解法。

1. 确定静态工作点 Q（U_{BEQ}，I_{BQ}） 如图 5-8（a）所示。

由式 5-10 得

$$I_B=-\frac{1}{R_b}U_{BE}+\frac{U_{CC}}{R_b} \qquad \text{（式 5-13）}$$

这是输入回路的直流负载线方程，在横轴上的截距为 U_{CC}，在纵轴上的截距为 U_{CC}/R_b。即连接横坐标轴上的点 A（U_{CC}，0）和纵坐标轴上的点 B（0，U_{CC}/R_b）成直线。该直流负载线与三极管输入特性曲线交于点 Q，点 Q 的横、纵坐标与放大电路的静态值 U_{BEQ} 和 I_{BQ} 对应。

2. 确定静态工作点 Q（U_{CEQ}，I_{CQ}） 如图 5-8（b）所示。

分析方法如下。

（1）先得出基极电流：I_{BQ} 用估算法 $I_{BQ}\approx U_{CC}/R_b$ 或查阅图 5-8（a）中 Q 的纵坐标值。

（2）作输出回路的直流负载线。

由式（5-12）得

$$I_C=-\frac{1}{R_c}U_{CE}+\frac{U_{CC}}{R_c} \qquad \text{（式 5-14）}$$

这是一个直线方程，其斜率为 $-1/R_c$，在横轴上的截距为 U_{CC}，在纵轴上的截距为 U_{CC}/R_c。该直线方程由放大电路的直流通路图 5-6 得出，而且与集电极电阻 R_c 有关，所以称为输出直流负载线。R_c 值越大，直流负载线越平坦，R_c 值越小，直流负载线就越陡。

3. 确定静态工作点 Q 的位置 在图 5-8（b）中，将直流负载线作在三极管输出特性曲线的坐标系中，即连接横坐标轴上的点 M（U_{CC}，0）和纵坐标轴上的点 N（0，U_{CC}/R_c）成直线。该直流负载线与三极管输出特性曲线组中对应 I_{BQ} 的那条曲线相交于点 Q，就是放大电路的静态工作点，点 Q 的

横、纵坐标与放大电路的静态值 U_{CEQ} 和 I_{CQ} 对应。

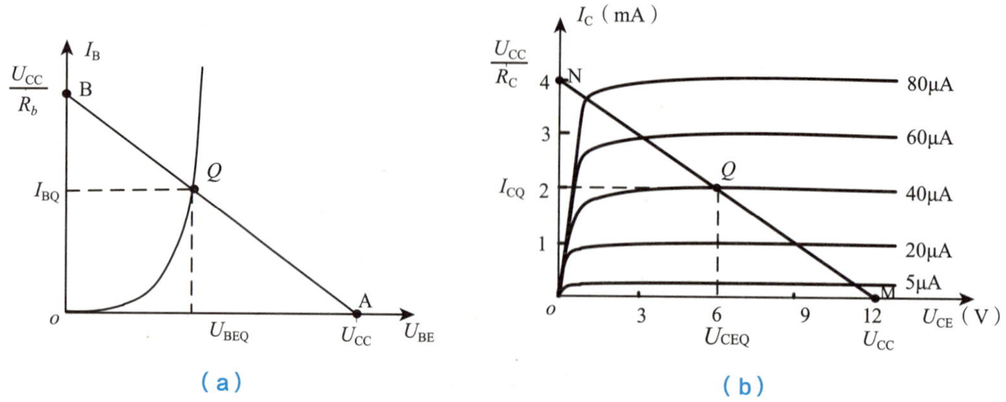

图 5-8　图解法确定静态工作点 *Q*

（a）静态工作点 Q（U_{BEQ}、I_{BQ}）；（b）静态工作点 Q（U_{CEQ}、I_{CQ}）

例 5-2　在图 5-6 所示直流通路中，已知硅三极管的 $\beta=50$，电源电压 $U_{CC}=12V$，集电极电阻 $R_c=3k\Omega$，基极电阻 $R_b=300k\Omega$。用图解法求静态工作点 Q。

解：（1）估算基极电流 I_B，根据式 5-10 得

$$I_B \approx \frac{U_{CC}}{R_b}=\frac{12}{300\times10^3}=40\mu A$$

（2）做输出回路的直流负载线，由式 5-12 知

$$I_C=-\frac{1}{R_c}U_{CE}+\frac{U_{CC}}{R_c}$$

该直线在横轴上的截距为 $U_{CC}=12V$，在纵轴上的截距为 4mA

$$\frac{U_{CC}}{R_c}=\frac{12}{3\times10^3}=4mA$$

连接 M（12，0）、N（0，4）两点，如图 5-8（b）示，得到直流负载线。

（3）确定静态工作点，直流负载线与 $I_{BQ}=40\mu A$ 的输出特性曲线的交点为 Q，即静态工作点。可查坐标得 $I_{CQ}=2mA$，$U_{CEQ}=6V$。可验证所得结果与估算法一致，估算法分析过程此处省略。

对放大电路进行静态分析的研究，首先，它有助于理解确保信号精确放大的重要性。适当的静态工作点设置能够防止信号失真，这对于医疗设备来说是至关重要的。以脑电图机为例，若放大电路的静态工作点配置不当，输入的脑电信号在放大过程中可能会产生失真，从而影响医生对脑电图波形的准确解读。其次，静态分析对于故障诊断和修复具有辅助作用。在医疗设备发生故障，如输出图像异常或检测到的生理信号波形不准确时，利用静态分析所掌握的正常静态工作点理论和数据，与实际测量值进行对比，可以判断是否为放大电路的直流部分出现故障，如偏置电阻损坏或晶体管性能下降等问题，从而迅速定位故障源头，有助于及时修复设备，减少对医疗诊断和治疗活动的干扰。

二、动态分析

微课：动态分析—微变等效电路法

放大电路输入交流信号时（$u_i \neq 0$）的工作状态称为动态。此时，放大电路中除了直流成分，还有交流成分，因此，电流和电压都是交流量（小写字母，小写下标）与直流量（大写字母，大写下标）的叠加（小写字母，大写下标），即

$$i_B = I_B + i_b \quad （式 5-15）$$

$$i_C = I_C + i_c \quad （式 5-16）$$

$$u_{CE} = U_{CE} + u_{ce} \quad （式 5-17）$$

动态分析就是在直流分量（静态值）确定后，只考虑电流和电压的交流分量，分析信号的传输情况，目的是确定放大电路的一些性能指标，如电压放大倍数 A_u、输入电阻 R_i、输出电阻 R_O 等。微变等效电路法是动态分析的常用方法。

由三极管的输入、输出特性曲线看出，三极管是一个非线性元件，在处理含有非线性元件的电路时，通常不能简单地应用计算线性电路的方法分析电路。微变等效电路法用于分析小信号作用下放大电路的性能，将晶体管非线性器件等效为线性电路模型，便于运用线性电路的分析方法来计算电压放大倍数、输入电阻、输出电阻等性能指标，较为精确地得出各关键性能指标的具体数值，在电路的定量分析和优化设计时，有助于合理选择电路元件参数。

其基本原理是当放大电路接收到微小变化的信号时，它引起的三极管各极电压、电流的变化，实际上只发生在静态工作点 Q 附近的小范围内，在这个小范围内，三极管的特性曲线可近似地看作直线，此时，可以构建一个等效的线性模型来代表三极管，即微变等效电路模型。复杂的非线性电路分析就转化为了相对简单的线性电路分析，从而使得放大电路的分析变得容易处理。

在输入信号（$u_i \neq 0$）作用下，交流电流流经的路径称为交流通路。交流通路用于分析交流信号在放大电路中的放大、传输、反馈等情况，是放大电路动态分析的依据。

画交流通路时，只考虑输入信号的作用，不考虑直流电源的作用，应掌握如下原则：因为直流电源对交流信号而言其阻抗为零，大容量电容对交流信号的阻抗很小，将直流电源和大电容视为短路。图 5-9 是图 5-2（b）的交流通路。电路中的电压和电流都是交流分量，箭头所标为参考方向。

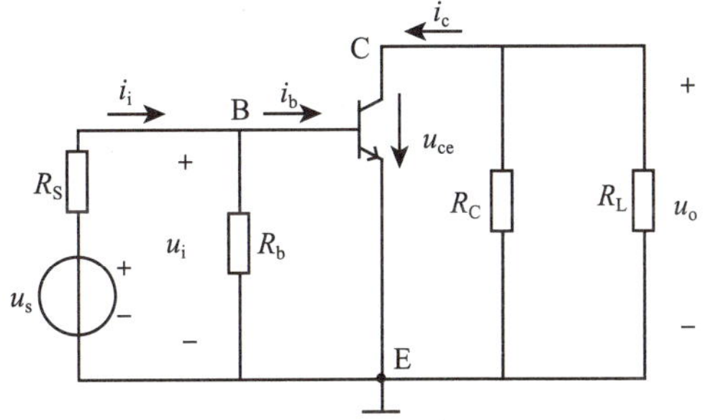

图 5-9　交流通路

1. 三极管微变等效电路模型　三极管共射极接法如图 5-10（a）所示，三极管的微变等效电路模型如图 5-10（b）所示。

微课：三极管的微变等效电路模型

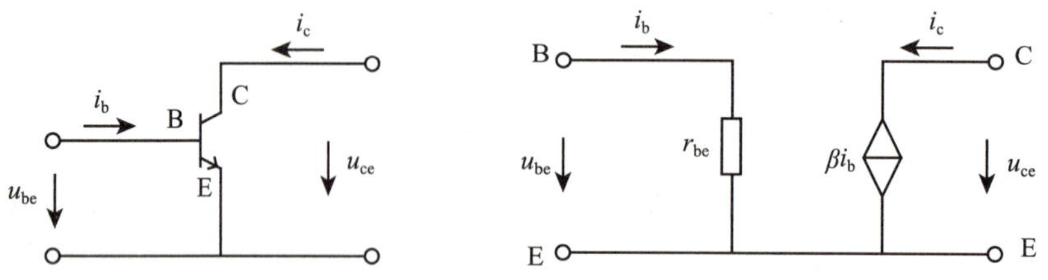

（a）　　（b）

图 5-10　三极管的微变等效电路

（a）三极管；（b）三极管的微变等效电路模型

（1）三极管的输入端等效电路参数 r_{be}：当输入信号 u_i 很小时，在静态工作点 Q 附近小范围的输入特性曲线段 ab 可看成直线，输入电压变化量 ΔU_{BE} 与输入电流变化量 ΔI_B 之比为常数。如图 5-11（a）三极管输入特性曲线微变等效所示，即当 u_{be} 有一微小变化 ΔU_{BE} 时，基极电流变化 ΔI_B，两者的比值在直线段部分为定值，用 r_{be} 来表示，称为三极管的动态输入电阻，即

$$r_{be}=\frac{\Delta U_{BE}}{\Delta I_B}=\frac{u_{be}}{i_b} \qquad \text{（式 5-18）}$$

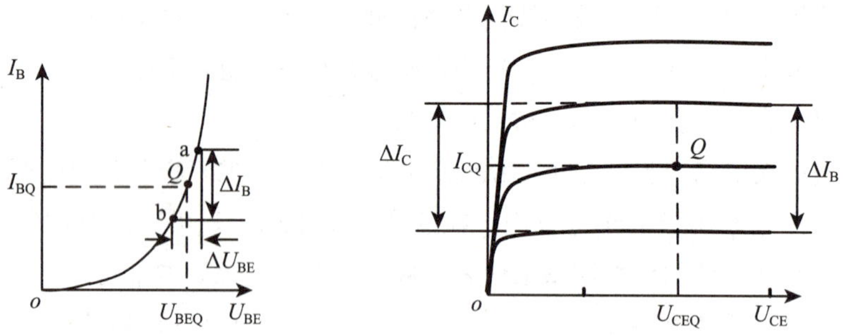

（a）　　（b）

图 5-11　三极管特性曲线的微小信号模型

（a）三极管输入特性曲线微变等效；（b）三极管输出特性曲线微变等效

r_{be} 相当于一个线性电阻，代表输入电压和输入电流之间的关系。显然，r_{be} 的大小与静态工作点 Q 的位置有关。低频小功率三极管的输入电阻可用下式估算，即

$$r_{be}=300(\Omega)+(1+\beta)\frac{26(\mathrm{mV})}{I_E(\mathrm{mA})}\Omega \qquad \text{（式 5-19）}$$

式中，I_E 是发射极静态电流，r_{be} 一般为几百欧至几千欧。

因此，在小信号的情况下，三极管的输入端 B、E 之间可以用动态输入电阻 r_{be} 等效代替，如图 5-10（b）所示。

（2）三极管的输出端等效电路参数 βi_b：由图 5-11（b）三极管输出特性曲线微变等效所示来看，在静态工作点 Q 附近特性曲线近似水平线，集电极电流的变化 ΔI_C（i_c）主要是由基极电流的微小变化 ΔI_B（i_b）引起的，且 $\Delta I_C=\beta\Delta I_B$ 或 $i_c=\beta i_b$，而与电压 U_{CE} 基本无关。此受控电流源体现了基极电流 i_b 对集电极电流 i_c 的控制作用。由三极管的输出特性可知，i_c 接近恒流源，故它的内阻极大，可不必画出。

因此，三极管的输出端 C、E 之间可以用一个大小为 βi_b 的受控电流源来等效代替，如图 5-10（b）所示。

对于三极管的微变等效电路，应当注意此微变等效电路只适用于低频小信号放大电路；等效电路中的两个参数 r_{be} 和 β 是按变化量（交流量）定义的，因此三极管的微变等效电路只能用来求解三极管各交流量之间的关系，不能用来求直流量（静态量）；电路中的等效电流源 βi_b 是受控电流源，其大小和方向是由 i_b 决定的，不能随意假定；因为电路中的参数都是按变化量定义的，所以 NPN 型和 PNP 型三极管具有相同的微变等效电路。

2. 放大电路微变等效电路　图 5-9 所示交流通路中的三极管 T 用其微变等效电路代替，就构成了放大电路的微变等效电路，如图 5-12 所示。电路由于接入正弦信号，电流、电压可用相量表示，根据画好的放大电路微变等效电路，即可对放大电路进行动态分析。

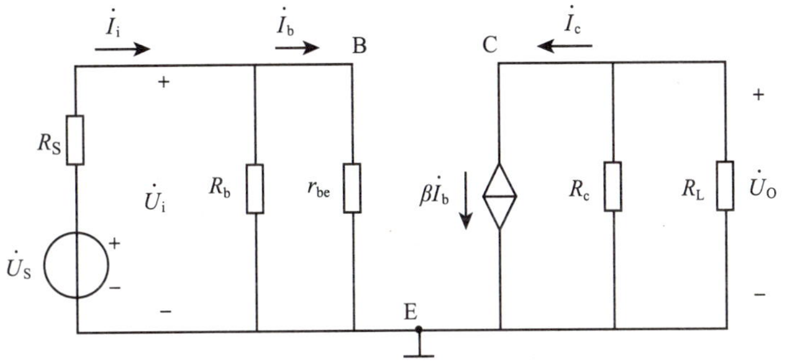

图 5-12　放大电路的微变等效电路

3. 放大电路的动态性能指标计算

（1）电压放大倍数 A_u：它是输出电压 $\dot{U}_o$ 与输入电压 $\dot{U}_i$ 之比，用来衡量放大电路的电压放大能力，即

$$A_u=\frac{\dot{U}_o}{\dot{U}_i} \qquad (式 5\text{-}20)$$

在图 5-12 中

$$\dot{U}_i=\dot{I}_b r_{be} \qquad (式 5\text{-}21)$$

$$\dot{U}_O=-\dot{I}_c(R_c//R_L)=-\beta\dot{I}_b(R_c//R_L) \qquad (式 5\text{-}22)$$

式中，$R_L'=R_c//R_L$，R_L'称为放大电路的交流等效负载电阻。

则电压放大倍数

$$A_u=\frac{\dot{U}_o}{\dot{U}_i}=-\frac{\dot{I}_C(R_c//R_L)}{\dot{I}_b r_{be}}=-\frac{\beta\dot{I}_b(R_c//R_L)}{\dot{I}_b r_{be}}=-\beta\frac{R_L'}{r_{be}} \qquad (式 5\text{-}23)$$

式 5-23 中电压、电流各量均为有效值相量，负号代表输出电压 $\dot{U}_o$ 和输入电压 $\dot{U}_i$ 反相关系。

当放大电路输出端开路（不接 R_L）时，电压放大倍数变为

$$A_{u_o}=-\beta\frac{R_c}{r_{be}} \qquad (式 5\text{-}24)$$

由于 $R_c>R_L'$，可见，接入负载使放大电路的放大倍数下降，放大电路的负载电阻 R'_L 越小，放大倍数越低。

当考虑信号源影响时，输出电压 $\dot{U}_O$ 与信号源电压 $\dot{U}_s$ 之比称为源电压放大倍数 A_{us}，即

$$A_{us}=\frac{\dot{U}_O}{\dot{U}_s} \quad \text{（式 5-25）}$$

由于

$$\dot{U}_i=\frac{R_i}{R_s+R_i}\dot{U}_s \quad \text{（式 5-26）}$$

可得

$$A_{us}=\frac{\dot{U}_O}{\dot{U}_s}=\frac{\dot{U}_O}{\frac{R_s+R_i}{R_i}\dot{U}_i}=\frac{R_i}{R_s+R_i}A_u \quad \text{（式 5-27）}$$

（2）输入电阻 R_i：相对信号源来说，把放大电路看作一个负载电阻，称为放大电路的输入电阻 R_i，它等于输入电压 $\dot{U}_i$ 与输入电流 $\dot{I}_i$ 之比，即

$$R_i=\frac{\dot{U}_i}{\dot{I}_i} \quad \text{（式 5-28）}$$

由图 5-12 可知

$$\dot{U}_i=\dot{I}_i\ (R_b//r_{be}) \quad \text{（式 5-29）}$$

则

$$R_i=\frac{\dot{U}_i}{\dot{I}_i}=R_b//r_{be}\approx r_{be} \quad \text{（式 5-30）}$$

式中，$R_b \gg r_{be}$，R_b 可忽略不计，可见，共射极放大电路的输入电阻 R_i 主要由三极管的等效电阻 r_{be} 决定。

由图 5-4 放大电路的交流等效电路看出，较小的 R_i 将从信号源取用较大的电流，增加了信号源的负担；且由于信号源内阻 R_s 的影响，较小的 R_i 会使放大电路的输入电压 $\dot{U}_i$ 减小。因此，通常放大电路的输入电阻 R_i 还是大一些好。

（3）输出电阻 R_O：相对负载来说，把放大电路看作一个信号源，其内阻是放大电路的输出电阻 R_O。输出电压 $\dot{U}_O$ 与输出电流 $\dot{I}_O$ 之比，称为放大电路的输出电阻 R_O。

计算 R_O 常用方法就是在图 5-13 中，将信号源短路（$\dot{U}_s=0$，但要保留信号源内阻 R_s），去掉负载，在输出端加电压 $\dot{U}_O$。由于输入端短路，$\dot{U}_s=0$，则，$\dot{I}_b=0$，$\beta\dot{I}_b=0$，则

$$R_o=\frac{\dot{U}_O}{\dot{I}_O}=R_c \quad \text{（式 5-31）}$$

一般情况下，R_O 的数值越小，就意味着放大电路作为信号源，其内阻越小，输出电压受负载的影响就越小，放大电路的带负载能力越强。因此，通常希望放大电路的输出电阻 R_O 小一些好。

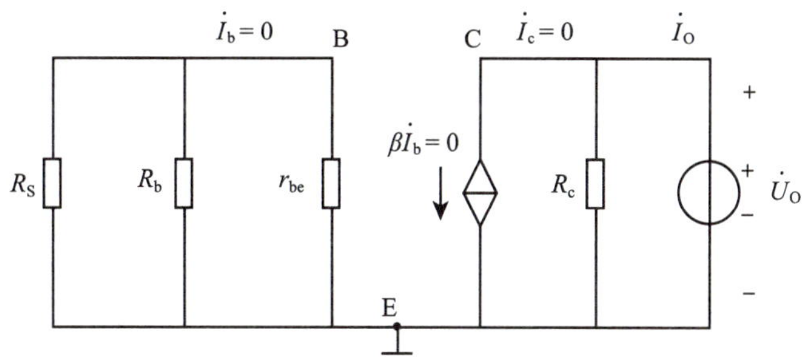

图 5-13　求输出电阻 R_O

例 5-3　放大电路如图 5-14（a）所示，已知 $U_{CC}=12V$，$R_b=400k\Omega$，$R_c=6k\Omega$，$R_L=6k\Omega$，$R_s=500k\Omega$，$\beta=37.5$，三极管为硅管。试求：

（1）放大电路的静态工作点 I_B、I_C、U_{CE}。

（2）计算 r_{be}。

（3）画微变等效电路。

（4）放大电路的输入电阻 A_u、R_i、R_O。

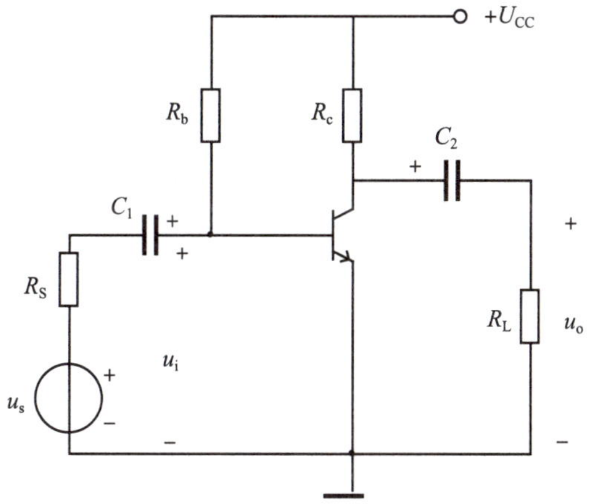

（a）

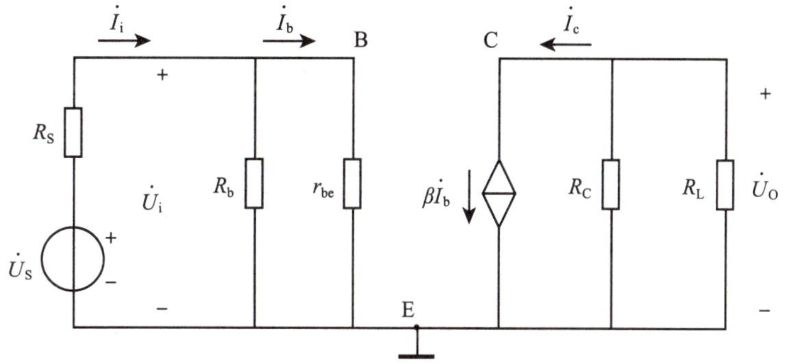

（b）

图 5-14　例 5-3 电路图

解：（1）由式 5-10、式 5-11 和式 5-12 可得

$$I_B=\frac{U_{CC}-U_{BE}}{R_b}\approx\frac{U_{CC}}{R_b}=\frac{12}{400\times10^3}=30\mu A$$

$$I_C=\bar{\beta}I_B\approx\beta I_B=37.5\times30\times10^{-6}=1.125mA$$

$$U_{CE}=U_{CC}-I_CR_c=12-1.125\times10^{-3}\times6\times10^3=5.25V$$

（2）由式 5-19 可得

$$r_{be}=300+38.5\times\frac{26}{1.155}\Omega=1.17k\Omega$$

（3）微变等效电路如图 5-14（b）所示。

（4）由式 5-23、式 5-30 和式 5-31 可得

$$A_u=\frac{\dot{U}_o}{\dot{U}_i}=-\beta\frac{R'_L}{r_{be}}=-37.5\times\frac{6\times6}{1.17}\approx-384.6$$

$$R_i=\frac{\dot{U}_i}{\dot{I}_i}=R_b//r_{be}\approx r_{be}=1.17\Omega$$

$$R_o=\frac{\dot{U}_o}{\dot{I}_o}=R_c=6k\Omega$$

由以上分析可以看出，共射极放大电路的特点是电压放大倍数高，输入电阻较小，输出电阻较大。

三、放大电路的非线性失真

微课：放大电路的非线性失真

放大电路输出信号的波形如果与输入信号的波形出现偏差，这种现象称为失真。如果静态工作点 Q 设置不当，使输出信号的波形与输入信号的波形不再相似，即引起失真。因信号进入三极管的非线性区引起的失真也称为非线性失真，可分为截止失真和饱和失真两种情况。

如图 5-15 所示，放大电路除了要有足够的放大倍数外，还要保证输出信号不失真，即输出信号的波形尽可能与输入信号波形一致。

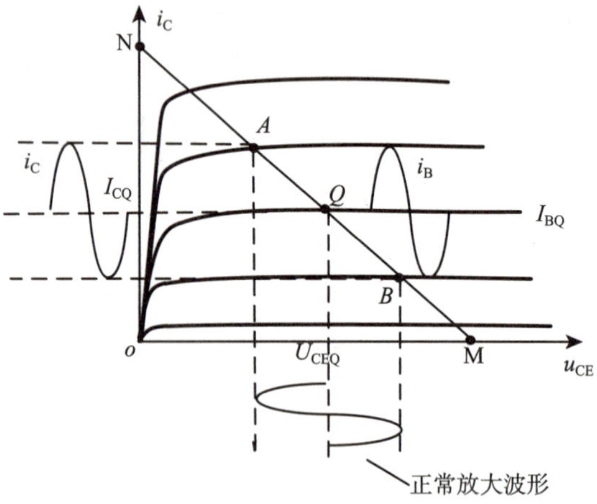

图 5-15　放大电路正常放大波形

利用图解法可以了解放大电路的动态工作情况，直观显示静态工作点位置、信号波形变化及截止失真、饱和失真等非线性失真情况，可从图形上观察输出波形的削顶、削底等失真现象，进而分析原因并调整静态工作点。

在静态分析的图解法中提到直流负载线，反映静态时电流 I_C 和电压 U_{CE} 的变化关系，它的斜率为 $-1/R_c$，与负载 R_L 无关。当放大电路输入交流信号 u_i 并接有负载 R_L 时，其交流负载电阻为 $R_L'=R_c//R_L$。由交流负载电阻 R_L' 决定的负载线称为交流负载线，其斜率为 $1/R_L'$。它反映动态时电流 i_c 和电压 u_{ce} 的变化关系，即 $i_c=-u_{ce}/R_L'$。

当 $u_i=0$ 时，放大电路工作在静态工作点 Q，又因为 $R_L'<R_c$，所以交流负载线是一条通过静态工作点 Q，比直流负载线更陡一些的直线，如图 5-16 所示。R_L' 越小，交流负载线越陡。在放大电路动态工作时，电压、电流各量的变化均沿交流负载线进行。

1. 截止失真　当静态工作点 Q 设置得太低，接近三极管的截止区时，使集电极电流 i_c 的负半周和集-射极电压 u_{CE} 的正半周波形产生了畸变，出现了 u_{CE} 波形顶部被削的现象，如图 5-17（a）所示。这种因信号进入三极管的截止区引起的失真称为截止失真。

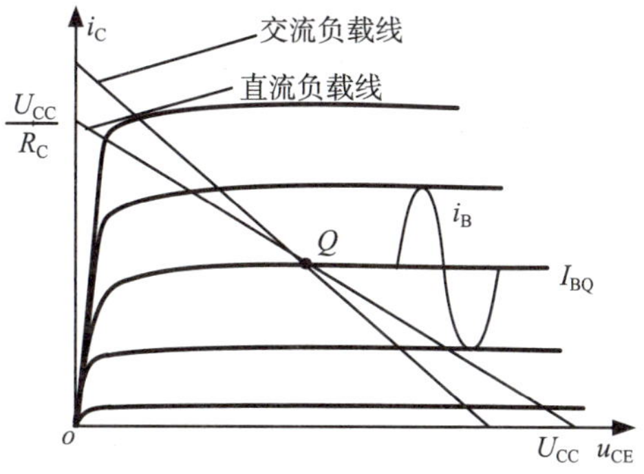

图 5-16　交流负载线

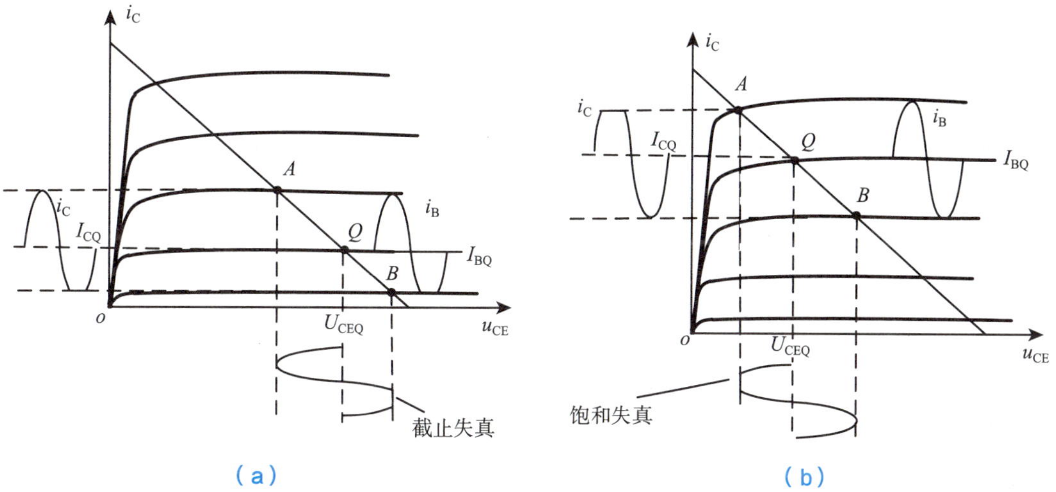

图 5-17　非线性失真波形

（a）截止失真；（b）饱和失真

2. 饱和失真　当静态工作点 Q 设置得太高，接近三极管的饱和区，使 i_c 的正半周和 u_{CE} 的负半周波形产生了畸变，出现了 u_{CE} 波形底部被削的现象，如图 5-17（b）所示。这种因信号进入三极管的饱和区引起的失真称为饱和失真。

虽静态工作点 Q 设置合适，若输入信号 u_i 的幅度过大，超出三极管的放大区域，饱和失真和截止失真将会同时产生，这种情况称为双向失真。

因此，要减小或避免放大电路产生非线性失真，必须合理设置静态工作点。当输入信号较大时，通常将工作点 Q 设置在输出交流负载线的中央，这样既能避免非线性失真，又可以增大动态输出范围。当输入信号较小时，为了降低电路的功率损耗，在不产生截止失真和保证一定的电压放大倍数的前提下，可把 Q 点设置得低一些。另外，限制输入信号 u_i 的幅度，可有效避免非线性失真产生。

▶知识拓展

医疗设备中的信号失真现象

在医疗设备中引起信号失真的原因，除静态工作点设置不当，也存在元件老化损坏、电磁干扰、电源波动、信号传输损耗等因素的影响。一是随着使用时间的延长，医疗设备中的电子元件（如晶体管、电容器、电阻等）可能会出现老化或损坏，其性能的改变将导致信号传输和处理过程中的异常，即便初始静态工作点设置恰当也难以避免引发信号失真。二是在医院环境中，由于存在大量电子设备，电磁信号复杂多变。若医疗设备的电磁屏蔽措施不够完善，外部的电磁干扰便容易影响内部电路，干扰正常信号，导致信号波形发生畸变，从而产生失真。三是电源供应的不稳定性，如电压波动、存在纹波等，会干扰设备电路的正常运作，使得各部分电路的工作状态偏离正常范围，进而导致输出信号失真。四是在医疗设备内部，信号在经过长距离传输或在不同模块间进行连接时，可能由于线路材质、接口接触不良等因素，产生信号衰减、反射等现象，造成信号失真。因此，要采取不同的措施避免引起信号失真，保证医疗设备的正常工作。

第三节　静态工作点稳定电路

在放大电路中，如果静态工作点 Q 不稳定，发生上、下移动，当输入信号较大时，可能会导致输出信号产生失真，并影响放大电路的性能。

一、温度对静态工作点的影响

微课：静态工作点受温度的影响及稳定原理

图 5-2（b）共射极基本放大电路的偏置电流 I_B 如式 5-10 所示。可见，当基极电阻 R_b、U_{CC} 等电路元件选定后，I_B 会固定不变，也称此电路为固定偏置放大电路。如图 5-8（b）所示，用图解法确定共射极基本放大电路的静态工作点 Q，由工作点 Q 可在坐标上查得静态值 I_{CQ} 和 U_{CEQ}。

由于放大电路中 $I_C=\beta I_B$，若更换电路中三极管或环境温度变化，则会引起三极管参数（I_{CBO}、β 等）的变化，这将导致 I_C 变化，引起静态工作点移动，进而造成非线性失真。例如，温度从 T_1 升高至 T_2 时，三极管的 β 和 I_{CBO} 等参数随之增大，导致 I_C 增大，却因基极电流 I_B 固定不变，无法自动调整，所以工作点 Q_1 便会上移，即从 Q_1 移到 Q_2 处，如图 5-18 所示，接近饱和区，易产生饱和失真。

因此，稳定静态工作点十分重要，即当温度等因素变化时，使 I_C 基本不变。为此常采用分压式偏置放大电路，通过自身结构和自动调节作用，根据温度变化，自动调节基极电流 I_B，以削弱温度对集电极电流 I_C 的影响，使工作点基本稳定。

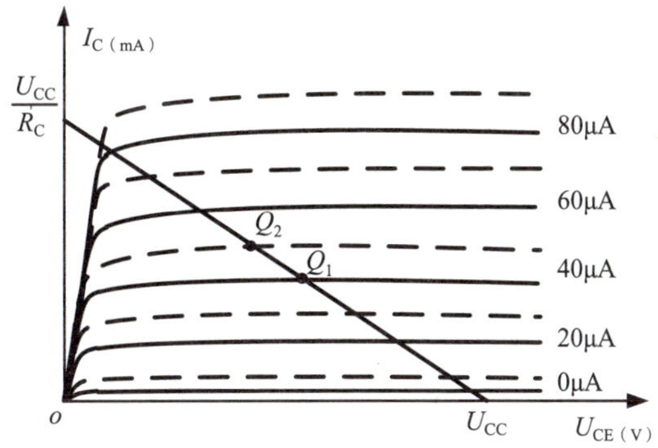

图 5-18　静态工作点随着温度变化上移

二、典型的静态工作点稳定电路

（一）电路结构

图 5-19 为分压式偏置放大电路，即静态工作点稳定电路，其中 R_{b1} 和 R_{b2} 和 R_e 构成偏置电路。

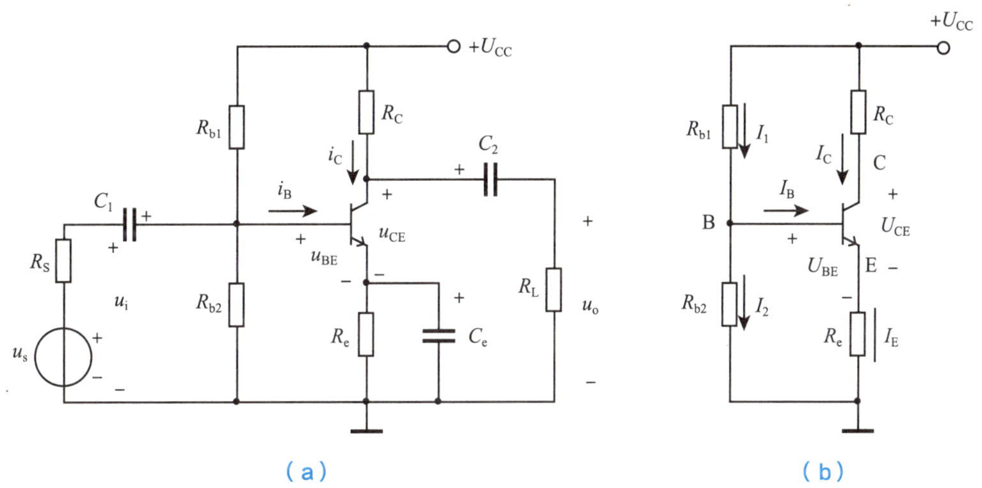

图 5-19　静态工作点稳定电路

（a）分压式偏置放大电路；（b）直流通路

1. 选择偏置方式　这种电路通过两个分压电阻 R_{b1} 和 R_{b2} 对电源电压 U_{CC} 进行分压，为晶体管的基极 B 提供稳定的直流电压 U_B。发射极通常连接一个发射极电阻 R_e，以引入直流负反馈，稳定静态工作点。

2. 确定分压电阻 R_{b1}、R_{b2} 的值　为了使基极电压 U_B 稳定，通常要求流过分压电阻的电流 I_1 远大于晶体管的基极电流 I_B。

对于硅管而言，一般 $I_1 \approx I_2 =$（5~10）I_B；对于锗管而言，$I_1 \approx I_2 =$（10~20）I_B。

根据电源电压 U_{CC}、所需的基极电压 U_B 及 I_1 的值，可以计算出分压电阻 R_{b1} 和 R_{b2} 的阻值。

上偏置电阻

$$R_{b1} = \frac{U_{CC} - U_B}{I_1} \tag{式 5-32}$$

下偏置电阻

$$R_{b2}=\frac{U_B}{I_1} \quad （式 5-33）$$

在实际计算中，还需考虑电阻的标称值系列，选择最接近计算值的标准电阻。

3. 确定发射极电阻 R_e 的值 发射极电阻 R_e 的大小会影响静态工作点的稳定性和电路的放大倍数。较大的 R_e 可以提高静态工作点的稳定性，但会降低电路的放大倍数；较小的 R_e 则相反。一般根据经验，先选择一个适中的 R_e 值，然后在实际调试过程中根据电路的性能进行调整。

（二）静态工作点 Q 稳定原理

由图 5-19（b）所示的直流通路可列出

$$I_1=I_2+I_B \quad （式 5-34）$$

能适当选择上偏置电阻 R_{b1} 和下偏置电阻 R_{b2}，使

$$I_1 \gg I_B \quad （式 5-35）$$

则

$$I_1 \approx I_2 = \frac{U_{CC}}{R_{b1}+R_{b2}} \quad （式 5-36）$$

基极电位

$$U_B = I_2R_{b2} \approx \frac{R_{b2}}{R_{b1}+R_{b2}}U_{CC} \quad （式 5-37）$$

因电阻的温度稳定性远高于半导体器件的温度稳定性，由式 5-37 可知，U_B 由 R_{b1} 和 R_{b2} 的分压电路所决定，与温度无关。

如果使

$$U_B \gg U_{BE} \quad （式 5-38）$$

则集电极电流

$$I_C \approx I_E = \frac{U_E}{R_e} = \frac{U_B - U_{BE}}{R_e} \approx \frac{U_B}{R_e} \quad （式 5-39）$$

基极电流

$$I_B = \frac{I_C}{\beta} \quad （式 5-40）$$

集-射极电压

$$U_{CE}=U_{CC}-I_C(R_c+R_e) \quad （式 5-41）$$

因此，只要满足式 5-35、式 5-38 两个条件，U_B 和 I_C 就与三极管的参数几乎无关，不受温度变化的影响，从而使静态工作点得以基本稳定。

分压式偏置电路稳定静态工作点的过程也可表示为

$$\text{温度 } T\uparrow \rightarrow \beta\uparrow \rightarrow I_C\uparrow \rightarrow I_E\uparrow \rightarrow U_E=I_ER_e\uparrow \rightarrow U_{BE}\downarrow \rightarrow I_B\downarrow \rightarrow I_C\downarrow$$

1. R_{b1} 和 R_{b2} 分压作用和 R_e 的反馈作用 当温度升高时，晶体管的参数 β、U_{BE} 等会发生变化，通常会使集电极电流 I_C 有增大的趋势。由于 $I_E \approx I_C$，那么发射极电流 I_E 也增大，这就使得发射极电

阻 R_e 上的电压 $U_E=I_ER_e$ 增大。而基极电压 U_B 基本固定（由 R_{b1} 和 R_{b2} 分压决定，温度变化对其影响小），这样基-射极间电压 $U_{BE}=U_B-U_E$ 就会减小。根据三极管的输入特性，I_B 就会随 U_{BE} 减小而减小，又因为 $I_C=\beta I_B$（在一定范围内），所以 I_C 也会减小，从而牵制了 I_C 的增大趋势，起到稳定静态工作点的作用。温度降低时，各量向相反方向变化，同理，Q 点也能稳定。这种利用 I_C 的变化，通过电阻 R_e 取样反过来控制 U_{BE}，使 I_B、I_C 基本保持不变的自动调节作用称为负反馈控制作用。

2. 旁路电容 C_e 的作用　从以上分析知，调节过程与射极电阻 R_e 有关，R_e 越大，稳定性越好。但 R_e 的存在会对变化的交流信号产生影响，使放大倍数下降。在发射极电阻 R_e 两端有时会并联一个旁路电容 C_e，它对于直流信号相当于开路，不影响静态工作点的稳定过程。而对于交流信号，只要 C_e 的容量足够大，它相当于短路，这样可以避免交流信号在 R_e 上产生压降，防止交流负反馈过强而使放大电路的电压放大倍数下降过多，保证电路有较好的交流放大性能。

微课：静态工作点稳定电路中旁路电容的作用

为此，可在 R_e 两端并联电容 C_e，只要 C_e 的容量足够大，对交流分量便可视为短路，对直流分量也无影响。这样，在电阻 R_e 上不产生交流压降，避免了放大倍数的下降。

例 5-4　在图 5-19（a）所示电路中，已知 $U_{CC}=12V$，$R_{b1}=30k\Omega$，$R_{b2}=10k\Omega$，$R_c=2k\Omega$，$R_e=1k\Omega$，$R_L=5k\Omega$，硅管 $U_{BE}=0.7V$，$\beta=40$。

（1）求静态工作点。

（2）求电路性能指标 A_u、R_i、R_O。

（3）上述电路无旁路电容 C_e 时，试比较两种情况下静态工作点和电路性能指标。

解：（1）由式 5-37，有

$$U_B=I_2R_{b2}\approx\frac{R_{b2}}{R_{b1}+R_{b2}}U_{CC}=\frac{10}{30+10}\times12=3V$$

根据式 5-39，得

$$I_C\approx I_E=\frac{U_E}{R_e}=\frac{U_B-U_{BE}}{R_e}=\frac{3-0.7}{1}=2.3mA$$

则

$$I_B=\frac{I_C}{\beta}=\frac{2.3}{40}=57.5\times10^{-3}mA=57.5\mu A$$

$$U_{CE}=U_{CC}-I_C(R_c+R_e)=12-2.3\times10^{-3}\times(2+1)\times10^3=5.1V$$

（2）放大电路有旁路电容 C_e 时，交流通路及微变等效电路如下

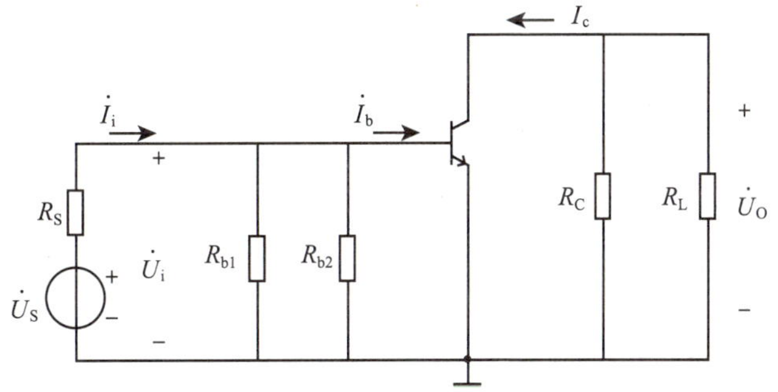

（a）

图 5-20　有 C_e 时的交流通路及微变等效电路

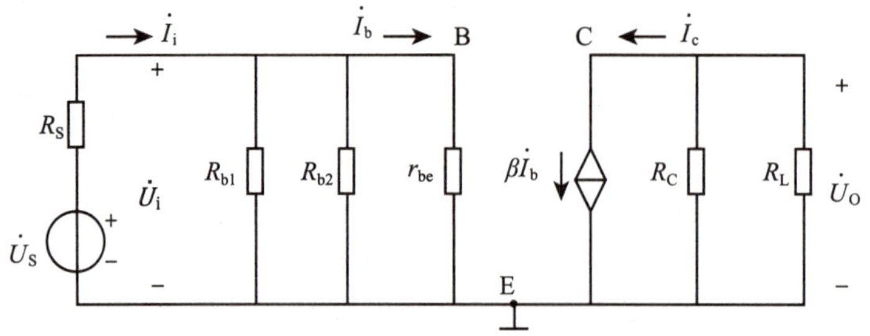

（b）

图 5-20 （续图）

（a）有 C_e 时的交流通路；（b）有 C_e 时的微变等效

1）求电压放大倍数 A_u。

$$r_{be}=300\ (\Omega)\ +\ (1+\beta)\ \frac{26\ (\text{mV})}{\text{I}_E\ (\text{mA})}\ (\Omega)\ =300+41\times\frac{26}{2.3}\approx 0.76\text{k}\Omega$$

$$\dot{U}_i=\dot{I}_b r_{be}$$

$$\dot{U}_O=-\beta\dot{I}_b\ (R_c//R_L)$$

$$\text{则}A_u=\frac{-\beta\dot{I}_b\ (R_c//R_L)}{\dot{I}_b r_{be}}=-\beta\frac{R'_L}{r_{be}}=-40\times\frac{2//5}{0.76}\approx -75.2$$

$$\text{其中}R'_L=R_c//R_L$$

2）求输入电阻 R_i。根据基尔霍夫电流定律，由图 5-20（b）可得

$$\dot{I}_i=\frac{\dot{U}_i}{R_{b1}}+\frac{\dot{U}_i}{R_{b2}}+\frac{\dot{U}_i}{r_{be}}$$

$$R_i=R_{b1}//R_{b2}//r_{be}=30//10//0.76\approx 0.64\text{k}\Omega$$

3）求输出电阻 R_O。

$$R_O\approx R_c=2\text{k}\Omega$$

（3）题中放大电路有或无旁路电容 C_e 时，直流通路一样，均为图 5-19（b）所示，所以，静态工作点计算结果一样，此处省略过程。

无旁路电容 C_e 时，绘制出交流通路及微变等效电路，如下

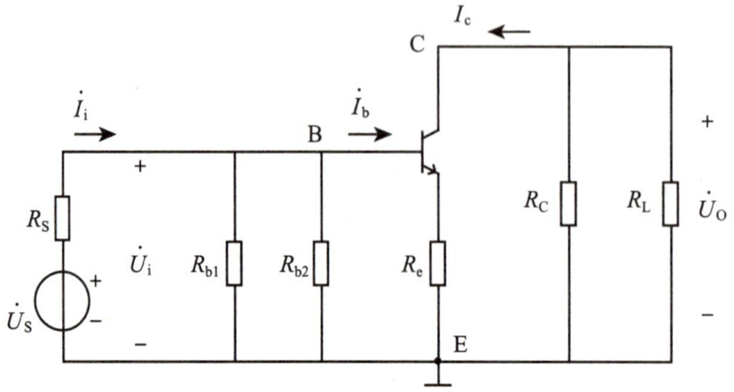

（a）

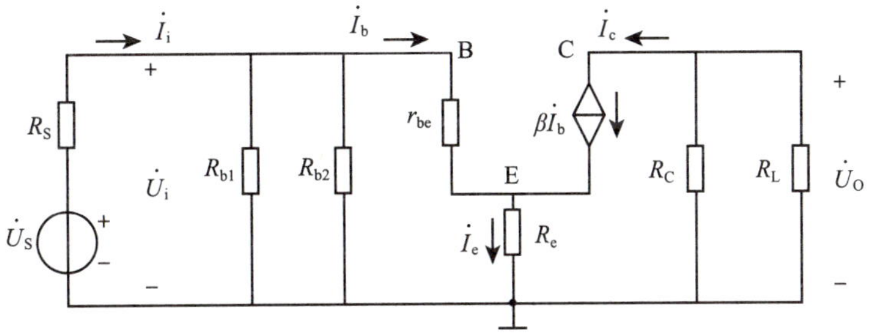

（b）

图 5-21　无 C_e 时的交流通路及微变等效电路

（a）无 C_e 时的交流通路；（b）无 C_e 时的微变等效电路

1）求电压放大倍数 A_u。由图 5-21（b），可得

$$\dot{U}_i=\dot{I}_b r_{be}+\dot{I}_e R_e=\dot{I}_b\left[r_{be}+(1+\beta)R_e\right]$$

$$\dot{U}_O=-\beta\dot{I}_b(R_c//R_L)$$

则电压放大倍数 A_u

$$A_u=\frac{\dot{U}_o}{\dot{U}_i}=-\frac{\beta(R_L//R_c)}{r_{be}+(1+\beta)R_e}$$

代入数值可得

$$A_u=-\frac{40\times(2//5)}{0.76+(1+40)\times1}\approx-1.39$$

可见，静态工作点稳定电路中若无旁路电容 C_e 时，就会使电压放大倍数大大降低。而在 R_e 两端并联旁路电容 C_e 后，较好地解决了分压偏置电路中稳定静态工作点与提高电压放大倍数的矛盾。

2）求输入电阻 R_i。根据基尔霍夫电流定律，由图 5-21（b）可得

$$\dot{I}_i=\frac{\dot{U}_i}{R_{b1}}+\frac{\dot{U}_i}{R_{b2}}+\frac{\dot{U}_i}{r_{be}+(1+\beta)R_e}$$

$$R_i=R_{b1}//R_{b2}//\left[r_{be}+(1+\beta)R_e\right]$$

代入数值可得

$$R_i=30//10//\left[0.76+(1+40)\times1\right]\approx6.36\text{k}\Omega$$

可见，输入电阻值变大。

3）求输出电阻 R_O。

$$R_O\approx R_c=2\text{k}\Omega$$

输出电阻值基本保持不变。

▶知识拓展

静态工作点稳定电路的应用

电子管技术初期，研究者和工程师开始研究放大器静态工作点的稳定性。晶体管技术的出现及其广泛应用推动了对晶体管放大电路静态工作点稳定性的深入研究和实践，发展出分压式偏

置电路等成熟的设计技术。

分压式偏置放大电路能稳定静态工作点，有着诸多应用。一是音频放大。用于耳机、小型音箱的放大电路，稳定的静态工作点可确保不同音频信号能被精准、不失真地放大，使音质良好。二是传感器信号放大。稳定的静态工作点能保障传感器输出的微弱信号被稳定放大，使最终测量数据准确可靠，利于后续的分析与处理。三是射频小信号放大。无线通信设备接收端的射频小信号放大部分，其静态工作点稳定可保证对微弱的射频信号有效放大，提升信号接收质量，确保通信的顺畅进行。四是对医疗设备也至关重要。首先，它确保设备性能稳定，如心电图机在不同环境和长时间使用下能准确采集心电信号。其次，它提高设备可靠性，如医用超声诊断设备能提供清晰准确的图像，帮助医生准确诊断。最后，它延长设备使用寿命，如输液泵电路稳定可减缓元件老化，延长设备服务时间。

第四节　多级放大电路

多级放大电路通过合理的级间耦合方式和负反馈机制，将多个单元放大电路连接起来，在医学影像中发挥着非常重要的作用。它们不仅能够将微弱的人体生理信号进行有效放大，还可以有效地减少噪声和失真，提高信号的稳定性和抗干扰能力，为医生提供更加准确、清晰的医学影像信息，以满足临床应用的要求。

一、多级放大电路基础

微课：多级放大电路基础

在医学领域中，需要对人体的各种生理信号进行采集和分析，从而帮助医生更快速、更准确地诊断疾病。根据人体生理信号的特点和输出端的要求，实际应用中通常需要放大电路同时具备高电压放大倍数、高输入阻抗、低输出阻抗、低漂移等性能指标。基本单元放大电路（单级放大电路），其电压放大倍数有限，也很难同时满足上述其他要求，因此通常需要将两级或两级以上的基本单元电路连接起来，组成多级放大电路，以满足信号采集、分析、诊断等临床医学应用的要求。多级放大电路的电路框图如图 5-22 所示。

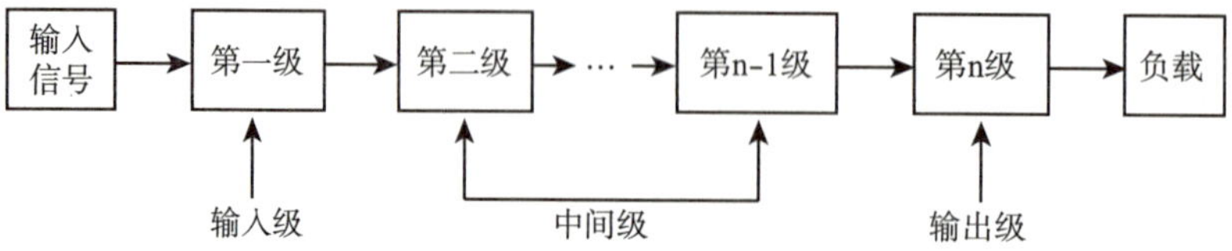

图 5-22　多级放大电路框图

一般把与输入信号相连接的第一级放大电路称为输入级，与负载相连接的最后一级放大电路称为输出级，输入级与输出级之间的放大电路称为中间级。人体生理信号通常具有源阻抗高、信号微弱等特点，所以要求输入级的输入阻抗高一些，中间级则要求尽量获得高的电压放大倍数。输出级通常要求具备足够的功率来推动负载，并且带负载能力强，所以输出级的输出阻抗要尽量小一些。

二、多级放大电路的耦合方式

多级放大电路中，前一级放大电路与后一级放大电路之间的连接电路，称为耦合电路。耦合电路的作用，是将前级的输出信号不失真地传输到下一级放大电路中，并且要保证各级电路具有合适的静态工作点。多级放大电路之间，常见的电路耦合方式有阻容耦合、直接耦合、光电耦合和变压器耦合等。

微课：阻容耦合电路

1. 阻容耦合　前级放大电路与后级放大电路之间通过电容进行连接，该电容与后级放大电路的输入阻抗构成两级放大电路的耦合电路，称为阻容耦合。具体电路如图 5-23 所示。图中，以晶体管 T_1 为主要元件组成了第一级放大电路，以晶体管 T_2 为主要元件组成了第二级放大电路，输入信号 u_s 和第一级放大电路是通过电容 C_1 耦合在一起的，第一级、第二级放大电路是通过电容 C_2 耦合在一起的，第二级放大电路与输出端负载 R_L 是通过电容 C_4 耦合在一起的。

C_1、C_2 和 C_4 均为耦合电容，起到前后级信号的连接传递作用。由于电容有隔直流作用，能阻断前后级放大电路之间的直流通道，所以前后级放大电路的直流工作状态彼此独立，相互不会影响，可以较为方便地对阻容耦合电路的各级单元电路进行直流工作点的独立设置和调试。同时，由于电容的隔直流作用，前一级电路的温漂基本上不会传递到下一级电路，所以整个电路的温漂会比较小。

根据电容通交流特性可知，电路传输信号的频率越大，耦合电容的容抗越小，前后级电路中信号的传输衰减越小。通过提高耦合电容的容值，也可以降低容抗，提高电路的传输效果。由于电容不通直流，低频特性较差，所以阻容耦合放大电路一般不应用于放大直流信号或者变化比较缓慢的低频信号，而且不容易集成化。

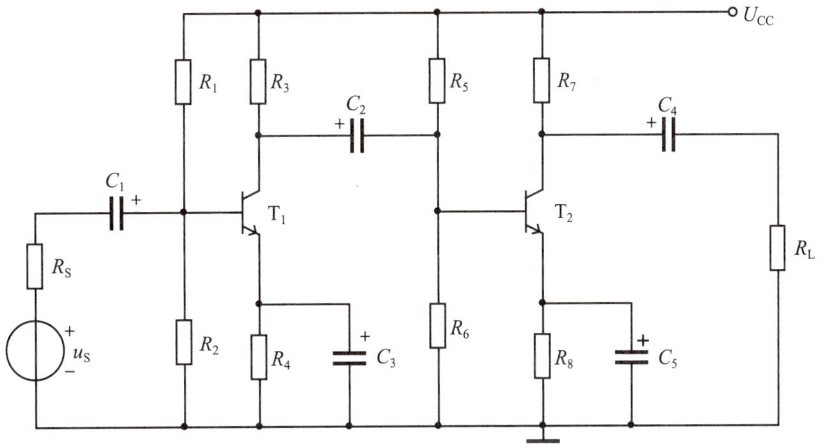

图 5-23　阻容耦合放大电路

2. 直接耦合　在众多的人体生理信号当中，有些信号变化非常缓慢，如体温等。若要采用阻容耦合放大电路来采集这类信号，为了降低耦合衰减，必须采用容值比较大的电容，这为电路设计带来了诸多不便。这个时候，可以采用直接耦合放大电路。

前级放大电路与后级放大电路之间通过导线直接连接，这种方式称为直接耦合方式。直接耦合方式既可以放大交流信号，也可以放大变化比较缓慢的信号和直流信号，具有良好的低频特性。而且耦合元件简单，可广泛应用于集成电路中。具体电路如图 5-24 所示。该电路中，以晶体管 T_1 为主要元件构成第一级放大电路，以晶体管 T_2 为主要元件构成第二级放大电路，第一级放大电路的输出通过导线直接连接到第二级放大电路 T_2 的基极。

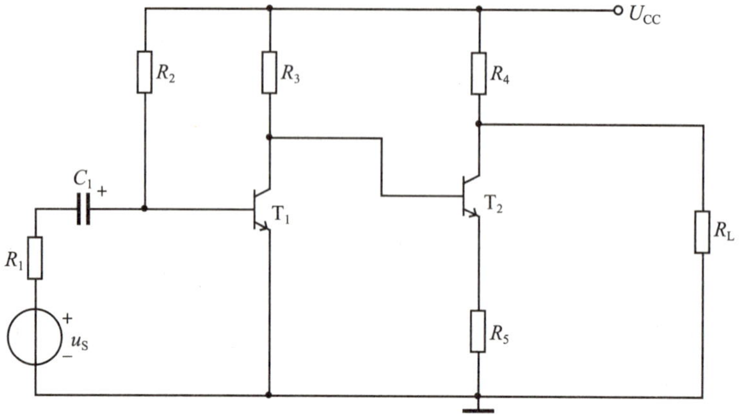

图 5-24　直接耦合放大电路

但是采用直接耦合方式的放大电路会存在两个比较特殊的问题。

一是前后级静态工作点相互影响：因为直接耦合方式的多级放大电路，其前后级电路是通过导线进行连接的，所以当某一级的直流电位发生改变时，这种改变也会导致前后级电路的电位产生相应变化。即某级的静态工作点发生改变时，其前后级电路的静态工作点也将会受到影响。有时候即使输入信号为零，输出电压也会偏离原来的初始值而上下波动，这个现象称为零点漂移。这种现象在直接耦合放大电路中尤为显著，因为该电路各级之间是直接耦合的，没有如阻容耦合或变压器耦合那样能够抑制缓慢变化信号的机制。因此，输入级的任何漂移都会逐级传递和放大，最终在输出端造成明显的影响。电源电压波动、元件的老化、工作环境温度变化等因素都可能会引起零点漂移。

二是各级放大电路静态工作点电平配置问题：在直接耦合放大电路中，前级集电极的静态电位就是后级基级的静态电位，因此，为了满足前、后级对静态工作点的要求，级间必须有合适的电平配置。例如，在图 5-24 所示的电路中，为了保证 T_1 管的 U_{CEQ1}，就须在 T_2 管发射极上串接电阻 R_5 来提高 T_1 管集电极的静态电位。

3. 光电耦合　主要是前后级电路利用光电耦合器来实现信号的传输。光电耦合器将发光元件（发光二极管）与光敏元件（光电三极管）相互绝缘地组合在一起，发光元件将电能转换成光能，接入到前级电路中。光敏元件将光能转换成电能，接入到后级电路中。光电耦合器实现了前后级电路的电气隔离，从而可有效地抑制电干扰。光电耦合器的使用，可以有效地隔离医疗设备中的不同电路，防止高压电路对低电压电路的干扰，可以有效提高医疗设备的安全性和稳定性。若前后级电路分别接入不同的供电电源，则可以大大提高电路远距离传输信号的能力。具体电路如图 5-25 所示。

4. 变压器耦合　将放大电路前级的输出信号通过变压器接到后级的输入端或负载电阻上，称为变压器耦合。变压器耦合电路的各级放大电路的静态工作点相互独立，因此可以单独设置和调试，这一点和阻容耦合电路相似。但是它的低频特性比较差，一般不用于放大变化比较缓慢的低频信号，且体积较大，不容易集成。与前面三种耦合方式最大区别是，变压器耦合可以实现阻抗变换，因此被广泛应用于由分立元件构成的功率放大电路中。其具体电路如图 5-26 所示。

从图 5-26 可以看出，T_{r1} 变压器的初级绕组位于三极管 T_1 的集电极上，次级绕组与三极管 T_2 的基极连接，交流信号被 T_1 放大后，经 T_{r1} 初级绕组耦合到 T_2 基极，被 T_2 放大后再由 T_{r2} 变压器传输

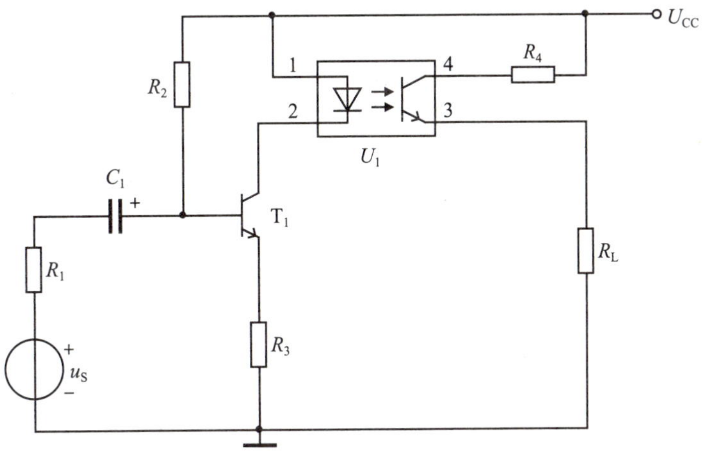

图 5-25　光电耦合电路

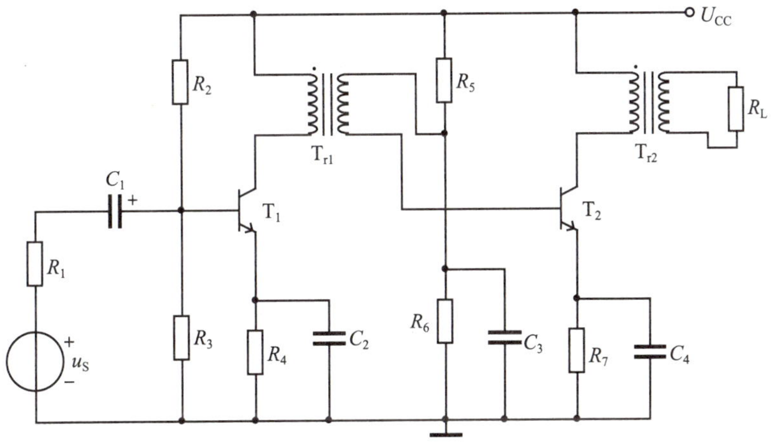

图 5-26　变压器耦合放大电路

到负载 R_L 上。设变压器的初级绕组与次级绕组的匝数之比为 n∶1，从变压器初级绕组看过去的等效负载电阻为 R_L'，根据变压器的工作原理可得：$R_L' \approx n^2 R_L$。因此，改变变压器的匝数之比 n，就可以得到不同的等效负载电阻，以满足不同的需要。

三、多级放大电路的性能分析

多级放大电路的性能分析和前面放大电路的基本分析相同，主要包括静态工作点分析和动态分析，其中动态分析包括了电压放大倍数、输入阻抗、输出阻抗等方面。

1. 静态工作点分析　由于多级放大电路存在多种耦合方式，因此它们的静态工作点分析也不一样。对于阻容耦合电路、变压器耦合电路来说，各级放大电路的静态工作点是互相独立的，因此它们的静态分析就变成了对各级电路的静态计算。对于直接耦合电路来说，前后级静态工作点是相互影响的，因此要综合考虑各级放大电路静态工作点电平配置问题，通过合理设置，最大限度发挥电路的性能。

2. 动态分析

（1）电压放大倍数：在多级放大电路中，每级放大电路前后串联在一起，前级电路的输出是后级电路的输入，电路总的放大倍数是各级电压放大倍数的乘积。对于图 5-22 的多级放大电路，设每级放大电路的电压放大倍数为 A_{u1}、$A_{u2}\cdots A_{un}$，则电路总的电压放大倍数A_u 为

$$A_u = A_{u1}A_{u2}\cdots A_{un} \tag{式 5-42}$$

（2）输入阻抗：在多级放大电路中，输入阻抗就是从电路输入端看进去的等效电阻，实质上就是第一级放大电路的输入阻抗。

（3）输出阻抗：在多级放大电路中，输出阻抗就是从电路输出端看进去的等效电阻，实质上就是输出级放大电路的输出阻抗。通常希望输出阻抗低些，以提高带负载能力。

例 5-5 两级阻容耦合放大电路图 5-23 所示，已电源电压 $U_{CC}=12V$，$R_1=30k\Omega$，$R_2=15k\Omega$，$R_3=3k\Omega$，$R_4=3k\Omega$，$R_5=22k\Omega$，$R_6=11k\Omega$，$R_7=3k\Omega$，$R_8=2.7k\Omega$，$R_L=6k\Omega$，两个晶体管的 $\beta_1=\beta_2=50$，$U_{BE1}=U_{BE2}=0.7V$。

求：（1）各级电路的静态值。

（2）各级电路的输入电阻和输出电阻。

（3）各级电路的电压放大倍数 A_{u1}、A_{u2} 和总电压放大倍数 A_u。

解：（1）静态工作点的计算。

第一级放大电路的静态工作点如下，晶体管 T_1 的基极静态电压

$$U_{B1}=\frac{R_2}{R_1+R_2}U_{CC}=\frac{15}{30+15}\times 12=4.0V$$

晶体管 T_1 的集电极、发射极与基极静态电流

$$I_{C1}\approx I_{E1}=\frac{U_{B1}-U_{BE1}}{R_4}=\frac{4.0-0.7}{3}\approx 1.1mA$$

$$I_{B1}=\frac{I_{C1}}{\beta_1}=\frac{1.1}{50}=22uA$$

晶体管 T_1 的集-射极静态电压

$$U_{CE1}=U_{CC}-R_3I_{C1}-R_4I_{E1}=12-(3+3)\times 10^3\times 1.1\times 10^{-3}=5.4V$$

同理，可求出第二级放大电路的静态工作点。

晶体管 T_2 的基极静态电压

$$U_{B2}=\frac{R_6}{R_5+R_6}U_{CC}=\frac{11}{22+11}\times 12=4V$$

晶体管 T_2 的集电极、发射极与基极静态电流

$$I_{C2}\approx I_{E2}=\frac{U_{B2}-U_{BE2}}{R_8}=\frac{4-0.7}{2.7}\approx 1.2mA$$

$$I_{B2}=\frac{I_{C2}}{\beta_2}=\frac{1.2}{50}=24uA$$

晶体管 T_2 的集-射极静态电压

$$U_{CE2}=U_{CC}-R_7I_{C2}-R_8I_{E2}=12-(3+2.7)\times 10^3\times 1.2\times 10^{-3}=5.16V$$

（2）在求各级电路的输入电阻和输出电阻之前，先画出图 5-23 的交流等效电路，具体如图 5-27 所示。

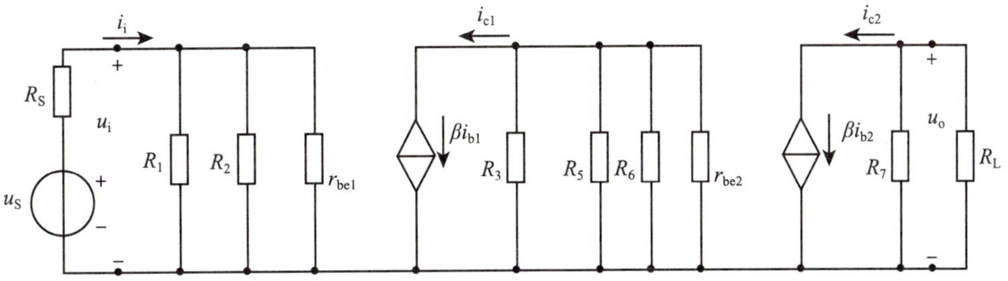

图 5-27　两级阻容耦合放大电路的交流等效电路

由式 5-19 可求出 T_1 与 T_2 的动态输入电阻 r_{be1} 和 r_{be2} 分别为

$$r_{be1}=300+(1+\beta)\frac{26}{I_{E1}}\approx1.5\text{k}\Omega$$

$$r_{be2}=300+(1+\beta)\frac{26}{I_{E2}}\approx1.4\text{k}\Omega$$

所以第一级放大电路的输入阻抗

$$R_{i1}=R_1//R_2//r_{be1}=\frac{1}{\frac{1}{30}+\frac{1}{15}+\frac{1}{1.5}}\approx1.3\text{k}\Omega$$

第二级放大电路的输入阻抗

$$R_{i2}=R_5//R_6//r_{be2}=\frac{1}{\frac{1}{22}+\frac{1}{11}+\frac{1}{1.4}}\approx1.2\text{k}\Omega$$

第一级放大电路的等效输出阻抗

$$R'_{01}=R_3//R_{i2}=\frac{1}{\frac{1}{3}+\frac{1}{1.2}}\approx0.86\text{k}\Omega$$

第二级放大电路的等效输出阻抗

$$R'_{02}=R_7//R_L=\frac{1}{\frac{1}{3}+\frac{1}{6}}=2.0\text{k}\Omega$$

(3) 各级电路的电压放大倍数 A_{u1}、A_{u2} 和总电压放大倍数 A_u 分别为

$$A_{u1}=-\frac{\beta_1R'_{01}}{r_{be1}}=-\frac{50\times0.86}{1.5}\approx-28.7$$

$$A_{u2}=-\frac{\beta_2R'_{02}}{r_{be2}}=-\frac{50\times2}{1.4}\approx-71.4$$

$$A_u=A_{u1}A_{u2}=(-28.7)\times(-71.4)\approx2049.2$$

▶**知识拓展**

多级放大电路与集成运算放大电路

多级放大电路通过一定的耦合方式将多个基本单元放大电路连接起来，克服了基本单元放大电路的缺陷，满足了电路或系统的要求。在实际的应用中，为了提高电路的稳定性、降低电路的体积和重量，可以将整个电路的元器件制作在一块半导体基片上，利用封装工艺构成具有特定功能的电路，这就是集成电路。集成运算放大电路是集成电路中的一种，它的各级放大电路之间通常采用直接耦合的方式。为了克服直接耦合电路的零点漂移问题，集成运算放大电路的输入级多采用差分放大电路，从而降低电路对环境温度的敏感度，减少温漂，稳定电路静态工作点。集成运算放大电路的中间级多采用共射放大电路，要求有足够的放大能力。

第五节　晶体管放大电路

晶体管主要分为双极性晶体管和场效应晶体管两大类，由晶体管构成的放大电路具有许多优点，广泛应用于音频放大器、射频放大器和直流放大器等方面，对医学仪器的发展起到了积极的推动作用。

双极性晶体管简称晶体管或三极管，三极管是一种电流放大器件，它的电流放大作用实际上是利用基极电流的微小变化去控制集电极电流的巨大变化，并通过电阻将三极管的电流放大作用转变为电压放大作用。三极管有三个极性，由它组成的放大电路有三种形式，分别是共射极放大电路、共集极放大电路、共基极放大电路。

场效应晶体管简称场效应管，它是利用控制输入回路的电场效应来控制输出回路电流的一种半导体器件，属于电压控制器件。由场效应管构成的放大电路，凭借着高输入阻抗、低噪声、低功耗等优点得到了广泛应用。

一、共射极放大电路

微课：共射极放大电路

（一）电路组成

由 NPN 型三极管组成的共射极放大电路如图 5-28 所示。该电路的输入信号 u_s 接三极管的基极，输出信号接三极管的集电极，输入回路与输出回路以发射极为公共端，故称为共射极放大电路，并称公共端为“地”。输入信号 u_s 通过电容 C_1 接入三极管 T_1 的基极，输入信号 u_s 电流的变化令流入 T_1 的基极电流产生变化，基极电流的变化令三极管集电极的电流产生对应的变化，该电流变化通过 R_C 转换成相应电压的变化。由公式 $\Delta i_c=\beta\Delta i_b$ 可知，微小的基极电流变化，可以得到一个放大了 β 倍的集电极的电流变化，从而在电路的负载端得到一个变化比较大的输出电压 $u_o=U_{CC}-R_C\, i_c$。

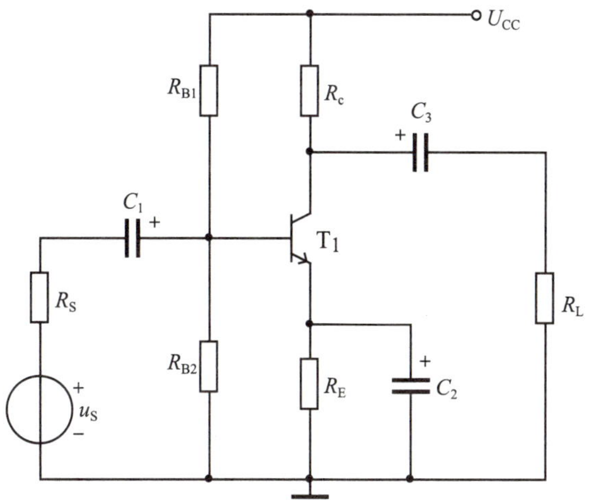

图 5-28 共射极放大电路

图 5-28 中，电阻 R_s 为待放大的信号源的内阻。电阻 R_{B1} 和 R_{B2} 是三极管基极的偏置电阻，通过串联对供电电压 U_{CC} 进行分压，为三极管的基极提供一个合适的工作电压。R_E 为发射极电阻，R_C 为集电极负载电阻，R_L 为电路输出负载电阻。电容C_1、C_3 是耦合电容，它们的作用是隔离直流，传送交流。要求它们的容抗尽可能大，对待放大的交流信号的阻碍可以忽略不计，即接近短路；而对待直流信号，则相当于开路，即具有隔断直流信号的作用。电容 C_2 称为发射极旁路电容，起到交流信号短路的作用。

（二）静态工作点分析

对于放大电路来说，当输入信号为零、只有直流供电电压 U_{CC} 单独作用于电路时的状态称为静态，此时三极管的基极电流 I_B、集电极电流 I_C、基极与发射极之间电压 U_{BE}、集电极与发射极之间电压 U_{CE} 称为放大电路的静态工作点 Q，上述四个物理量通常可记为 I_{BQ}、I_{CQ}、U_{BEQ}、U_{CEQ}。静态工作点的合理设置，非常重要。首先，要满足三极管的发射结正向偏置、集电结反向偏置的要求；其次，要保证在输入信号的整个周期内，输入信号经过放大后，不会产生非线性失真。

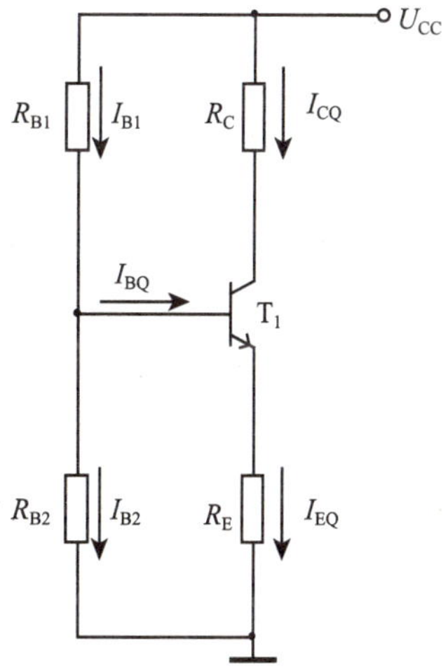

图 5-29 共射极直流通路电路

微课：共射极放大电路静态工作点分析

不考虑电路的交流输入，只分析电路直流工作状态，此时对应的电路可称为直流通路。分析直流通路时遵循以下规则：电容视为开路，电感视为短路，电压源短路，电流源开路，内阻保留。根据上述规则，可得到图 5-28 的共射极直流通路电路，如图 5-29 所示。

通常情况下，流过电阻 R_{B1} 和 R_{B2} 的直流电流 I_{B1} 和 I_{B2} 要远大于基极电流 I_{BQ}，基极电流 I_{BQ} 可以忽略不计，此时三极管基极静态工作电压 U_B 可由以下公式得到

$$U_B = \frac{R_{B2}}{R_{B1}+R_{B2}}U_{CC} \qquad \text{（式 5-43）}$$

因为 $U_{EQ}=U_B-U_{BEQ}$，所以晶体管发射极静态工作电流为

$$I_{EQ}=\frac{U_B-U_{BEQ}}{R_E}\qquad（式 5-44）$$

三极管集电极和基极的静态工作电流分别为

$$I_{CQ}\approx I_{EQ},\ I_{BQ}=\frac{I_{CQ}}{\beta}\qquad（式 5-45）$$

三极管集电极和发射极之间管压降 U_{CEQ} 为

$$U_{CEQ}=U_{CC}-I_{CQ}R_C-I_{EQ}R_E\qquad（式 5-46）$$

（三）交流分析

晶体三极管是非线性元件，当输入信号比较小时，可近似认为它是线性的，从而便于进行电路分析。此时，三极管的交流等效电路如图 5-30 所示。

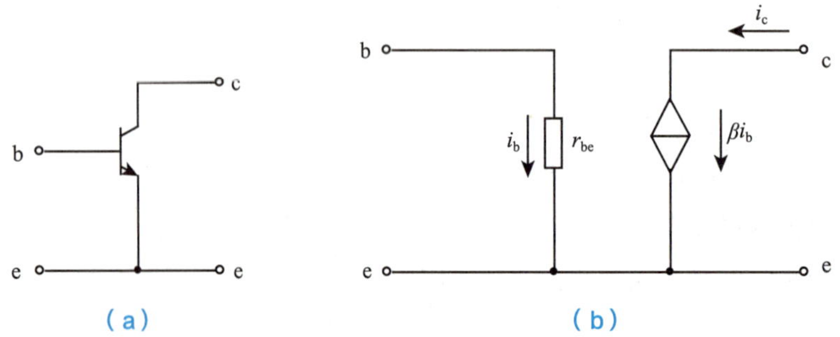

图 5-30　三极管的微变（交流）等效电路

（a）三极管双口网络；（b）三极管微变电路模型

进行电路的交流分析时，电路中的直流电源、电容可视为短路，图 5-28 共射极放大电路的交流等效电路如图 5-31 所示。

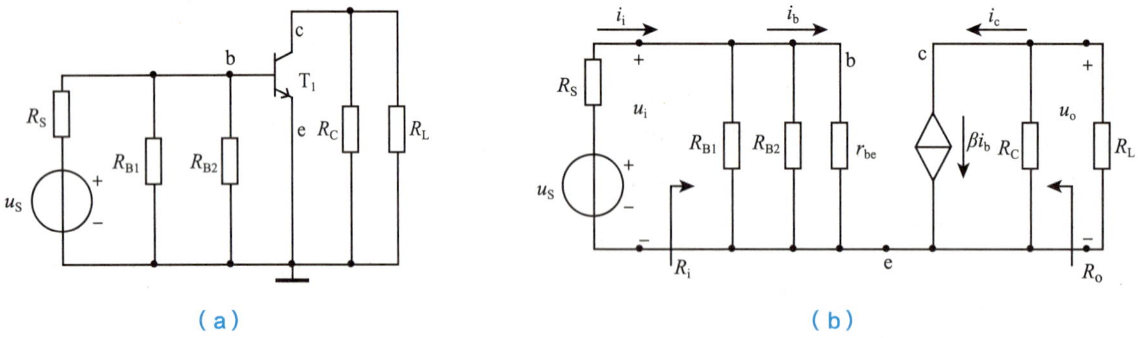

图 5-31　三极管共射极放大电路交流电路和微变等效电路

（a）交流电路；（b）微变等效电路

由图 5-31 可求得电路的输出电压 u_o 为

$$u_o=-\beta i_b(R_C//R_L)\qquad（式 5-47）$$

电路的放大倍数 A_u 为

$$A_u=\frac{u_o}{u_i}=\frac{-\beta i_b(R_C//R_L)}{i_b r_{be}}\qquad（式 5-48）$$

电路的输入阻抗 R_i 为

$$R_i = (R_{B1}//R_{B2}//r_{be}) \quad (式 5\text{-}49)$$

电路的输出阻抗 R_0 就是集电极电阻 R_C。

分析完电路的直流工作和交流工作过程后，来看看当电路同时存在交流信号和直流信号时，是如何实现信号放大的。

当交流输入信号 u_s 作用于电路时，先通过 C_1 耦合到基极，产生对应的基极交流电流 i_b，该电流与静态工作电流 I_B 叠加在一起，形成一个含有交直流成分的基极电流 i_B。根据公式 $i_c=\beta i_b$ 可知，集电极端也会产生一个与基极交流电流 i_b 对应的交流电流 i_c，该电流与工作电流 I_C 叠加在一起形成电流 i_C。

当交流输入信号 u_s 变化时，基极电流 i_B 随之产生变化，i_B 的变化也会令 i_C 变化，由于 $u_{CE}=U_{CC}-i_CR_C$，当 i_C 发生变化时，u_{CE} 也将随之发生变化。当 i_C 增加时，u_{CE} 将减小；i_C 减小时，u_{CE} 将增加。u_{CE} 经过 C_3 后，直流成分被去除，得到一个只有交流成分的输出电压 u_o。根据图 5-32 可以看出，u_o 相对 u_s，已经被明显放大，但两者极性相反。

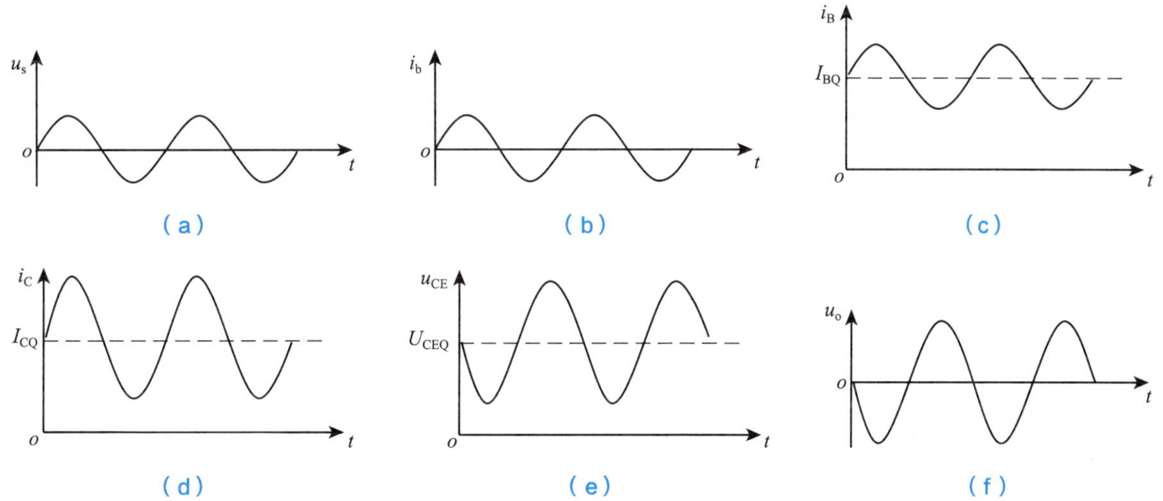

图 5-32　电路放大过程图

(a) 交流输入信号；(b) 基极交流电流；(c) 含有交直流成分的基极电流；
(d) 含有交直流成分的集电极电流；(e) 集射极电压；(f) 交流输出电压

通过上面分析可知：共发射极放大电路具有电压放大作用，输出电压可以比输入电压大得多，输出电压与输入电压相位相反。但是电路的输入阻抗较低，对信号源的影响较大，一般不用于多级放大电路的输入级。由于电路的输出阻抗较大，带负载能力不强，不适宜用于输出级，所以该电路一般用于多级放大电路的中间级。

例 5-6　晶体管共发射极放大电路图 5-28 所示，已知 $U_{CC}=12V$，$R_{B1}=40k\Omega$，$R_{B2}=20k\Omega$，$R_C=3k\Omega$，$R_E=3k\Omega$，$R_L=6k\Omega$，$\beta=100$，$U_{BE}=0.7V$。

求：(1) 放大电路的静态工作点。

(2) 放大电路的输入电阻 R_i、输出电阻 R_0 和电压放大倍数 A_u。

解：(1) 电路的直流通道电路如图 5-29 所示，根据该直流通道电路可求出放大电路静态工作点。由式 5-43 可得晶体管 T_1 的基极静态电压

$$U_B=\frac{R_{B2}}{R_{B1}+R_{B2}}\cdot U_{CC}=\frac{20}{40+20}\times 12=4.0\text{V}$$

由式 5-45 可得晶体管 T_1 的集电极、发射极与基极静态电流

$$I_{CQ}\approx I_{EQ}=\frac{U_B-U_{BE}}{R_E}=\frac{4-0.7}{3}=1.1\text{mA}$$

$$I_{BQ}=\frac{I_{CQ}}{\beta}=\frac{1.1}{100}=11\text{uA}$$

由式 5-46 可得晶体管 T_1 的集电极与发射极之间的静态电压

$$U_{CEQ}=U_{CC}-R_CI_{CQ}-R_EI_{EQ}\approx 5.4\text{V}$$

（2）由式 5-19 可得 T_1 的动态输入电阻 r_{be1}

$$r_{be1}=300+(1+100)\times\frac{26}{1.1}\approx 2.7\text{k}\Omega$$

所以由式 5-49 可得放大电路的输入阻抗

$$R_i=R_{B1}//R_{B2}//r_{be1}=\frac{1}{\frac{1}{40}+\frac{1}{20}+\frac{1}{2.7}}\approx 2.2\text{k}\Omega$$

放大电路的输出阻抗 $R_0=R_C=3\text{k}\Omega$

由式 5-48 可得放大电路的电压放大倍数 A_u

$$A_u=-\frac{\beta(R_C//R_L)}{r_{be1}}=-\frac{100\times 2}{2.7}\approx -74$$

二、共集极放大电路

微课：共集极放大电路

（一）电路组成

由 NPN 型三极管组成的共射极放大电路如图 5-33 所示。由于所示电路的输入信号接三极管的基极，输出信号接三极管的发射极，输入回路与输出回路以集电极为公共端，故称为共集极放大电路。又因为输出信号是从发射极输出的，因此还可以将其称为“射极输出器”或“射极跟随器”。

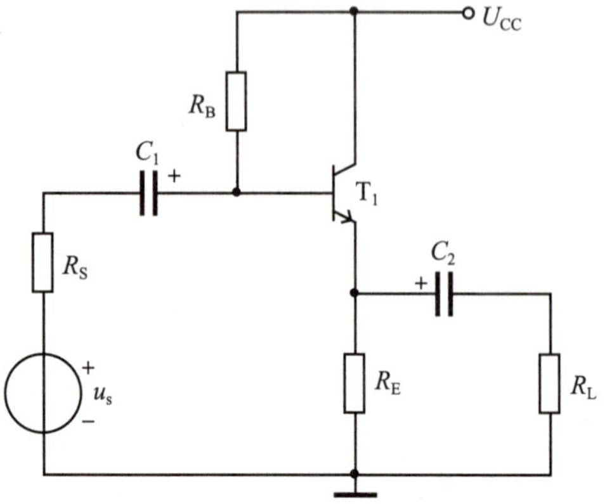

图 5-33　共集极放大电路

根据放大电路的组成原则，当晶体管发射结正向偏置、集电结反向偏置时，晶体管应工作在放大区。在图 5-33 电路中，晶体管 T_1 的输入回路通过基极电阻 R_B 接电源 U_{CC}，为晶体管基极提供合适的基极静态电流；晶体管的输出回路通过集电极接电源 U_{CC}，以提供集电极电流和输出电流。通过合理设置基极电阻 R_B 和发射极电阻 R_E 的电阻值，即可使晶体管工作在放大区。

该放大电路接入交流输入信号 u_s 时，将产生动态的基极电流 i_b，叠加在静态电流 I_{BQ} 上，经过晶体管放大后，得到发射极电流 i_E，其交流分量 i_e 流过发射极电阻 R_E，产生的交流电压即为输出电压 u_0，通过耦合电容 C_2 输出到负载电阻 R_L。

（二）静态工作点分析

图 5-33 共集极放大电路的直流通路如图 5-34 所示。

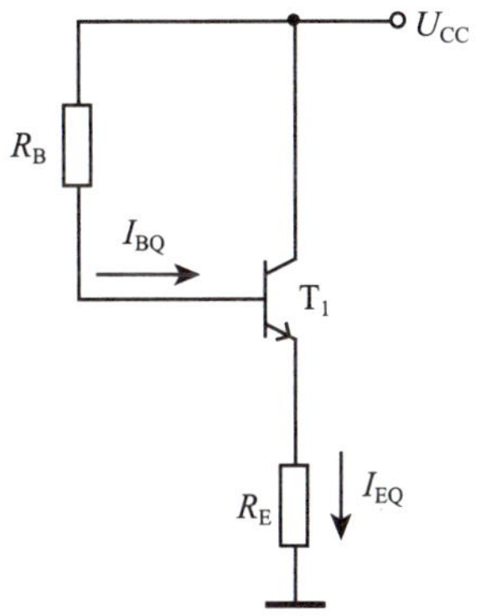

图 5-34　共集极放大电路直流通路图

由图 5-34 可知，电源 U_{CC} 通过基极电阻 R_B 进入三极管 T_1，电流大小为 I_{BQ}，最终经发射极电阻 R_E 接地，发射极电阻 R_E 的电流大小为 I_{EQ}，产生的管压降为 U_{BEQ}，据此即可得到式 5-50，同理可得式 5-51，具体如下

$$U_{CC} = I_{BQ}R_B + U_{BEQ} + I_{EQ}R_E \qquad (式 5\text{-}50)$$

$$U_{CC} = U_{CEQ} + I_{EQ}R_E \qquad (式 5\text{-}51)$$

由式 5-50 可得晶体管基极静态工作电流

$$I_{BQ} = \frac{U_{CC} - U_{BEQ}}{R_B + (1+\beta)R_E} \qquad (式 5\text{-}52)$$

由式 5-51 可得三极管集电极和发射极之间的管压降 U_{CEQ}

$$U_{CEQ} = U_{CC} - I_{EQ}R_E \qquad (式 5\text{-}53)$$

（三）交流分析

图 5-33 电路的交流电路和微变等效电路如图 5-35 所示。

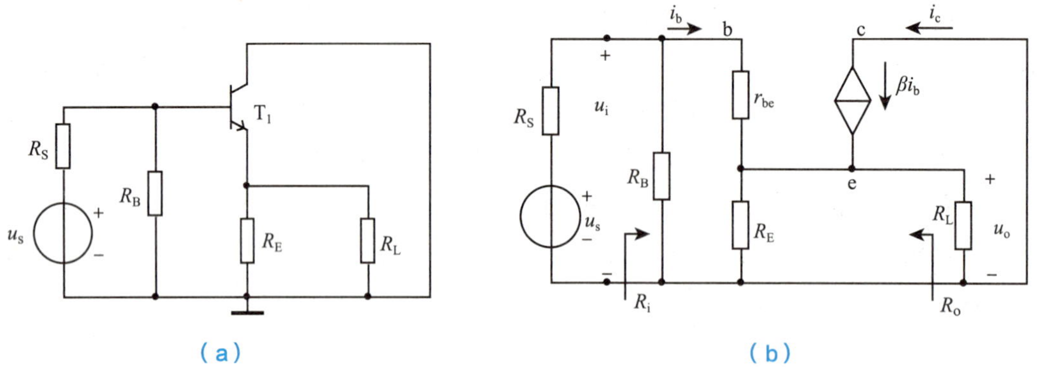

图 5-35　共集极放大电路的交流电路和微变等效电路图

（a）交流电路；（b）微变等效电路

由图 5-35 可求出电路的输入电压 u_i 和输出电压 u_o

$$u_i = i_b r_{be} + i_e(R_E//R_L) = i_b r_{be} + (1+\beta)i_b(R_E//R_L) \quad \text{（式 5-54）}$$

$$u_o = i_e(R_E//R_L) = (1+\beta)i_b(R_E//R_L) \quad \text{（式 5-55）}$$

电路的电压放大倍数 A_u

$$A_u = \frac{u_o}{u_i} = \frac{(1+\beta)i_b(R_E//R_L)}{i_b r_{be} + (1+\beta)i_b(R_E//R_L)} = \frac{(1+\beta)(R_E//R_L)}{r_{be} + (1+\beta)(R_E//R_L)} \quad \text{（式 5-56）}$$

电路的输入阻抗 R_i

$$R_i = R_B//[r_{be} + (1+\beta)(R_E//R_L)] \quad \text{（式 5-57）}$$

电路的输出阻抗 R_O

$$R_O = R_E// \frac{r_{be} + (R_s//R_B)}{1+\beta} \quad \text{（式 5-58）}$$

由式 5-56 可以得知：当 $(1+\beta)(R_E//R_L) \gg r_{be}$ 时，电路的电压放大倍数 A_u 约等于 1，略小于 1，即该电路没有电压放大作用，但由于输出电流取自发射极，输出电流还是比输入电流大很多，因此电路有电流放大和功率放大的作用。而且输出电压和输入电压相位相同，具有跟随作用。

例 5-7　晶体管共集极放大电路图 5-33 所示，已知 $U_{CC}=12V$，$R_s=1k\Omega$，$R_B=300k\Omega$，$R_E=3k\Omega$，$R_L=6k\Omega$，$\beta=150$，$U_{BE}=0.7V$。

求：(1) 放大电路的静态工作点。

(2) 放大电路的输入电阻 R_i、输出电阻 R_O 和电压放大倍数 A_u。

解：(1) 根据图 5-34 可求出放大电路静态工作点。

由式 5-52 可求得晶体管 T_1 的基极静态电流

$$I_{BQ} = \frac{U_{CC} - U_{BEQ}}{R_B + (1+\beta)R_E} = \frac{12-0.7}{300+(1+\beta)\times 3} \approx 15uA$$

集电极与发射极静态电流

$$I_{CQ} \approx I_{EQ} = (1+\beta)\ I_{BQ} \approx 2.3mA$$

集电极与发射极之间的管压降 U_{CEQ}

$$U_{CEQ} = U_{CC} - R_E I_{EQ} \approx 5.1V$$

（2）由式 5-19 得 T_1 的动态输入电阻 r_{be}

$$r_{be}=300+(1+150)\times\frac{26}{2.3}\approx2.0\text{k}\Omega$$

由式 5-57 可得放大电路的输入阻抗

$$R_i=R_B//[r_{be}+(1+\beta)(R_E//R_L)]\approx151\text{k}\Omega$$

由式 5-58 可得放大电路的输出阻抗

$$R_O=R_E//\frac{r_{be}+(R_s//R_B)}{1+\beta}\approx20\Omega$$

由式 5-56 可得放大电路的电压放大倍数 A_U

$$A_u=\frac{u_o}{u_i}=\frac{(1+\beta)(R_E//R_L)}{r_{be}+(1+\beta)(R_E//R_L)}\approx0.99$$

三、共基极放大电路

（一）电路组成

共基极放大电路中，输入信号从三极管的发射极和基极之间输入，输出信号从集电极和基极之间输出，以基极为公共端，具体电路如图 5-36 所示。

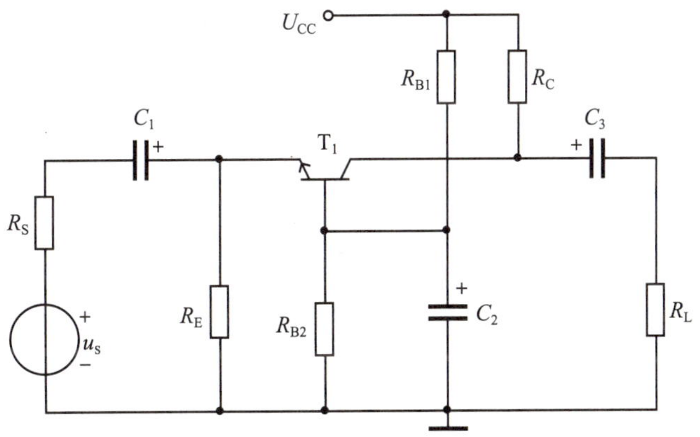

图 5-36 共基极放大电路图

图 5-36 中，输入信号 u_s 通过电容 C_1 接入晶体管 T_1 的发射极，交流输出信号通过电容 C_3 接负载电阻 R_L。电阻 R_{B1} 和 R_{B2} 的作用与共射极放大电路中的一致，都是为三极管的基极提供一个合适的工作电压。R_E 为发射极电阻，用于确定电路的发射极工作电流，晶体管的输出回路通过集电极 R_C 接电源 U_{CC}，用于提供集电极电流。

图 5-36 电路的直流通道图、交流通道图、微变等效电路图分别如图 5-37 的（a）、（b）、（c）所示。

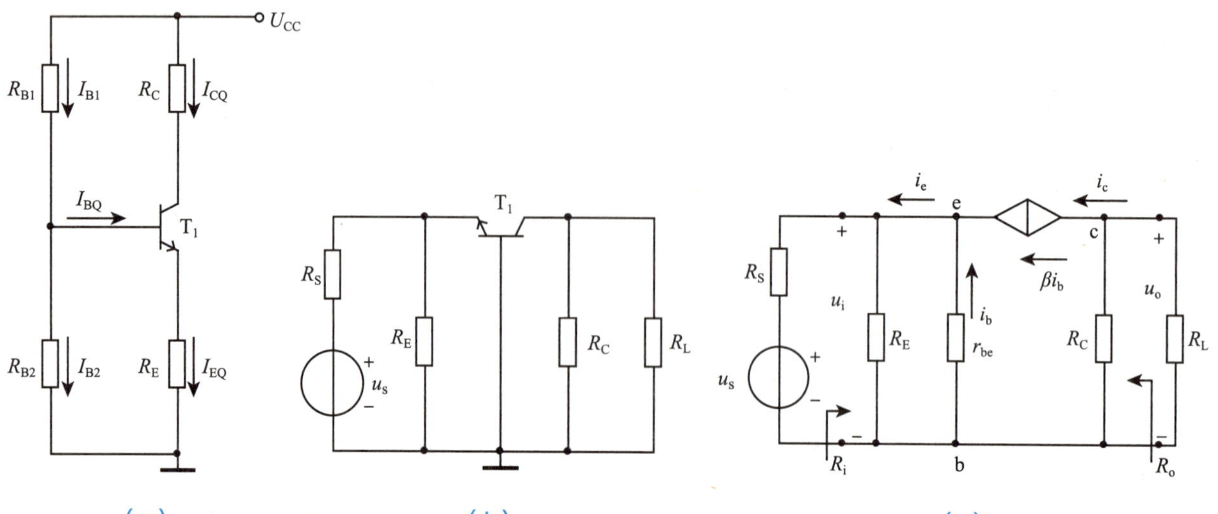

图 5-37 共基极放大电路直流通道图、交流通道图、微变等效电路图

（a）直流通道图；（b）交流通道图；（c）微变等效电路图

（二）静态工作点分析

共基极放大电路和图 5-28 共射极放大电路的直流通道电路完全一致。所以，相关静态工作点可以参考共射极放大电路。

该电路基极静态工作电压

$$U_B=\frac{R_{B2}}{R_{B1}+R_{B2}}U_{CC} \qquad \text{（式 5-59）}$$

该电路的发射极静态工作电流

$$I_{EQ}=\frac{U_B-U_{BEQ}}{R_E} \qquad \text{（式 5-60）}$$

集电极与发射极之间的电压

$$U_{CEQ}=U_{CC}-I_{CQ}R_C-I_{EQ}R_E \qquad \text{（式 5-61）}$$

（三）交流分析

根据图 5-37 电路的（b）、（c），可求得共基极放大电路的相关交流参数。

电路的电压放大倍数 A_u

$$A_u=\frac{u_o}{u_i}=\frac{-\beta i_b(R_C//R_L)}{-i_b r_{be}}=\frac{\beta(R_C//R_L)}{r_{be}} \qquad \text{（式 5-62）}$$

电路的输入阻抗 R_i

$$R_i=R_E//\frac{r_{be}}{1+\beta} \qquad \text{（式 5-63）}$$

电路的输出阻抗 R_0 为 R_C。

共基极放大电路的电压放大能力及输出电阻与共发射极电路相同，且输出电压与输入电压同相。共基极放大电路的输入回路电流为 i_E，输出回路电流为 i_C，由于 i_C 略小于 i_E，所以电流放大倍数略小于 1，因而具有电流跟随的特点。共基极电路是三种接法中高频特性最好的电路，常作为宽频带放大电路。

通过上面的学习，上述三种放大电路的特点可总结如下。

共射极放大电路既能放大电压，也能放大电流，属于反相放大电路，输入电阻在三种电路中间，输出电阻较大，通频带是三种放大电路中最小的。适用于低频电路，常用于低频电压放大的单元电路。

共集极放大电路没有电压放大作用，只有电流放大作用，属于同相放大电路，是三种放大电路中输入电阻最大、输出电阻最小的电路，具有电压跟随的特点，频率特性较好。常用于电压放大电路的输入级、输出级和缓冲级。

共基极放大电路没有电流放大，只有电压放大作用，且具有电流跟随作用，输入电阻最小，电压放大倍数、输出电阻与共射组态相当，属同相放大电路，是三种放大电路中高频特性最好的电路。常用于高频或宽频带低输入阻抗的场合。

四、场效应管放大电路

微课：场效应管放大电路-自给偏置电路

场效应管与三极管一样，也可以组成放大电路。不同的是，三极管是电流控制型器件，是通过 i_B 来控制 i_C 的；而场效应管是电压控制型器件，是通过 u_{GS} 来控制 i_D 的。场效应管的输入电阻很高，基本上不需要汲取信号源电流。

场效应管有三个电极，分别是栅极、源极和漏极，它们和三极管的基极、发射极和集电极有着某种对应的联系。所以，对应着三极管的三种放大电路，场效应管放大电路也有三种组态，即共源极、共漏极和共栅极放大电路（图 5-38）。

图 5-38（a）是共源极接法，该种接法构成的放大电路，与三极管共发射极放大电路相似，是一种最常用的电路。

图 5-38（b）是共漏极接法，该种接法构成的放大电路，与三极管共集电极放大电路相似。从栅极与漏极之间输入信号，从源极与漏极之间输出信号，这种电路又称为源极输出器或源极跟随器。

图 5-38（c）是共栅极接法，该种接法构成的放大电路，与三极管共基极放大电路相似。从源极与栅极之间输入信号，从漏极与栅极之间输出信号，这种放大电路的高频特性比较好。

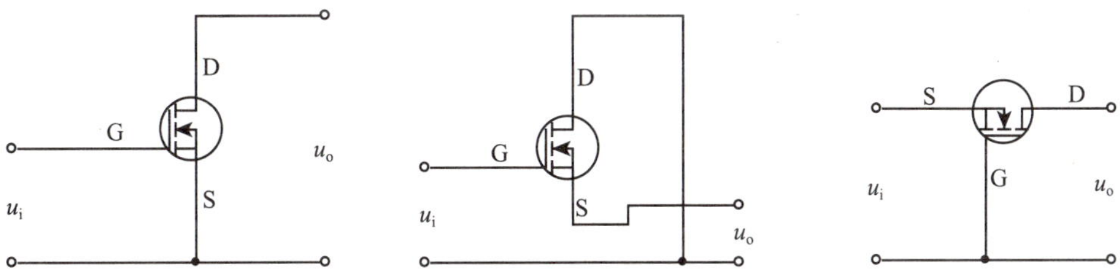

（a）　　（b）　　（c）

图 5-38　场效应管三种放大电路组态

（a）共源极接法；（b）共漏极接法；（c）共栅极接法

（一）电路组成

场效应管是电压控制型器件，漏极电流 I_d 受栅极和源极之间的电压 u_{GS} 控制。在进行场效应管放大电路设计时，需要设置合适的偏置电压。根据不同的偏置电压设置方式，场效应管放大电路常用的直流偏置电路有自给偏压电路和分压式偏置电路两种，如图 5-39 所示。

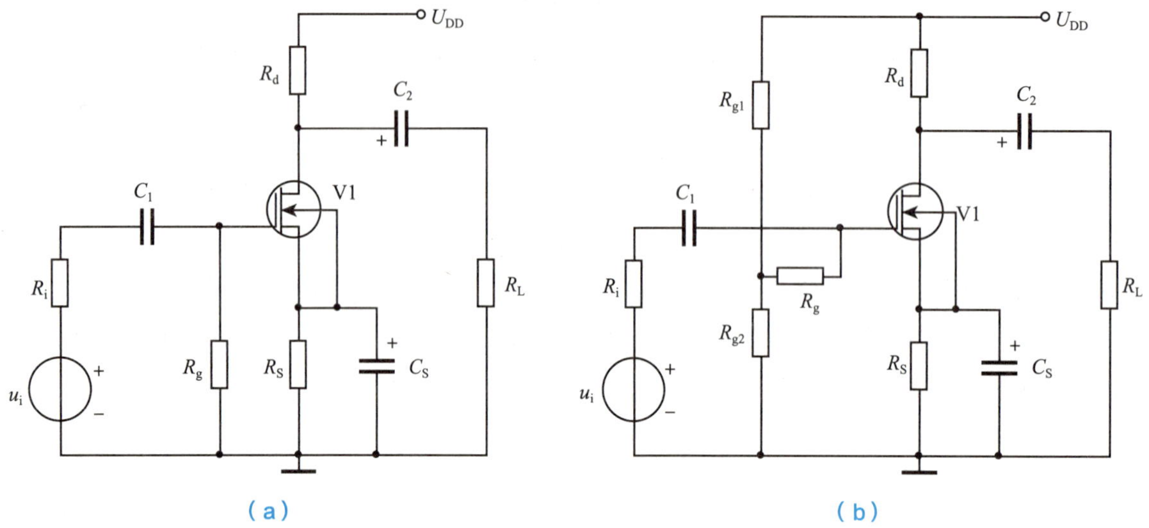

图 5-39　场效应管常用直流偏置电路

(a) 自给偏压电路；(b) 分压式偏置电路

图 5-39（a）中，C_1、C_2 为耦合电容，C_s 为交流旁路电容。R_g 为栅极电阻，作用是维持一定的输入电阻。R_s 为源极电阻，可以决定放大电路静态工作点的位置。R_d 为源极电阻，可以将电流的变化转化为电压的变化。电路采用了耗尽型场效应管，在栅极与源极之间的电压 u_{GS} 为 0 时沟道就已经存在，也有漏极电流 I_D 流过 R_s，从而令偏置电压 u_{GS} 小于 0，满足场效应管的工作条件。由于这个偏置电压是由场效应管自己的电流产生的，所以叫作自给偏压电路。

与自给偏压电路相比，分压式偏置电路多了 R_{g1} 与 R_{g2} 两个分压电阻，R_{g1} 与 R_{g2} 被设置成不同的阻值时，可以得到不同的栅源极电压 u_{GS}，从而满足不同类型场效应管的电压偏置需要。因此该电路可以适用于多种类型的场效应管放大电路。

（二）静态工作点分析

1. 自给偏压电路　如图 5-39（a）所示，由于耗尽型场效应管栅极电流基本为零，所以栅极电阻上没有压降，栅极电压 $U_{GQ}=0$。漏极电流 I_D 流过源极电阻 R_s，使源极电位 $U_{SQ}=I_{DQ}R_s$，所以栅源极电压为

$$U_{GSQ}=U_{GQ}-U_{SQ}=-I_{DQ}R_s \qquad \text{（式 5-64）}$$

I_{DQ} 为

$$I_{DQ}=I_{DSS}\left(1-\frac{U_{GSQ}}{U_{GS(off)}}\right)^2 \qquad \text{（式 5-65）}$$

所以 U_{DSQ} 为

$$U_{DSQ}=U_{DD}-I_{DQ}(R_D+R_S) \qquad \text{（式 5-66）}$$

2. 分压式偏置电路　如图 5-39（b）所示，由于电路中场效应管栅极电流基本为零，所以栅极电阻 R_g 的电流为零，栅极的电位为

$$U_{GQ}=\frac{R_{g2}}{R_{g1}+R_{g2}}U_{DD} \qquad \text{（式 5-67）}$$

场效应管源极的电位为

$$U_{SQ} = I_{DQ}R_S \quad （式 5-68）$$

栅源极电压为

$$U_{GSQ} = U_{GQ} - U_{SQ} = \frac{R_{g2}}{R_{g1} + R_{g2}}U_{DD} - I_{DQ}R_S \quad （式 5-69）$$

（三）交流分析

1. 场效应管微变等效电路　场效应管是一个三端的电压控制器件，其栅源极的等效电阻很大，漏极则可以看成一个受栅源极电压 u_{gs} 控制的电流源，该电流 $i_d = g_m u_{gs}$。g_m 称为跨导。由于漏源极之间的等效电阻很大，常忽略不计，可作开路处理。可得到图 5-40 场效应管微变等效电路模型。

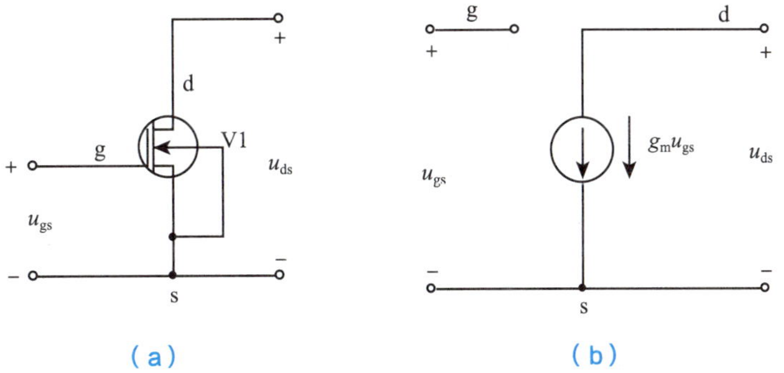

图 5-40　场效应管微变等效电路模型

（a）场效应管共源接法；（b）场效应管共源接法微变等效电路

2. 场效应管放大电路微变等效电路分析　有了场效应管微变等效电路模型后，可对不同的场效应管放大电路进行交流分析。

（1）共源极放大电路：输入信号接场效应管的栅极和源极之间，输出信号接场效应管的漏极和源极之间，源极为输入输出信号的公共端。该放大电路及其微变等效电路如图 5-41 所示。

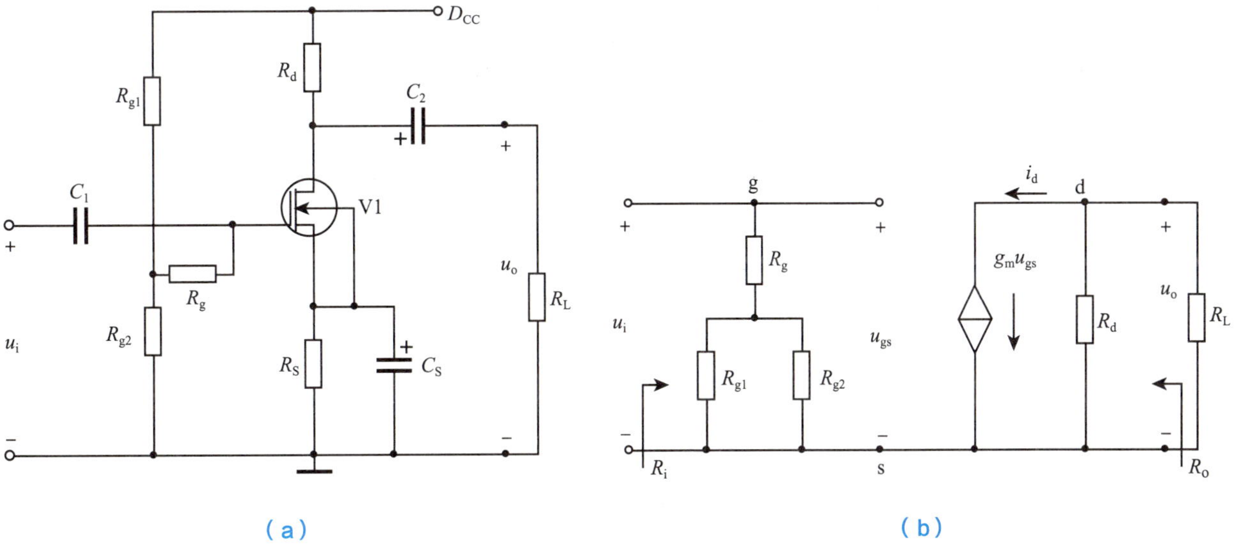

图 5-41　共源极放大电路及其微变等效电路

（a）放大电路；（b）微变等效电路

根据图 5-41，可以求出共源极放大电路的交流动态指标。

电压放大倍数

$$A_u=\frac{u_O}{u_i}=\frac{-g_m u_{gs}(R_d//R_L)}{u_{gs}}=-g_m(R_d//R_L) \quad（式 5-70）$$

输入阻抗

$$R_i=\frac{u_i}{i_i}=R_g+(R_{g1}//R_{g2}) \quad（式 5-71）$$

输出阻抗 R_o 等于 R_d。

（2）共漏极放大电路：场效应管的栅极接输入信号，输出信号接场效应管的源极，漏极为输入输出信号的公共端。该放大电路及其微变等效电路如图 5-42 和图 5-43 所示。

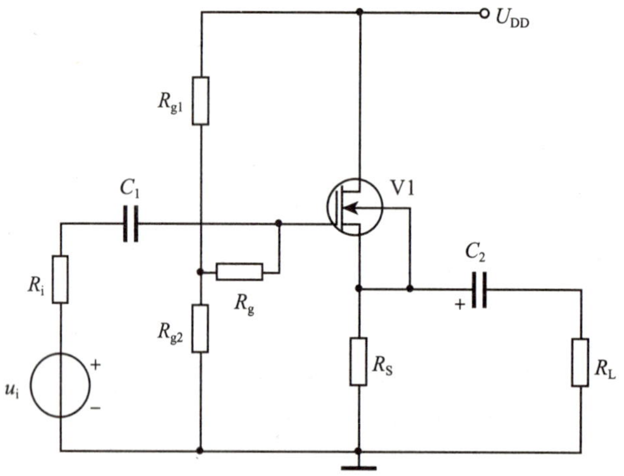

图 5-42　共漏极放大电路

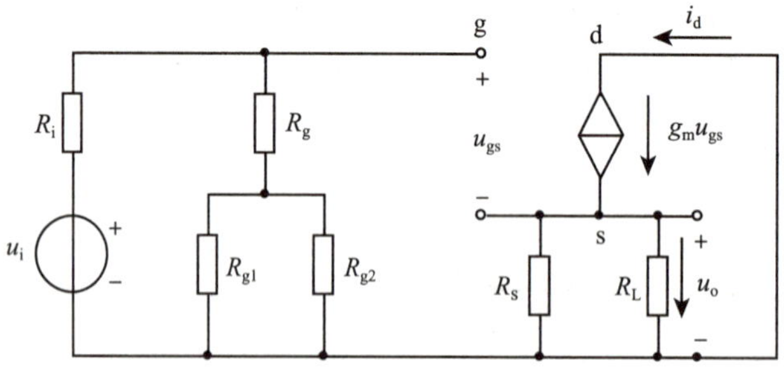

图 5-43　共漏极放大电路微变等效电路

根据图 5-43，可以求出共源极放大电路的交流动态指标。

电压放大倍数

$$A_u=\frac{u_O}{u_i}=\frac{g_m u_{gs}(R_L//R_S)}{u_{gs}+g_m u_{gs}(R_L//R_S)}=\frac{g_m(R_L//R_S)}{1+g_m(R_L//R_S)} \quad（式 5-72）$$

输入阻抗

$$R_i=R_g+(R_{g1}//R_{g2}) \quad（式 5-73）$$

输出阻抗

$$R_O = R_S // \frac{1}{g_m} \quad \text{（式 5-74）}$$

根据上面计算可知：场效应管的共漏极放大电路与三极管的共集放大电路有很多相似之处，如两者的电压放大倍数都小于 1 且约等于 1，都具有电压跟随的特点。

例 5-8　共源放大电路图 5-41 所示，已知 $R_{g1}=300\text{k}\Omega$，$R_{g2}=150\text{k}\Omega$，$R_g=5.1\text{M}\Omega$，$R_d=20\text{k}\Omega$，$R_S=20\text{k}\Omega$，$R_L=10\text{k}\Omega$，设此时场效应管的跨导 $g_m=0.9\text{mS}$。求放大电路的输入电阻 R_i、输出电阻 R_O 和电压放大倍数 A_u。

解：由式 5-71 可得电路的输入电阻 R_i

$$R_i=\frac{u_i}{i_i}=R_g+（R_{g1}//R_{g2}）=5.1\times10^3+\frac{300\times150}{300+150}=5.2\text{M}\Omega$$

输出电阻 $R_0=R_d=20\text{k}\Omega$

由式 5-70 可得电路的电压放大倍数 A_u

$$A_u=\frac{u_0}{u_i}=-g_m\cdot（R_d//R_L）=-0.9\times\frac{20\times10}{20+10}=-6$$

根据上面计算可知：场效应管的共源放大电路的电压放大倍数比较低，这是因为场效应管的跨导 g_m 比较低。但由于场效应管放大电路的输入阻抗高，所以常用于多级放大电路的输入级。

综上所述，场效应管是电压控制元件，而三极管是电流控制元件。场效应管适用于需要高输入电阻、低噪声和温度稳定性良好的场合。由于制造工艺简单，且具有耗电少、热稳定性好、工作电源电压范围宽等优点，场效应管被广泛用于大规模和超大规模集成电路中。而三极管则在需要高增益和信号驱动功率的场合更为合适。在只允许从信号源取较少电流的情况下，应选用场效应管；而在信号电压较低，又允许从信号源取较多电流的条件下，应选用晶体管。

第六节　负反馈放大电路

在电子电路中，把电路输出量（电压或电流）的一部分或全部，通过一定的电路输送回电路输入端的过程，就是反馈。反馈可以分为正反馈和负反馈两种。在放大电路中引入负反馈，可以改善电路性能，因此，负反馈放大电路在医学影像电路中得到了广泛的应用。

一、反馈的基本概念和类型

（一）反馈放大电路原理

微课：反馈放大电路原理框图

含有反馈电路的放大电路称为反馈放大电路，该电路基本原理如下图 5-44 所示。

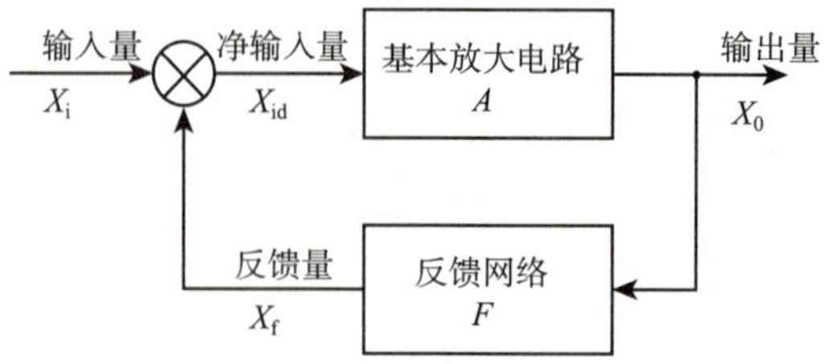

图 5-44　反馈放大电路原理

图 5-44，包含了一个基本放大电路和一个反馈网络。反馈网络一般由线性元件组成，用于把输出信号的一部分或全部送回到输入端的电路。X_i 称为输入信号，它由前级电路提供；X_f 称为反馈信号，它是由反馈网络送回到电路输入端的信号；X_{id} 称为净输入信号，它由输入信号 X_i 与反馈信号 X_f 进行叠加后得到；X_o 称为输出信号。箭头线表示信号的传输方向，符号“⊗”表示信号的叠加。引入反馈后，按照信号的传输方向，基本放大电路和反馈网络构成一个闭合环路，所以有时把引入了反馈网络的放大器叫闭环放大器，而未引入反馈网络的放大器叫开环放大器。

（二）反馈电路的关系式

从图 5-44 可知，负反馈电路中，输入信号、反馈信号和净输入信号之间的关系为

$$X_{id} = X_i - X_f \quad \text{（式 5-75）}$$

基本放大电路的放大倍数 A（开环放大倍数）为

$$A = \frac{X_0}{X_{id}} \quad \text{（式 5-76）}$$

反馈网络的反馈系数 F 为

$$F = \frac{X_f}{X_o} \quad \text{（式 5-77）}$$

放大电路的闭环放大倍数 A_f（闭环增益）为

$$A_f = \frac{X_o}{X_i} = \frac{X_o}{X_{id} + X_f} = \frac{A}{1 + AF} \quad \text{（式 5-78）}$$

由式 5-78 可知，放大电路引入反馈后，电路的放大倍数改变了，其大小与 $|1+AF|$ 有关。

（1）当 $|1+AF|>1$ 时，则 $A_f<A$，即引入反馈后，电路的放大倍数减少了，此时电路引入的是负反馈。

（2）当 $|1+AF|<1$ 时，则 $A_f>A$，即引入反馈后，电路的放大倍数增加了，此时电路引入的是正反馈；正反馈可以增强电路的放大能力，但会令放大器的性能不稳定，所以很少在放大电路中应用。

（3）当 $|1+AF|=0$ 时，则 $A_f\to\infty$，此时，放大电路即使没有输入信号，也有信号输出，放大器将变成一个振荡器，可用于产生信号。

（4）反馈深度 $|1+AF|$ 是衡量负反馈程度的一个重要指标，$|1+AF|$ 越大，负反馈的程度越深，当 $|1+AF|\gg1$ 时的负反馈为深度负反馈，此时，式 5-78 可近似表达为

$$A_f \approx \frac{1}{F} \quad \text{（式 5-79）}$$

可推算出

$$\frac{X_o}{X_i} \approx \frac{X_o}{X_f} \tag{式 5-80}$$

可得 $X_i \approx X_f$，所以

$$X_{id} = X_i - X_f \approx 0 \tag{式 5-81}$$

（三）反馈电路的分类

1. 正反馈与负反馈　在放大电路中，使放大电路的净输入量增大的反馈称为正反馈；使放大电路的净输入量减小的反馈称为负反馈。

微课：正反馈与负反馈

图 5-44 中，当反馈信号 X_f 与输入信号 X_i 相位相同时，这两个信号叠加后是相加的关系，所以净输入信号 X_{id} 要比输入信号 X_i 大，而放大器的放大倍数没有变化，引入反馈电路后，放大器的输出信号 X_o 将比不加入反馈电路时要大，所以该反馈为正反馈。

当反馈信号 X_f 相位和输入信号 X_i 相位相反时，这两个信号叠加后是相减的关系，所以净输入信号 X_{id} 要比输入信号 X_i 小，引入反馈电路后，放大器的输出信号 X_o 将比不加入反馈电路时要小，所以该反馈为负反馈。

下面以图 5-45 为例进行电路正负反馈的分析。

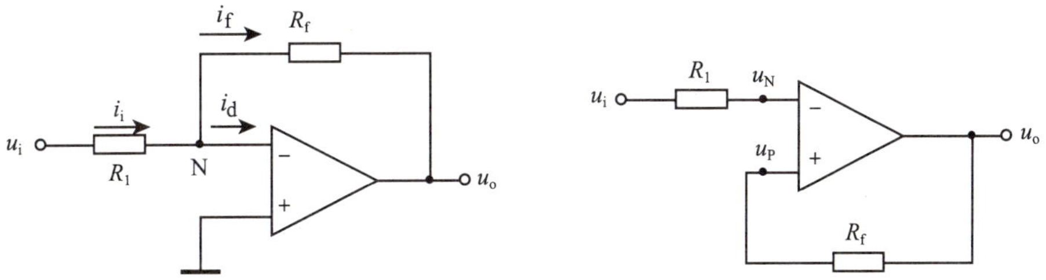

（a）　　（b）

图 5-45　正、负反馈电路分析

（a）负反馈；（b）正反馈

可以用瞬时极性法来进行正、负反馈的判断。具体的判断方法是，先假定某个时刻输入信号的变化趋势（增加或降低），可以用“↑”或“+”符号表示增加，用“↓”或“−”符号表示降低，再结合基本放大电路的性能分析各个相关点的电位变化情况，以及反馈信号的变化情况，最后判断反馈信号是增强了净输入信号，还是削弱了净输入信号，若是增强，则为正反馈，若是削弱，则是负反馈。

图 5-45（a）中，当输入信号 u_i 增加时，净输入电流 i_d 增加，电路中的 N 点电位 u_N 增加，由于运放是反相放大，所以输出电压 u_o 将下降，u_o 下降将使反馈电流 i_f 增加。由于 i_d 等于输入电流 i_i 与反馈电流 i_f 之差，i_f 增加将导致 i_d 降低，所以这是负反馈电路，各信号变化情况可表示为

$$u_i\uparrow \to i_d\uparrow \to u_o\downarrow \to i_f\uparrow$$
$$i_d\downarrow \leftarrow$$

图 5-45（b）中，当输入信号 u_i 下降时，电路中的 N 点电位 u_N 也下降，则 P 点电位 u_P 与 N 点电位 u_N 之差 u_d 将增大，导致输出电压 u_o 上升，u_o 上升变化将通过反馈电阻 R_f 传回到 P 点，P 点电位也随之上升，P 点电位与 N 点电位之差 u_d 将进一步增大，输出电压 u_o 上升更加明显，所以这个是

正反馈电路，各信号变化情况可表示为

$$u_i \downarrow \rightarrow u_N \downarrow \rightarrow u_d \uparrow \rightarrow u_o \uparrow \rightarrow u_d \uparrow$$

$$u_o \uparrow$$

2. 直流反馈与交流反馈 放大电路中既有交流信号，也有直流信号。反馈电路也有类似的情况，因此还可以根据反馈信号的不同，将反馈分为直流反馈与交流反馈。

当反馈回路中只含有直流分量时，称该反馈为直流反馈。直流反馈会影响电路中的直流信号性能，主要用于稳定放大电路的静态工作点。

当反馈回路中只含有交流分量时，称该反馈为交流反馈。交流负反馈主要用来改善放大器的性能；交流正反馈主要用来产生振荡。

除此以外，反馈回路中有时会同时含有直流分量和交流分量，则该反馈回路既可以产生直流反馈又可以产生交流反馈。

如右图 5-46 所示电路中，存在着两条反馈回路，一条是从运放输出端到反相输入端，这条反馈回路既可以通交流信号也可以通直流信号，因此该通道是交直流都有的反馈。另外一条反馈回路是从输出端通过 C_2 接电阻 R_1 与 R_2，并通过 R_1 与运放的同相输入端相连，由于电容只允许交流信号通过，因此该反馈回路是交流反馈回路。

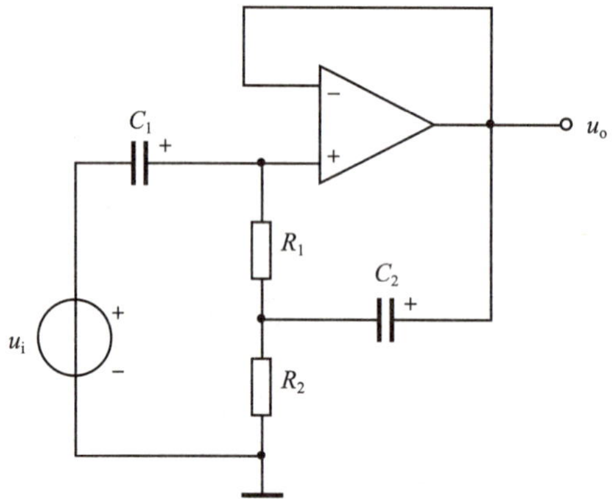

图 5-46 交直流反馈电路

3. 电压反馈与电流反馈 根据反馈网络从放大电路输出端取样对象的不同，反馈电路可以分为电压反馈和电流反馈两类。

当反馈信号取自电路的输出电压，且反馈量的大小与输出电压成一定比例时，该反馈称为电压反馈。电压反馈是将输出电压的一部分或者全部按一定的方式反馈到输入端。如果输出电压为零，则电压反馈信号也将为零。

当反馈信号取自电路的输出电流，且反馈量的大小与输出电流成一定比例时，该反馈可称为电流反馈。如果输出电流为零，则电流反馈信号也将为零。

4. 串联反馈与并联反馈 根据反馈网络与基本放大电路在反馈放大电路输入端连接方式的不同，反馈电路可以分为串联反馈和并联反馈两类。

如果反馈网络输出端口与基本放大电路输入端是串联连接的，反馈信号与输入信号以电压的形式相加减，则称为串联反馈。

如果反馈网络输出端口与基本放大电路输入端是并联连接的，反馈信号与输入信号以电流的形式相加减，则称为并联反馈。

区分串联反馈与并联反馈的便捷方法：当反馈信号与输入信号分别接入到基本放大电路的不同输入端口时，引入的是串联反馈；当反馈信号与输入信号接入到基本放大电路的相同输入端口时，引入的是并联反馈。

二、负反馈放大电路分类

与电路输入端连接方式的不同，反馈电路可以分为串联反馈和并联反馈两类。

负反馈放大电路可分为电压串联负反馈、电压并联负反馈、电流串联负反馈、电流串联负反馈四种不同的组态。

（一）电压串联负反馈电路

微课：电压串联负反馈电路

电压串联负反馈电路的反馈信号取自电路输出端的电压，如果输出电压为零，则反馈信号也为零。在电路的输入端，反馈信号与输入信号形成了串联的关系，即电路的净输入电压为外部输入电压 u_I 与反馈信号电压 u_F 相减。该组态电路连接方式及相关电路实例如图 5-47 所示。

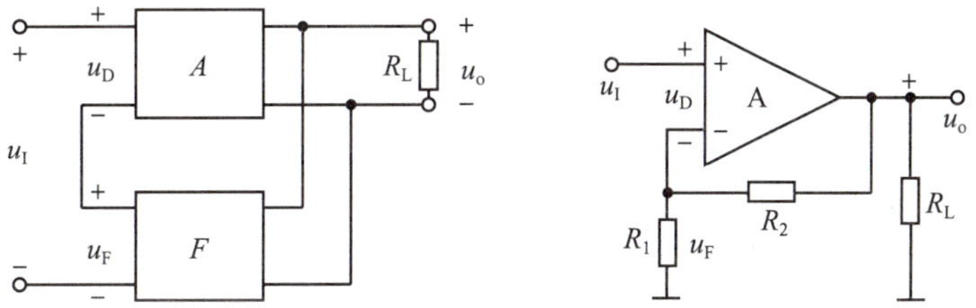

（a）　　（b）

图 5-47　电压串联负反馈电路连接方式及电路实例

（a）连接方式；（b）电路实例

由上面电路实例可知，电阻 R_1 与 R_2 构成了反馈回路，采用电阻分压的方式将输出电压的一部分作为反馈电压传送到电路输入端，反馈量 u_F 为

$$u_F = \frac{R_1}{R_1 + R_2} u_o \qquad \text{（式 5-82）}$$

式 5-82 表明，反馈电压 u_F 取自于输出电压 u_o，且正比于 u_o。

当输入信号 u_I 增加时，电路的净输入电压 u_D 也增加，从而令输出电压 u_o 增加，由于反馈电压 u_F 正比于 u_o，所以 u_F 也增加，由 $u_D = u_I - u_F$ 可知，u_F 增加将导致 u_D 减少，从而令 u_o 降低，所以该电路引入的是负反馈。具体变化过程如下

$$u_I\uparrow \rightarrow u_D\uparrow \rightarrow u_o\uparrow \rightarrow u_F\uparrow \rightarrow u_D\downarrow$$
$$u_o\downarrow$$

由式 5-82 可知，反馈电压 u_F 是由电阻 R_1 与 R_2 构成的分压器对输出电压 u_o 采样而得到的，反馈电压 u_F 是输出电压 u_o 的一部分，反馈信号取自电路输出端的电压，所以是电压反馈。而且在电路的

输入端，反馈电压 u_F 与输入信号 u_I 属于串联的关系，所以是串联反馈，因此图 5-47 电路实例属于电压串联负反馈电路。

微课：电压并联负反馈电路

（二）电压并联负反馈电路

电压并联负反馈电路的反馈信号也是来源于电路输出端的电压。在电路的输入端，输入电流 i_I 与反馈电流 i_F 以并联的方式进行比较，并且以差值电流 i_D 的方式提供给放大电路。该组态电路连接方式及相关电路实例如图 5-48 所示。

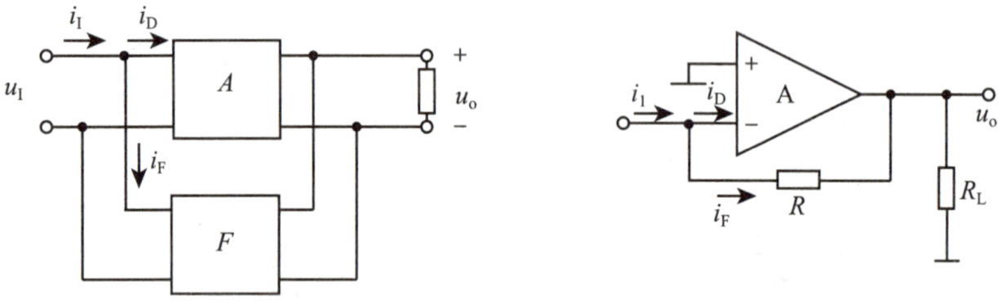

（a）　　　　（b）

图 5-48　电压并联负反馈电路连接方式及电路实例

（a）连接方式；（b）电路实例

从图 5-48 具体实例电路中可知，反馈量取自输出电压 u_o，反馈电流 $i_F=-\frac{u_0}{R}$。

当输入电流 i_I 增加时，电路的差值电流 i_D 也增加，由于运放的反相作用，输出电压 u_o 将降低，由反馈电流 $i_F=-\frac{u_0}{R}$ 可知，u_o 降低将令 i_F 增加，因为 $i_D=i_I-i_F$，所以 i_F 增加将导致 i_D 减少，从而令 u_o 增加，所以该电路引入的是负反馈。具体变化过程如下

$$i_I\uparrow\rightarrow i_D\uparrow\rightarrow u_o\downarrow\rightarrow i_F\uparrow\rightarrow i_D\downarrow$$
$$u_o\uparrow\leftarrow$$

该电路的反馈电流 i_F 取自输出电压 u_o，因此属于电压反馈。在电路的输入端，反馈电流 i_F 与输入电流 i_I 以并联的方式进行比较，求差后得到差值电流 i_D，并输入到运放中，所以是并联反馈，因此图 5-48 电路实例属于电压并联负反馈电路。

（三）电流串联负反馈电路

电流串联负反馈电路的反馈信号取自电路输出端的电流，如果输出电流为零，则反馈信号也为零。在电路的输入端，反馈电流转化成反馈电压 u_F，与输入信号形成了串联的关系，即电路的净输入电压为外部输入电压 u_I 与反馈信号电压 u_F 相减。该组态电路连接方式及相关电路实例如图 5-49 所示。

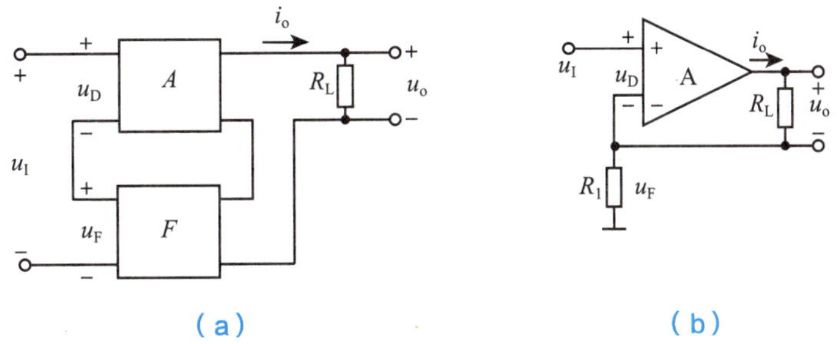

图 5-49 电流串联负反馈电路连接方式及电路实例

(a) 连接方式；(b) 电路实例

由图 5-49 电路实例可知，$u_F = R_1 \times i_o$，反馈量取自于输出电流 i_o，且转换为反馈电压 u_F，所以是电流反馈。当输入信号 u_I 增加时，电路的净输入电压 u_D 也增加，从而令输出电压 u_o 增加，输出电流 i_o 亦随之增加，u_F 也增加，由 $u_D = u_I - u_F$ 可知，u_F 增加将导致 u_D 减少，从而令 u_o 降低，所以该电路引入的是负反馈。具体变化过程如下

$$u_I\uparrow \rightarrow u_D\uparrow \rightarrow u_o\uparrow \rightarrow u_F\uparrow \rightarrow u_D\downarrow$$
$$u_o\downarrow \leftarrow$$

在电路的输入端，反馈电压 u_F 与输入电压 u_I 求差后得到差值电压 u_D，并输入运放中放大，所以是串联反馈，因此图 5-49 电路实例属于电流串联负反馈电路。

(四) 电流并联负反馈电路

电流并联负反馈电路的反馈信号取自电路输出端的电流，在电路的输入端，输入电流 i_I 与反馈电流 i_F 以并联的方式进行比较，并且以差值电流 i_D 的方式提供给放大电路。

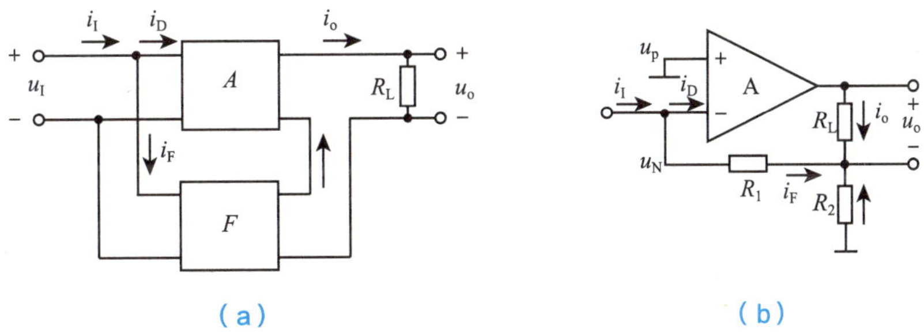

图 5-50 电流并联负反馈电路连接方式及电路实例

(a) 连接方式；(b) 电路实例

从图 5-50 可知，反馈信号取自输出电流 i_O，并以反馈电流 i_F 的方式接入到电路的输入端，所以是电流反馈。反馈电流 i_F 为

$$i_F = -\frac{R_2}{R_1 + R_2} \times i_o \qquad \text{(式 5-83)}$$

当输入电压 u_I 增加时，输入电流 i_I 增加，电路的差值电流 i_D 也增加，输出电压 u_o 将降低，u_o 降低将令 i_F 增加，因为 $i_D = i_I - i_F$，所以 i_F 增加将导致 i_D 减少，所以该电路引入的是负反馈。具体变化过程如下

$$u_I \to i_I\uparrow \to i_D\uparrow \to u_o\downarrow \to i_F\uparrow$$

$$i_D\downarrow \longleftarrow$$

在电路的输入端，反馈电流 i_F 与输入电流 i_I 以并联的方式进行比较，求差后得到差值电流 i_D，并输入到运放中，所以是并联反馈，因此图 5-50 电路实例属于电流并联负反馈电路。

三、负反馈对电路性能的影响

放大电路引入负反馈后，虽然电路的放大能力降低了，但是电路在其他许多方面都得到了一定的改善。例如，可以提高增益的稳定性，扩展通频带，减小非线性失真，改变输入电阻和输出电阻等。

（一）负反馈降低了电路的放大倍数

当电路没有引入负反馈电路时，电路的放大倍数 A（开环放大倍数）

$$A=\frac{X_o}{X_i} \qquad \text{（式 5-84）}$$

当电路引入负反馈电路后，电路的放大倍数 A_F（闭环放大倍数）

$$A_F=\frac{A}{1+AF} \qquad \text{（式 5-85）}$$

此时，闭环放大倍数仅为没有引入负反馈时的 $1/|1+AF|$，已知 $|1+AF|$ 为反馈深度，该值越大，负反馈作用越深，电路的放大倍数下降得越多。

（二）负反馈提高了电路的稳定性

放大电路工作过程中，由于元器件参数的变化、环境温度的变化、电源电压的变化、负载大小的变化等因素的影响而不稳定，放大电路的增益将会受到影响。当引入适当的负反馈后，可提高电路的稳定性。

电压负反馈可以稳定电路的输出电压，电流负反馈则能令输出电流趋于稳定，使输出信号的波动大大减少，从而达到稳定电路输出的效果。当 $|1+AF|\gg 1$ 时，则有

$$A_F=\frac{A}{1+AF}\approx 1/F \qquad \text{（式 5-86）}$$

即在深度负反馈的条件下，放大电路的闭环放大倍数约等于反馈系数。由于反馈电路是由性能比较稳定的无源线性器件组成，基本不受外界因素的影响，所以此时电路的放大倍数非常稳定。从中也可以看出，负反馈放大电路的稳定性是牺牲其增益而换取来的，即增益减小到 $1/|1+AF|$，稳定性提高到 $|1+AF|$。

（三）负反馈拓宽了电路的通频带

频带宽度是放大电路的重要指标之一，在某些场合下，希望电路能有比较宽的频带。放大电路引入负反馈后，虽然放大电路的放大倍数下降了，但通频带却加宽了。这是因为负反馈具有抑制放大倍数下降的作用，能令放大倍数在高频段或低频段下降的速度变缓。相关理论研究表明，反馈放大电路

的上限频率f_{HF}为开环时上限频率的$|1+AF|$倍，反馈放大电路的下限频率f_{LF}为开环时下限频率的$1/|1+AF|$。上限频率增大，下限频率减小，从而令放大电路的闭环通频带BW_F展宽至开环通频带BW的$|1+AF|$倍，即$BW_F=|1+AF|\times BW$，即放大电路的频带被有效拓宽了。具体如图5-51所示。

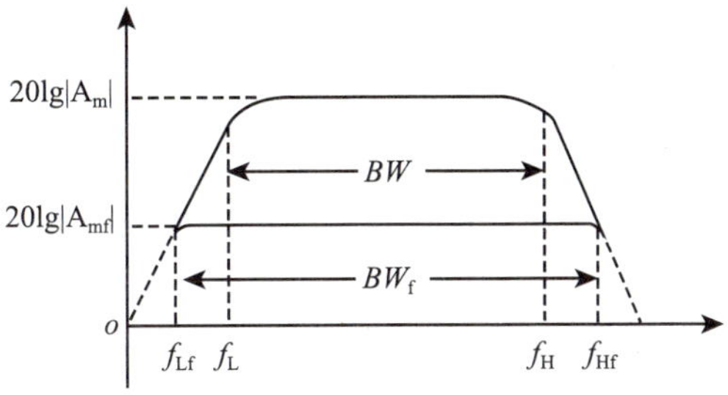

图5-51　负反馈拓宽放大电路的通频带

（四）负反馈减少了电路非线性失真

放大电路中的三极管、场效应管等有源器件均具有非线性特性。当放大电路的静态工作点选择不当或输入信号幅度过大时，放大电路将会进入非线性工作区域，从而令输出信号产生非线性失真，如图5-52（a）所示。电路引入负反馈后，非线性失真将会得到一定的改善，如图5-52（b）所示。

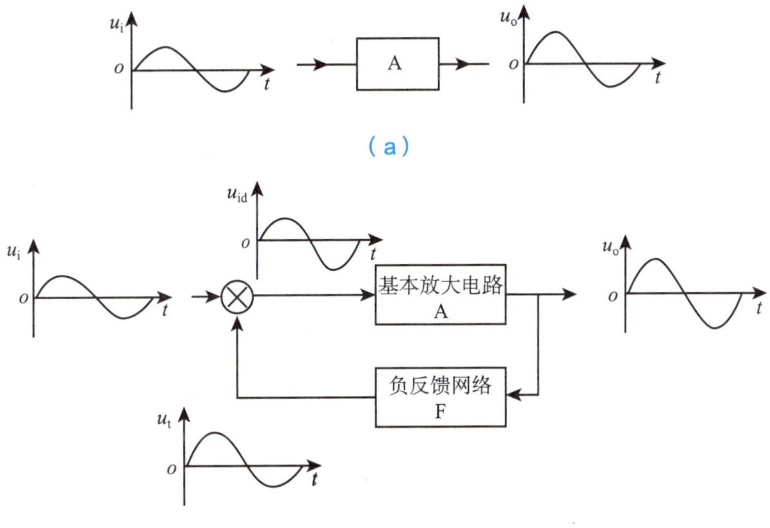

图5-52　负反馈电路对非线性失真的改善

（a）非线性失真；（b）负反馈减少非线性失真

在图5-52（a）中，一个标准、光滑的正弦波信号通过开环放大电路后，波形产生了失真，导致输出波形的正半周信号幅度大于负半周信号幅度。

引入负反馈后，输出波形的失真也通过反馈网络重新输送回到电路输入端，反馈信号也是正半周信号幅度大、负半周信号幅度小，由于是负反馈，所以输入信号u_i与反馈信号u_F进行相减得到净输入信号u_{id}，导致u_{id}正半周幅度小、负半周幅度大。

由于放大器本身存在非线性失真，对波形的正半周信号放大程度要大于负半周信号，所以u_{id}经放大后得到的u_O正、负半周幅度之差将降低，从而达到了减小失真的目的。

需要注意的是，如果输入波形本身就是失真的，这时即使引入负反馈，也没办法改善非线性失真。负反馈只能减小反馈环内的非线性失真。

（五）负反馈改变了输入电阻和输出电阻

放大电路引入负反馈后，其输入电阻和输出电阻均会受到影响。电路输入端与反馈网络的连接方式将会影响输入电阻；电路输出端与反馈网络的连接方式将会影响输出电阻。

1. 负反馈对输入电阻的影响 负反馈对输入电阻的影响取决于电路输入端与反馈网络的连接方式，与是电压反馈还是电流反馈无关。

（1）串联负反馈使输入电阻增加。因为输出端的采样方式不影响输入电阻，所以在分析串联负反馈电路对输入电阻的影响时，电路的连接方式如图 5-53 所示，可求得串联负反馈放大电路的输入电阻为

$$R_{if}=\frac{v_i}{i_i}=\frac{v_{id}+v_f}{i_i}=\frac{v_{id}+AFv_{id}}{i_i}=R_i\,|1+AF|,\ R_i=v_{id}/i_i \qquad \text{（式 5-87）}$$

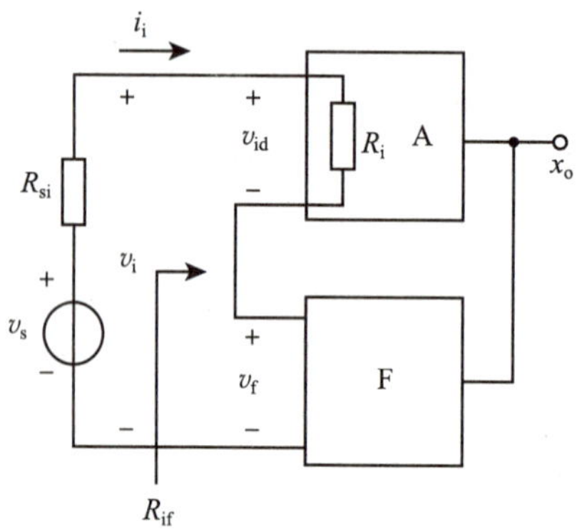

图 5-53 串联负反馈使输入电阻增加

从式 5-87 可知，引入串联负反馈后，电路的输入电阻增加至原来的 $|1+AF|$ 倍，反馈越深，输入电阻越大。输入电阻越大，电路从上一级电路中汲取的电流越小。

（2）并联负反馈使输入电阻减小。并联负反馈电路的连接方式如图 5-54 所示，可求得串联负反馈放大电路的输入电阻

$$R_{if}=\frac{v_i}{i_i}=\frac{v_i}{i_{id}+i_f}=\frac{v_i}{i_{id}+AFi_{id}}=\frac{R_i}{1+AF},\ R_i=v_i/i_{id} \qquad \text{（式 5-88）}$$

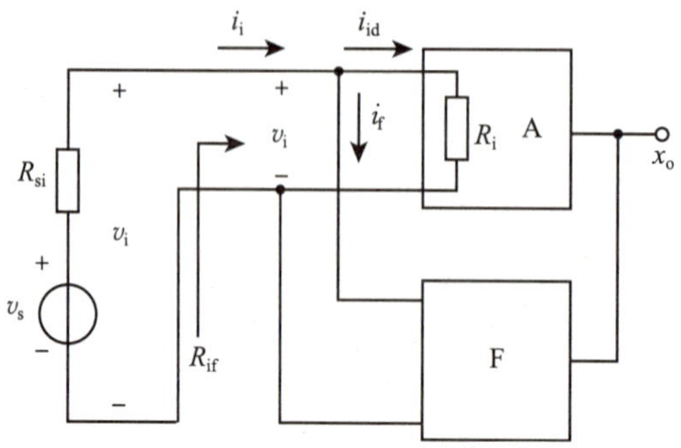

图 5-54 并联负反馈使输入电阻减小

从式 5-88 可知，引入并联负反馈后，电路的输入电阻减小至原来的 $1/|1+AF|$倍，反馈越深，输入电阻越小。

2. 负反馈对输出电阻的影响 取决于反馈在电路输出端的取样方式，与反馈网络在输入端的连接方式无关。

（1）电压负反馈使输出电阻减小：电压负反馈对电路输出端电压进行取样，具有稳定输出电压的作用。输出电压的恒定意味着输出电阻较小，因此电压负反馈使其输出电阻减小。当引入电压负反馈后，放大电路的输出电阻 R_{of} 将减小为无反馈时 R_o 的 $1/|1+AF|$。反馈深度$|1+AF|$越大，输出电阻 R_{of} 越小。

（2）电流负反馈使输出电阻增大：电流负反馈取样于放大电路的输出电流，具有稳定输出电流的作用，输出电流的恒定意味着输出电阻较大，因此电流负反馈使其输出电阻增大。同理可求出当引入电流负反馈后，放大电路的输出电阻 R_o 将增大为无反馈时 R_o 的$|1+AF|$倍。反馈深度$|1+AF|$越大，输出电阻 R_o 越大。

四、负反馈放大电路的自激振荡

当$|1+AF|=0$时，则 $A_f \to \infty$，此时，放大电路即使没有输入信号，也有信号输出，此时电路将产生自激振荡现象。所谓自激振荡现象，是在放大器的输入端不加输入信号的情况下，输出端仍有一定的幅值和频率输出信号的现象。

在实际应用中，放大电路通常是由多级放大电路构成的，以实现很高的开环放大倍数，且多级放大电路的级间通常存在负反馈网络。当电路工作在低频信号区间或高频信号区间时，由于电路的耦合电容、晶体管的极间电容及连线电容的影响，电路的放大倍数会下降，还会产生超前或滞后的相移，称附加相移。当附加相移达到一定程度时，就会使电路中的负反馈变成正反馈，从而有可能引起电路自激振荡。通常单级和两级放大电路是稳定的，而三级或三级以上的负反馈放大电路，附加相移会超过 180°。放大电路级数越多，附加相移也越大，产生自激振荡的可能性也越大。

当同时满足下列两个条件时，负反馈放大电路将会产生自激振荡。①条件 1：幅度平衡条件 $|AF|=1$。②条件 2：相位平衡条件 $\varphi_A+\varphi_F=2n\pi$（$n=0，1，2，3\cdots$），其中 φ_A 和 φ_F 分别为基本放大电路和反馈网络的附加相移。

因此，要避免电路产生自激振荡，能工作在稳定状态，必须满足一定的条件。能使电路稳定工作必须留有的余量，称稳定裕度，它包含幅度裕度（用 G_m 表示）和相位裕度（用 φ_m 表示）。通常，只有当 $G_m \leqslant -10\text{dB}$ 且 $\varphi_m \geqslant 45°$时，才认为负反馈放大电路具有可靠的稳定性。

对于可能产生自激振荡的反馈放大电路，可以采用相位补偿的方法消除自激振荡。常用的相位补偿方法包括滞后补偿（电容滞后补偿、*RC* 滞后补偿、密勒效应补偿）和超前补偿。通过在放大电路中加入相位补偿网络，改善放大电路的频率特性，从而使放大电路具有足够的幅度裕度和相位裕度。

第七节 直流放大电路

直流放大电路是放大直流信号或变化缓慢的低频信号的电路。生物医学信号如脑电、心电、血压等低频小信号可通过不同类型的传感器变换成电信号，经电路放大处理后显示，可为疾病诊断、病情监测、康复治疗等提供参考依据。通常把这类随时间变化极为缓慢的低频电信号也称为直流信号。

因为耦合电容对于低频信号表现出很高的阻抗，即电容具有“隔直流，通交流”的作用，直流信号几乎不能通过。因此，放大直流信号，不能用阻容耦合放大电路，只能采用级间直接耦合的方式。

一、直流放大电路的零漂现象

（一）零漂现象

在图 5-55（a）所示的直流放大电路中，理想情况下，如果将输入端短路，即输入电压 $u_i=0$ 时，输出电压也应该为零（或者是一个固定不变值），即输出电压 u_o 恒定不变。然而，在实际应用中，往往是输出电压无法保持为零或某个恒定值，而是随时间的推移，在 U_o 基准值的基础上发生缓慢且无规律的上下波动。当没有输入信号，即输入电压为零时，输出电压偏离其基准值而上下缓慢波动的现象，称为零漂［图 5-55（b）］。

对于生物电信号的放大和处理而言，零漂问题显得尤为突出。生物电信号通常非常微弱，并且频率较低，这就要求医疗设备确保能够准确捕捉和放大这些信号。因此，对于医疗设备的零漂问题，必须给予高度的关注和重视。

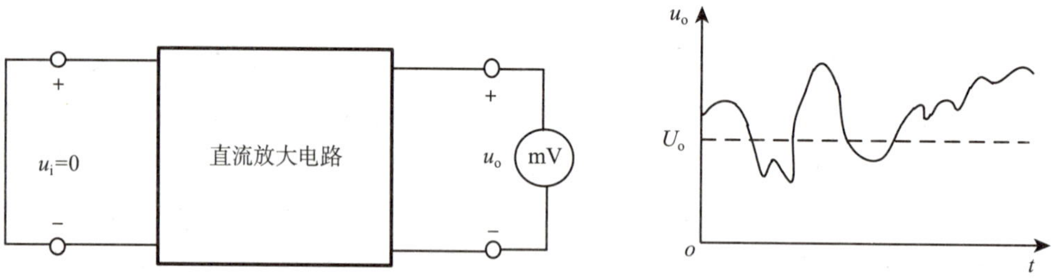

（a） （b）

图 5-55 直流放大电路的零漂现象

（a）原理测量图；（b）输出电压漂移波形

（二）引起零漂的原因及其危害

微课：引起零点漂移现象的原因及危害

温度变化、电源电压波动、元件老化或接触不良等都会引起零漂，但主要原因还是温度变化和电源电压波动。①温度变化：由于三极管的导电性对温度非常敏感，参数（U_{BE}、β 等）会随温度变化而发生变化，使放大电路的静态工作点产生偏移，继而引起输出端电压发生变化。②电源电压波动：当电源电压发生微小变化时，三极管的静态电流和集电极电阻上的压降都会改变，使输出电压变化，造成零漂。在引起零点漂移的原因中，以温度变化的影响最为严重，所以零点漂移也称温漂。

在直流放大电路中，当放大微弱信号时，在各级零漂现象中，第一级的零漂影响最大，前级产生的零漂会被逐级放大。严重时，输出端是否为有用信号将难以区分，从而使放大电路无法正常工作。

对于医疗设备来说，零漂现象将对设备成像质量、稳定性、设备寿命及诊断准确性带来不利影响。如 X 光机、CT 等成像产生伪影、对比度异常等问题，不利于医生观察病灶及正常组织结构；设备容易出现报错、死机等不稳定状况，需要校准、重启，降低工作效率；长期的零漂也会加速设备元件磨损、老化，进而缩短医疗设备整体的使用寿命。

因此，对于直流放大电路需要解决的问题是减小零漂。为了抑制零漂，有多种方法可以采用，可选用温度稳定性好的元件、稳定电源电压来减小影响，而选用差动放大电路是最有效的措施。

二、基本差动放大电路

（一）基本差动放大电路的构成

图 5-56 所示是用两个三极管组成的基本差动放大电路，这种结构的电路也称为双端输入-双端输出差动放大电路。其主要特点是输入信号 u_{i1}、u_{i2} 从两管的基极输入，输出信号 u_o 从两管的集电极输出，电路的结构对称，电路左右两侧元件的参数相同，T_1、T_2 晶体管的特性一致，具有相同的温度特性和静态工作点。

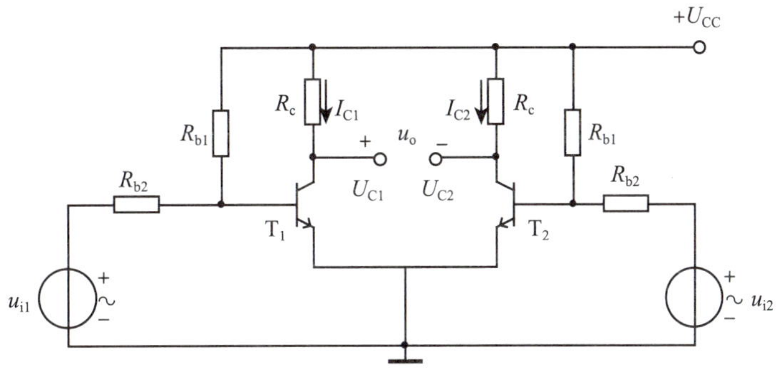

图 5-56　基本差动放大电路

（二）基本差动放大电路对零漂的抑制

当基本差动放大电路处在静态，也就是没有加输入信号，即 $u_i=0$ 时，因为电路结构完全对称，则电路中两个三极管的集电极电流相等，即 $I_{C1}=I_{C2}$，同时，两个三极管的集电极电位也保持一致，即 $U_{C1}=U_{C2}$，因电路中输出电压是两个集电极电位的差值，$U_O=U_{C1}-U_{C2}=0$，即静态时输出电压为零。

微课：基本差动放大电路对零点漂移的抑制

在温度发生改变或电源电压出现波动的情况下，T_1、T_2 的集电极电流同时变化且变化量相等，即 $\Delta I_{C1}=\Delta I_{C2}$，两管 T_1、T_2 的集电极电位也同时变化且变化量相等，即 $\Delta U_{C1}=\Delta U_{C2}$。$T_1$、$T_2$ 尽管各自产生零漂现象，但由于电路完全对称，两管集电极电位差仍为零，使输出电压 $U_O=\Delta U_{C1}-\Delta U_{C2}=0$。可见，对称差动放大器能有效抑制由于温度变化或电源电压变化所产生的同向漂移，能够有效地保持输出电压的稳定性。

（三）基本差动放大电路对信号的放大作用

当有信号输入，即 $u_i\neq0$ 时，差动放大电路的工作情况可分为下面三种情况来分析。

1. 差模信号和差模输入方式 差动放大电路两个输入端信号 u_{i1}、u_{i2} 的差值称为差模信号 u_{id}，即 $u_{id}=u_{i1}-u_{i2}$。差模信号用来描述有用信号，即待放大信号。在差动放大电路两个输入端 u_{i1} 和 u_{i2} 加入一对大小相等极性相反的信号，称为差模输入方式，即 $u_{i1}=-u_{i2}$。

在差模输入方式作用下，若晶体管 T_1 的输入信号 u_{i1} 增大，而晶体管 T_2 的输入信号 u_{i2} 减小，则 T_1 集电极电流 i_{c1} 增大，集电极电压 u_{c1} 减小，T_2 集电极电流 i_{c2} 减小，电压 u_{c2} 增加，也就是会使 T_1、

T_2 的集电极电流产生一增一减变化，电流变化量为 $\Delta i_{c1}=-\Delta i_{c2}$，两管相应的集电极电位产生相反变化（一减一增）$\Delta u_{c1}=-\Delta u_{c2}$。所以两集电极之间输出 $\Delta u_o \neq 0$，如图 5-57（a）。

$$\Delta u_o=\Delta u_{c1}-\Delta u_{c2}-=2\Delta u_{c1}=-2\Delta u_{c2} \qquad \text{（式 5-89）}$$

可见，在差模输入方式下，双端输入-双端输出差动放大器的输出电压为单个三极管输出电压变化量的两倍，实际是对差模信号放大能力强，差模信号也就是真正要放大的输入信号。

2. 共模信号和共模输入方式 在差动放大电路中，共模信号 u_{ic} 是指两个输入端信号的算术平均值，即 $u_{ic}=(u_{i1}+u_{i2})/2=u_{i1}=u_{i2}$。共模信号用来描述无用的信号成分，实际上，温度变化和电源电压波动所引起零漂和其他干扰信号都可以视为共模信号。在差动放大电路两个输入端 u_{i1} 和 u_{i2} 加入一对大小相等极性相同的信号，称为共模输入方式，即 $u_{i1}=u_{i2}$。

在共模输入方式作用下，若晶体管 T_1、T_2 的输入信号 u_{i1}、u_{i2} 减小，则两管集电极电流 i_{c1}、i_{c2} 均减小，集电极电压 u_{c1}、u_{c2} 均增加且等量变化，$\Delta u_{c1}=\Delta u_{c2}$，由于这种一致性，两集电极之间输出电压等于零，即 $\Delta u_o=0$，如图 5-57（b）。

这意味着理想情况下，差动放大电路放大倍数为零，即对共模信号没有放大作用。差动放大电路抑制共模信号能力的大小，直接反映了对零漂的抑制能力强弱，在对性能要求极高的直流放大器中通常会在第一级采用差动放大电路，以确保信号的稳定性和准确性。

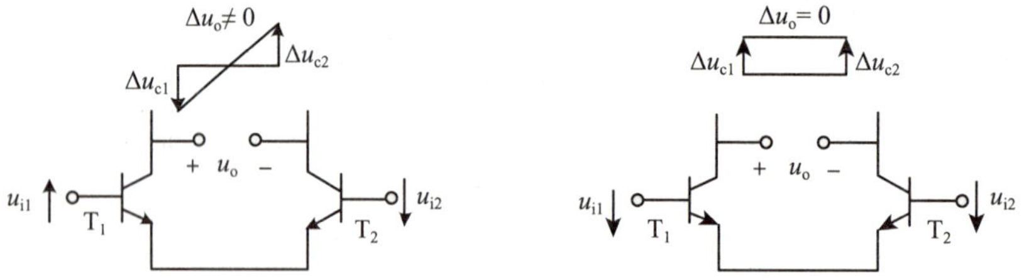

图 5-57 差模输入和共模输入方式下的输出

（a）差模输入方式时集电极的输出；（b）共模输入方式时集电极的输出

3. 任意信号和任意输入方式 如果 T_1、T_2 两管输入端分别加入任意信号 u_{i1} 和 u_{i2}。

由

$$\text{差模信号 } u_{id}=u_{i1}-u_{i2} \qquad \text{（式 5-90）}$$

$$\text{共模信号 } u_{ic}=(u_{i1}+u_{i2})/2 \qquad \text{（式 5-91）}$$

求得

$$u_{i1}=u_{ic}+u_{id}/2 \qquad \text{（式 5-92）}$$

$$u_{i2}=u_{ic}-u_{id}/2 \qquad \text{（式 5-93）}$$

可见，对任意输入方式的输入信号 u_{i1} 和 u_{i2}，可将它们分别分解为一个加在输入端相同的电压信号 u_{ic} 和一个加在输入端数值相同、极性相反的电压信号 $u_{id}/2$ 之和，即一对差模信号 u_{id} 的作用和一对共模信号 u_{ic} 的作用。

其中若

$$\begin{cases} u'_{i1}=u_{ic} \\ u'_{i2}=u_{ic} \end{cases} \qquad \text{（式 5-94）}$$

$$\begin{cases} u''_{i1}=u_{id}/2 \\ u''_{i2}=-u_{id}/2 \end{cases} \qquad \text{（式 5-95）}$$

则，u'_{i1}、u'_{i2} 为共模输入方式，u''_{i1}、u''_{i2} 为差模输入方式。

即：任意输入方式=共模输入方式+差模输入方式。

例如，u_{i1} 和 u_{i2} 分别为 8mV 和 6mV，那么 u_{ic} 为 7mV，u_{id} 为 2mV。式中 u_{ic} 称为共模信号，u_{id} 称为差模信号。将信号分解为共模和差模两部分，实际上，这两种信号却混合在一起进入放大电路。对于任意输入信号电压，先分别讨论共模信号 u_{ic} 和差模信号 u_{id} 作用于放大电路的情况，再应用叠加原理得到它们共同作用的结果。后面重点讨论差分放大电路在差模输入方式和共模输入方式两种情况下的作用情况。

三、差动放大电路的输入、输出方式

微课：差动放大电路的输入信号和输出方式

差动放大电路又称差分放大电路，简称差放，常用于多级直接耦合放大电路前置级，也是集成运放的基本电路。差动放大电路的功能是放大两个输入信号之差，能有效抑制零漂。差动放大电路也可作为信号转换电路使用，实现将双端输入信号转换为单端输出，或将单端输入信号转换为双端输出。

差动放大电路有两个输入端和两个输出端，两个输入信号同时从晶体管的基极加到电路输入端称为双端输入方式，而输入信号从一个晶体管的基极加到电路输入端，另一个输入端接地，称为单端输入方式。输出信号从两个晶体管的集电极之间取得称为双端输出方式，输出信号只从一个晶体管的集电极取得，另一端接地称为单端输出。因此，可把输入信号与输出信号的输入输出方式组合成四种情况，如图 5-58 所示，图（a）双端输入-双端输出方式、图（b）双端输入-单端输出方式、图（c）单端输入-双端输出方式和图（d）单端输入-单端输出方式。

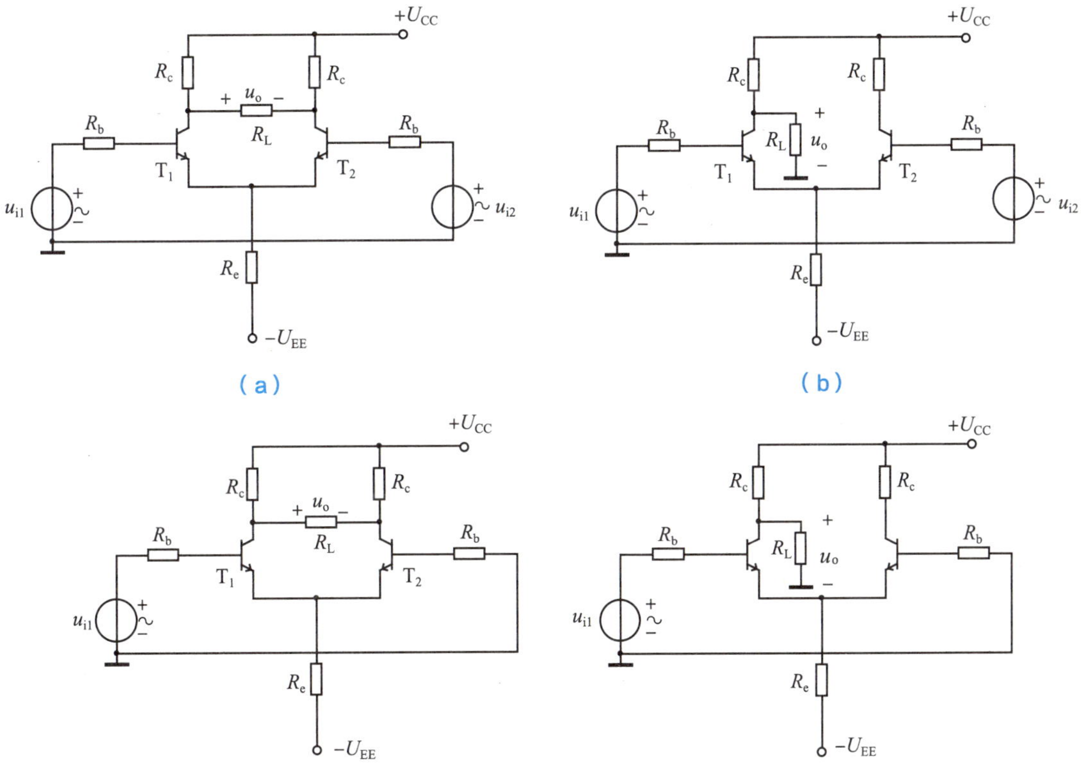

图 5-58　差动放大电路的四种输入输出方式

（a）双端输入-双端输出方式；（b）双端输入-单端输出方式；（c）单端输入-双端输出方式；（d）单端输入-单端输出方式

由于四种不同接法，对应的差动放大电路的性能指标也有所不同，列在表 5-1 以供参考。可见，电压放大倍数仅与输出方式有关。

表 5-1　差动放大电路四种输入–输出方式的性能比较

输入输出方式	双端输入双端输出	双端输入单端输出	单端输入双端输出	单端输入单端输出
A_{ud}	$-\dfrac{\beta\ (R_c//R_L/2)}{R_b+r_{be}}$	$-\dfrac{1}{2}\dfrac{\beta\ (R_c//R_L)}{R_b+r_{be}}$	$-\dfrac{\beta\ (R_c//R_L/2)}{R_b+r_{be}}$	$-\dfrac{1}{2}\dfrac{\beta\ (R_c//R_L)}{R_b+r_{be}}$
K_{CMRR}	很高	较高	很高	较高
R_i	$2\ (R_b+r_{be})$	$2\ (R_b+r_{be})$	$2\ (R_b+r_{be})$	$2\ (R_b+r_{be})$
R_o	$2R_c$	R_c	$2R_c$	R_c

微课：典型差动放大电路的构成

四、典型差动放大电路的分析

图 5-56 所示基本差动放大电路是利用电路的对称性来抑制零漂，但完全对称的理想电路实际是不存在的，因此，仅依靠电路的对称性来抑制零漂是很难实现的。因电路中每个三极管的集电极电位的零漂未受到抑制，若采用从每个三极管的集电极输出信号的方式，将无法有效抑制零漂，因此只有改进电路来有效抑制每个三极管的零漂现象，提高电路的整体性能和稳定性。

（一）电路的构成

图 5-59 所示是改进后的典型差动放大电路，电路中有两个直流电源$+U_{CC}$和$-U_{EE}$，R_{b1}和R_{b2}为基极电阻，也可认为是信号源内阻，为电路提供合适的偏置电流。两个三极管的发射极通过电阻器R_w后连接公共电阻R_e，此电路又称为长尾式差分放大电路。

1. R_e　主要起稳定静态工作点作用，对共模信号有负反馈作用，限制每个三极管的漂移范围，减小零漂，R_e的阻值越大，抑制零漂作用就越显著；对差模输入信号而言，由于差动电路具有对称性，两管的发射极电流一增一减，且变量相等，则流过电阻R_e的电流互相抵消，R_e上的差模输入信号压降就为零，在对差模输入信号的处理中，电阻R_e可被视为短路，也就是说，电阻R_e对差模输入信号的传递并没有产生任何影响。

2. R_w　由于差动放大电路难以实现完全对称的理想状态，即使在输入电压为零的情况下，输出电压也可能并不为零。但引入可调电阻器R_w后，通过精细调节其阻值，可以改变电路中两个晶体管的初始工作状态，使输出电压为零。因此，R_w被称作调零电阻器，有调平衡作用。

3. $-U_{EE}$　在实际差动放大电路中，通常将R_e接在负电源$-U_{EE}$上。为了提高电路抑制零漂等能力，R_e一般取得较大，使晶体管射极电位U_E提高，但晶体管动态工作范围U_{CE}减小，如果只用增大$+U_{CC}$的办法来解决这一矛盾，会使基极电位U_B也相应提高，使信号输入端难以与信号源直接连接，因而也易受外界干扰。为此，常采用负电源提高整个电路的直流工作电压，扩大晶体管工作范围，并保证有合适的基极电位U_B。采用负电源的另一个好处是可以通过调整R_c及R_e的值使输出端的静态电位为零（$U_a=U_b=0$）。

由于差动放大电路具有对称性的特点，如果两个输入端的输入信号也对称，则可以使计算简化。

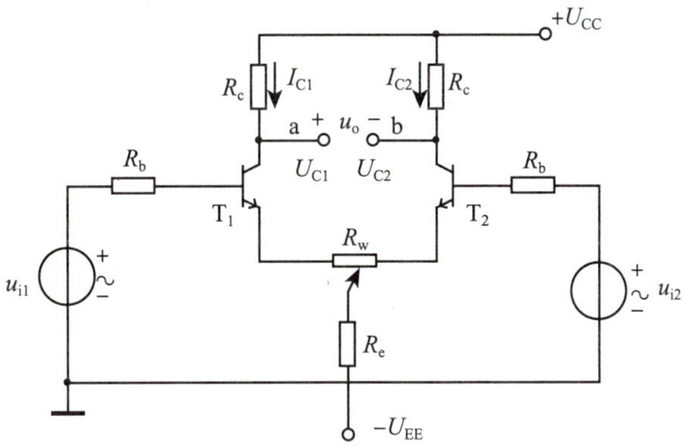

图 5-59　改进后的典型差动放大电路

（二）电路的分析

1. 静态分析　当无输入信号时，即 $u_{i1}=u_{i2}=0$。由于电路完全对称，有 $R_{c1}I_{C1}=R_{c2}I_{C2}$。所以 $U_{C1}=U_{C2}$，从而有 $U_O=\Delta U_{C1}-\Delta U_{C2}=0$。图 5-60 为其中一只单管的直流通路，流过电阻 R_e 中的电流等于 T_1 管和 T_2 管的发射极电流之和，即 $2I_E$。该电路的静态工作点为

$$I_BR_b+U_{BE}+I_E(R_w/2)+2I_ER_e=U_{EE} \qquad (式 5\text{-}96)$$

$$I_B=\frac{U_{EE}-U_{BE}}{R_b+(1+\beta)(R_w/2+2R_e)}\approx\frac{U_{EE}-U_{BE}}{2(1+\beta)R_e} \qquad (式 5\text{-}97)$$

$$I_C\approx I_E\approx\frac{U_{EE}-U_{BE}}{2R_e} \qquad (式 5\text{-}98)$$

$$U_{CE}\approx U_{CC}+U_{EE}-I_CR_c-2I_ER_e \qquad (式 5\text{-}99)$$

以上计算时，忽略了 R_w、R_b 对电路的影响。

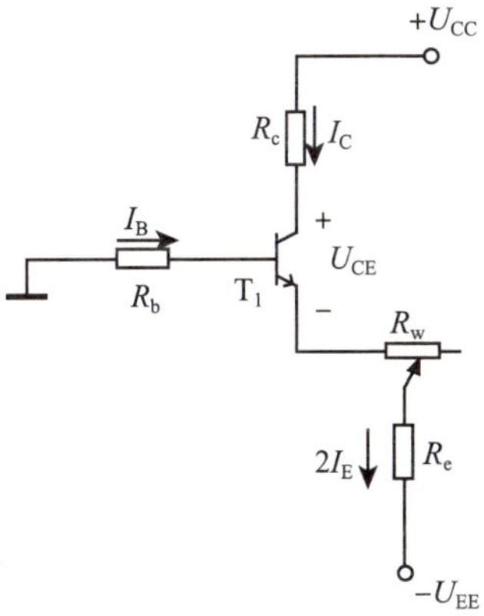

图 5-60　单管直流通路

2. 动态分析

（1）差模信号输入：T_1、T_2 两管输入端输入大小相等、极性相反的电压信号，即 $u_{i1}=-u_{i2}$。晶体管 T_1、T_2 的集电极电流在静态直流电流基础上分别叠加增量 Δi_{c1}、Δi_{c2}，发射极电流在静态直流基础上分别叠加增量 Δi_{e1}、Δi_{e2}。

因为电路的对称性，两个晶体管上各电流的变化幅度相同、极性相反，即晶体管 T_1、T_2 的集电

极电流变化量 $\Delta i_{c1}=-\Delta i_{c2}$，发射极电流变化量 $\Delta i_{e1}=-\Delta i_{e2}$。其中，$\Delta i_{e1}=-\Delta i_{e2}$，就是说晶体管 T_1 发射极电流的增加等于晶体管 T_2 发射极电流的减少，相当于发射极电阻 R_e 两端的电压将保持不变，即 R_e 对差模信号不起作用，可视为短路，又因为 R_w 的阻值很小，故在图中略去，T_1、T_2 管的发射极在差模输入方式时相当于接地端。由于负载电阻 R_L 的中点电位不变，也相当于接地端，故可将 R_L 分为两个相等的部分。这样，得出如图 5-61 所示单管差模信号交流通路。

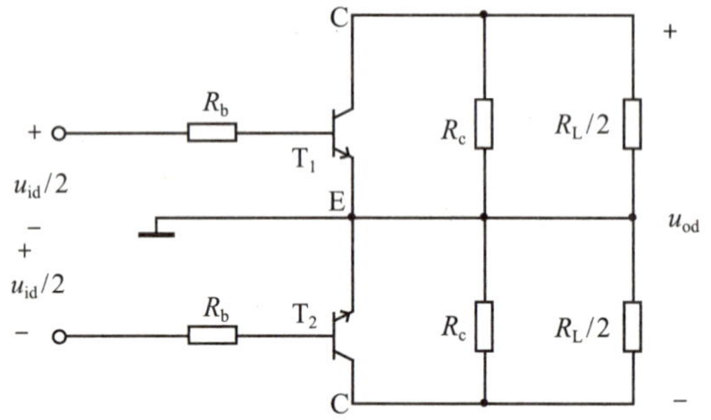

图 5-61　单管差模信号交流通路

双端输入双端输出差动放大器的差模电压放大倍数

$$A_{ud}=\frac{u_o}{u_i}=A_{ud1}=A_{ud2} \tag{式 5-100}$$

$$A_{ud}=\frac{u_{od}}{u_{id}}=\frac{u_{od}/2}{u_{id}/2}=-\frac{\beta(R_c//R_L/2)}{R_b+r_{be}}=-\frac{\beta R_L'}{R_b+r_{be}} \tag{式 5-101}$$

式 5-101 中$R'_L=R_c//R_L/2$

由以上分析可知，用两个晶体管组成的双端输入-双端输出差动放大电路，其差模电压放大倍数实际上等于单管放大电路的差模电压放大倍数，通过牺牲一个晶体管的放大能力实现整个电路的低温漂特性，即在温度变化时，保持电路输出的稳定性。

差模输入电阻是从差放电路的两个输入端看进去的等效电阻，阻值等于单管放大电路输入电阻的两倍。

$$R_i=2(R_b+r_{be}) \tag{式 5-102}$$

电路的输出电阻是从两个输出端看进去的等效电阻，阻值等于单管放大电路输出电阻的两倍。

$$R_0=2R_c \tag{式 5-103}$$

（2）共模信号输入：T_1、T_2 两管输入端输入大小相等、极性相同的信号电压，即$u_{ic}=u_{i1}=u_{i2}$。此时两管发射极电流变化相同，同时增加或减小。

因为电路的对称性，有 $\Delta i_{e1}=\Delta i_{e2}$，这样发射极电阻 R_e 两端的电压变化是单管的两倍，即 R_e 对单管电路而言相当于两倍电阻，单管共模信号通路如图 5-62 所示。双端输出共模电压放大倍数

$$A_{ic}=\frac{u_o}{u_i}=0 \tag{式 5-104}$$

双端输出时共模电压放大倍数为零。

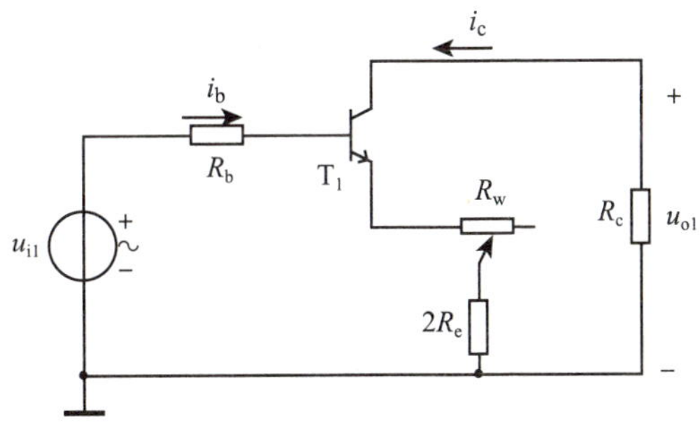

图 5-62　单管共模信号交流通路

（3）共模抑制比：为了综合评价差动放大电路对共模信号的抑制能力和对差模信号的放大能力，引入 K_{CMRR} 这个参数，称为共模抑制比。通常将 K_{CMRR} 定义为放大电路对差模信号的放大倍数 A_{ud} 与对共模信号放大倍数 A_{uc} 的比值，定义为

$$K_{CMRR}=\left|\frac{A_{ud}}{A_{uc}}\right| \qquad \text{（式 5-105）}$$

或用对数形式表示为

$$K_{CMRR}=20\lg\left|\frac{A_{ud}}{A_{uc}}\right| \ (\text{dB}) \qquad \text{（式 5-106）}$$

由式 5-105、式 5-106 可知，K_{CMRR} 越大，相对而言，差模放大倍数 A_{ud} 则越大，说明差动放大电路放大差模信号能力越强，而 A_{uc} 越小，电路抑制共模信号的能力越强，也就是说，K_{CMRR} 越大，差放电路抑制零点漂移能力越好。理想双端输入-双端输出的差动放大器在电路对称的情况下，$K_{CMRR}\to\infty$。实际电路不可能完全对称，共模抑制比也不可能为∞，一般约为 60dB，较好的可达 120dB。

医疗设备中的 K_{CMRR} 数值越高，意味着设备抑制共模干扰的能力越强，能更好地突出有用的差模信号。例如，在心电图机、脑电图机及超声诊断仪等医疗设备中，较高的 K_{CMRR} 可保障采集到的信号质量，让最终生成的影像或检测结果更精准可靠，减少因共模干扰造成的图像伪影、信号失真等问题，为医疗诊断提供有力、可信的数据支撑，帮助医生准确诊断病情。

五、恒流源差动放大电路

若减小共模电压放大倍数 A_{uc}，应该尽量提高电路的对称性，同时，采取增大 R_e 的阻值也有效，因为对于共模信号，R_e 起电流负反馈作用，R_e 值越大，负反馈越强。当 $R_e \gg R_c$ 时，电路很接近于射极跟随器，即射极电阻 R_e 两端电压 U_{R_e} 约等于共模输入电压 u_{ic}。

$$\Delta U_{C1}=\Delta U_{C2}=\Delta I_C R_c=\Delta I_E R_c/2=\Delta U_{R_e}R_c/2R_e=u_{ic}R_c/2R_e \qquad \text{（式 5-107）}$$

由式 5-107 可知，对于图 5-58 所示典型差动放大电路，当 R_e 值很大时，ΔU_{C1}、ΔU_{C2} 的值是很小的，它们的差值，即输出电压 u_o 就更小了。但在实际电路中，随着 R_e 阻值的加大，R_e 上的直流压降也随之增加，为保证电路的正常工作，必须适当提高电源的电压（往往还加有负电源）。所以增加 R_e 的方法受到一定的限制，更好的方法是把 R_e 改为交流电阻极大的恒流源。因恒流源不仅具有合适的电流，保证电路有合适的静态工作点，而且具有无穷大动态电阻，可使共模放大倍数变得很小。具有恒流源的差动放大器如图 5-63 所示。

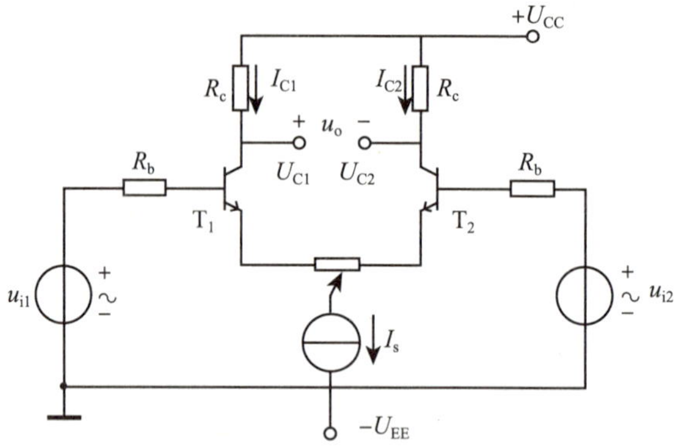

图 5-63　恒流源差动放大电路

▶知识拓展

差动放大电路在医疗设备中的作用

差动放大电路在直流放大器中起着放大直流、抑制零点漂移、提高共模抑制比、稳定静态工作点等重要作用，常用于生物医学信号的放大和处理。如心电图机一般采用差动放大电路，用于放大需采集的心电差模信号，抑制周围电磁场等产生的共模干扰信号。其高输入电阻可减少因电极接触电阻不同引起的波形失真，高共模抑制比可确保输出信号质量，有效放大微弱的心电信号并准确记录心电图波形，辅助医生诊断心脏疾病。CT 机通过 X 线管环绕人体旋转多次曝光来获取数据。其探测器接收到的信号经差动放大电路处理，可放大有用的差模信号，减少因环境因素、设备自身等产生的共模干扰，使计算机能够更准确地重建人体横断面图像，清晰显示病变组织的结构和形态，为肿瘤、心血管系统等疾病的诊断和治疗提供更可靠的依据。差动放大电路除了应用于医疗设备，还应用于测量、控制和通信系统等领域。

第八节　功率放大电路

一、概述

功率放大电路（power amplifiers）通常作为多级放大电路的输出级，其作用是将电压放大电路传送来的信号进行功率放大，以驱动扬声器、继电器、电动机等各种负载。由于功率放大电路不仅要有较高的输出电压，还要有较大的输出电流，因此功率放大电路有其自身的特点。

（一）功率放大电路的特点

1. 输出功率大　功率放大电路要输出足够大的功率，即输出的电压和输出电流都要足够大，因此，三极管通常在大信号下工作，处于极限运用状态，宜采用图解分析法。

2. 非线性失真小　当功率放大电路中的三极管在大信号状态下工作时，电压和电流变化幅度大，信号容易进入其特性曲线的截止区或饱和区，产生非线性失真。输出功率越大，非线性失真越严重。因此，在实际功率放大电路中既要保证输出功率足够大，又要将非线性失真限制在负载所容许的范围内。

3. 效率高　功率放大电路的输出功率大，直流电源消耗的功率也大，因此必须考虑信号放大的工作效率问题。所谓效率，即负载得到的交流信号功率与直流电源供给的直流功率的比值。

$$\eta = \frac{P_O}{P_E} \times 100\% \qquad (式 5\text{-}108)$$

如果效率低，直流电源能量利用率低，则浪费严重；同时，为使输出功率尽可能大，要求三极管工作在极限运用状态，即三极管集电极电流最大时接近 I_{CM}，管压降最大时接近 $U_{(BR)CEO}$，耗散功率最大时接近 P_{CM}。I_{CM}、$U_{(BR)CEO}$ 和 P_{CM} 分别是晶体管的极限参数——最大集电极电流、集电极与发射极之间能承受的最大管压降和集电极最大耗散功率。因此，三极管的管耗增大且发热，会导致电路工作稳定性差，在电路结构的设计上需要考虑提高效率的同时解决三极管散热问题。

（二）功率放大电路的工作状态

微课：功率放大电路的工作状态

功率放大电路有三种工作状态，分别是甲类工作状态、乙类工作状态、甲乙类工作状态，如图 5-64 所示。

1. 甲类工作状态　如图 5-64（a）。当输入信号为正弦波时，该状态的静态工作点设置在交流负载线的中间部分，其三极管在信号的整个周期内均导通（即导通角 $\theta = 360°$）。在工作过程中，三极管始终处于导通状态，信号波形失真小，但由于静态工作点较高，三极管的静态功耗较大，所以电路效率低。

2. 乙类工作状态　如图 5-64（b）。当输入信号为正弦波时，该状态的静态工作点设置在交流负载线的截止点，其三极管仅在信号的正半周或者负半周导通（即导通角 $\theta = 180°$），静态功耗最小，所以效率最高，但信号只有半个周期被正常放大，另半个周期由于三极管截止而无输出信号，使波形严重失真。

3. 甲乙类工作状态　如图 5-64（c）。当输入信号为正弦波时，该状态的静态工作点比乙类略高，其三极管的导通时间大于半个周期且小于一个周期（即导通角 $\theta = 180° \sim 360°$），其失真情况仍较为严重，效率比乙类工作状态要低。

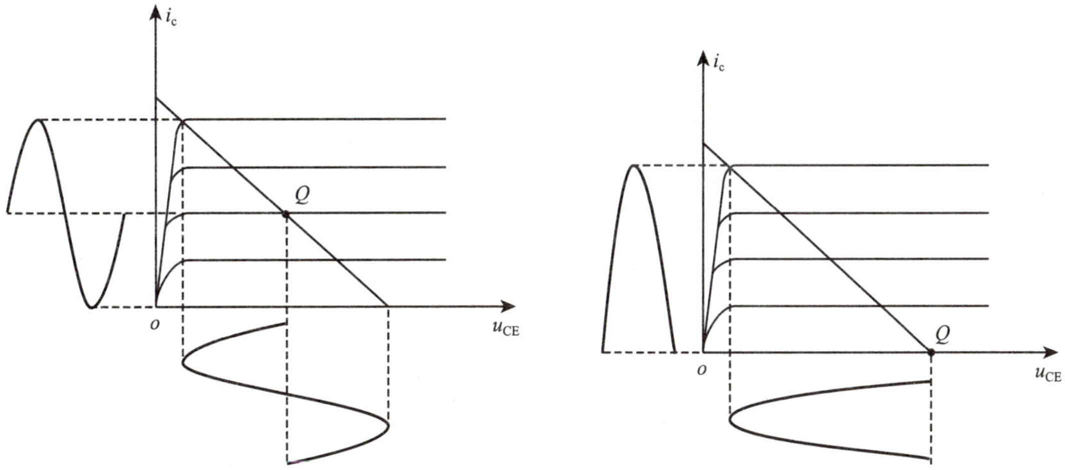

（a）　　（b）

图 5-64　功率放大电路的三种工作状态

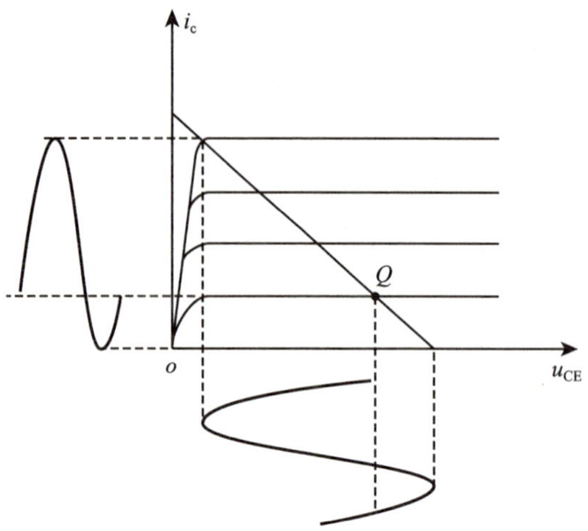

（c）

图 5-64（续图）

（a）甲类；（b）乙类；（c）甲乙类

（三）提高功率放大电路效率的途径

提高功率放大电路效率的根本途径是减小功率放大电路中三极管的功耗。

1. 方法一是减小功率放大电路中三极管的导通角，增大其在一个周期内的截止时间，从而减小三极管所消耗的平均功率。

2. 方法二是使三极管工作开关状态，此时三极管仅在饱和导通时消耗功率，并且由于管压降很小，所以不论电流大小，三极管的瞬时功率都不大，因此三极管的平均功耗也很小，电路效率高。

但是，应当指出，在上述两种方法中，三极管的集电极电流会出现严重失真，因此必须采取一定措施消除失真现象，如采用谐振功率放大电路，从而使负载获得基本不失真的信号功率。

二、变压器耦合功率放大电路

传统的功率放大电路为变压器耦合功率放大电路，优点是可以实现阻抗变换，缺点是体积庞大，重量重，且效率低。图 5-65（a）所示为单管变压器耦合功率放大电路，因为变压器初级线圈电阻可忽略不计，所以直流负载线是垂直于横坐标轴且过（V_{CC}，0）的直线，如图 5-65（b）中所示。若忽略三极管基极回路的损耗，则电源提供的功率为

$$P_V = I_{CQ}V_{CC} \qquad \text{（式 5-109）}$$

静态时，电源提供的功率全部消耗在三极管上。

从变压器初级向负载方向看的交流等效电阻为

$$R_L' = \left(\frac{N_1}{N_2}\right)^2 R_L \qquad \text{（式 5-110）}$$

故交流负载线的斜率为$-\frac{1}{R_L'}$，且过 Q 点，如图 5-65（b）中所示。通过调整变压器初级次级线圈的匝数比$\frac{N_1}{N_2}$，实现阻抗匹配，可使交流负载线与横坐标轴交点约为 $2V_{CC}$。此时，R_L'中交流电流的最

大幅值为 I_{CQ}，交流电压的最大幅值为 V_{CC}。因此，在理想变压器情况下，最大输出功率为

$$P_{om}=\frac{I_{CQ}}{\sqrt{2}}\cdot\frac{V_{CC}}{\sqrt{2}}=\frac{1}{2}I_{CQ}V_{CC} \qquad \text{（式 5-111）}$$

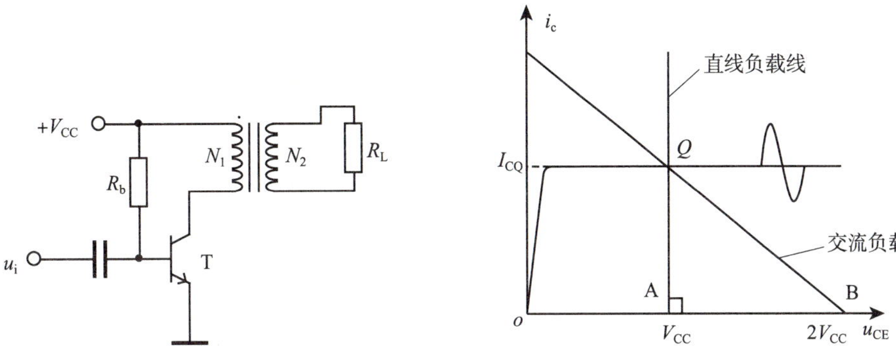

（a）　（b）

图 5-65　单管变压器耦合功率放大电路

（a）电路图；（b）图解分析

即三角形 QAB 的面积。当输入正弦波电压时，集电极动态电流的波形如图 5-65（b）中所示，在不失真的情况下，集电极电流平均值仍为 I_{CQ}，故电源提供的功率仍如式 5-109 所示。可见，电路的最大效率为 50%。

由于电源提供的功率不变，因此当输入电压为零时，效率也为零；输入电压越大，i_c 幅值越大，负载获得的功率就越大，三极管的损耗就越小，转换效率就越高。但通常希望输入信号为零时电源不提供功率，输入信号越大，负载获得的功率也越大，电源提供的功率也随之增大，从而提高效率。为了达到以上目的，当输入信号为零时，需要使三极管处于截止状态。为了使负载能够获得正弦波，通常需要使用两个三极管，在信号的正、负半周交替导通，因此，产生了变压器耦合乙类推挽功率放大电路，如图 5-66（a）所示。

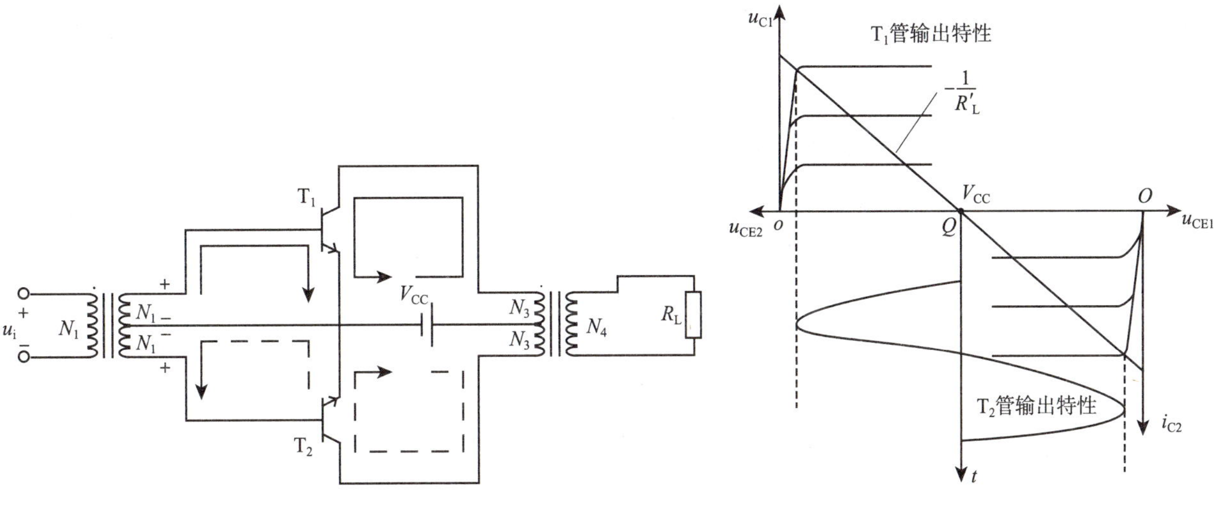

（a）　（b）

图 5-66　变压器耦合乙类推挽功率放大电路

（a）电路图；（b）图解分析

微课：变压器乙类耦合功率放大电路

在图 5-66（a）所示的电路中，设三极管基极与发射极之间的开启电压可忽略不计，T_1 和 T_2 的

特性完全相同，输入电压为正弦波。当输入电压为零时，由于 T_1 和 T_2 的发射结电压为零，处于截止状态，因此，电源提供的功率为零，负载上的电压也为零。当输入信号使变压器次级线圈两端电压极性为上“+”下“-”时，T_1 导通，T_2 截止，电流如图中实线所示；当输入信号使变压器次级线圈两端电压极性为上“-”下“+”时，T_1 截止，T_2 导通，电流如图中虚线所示，因而负载 R_L 上获得正弦波电压，从而获得交流功率。图 5-66（b）为图 5-66（a）所示电路的图解分析，等效负载上能够获得的最大电压幅值近似等于 V_{CC}。上述同类型的三极管在电路中交替导通的方式称为“推挽”工作方式。

三、无输出变压器的功率放大电路

无输出变压器（output transformer less，OTL）的功率放大电路，简称 OTL 电路，用一个大容量电容替代了变压器，如图 5-67 所示。

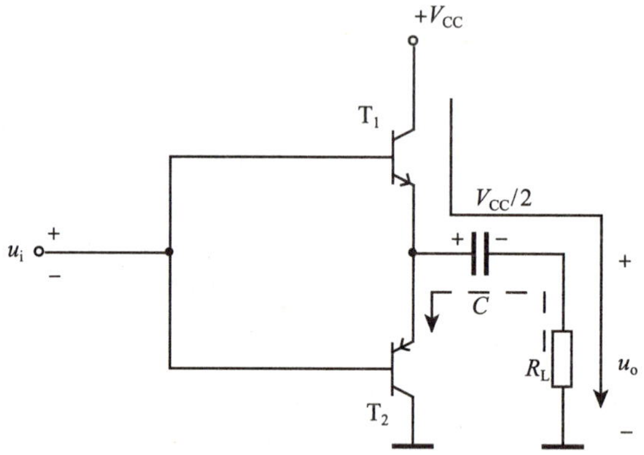

图 5-67　OTL 电路

静态时，前级电路应使基极电位为 $V_{CC}/2$，由于 T_1 和 T_2 特性对称，发射极电位也为 $V_{CC}/2$，故电容上的电压 $V_{CC}/2$，极性如图 5-67 所示。设电容容量够大，对交流信号可视为短路；三极管基极与发射极之间的开启电压可忽略不计；当输入电压为正弦波时，此时，$u_i>0$，T_1 导通，T_2 截止，电流如图 5-67 所示，由 T_1 和 R_L 组成的电路为射极输出形式，$u_o \approx u_i$；故电路输出电压跟随输入电压。

由于一般情况下功率放大电路的负载电流很大，电容容量一般选择几千微法，且常常会选择电解电容。电容容量越大，电路低频特性越好。但是，当电容容量增大到一定程度时，由于两个极板面积很大，电解电容不再是纯电容，会存在漏阻和电感效应，低频特性将不再明显改善。

四、互补对称功率放大电路

微课：互补对称功率放大电路

为了既能提高效率又能减小信号波形的失真，常采用两个三极管，使之处于乙类工作状态，一个在正半周工作，另一个在负半周工作，使两个三极管的输出波形都加到负载上，从而在负载上得到一个完整的波形，解决了效率与失真的矛盾，这就是互补对称功率放大电路。

以双电源互补对称功率放大电路为例介绍它的电路组成和工作原理。这种电路输出端不是通过电容耦合，故也称无输出电容（output capacitor less，OCL）的功率放大器，简称 OCL 互补对称功放。

（一）电路组成

双电源互补对称功率放大电路如图 5-68（a）所示，T_1 为 NPN 型管，T_2 为 PNP 型管，要求两个三极管特性对称，称为互补管。

它们的基极和发射极分别连接在一起，信号从基极输入，从发射极输出，集电极是输入、输出信号公共端，R_L 为公共负载，输入、输出信号采用直接耦合，电路由正、负两个电源供电。

（二）工作原理

当输入电压 $u_i=0$，即静态时，由于两管均无偏置，故两管的基极电流均为零，两管均截止，电路处于乙类工作状态，此时输出电压 $u_o=0$。当加入输入信号时，在输入信号的正半周，输入端上正、下负，两管基极电压升高，NPN 管发射结因正向偏置而导通，PNP 管发射结因反向偏置而截止。T_1 的发射极电流经过 R_L 上获得正半周交流电压，如图 5-68（a）中实线所示。负半周时，T_1 截止，T_2 导通。T_2 的发射极电流经过 R_L，在 R_L 上获得负半周交流电压，如图 5-68（a）中虚线所示。在输入信号 u_i 的一周内，T_1 放大 u_i 的正半周，T_2 放大 u_i 的负半周，两管轮流导通，在负载上得到一个完整的正弦波输出电压。该电路由两个三极管交替工作，性能对称，互相补充。

在上述基本电路中，T_1 和 T_2 两管都没有加偏置，因而两管的静态基极电流均为零，当正、负半周合成时，在交界处会产生失真，称为交越失真，如图 5-68（b）所示。这是因为 T_1 和 T_2 处于乙类工作状态，三极管开启电压的影响造成的，为克服这一弊端，需要对电路进行完善。

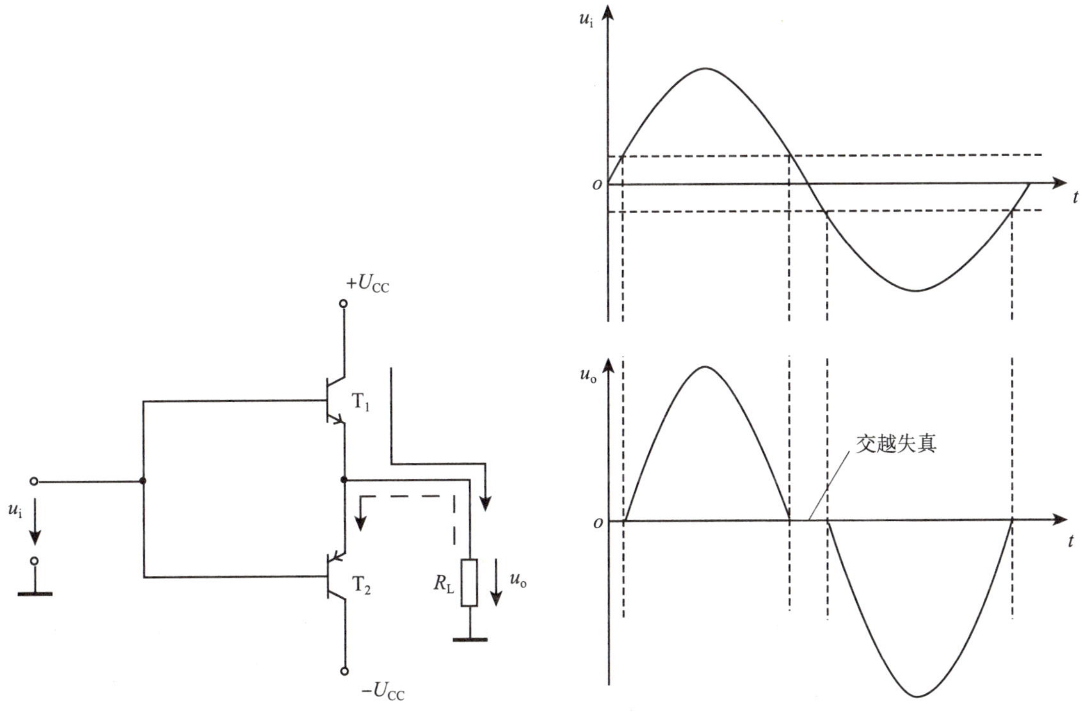

（a）　　　　　　　　　　（b）

图 5-68　双电源互补对称功率放大电路

（a）原理电路图；（b）交越失真

（三）改善电路

为了消除交越失真，需给两个三极管设置一定的静态偏压，即在静态时让 T_1 和 T_2 均处于微导通状态。如图 5-69 所示，在电路中串联两个二极管 D_1、D_2，给 T_1、T_2 发射结加适当的正向偏压，使 T_1、T_2 导通时间稍微超过半个周期，让三极管处于甲乙类工作状态。

静态时，从正电源 $+U_{CC}$ 经 R_{B1}、R_B'、D_1、D_2、R_{B2} 到负电源 $-U_{CC}$ 形成一个直流通路，使 D_1、D_2 导通，并在为 T_1 和 T_2 两个基极之间产生 $U_{B1B2}=U_{RB'}+U_{D1}+U_{D2}$ 的电压，使 U_{B1B2} 略大于 T_1 发射结和 T_2 发射结开启电压之和，其导通电压分别为 T_1 和 T_2 两管提供静态临界导通状态，即都有一个微小的基极电流，分别为 I_{B1} 和 I_{B2}。调节 R_B'，可使发射极静态电位为零，即当 $u_i=0$ 时，仍存在 $u_o=0$。

动态时，当所加信号按正弦规律变化时，由于电阻 R_B' 和二极管 D_1、D_2 的交流电阻都很小，而且 R_B' 的阻值也很小，因而 T_1 和基极电位的变化与 T_2 基极电位的变化近似相等，即 $u_{b1}\approx u_{b2}\approx u_i$；也就是说，可以认为两个三极管基极之间的电位差基本是一个恒定值，两个三极管基极的电位随 u_i 产生相同变化，两个二极管对交流而言相当于短路。这样，当输入电压处于 u_i 的正半周，即 $u_i>0V$ 且逐渐增大时，u_{BE1} 增大，T_1 的基极电流 i_{B1} 也随之增大，发射极电流 i_{E1} 也必然增大，T_1 导通，T_2 截止，负载电阻 R_L 上得到从上至下的正方向电流；同理，当输入电压处于 u_i 的负半周，即 $u_i<0V$ 且逐渐减小时，使 u_{BE2} 逐渐增大，T_2 的基极电流 i_{B2} 随之增大，发射极电流 i_{E2} 也必然增大，T_2 导通，负载电阻 R_L 上得到从下至上的负方向电流；与此同时，u_i 减小，使 u_{BE1} 减小，当减小到一定数值时，T_1 截止。这样即使 u_i 很小，总能保证至少有一个三极管导通，形成完整的正弦波，在正、负半周的交接处将不再发生交越失真。综上所述，输入信号的正半周主要是 T_1 发射极驱动负载，而负半周主要是 T_2 发射极驱动负载，而且两管的导通时间都比输入信号的半个周期长，即在信号电压很小时，两个三极管同时导通，因而两个三极管处于甲乙类工作状态。

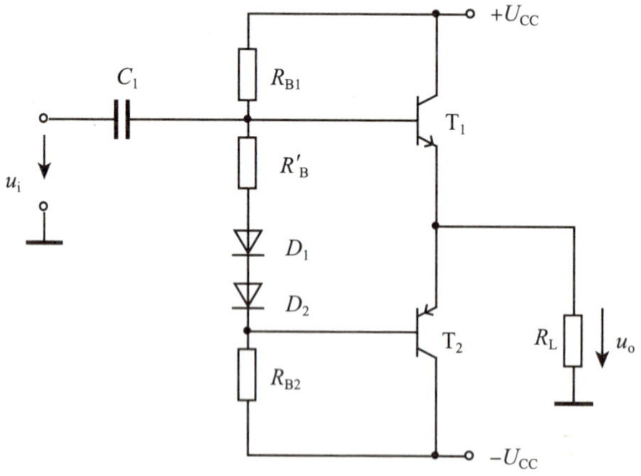

图 5-69　改善后双电源互补对称功率放大电路

值得注意的是，若静态工作点失调，如 R_B'、D_1、D_2 中任意一个元件虚焊，则从 $+U_{CC}$ 经过 R_{B1}、T_1 发射结、T_2 发射结、R_{B2} 到 $-U_{CC}$ 形成一个通路，有较大的基极电流 I_{B1} 和 I_{B2} 流过，从而导致 T_1 和 T_2 有很大的集电极直流电流，且每个三极管的管压降均为 U_{CC}，以至于 T_1 和 T_2 可能因功耗过大而损坏。因此，常在输出回路中接入熔断器以保护功率放大管和负载。

（四）三极管的选择

在功率放大电路中，应根据三极管所能承受的最大管压降、集电极最大电流和集电极最大功耗来选择三极管。

1. 最大管压降 由 OCL 电路工作原理的分析可知，使两个三极管工作在截止区，将承受较大的管压降。设输入电压为正半周，T_1 导通，T_2 截止，当 u_i 从零逐渐增大到最大输出电压幅值等于电源电压减去三极管的饱和压降，即（$U_{CC}-U_{CES1}$）时，T_2 管压降 u_{EC2} 的数值 $u_{EC2}=u_E+U_{CC}$ 将从 U_{CC} 增大到最大值

$$u_{EC2max}=(U_{CC}-U_{CES1})+U_{CC}=2U_{CC}-U_{CES1} \quad （式 5-112）$$

利用同样的分析方法可得，当 u_i 为负峰值时，T_1 承受最大管压降，数值为 $2U_{CC}-(-U_{CES1})$。所以，考虑留有一定的余量，三极管承受的最大管压降为

$$|U_{CEmax}|=2U_{CC} \quad （式 5-113）$$

2. 集电极最大电流 从电路最大输出功率的分析可知，三极管的发射极电流等于负载电流，负载电阻上的最大电压为 $U_{CC}-U_{CES1}$，故集电极电流的最大值

$$I_{Cmax}\approx I_{Emax}=\frac{U_{CC}-U_{CES1}}{R_L} \quad （式 5-114）$$

考虑一定的余量

$$I_{Cmax}=\frac{U_{CC}}{R_L}$$

3. 集电极最大功率 在功率放大电路中，电源提供功率，除了转换输出功率外，其余部分主要消耗在三极管上，可以认为三极管所损耗的功率 $P_T=P_V-P_O$。当输入电压为零，即输出功率最大时，由于管压降很小，三极管的消耗也很小；当输入电压最大，即输出功率最小时，由于集电极电流很小，管压降很小，三极管的损耗也很小；可见，管耗最大既不会发生在输入电压最小时，也不会发生在输入电压最大时。下面列出三极管集电极功耗 P_T 与输出电压峰值 U_{OM} 的关系式，然后对 U_{OM} 求导，令导数为零，得出的结果就是 P_T 最大的条件。

管压降和集电极电流瞬时值的表达式分别为

$$u_{CE}=(U_{CC}-U_{OM}\sin\omega t),\ i_C=\frac{U_{OM}}{R_L}\sin\omega t \quad （式 5-115）$$

功耗 P_T 为三极管所损耗的平均功率，所以每个三极管的集电极功耗表达式为

$$P_T=\frac{1}{2\pi}\int_0^{\pi}(U_{CC}-U_{OM}\sin\omega t)\cdot\frac{U_{OM}}{R_L}\cdot\sin\omega t\,d(\omega t)=\frac{1}{R_L}\left(\frac{U_{CC}U_{OM}}{\pi}-\frac{U_{OM}^2}{4}\right) \quad （式 5-116）$$

令 $\frac{dP_T}{dU_{OM}}=0$，可以求得，$U_{OM}=\frac{2}{\pi}\cdot U_{CC}\approx 0.6U_{CC}$。

以上分析表明，当 $U_{OM}\approx 0.6U_{CC}$ 时，$P_T=P_{Tmax}$。将 U_{OM} 代入 P_T 的表达式，就可以得出

$$P_{Tmax}=\frac{U_{CC}^2}{\pi^2R_L} \quad （式 5-117）$$

当 $U_{CES}=0$ 时，根据公式 $P_{om}=\frac{U_{om}^2}{R_L}=\frac{U_{CC}^2}{2R_L}$ 可得

$$P_{\mathrm{Tmax}}=\frac{2}{\pi^2}P_{\mathrm{om}}\approx0.2P_{\mathrm{om}}\mid_{U_{\mathrm{CES}}=0} \qquad (式5\text{-}118)$$

可见，三极管集电极最大功率仅为理想（饱和管压降为零）时输出最功率的 1/5。

在使用三极管时，应查阅手册，使极限参数 $U_{(\mathrm{BR})\mathrm{CEO}}>2U_{\mathrm{CC}}$，$I_{\mathrm{CC}}>\frac{U_{\mathrm{CC}}}{R_{\mathrm{L}}}$，$P_{\mathrm{CM}}>0.2P_{\mathrm{om}}\mid_{U_{\mathrm{CES}}=0}$。这里仍需要强调，在选择晶体管时，其极限参数，特别是 P_{CM} 应留有一定的余量，并严格按照手册要求安装散热片。

例 5-9 在图 5-69 所示电路中，负载电阻为 8Ω，三极管饱和管压降 $|U_{\mathrm{CES}}|=2\mathrm{V}$，问：若电源电压取 20V，则三极管的最大集电极电流、最大管压降和集电极最大功耗各为多少？

解： 最大不失真输出电压的峰值

$$U_{\mathrm{OM}}=U_{\mathrm{CC}}-|U_{\mathrm{CES}}|=20-2=18\mathrm{V}$$

因而负载电流最大值，即晶体管集电极最大电流

$$I_{\mathrm{Cmax}}\approx\frac{U_{\mathrm{OM}}}{R_{\mathrm{L}}}=\left(\frac{18}{8}\right)\mathrm{A}=2.25\mathrm{A}$$

最大管压降

$$U_{\mathrm{CEmax}}=2V_{\mathrm{CC}}-U_{\mathrm{CES}}=(2\times20-2)\ \mathrm{V}=38\mathrm{V}$$

根据式 5-118，三极管集电极最大功耗

$$P_{\mathrm{Tmax}}=\frac{U_{\mathrm{CC}}^2}{\pi^2R_{\mathrm{L}}}=\left(\frac{20^2}{\pi^2\times8}\right)\mathrm{W}\approx5.07\mathrm{W}$$

五、桥式推挽功率放大电路

在 OCL 电路中采用了双电源供电，虽然就功率放大电路而言没有了变压器和大电容，但仍然需要制作两路电源，且在制作电源时仍需用变压器或者带铁芯的电感、大电容等，所以就整个电路系统而言未必是最佳方案。为了实现单电源供电，且不用变压器和大电容，可采用桥式推挽功率放大电路，简称 BTL（balanced transformor less）电路，如图 5-70 所示。

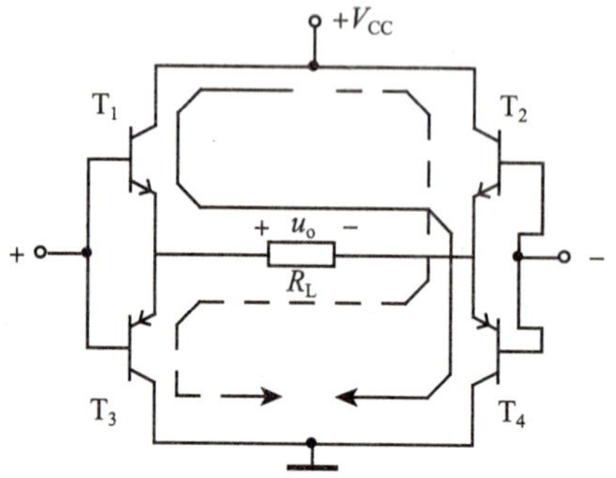

图 5-70　BTL 电路

图 5-70 中四个三极管在理想状态下电路具有对称性，静态时都处于截止状态，负载上的电压为零。设三极管基极与发射极之间的开启电压可忽略不计，当输入电压为正弦波，假设正方向如图所示，当 $u_i>0$ 时，T_1 和 T_4 导通，T_2 和 T_3 截止，电流如图 5-70 中实线所示，负载上获得正半周电压；当 $u_i<0$ 时，T_2 和 T_3 导通，T_1 和 T_4 截止，电流如图 5-70 中虚线所示，负载上获得负半周电压；因而负载电压跟随输入电压。

六、集成功率放大电路

随着线性集成电路的发展，目前已有多种不同型号、可输出不同功率的集成功率放大器（integrated circuit power amplifier），如 LM380、LM384 及 LM386。它们具有体积小、功耗低、非线性失真小和无需调整静态工作点等特点。在实际应用时，根据需要选择合适的型号，按规定接入电源、电阻、电容就可实现功率放大。下面以 LM386 为例介绍集成功率放大电路的主要性能指标和典型应用电路。

LM386 为集成小功率音频功率放大电路，具有电压增益可调整、电源电压范围大、外界元件少、自身功耗低和失真小等优点，广泛应用于收音机和录音机之中。

LM386 的外形和引脚的排列如图 5-71（a）所示，引脚 1 和引脚 8 为电压增益设定端；引脚 2 为反相输入端；引脚 3 为同相输入端；引脚 4 接地；引脚 5 为输出端；引脚 6 接电源；使用时在引脚 7 和地之间接一旁路电容。

集成功率放大电路的主要性能指标有最大输出功率、电源电压范围、电源静态电流、电压增益、频带宽、输入阻抗、输入偏置电流、总谐波失真等。

典型应用电路如图 5-71（b）所示，其输出端应通过耦合电容接负载；引脚 1 和引脚 8 之间开路时，$A_u=20$；$R_w=0$，$A_u=200$；改变 R_w 阻值可获得不同的 A_u。

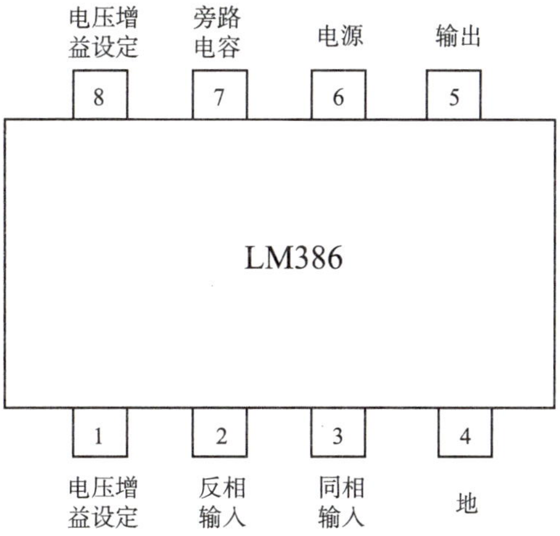

（a）

图 5-71 LM386 集成功率放大电路

微课：LM386 集成功率放大电路的结构

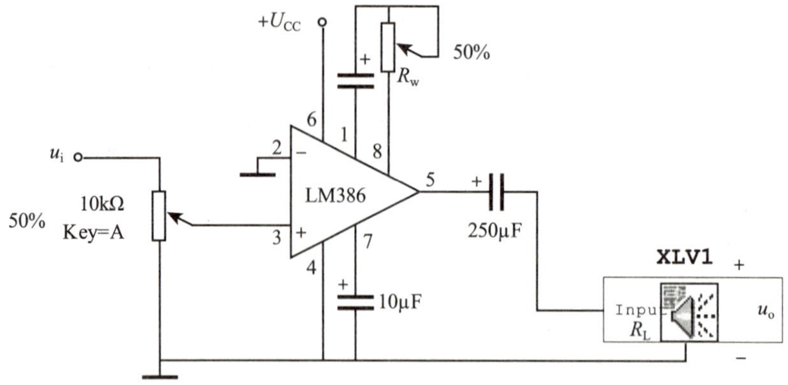

（b）

图 5-71（续图）

（a）外形和引脚；（b）典型应用电路

▶知识拓展

功率放大电路的散热方法

功率放大器的工作原理是通过将电能转换为输出信号的能量来放大输入信号。在这个过程中，由于功率放大器内部存在电阻、三极管等器件，在电流通过时会发生电阻效应，因此，功率放大电路在工作过程中会产生大量的热量。如果不能及时散热，会导致电路性能下降、寿命缩短，甚至损坏。

功率放大电路的散热方法有很多种，如散热器、散热风机、散热胶和散热片等。散热器是最常见的散热方法，它通过导热材料将热量传递到大面积的金属散热片中，并利用自然对流或风扇来加速热量传递。经验表明，当散热器垂直或者水平放置时，有利于通风，故散热效果较好。散热器表面钝化涂黑，有利于热辐射，从而可以减少热阻。在产品手册中给出的最大集电极耗散功率是在指定散热器（材料、尺寸等）及一定环境温度下的允许值；若改善散热条件，如加大散热器、用电风扇风制强冷，则可获得更大的耗散功率。散热风机可以增加空气流动、提高散热效率。散热胶和散热片可以提高散热器与功率放大器间的热传导效率。

第九节　集成运算放大电路

一、集成运算放大电路的结构

集成电路采用半导体制造技术，在单一基板上集成众多元件，形成具有特定功能的电路模块，并在封装后使用。根据其功能，集成电路可分为两大类：数字集成电路和模拟集成电路。在模拟集成电路中，应用最广泛的是集成运算放大电路（简称集成运放）。

（一）集成电路的结构特点

1. 集成电路避免使用大电容　集成电路通常避免使用大容量的电容器，倾向于使用直接耦合方式连接各个级别。在需要高电阻值时，更倾向于使用有源器件来替代。集成电路内部的电阻元件主要是通过硅半导体材料的体电阻来实现，而电容元件则常常利用 PN 结的电容特性。这些电阻和电容的数值范围宽广，但精度相对较低。如果电阻或电容的值过大，它们会占用较多的硅片面积，影响集成电路的集成度和成本效益。

2. 集成电路经常采用差分放大电路、电流源电路等结构　尽管集成电路中的单个元器件参数存在较大的绝对误差，但由于所有元件都是在相同工艺条件下于同一硅片上制造的，它们的参数相对误差较小，且具有很好的温度一致性。这使得集成电路能够容易实现特性相似的晶体管和阻值相等的电阻器，从而保证了电路的性能和可靠性。

3. 集成器件电路远比分立电路复杂　因为在集成电路的制造过程中，增加元器件数量并不会显著增加制造工序。因此，集成电路设计中可以采用更复杂的电路结构，以提升性能。

运放本质上是一种具有高电压增益、高输入阻抗和低输出阻抗的直接耦合多级放大电路。它之所以被称为运算放大器，是因为它最初被设计用于执行模拟量的数字运算。随着电子技术的进步，现代的运放大多是由集成电路构成的。尽管集成运放的应用已经远远超出了最初的模拟运算领域，但人们仍然习惯性地称之为运放。

（二）集成运算放大电路的组成

微课：集成运放的组成

集成运放主要分为两大类：通用型和专用型。通用型集成运放具有广泛的适用性，其性能和参数能够满足大多数常规应用的需求。而专用型集成运放则是在通用型的基础上发展而来，它们针对特定的应用需求进行了优化设计，以满足某些特殊功能或性能指标。

通用型集成运放的结构如图 5-72 所示，主要包括以下几个部分：输入级、中间电压放大级、输出级及偏置电路。这些电路模块共同协作，实现信号高效放大和处理。

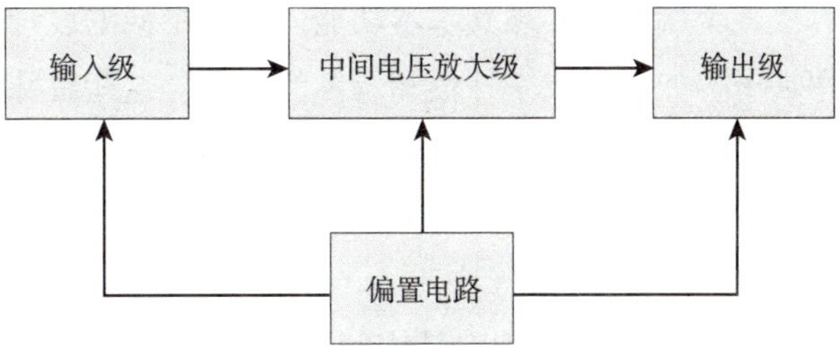

图 5-72　集成运放的组成框图

1. 输入级　普遍采用差分放大电路设计，这种电路的对称性有助于降低温度变化对电路性能的影响，增强共模抑制比。此外，差分电路的两个输入端扩展了集成运算放大器的应用领域，使其能够处理更广泛的信号类型。

2. 中间电压放大级　通常由有源负载的共发射极放大电路构成，其核心功能在于显著提升电路的电压增益，为信号的进一步放大提供必要的增益级。

3. 输出级　一般采用甲乙类互补对称放大电路，主要用于提高集成运放的负载能力，减小大信号工作的非线性失真。

4. 偏置电路 输出级普遍采用甲乙类互补对称放大电路设计，这种配置的主要目的是增强集成运算放大器的带负载能力，并减少在处理大信号时产生的非线性失真，从而提高电路的输出性能和信号质量。

二、集成运放符号、型号、封装及其引脚

（一）集成运放符号

集成运算放大器的符号表示如图 5-73（a）所示，其中“▷”指示信号的流向，“∞”代表理想化条件。该放大器具有两个输入端：P 端为同相输入端，标记为“▷”，表示输入信号从该端输入，输出信号将与输入信号同相；N 端为反相输入端，标记为“-”，意味着输入信号从该端输入，输出信号将与输入信号相反。图 5-73（b）展示了集成运放的常用图形符号，便于快速识别和使用。

为了确保运放的正常工作，大多数集成运放需要双极性直流电源供电。如图 5-73（c）所示，运放内部设计有两个端子，分别连接到正电源$+V_{CC}$和负电源$-V_{EE}$，通常情况下，$+V_{CC}$和$-V_{EE}$的电压绝对值相等。运放的参考地是连接两个电源的共同地端，为电路提供稳定的参考电位。这样的设计使得运放能够在直流条件下稳定运行，同时保持信号处理的准确性。

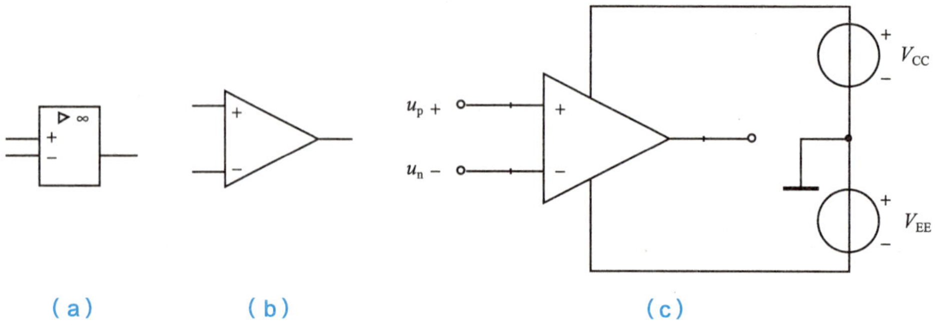

图 5-73 集成运放图形符号

（a）图形符号；（b）习惯通用图形符号；（c）运算放大器直流电源的接法

集成运算放大器至少需要五个端子来实现其基本功能。根据不同的设计和功能需求，某些运算放大器可能还包含额外的专用端子，如用于频率补偿和调零的端子。这些特殊功能的详细信息和使用方法可以在相应的器件手册中找到，为用户提供了灵活的配置选项以适应特定的应用场景。

（二）集成运放命名规则

国产集成运放型号命名规则如图 5-74 所示，具体的命名规则如下所述。

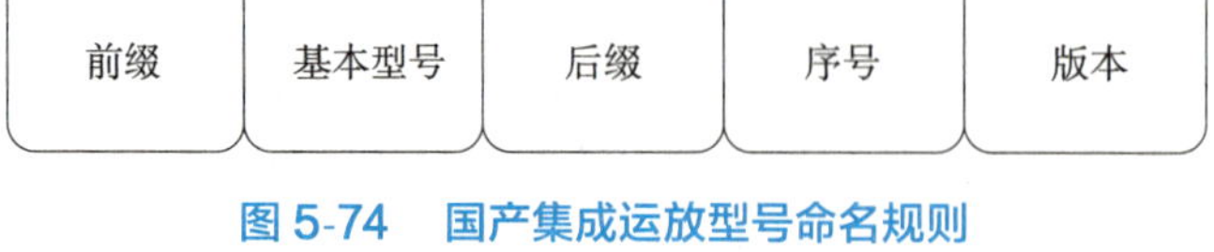

图 5-74 国产集成运放型号命名规则

1. 前缀 通常是一个字母，用来表示生产厂家或者产品系列。例如，“C”可能代表某个特定的电子元件生产厂家。

2. 基本型号 是集成运放的核心型号，通常由数字和字母组成，用来标识具体的运放型号。例

如，“F741”是一个常见的集成运放型号。

3. 后缀 用来表示封装类型或者其他特定参数。例如，“C”可能表示陶瓷封装，“D”可能表示塑料封装。

4. 序号 有时用来表示同一型号的不同版本或者性能等级。

5. 版本 用来表示同一型号中的不同版本，可能涉及性能改进或者工艺更新。例如，CF741C，C：前缀，表示生产厂家；F741：基本型号，表示这是一个特定的集成运放型号；C：后缀，表示封装类型为陶瓷封装。

（三）集成运放的封装及引脚排列

集成运算放大器（简称集成运放）的封装及引脚排列具有多样性，以适应不同的应用需求和环境条件。常见的封装形式包括金属圆形封装、双列直插式封装及扁平式封装等。这些封装所用的材料主要有陶瓷、金属和塑料，其中陶瓷封装因其气密性和高可靠性受到青睐，能够在较宽的温度范围内（−55～125℃）稳定工作。相比之下，塑料封装的集成电路在性能上可能稍逊一筹，但由于成本较低，它们在许多应用中得到了广泛的应用。对于 CF741 这款特定的集成运放，它采用的是双列直插式封装，其引脚排列顺序是：管脚向下，标志于左，序号自下而上逆时针方向排列。CF741 的引脚功能如下：第 8 脚为空；第 7 脚接正电源（+9～+18V）；第 6 脚为输出端；第 1、4、5 脚接调零电位器；第 4 脚同时接负电源（−18～−9V）；第 3 脚为同相输入端，输出信号与输入信号同相位；第 2 脚为反相输入端，输出信号与输入信号反相位（图 5-75）。这些引脚的功能对于理解和使用 CF741 至关重要，具体的每个管脚在电路中的位置、功能和用途可以通过查阅器件手册或产品说明书获得详细信息。

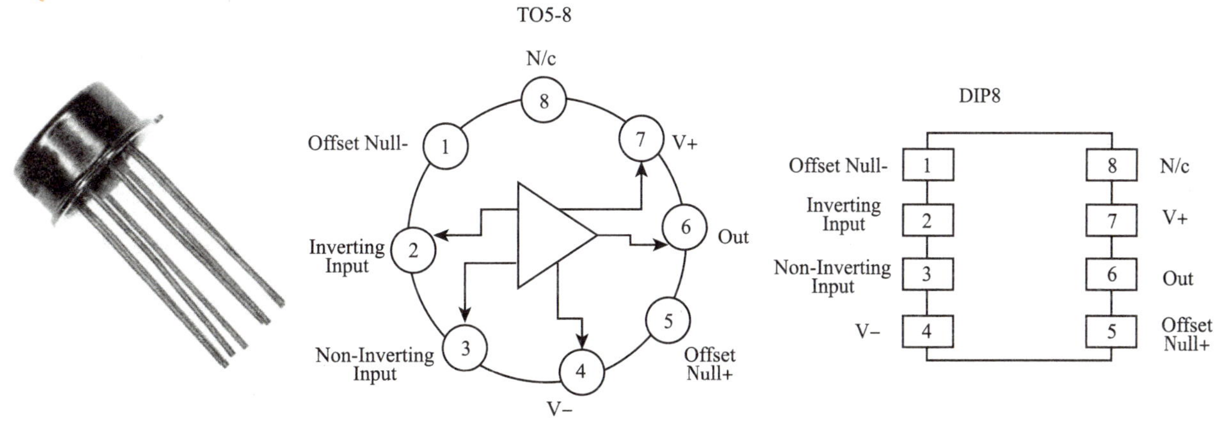

（a）　　　　（b）

图 5-75 圆形封装及引脚排列图

（a）集成运算放大器 CF741 金属圆形封装；（b）引脚排列图

三、集成运放的主要参数及理想化条件

微课：集成运放的理想化条件

（一）集成运放主要参数

衡量集成运算放大器性能的参数众多，以下是一些关键参数的简要说明。

1. 开环差模电压增益（A_{ud}） 是表示在没有外部反馈的情况下，集成运算放大器对差模输入信号的电压放大能力。计算公式为 $A_{ud}=u_o/(u_p-u_n)$，其中 u_o 是输出电压，u_p 和 u_n 常用分别是同相输入端和反相输入端的电压。参数通常用分贝（dB）来表示，其值可达 100~140dB，反映了运放的放大能力。

2. 差模输入电阻（R_{id}） 是集成运算放大器在处理差模信号时，其两个输入端之间的电阻值。对于采用双极型晶体管作为差分输入级的运算放大器，R_{id} 的值通常在几十千欧到几兆欧之间。而现代的运算放大器，其 R_{id} 往往远大于 $10^{12}\Omega$，接近理想状态，这意味着输入端对电流的抽取极小，对前级电路的影响可以忽略不计。

3. 输出电阻（R_o） 是集成运算放大器在开环状态下，输出端对地的动态电阻。输出电阻是衡量运放输出端对负载变化敏感度的一个重要参数，其值一般在几十欧姆到几百欧姆之间。一个较低的输出电阻意味着运放能够更好地驱动外部负载，而不受输出电压变化的影响。

4. 共模抑制比（K_{CMR}） 是集成运算放大器在开环状态下，差模电压放大倍数 A_{ud} 与其共模电压放大倍数 A_{uc} 之比的绝对值。共模抑制比是衡量运放抑制共模信号能力的关键参数，通常以分贝（dB）为单位表示。一个高的共模抑制比意味着运放能够有效区分差模信号和共模信号，从而提高信号处理的准确性。一般情况下 K_{CMR} 的值大于 80dB，表明运放具有较好的共模抑制能力。

5. 输入失调电压（U_{IO}） 是在理想情况下，即输出电压为零时，集成运算放大器两个输入端之间所需的补偿电压。这个值越小，表示运放的输入失调越低，对精确放大越有利。而 dU_{IO}/dT 是输入失调电压的温度系数，它描述了输入失调电压随温度变化的敏感度。一个较低的温度系数意味着运放在不同温度下都能保持稳定的性能，对于保持电路的稳定性和可靠性至关重要。简而言之，U_{IO} 应尽可能小，而 dU_{IO}/dT 也应控制在较低水平，以确保运放在宽温度范围内的精确性和一致性。

6. 输入失调电流（I_{IO}）及其温漂（dI_{IO}/dT） 是集成运算放大器两个输入端的静态偏置电流 I_{BN} 和 I_{BP} 之间的差异。理想情况下，I_{IO} 的值应尽可能小，以减少对放大信号的影响，提高电路的输入平衡性。dI_{IO}/dT 表示输入失调电流随温度变化的速率，即温度系数。一个较小的 dI_{IO}/dT 值意味着输入失调电流在温度变化时保持稳定，这对于维持运放在不同环境温度下的性能至关重要。简而言之，I_{IO} 应最小化，而 dI_{IO}/dT 也应控制在较低水平，以确保运放在温度波动时的稳定性和可靠性。

7. 输入偏置电流（I_{IB}） 等于集成运放两输入端静态偏置电流的平均值，即 $I_{IB}=(I_{BN}+I_{BP})/2$。这个参数反映了运放输入端的电流消耗情况，对于低功耗设计尤为重要。在理想情况下，输入偏置电流应尽可能低，以减少电源消耗并提高电路的效率。

8. 最大差模输入电压（U_{idmax}） 是集成运放两输入端间所能承受的最大差模输入电压，超过这个电压值可能会导致运放的输入级损坏。U_{idmax} 是确保运放不会因输入信号过大而受损的一个重要参数，对于电路设计者来说，在设计电路时必须确保输入信号不会超过这个最大限制，以保护运放免受损害。

9. 最大共模输入电压（U_{icmax}） 是集成运算放大器能够处理的最大共模输入电压，如果输入电压超过这个阈值，运放的共模抑制比将显著降低。共模抑制比是衡量运放区分差模信号和共模信号能力的重要指标，因此，U_{icmax} 对于确保运放在高干扰环境下维持性能至关重要。

10. 开环宽带（BW） 是集成运放的差模电压放大倍数 A_{ud} 值比直流时下降 3dB 所对应的频率。开环宽带是衡量运放高频响应能力的一个重要参数。对于大多数通用型集成运放而言，这个带宽通常只有几赫兹。这意味着在低频应用中，这些运放能够提供较高的增益，但在高频应用中，增益会随着频率的增加而减少。因此，开环宽带对于确定运放适用的频率范围和设计合适的反馈网络至关重要。

（二）集成运放的理想化条件

理想化运放特性表现为无限大的开环增益、无穷高的输入阻抗、无穷低的输出阻抗、完美的共模抑制比及零失调电压和失调电流。

1. 集成运放的等效电路　集成运算放大器的低频等效电路如图 5-76 所示。在这个模型中，R_{id}、R_o 分别为代表运放的差模输入电阻、输出电阻，A_{ud} 代表开环差模电压增益，而 u_n 和 u_p 分别是反相输入端和同相输入端的电压。差模输入电压 u_{id} 定义为 u_n 和 u_p 之间的电压差，即 $u_{id}=u_n-u_p$。在运放工作在线性区域且输出端开路的条件下，输出电压 u_o 与差模输入电压 u_{id} 之间的关系可以表示为 $u_o=A_{ud}u_{id}$。

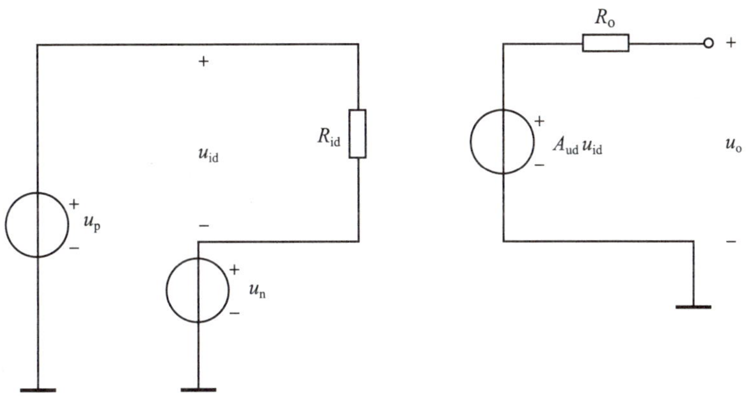

图 5-76　集成运放简化低频等效电路

2. 理想运放模型　在理论分析中，通常将集成运算放大器的特性理想化，以简化电路设计和分析。这种理想化的运放具有以下特性：$A_{ud}\to\infty$、$R_{id}\to\infty$、$R_o\to 0$、$K_{CMR}\to\infty$ 及失调和零漂均趋于零。通过这种理想化处理，可以更方便地进行电路分析和设计，尽管实际的运放会有一定的差异，但这种模型为理解和预测运放工作情况提供了一个有用的方法。

3. “虚短”与“虚断”　在理想化的集成运算放大器模型中，假设运放具有无限大的开环增益 A_{ud} 和差模输入电阻 R_{id}。基于这些假设，可以得出结论“虚短”与“虚断”。

虚短：当运放工作在其线性区域，且输出电压 u_o 保持有限值时，两个输入端之间的差模电压 $u_{id}=u_p-u_n$ 必须接近于零。这是因为任何非零的差模电压都会导致输出电压 u_o 趋向于电源的极限值，这在实际电路中是不可能的。因此，可以得出公式

$$u_p-u_n=\frac{u_o}{A_{ud}}\to 0 \qquad (式 5\text{-}119)$$

即

$$u_n\approx u_p \qquad (式 5\text{-}120)$$

虚断：由于运放的差模输入电阻 R_{id} 趋向于无穷大，流入运放的电流也必然接近于零。即：

$$i_n\approx i_p\approx 0 \qquad (式 5\text{-}121)$$

根据上述公式，可以将运放的两个输入端视为虚拟的短路，即“虚短”，同时也可以视为虚拟的开路，即“虚断”。此外，由于输出电阻 R_o 趋向于零，运放的输出电压与负载电阻的大小无关，这意味着运放能够驱动不同大小的负载而不影响其输出电压。这些概念在分析和设计运放电路时非常有用，它们简化了对运放行为的理解，并帮助设计者预测电路的响应。

四、集成运放的线性应用

运用集成运放可以构成不同的应用，其中线性应用最基本的是集成运放反相放大电路、集成运放同相放大电路、集成运放求和运算电路、集成运放减法运算电路等。

（一）集成运放反相放大电路

微课：反相放大电路

集成运放反相放大电路利用运算放大器将输入信号进行放大，且输出信号与输入信号相反。电路如图 5-77 所示，请分析该电路所实现的功能。

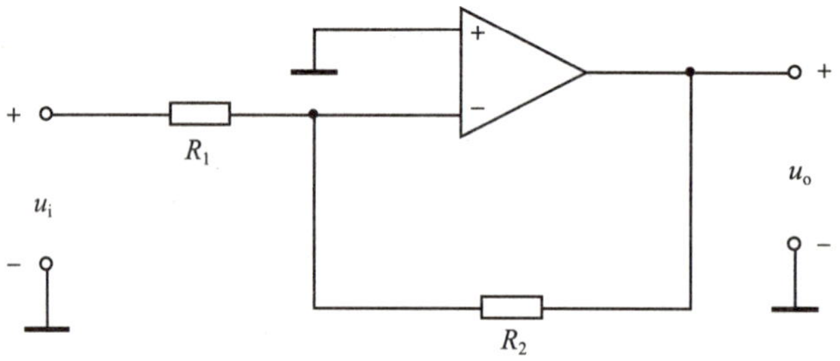

图 5-77　集成运放反相放大电路

分析：由于集成运放同相输入端接地，则有 $u_p=0$，根据虚短概念可得反相输入端电位 u_n 也等于零，故常将 N 点称为虚地点。

由图 5-77 可得

$$i_1=\frac{u_i-u_n}{R_1}\approx\frac{u_i}{R_1} \tag{式 5-122}$$

$$i_2=\frac{u_n-u_o}{R_2}\approx-\frac{u_o}{R_2} \tag{式 5-123}$$

考虑到集成运放输入端虚开路，则有 $i_n\approx0$，所以 $i_1\approx i_2$，因此有

$$\frac{u_i}{R_1}\approx-\frac{u_o}{R_2} \tag{式 5-124}$$

所以，由上式可求得

$$A_u=\frac{u_o}{u_i}=-\frac{R_2}{R_1} \tag{式 5-125}$$

上式中负号说明 u_o 与 u_i 反相，故图 5-77 所示电路称为集成运放反相放大电路。

（二）集成运放同相放大电路

微课：同相放大电路

集成运放同相放大电路利用运算放大器将输入信号进行放大，且输出信号与输入信号相位相同。电路如图 5-78 所示，输入信号直接加集成运放的同相输入端，而反相输入端通过电阻 R_1 接地。请分析该电路所实现的功能。

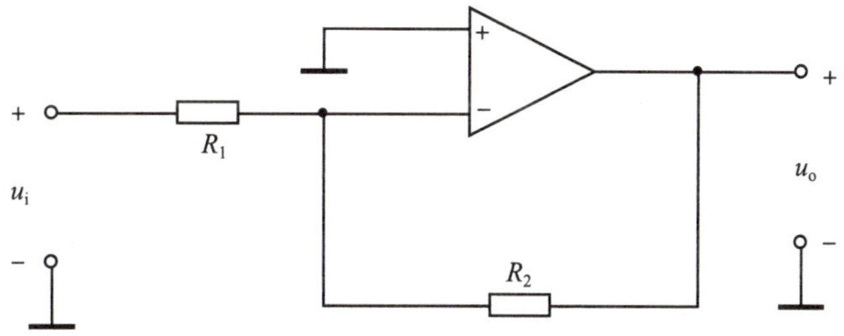

图 5-78　集成运放同相放大电路

分析：假设集成运放为理想器件，由于两输入端之间虚短路，因此有 $u_n=u_p=u_i$，考虑到集成运放输入端虚断路，$i_n\approx 0$，有 $i_1=i_2$，所以由图可得

$$u_o=i_2R_2+u_n=\frac{u_n}{R_1}R_2+u_n=\left(1+\frac{R_2}{R_1}\right)u_i \tag{式 5-126}$$

由此可得集成运放同相放大的电压放大倍数为

$$A_u=\frac{u_o}{u_i}=1+\frac{R_2}{R_1} \tag{式 5-127}$$

A_u 为正值，说明 u_o 与 u_i 同相，因此图 5-78 称为集成运放同相放大电路。

（三）集成运放求和运算电路

求和运算是一种将多个输入信号进行累加的数学操作。根据输出信号与求和结果的相位关系，求和运算可以分为两种基本形式：反相求和、同相求和。

1. 反相求和　输入信号被加到运算放大器的反相输入端，输入信号与求和结果相位相反。

分析图 5-79 所示如何实现反相输入求和。

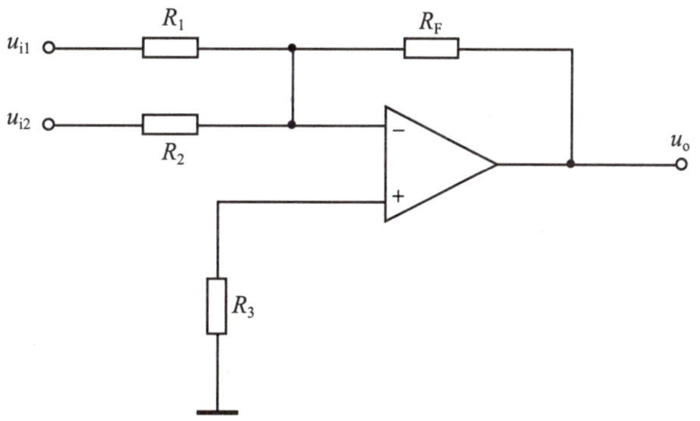

图 5-79　反相输入求和运算电路

分析：如图 5-79 所示，两个输入信号分别通过电阻加至运算放大器的反相输入端。其中，R_3 为直流平衡电阻，要求 $R_3=R_1//R_2//R_F$。

根据运放反相输入端虚断可知 $i_F\approx i_1+i_2$，而根据运放同相输入端虚地可得 $u_N\approx 0$，因此由图可得

$$-\frac{u_o}{R_F}\approx\frac{u_{i1}}{R_1}+\frac{u_{i2}}{R_2} \tag{式 5-128}$$

故可求得输出电压为

$$u_o\approx -R_F\left(\frac{u_{i1}}{R_1}+\frac{u_{i2}}{R_2}\right) \tag{式 5-129}$$

可见实现了反相加法运算。若 $R_F=R_1=R_2$，则

$$u_o=-R_F\ (u_{i1}+u_{i2}) \tag{式 5-130}$$

由式可见，这种电路在调节一路输入端电阻时并不影响其他路信号产生的输出值，因而调节方便，使用得比较多。

2. 同相求和 输入信号被加到运算放大器的同相输入端，输出信号与求和结果同相。

分析图 5-80 如何实现同相输入求和运算功能。

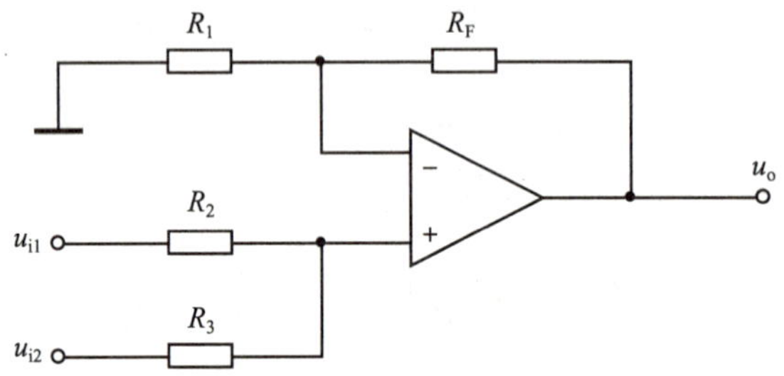

图 5-80 同相输入求和电路

分析： 如图 5-80 所示，u_{i1}、u_{i2} 输入信号加至运放同相输入端。其中，为使电路结构平衡，要求 $R_2//R_3=R_1//R_F$。

根据运放同相端虚断，对 u_{i1}、u_{i2} 应用叠加定理可求得

$$u_p \approx \frac{R_3u_{i1}}{R_2+R_3}+\frac{R_2u_{i2}}{R_2+R_3} \tag{式 5-131}$$

$$=\frac{R_2R_3u_{i1}}{(R_2+R_3)R_2}+\frac{R_2R_3u_{i2}}{(R_2+R_3)R_3} \tag{式 5-132}$$

$$=(R_2//R_3)\left(\frac{u_{i1}}{R_2}+\frac{u_{i2}}{R_3}\right) \tag{式 5-133}$$

因 $u_n=u_p$，可得

$$u_o=\left(1+\frac{R_F}{R_1}\right)u_p=\left(1+\frac{R_F}{R_1}\right)(R_2//R_3)\left(\frac{u_{i1}}{R_2}+\frac{u_{i2}}{R_3}\right) \tag{式 5-134}$$

进行变换，得

$$u_o=\frac{R_2//R_3}{R_1//R_F}R_F\left(\frac{u_{i1}}{R_2}+\frac{u_{i2}}{R_3}\right) \tag{式 5-135}$$

因 $R_2//R_3=R_1//R_F$，所以

$$u_o=R_F\left(\frac{u_{i1}}{R_2}+\frac{u_{i2}}{R_3}\right) \tag{式 5-136}$$

可见实现了同相加法运算。若 $R_1=R_2=R_3=R_F$，则

$$u_o=u_{i1}+u_{i2}$$

同相求和运算电路优缺点：缺点是共模输入电压较高，且调节不大方便；优点是其输入电阻大，常用于要求输入电阻较大的场合。

（四）集成运放减法运算电路

集成运放减法运算电路是一种通过运放实现的数学操作，它利用运算放大器的特性将两个信号相

减，从而精确地获得它们的差值。分析如图 5-81 所示电路如何实现减法运算功能？其中，u_{i1}、u_{i2} 两个输入信号通过电阻分别加至运放两个输入端。

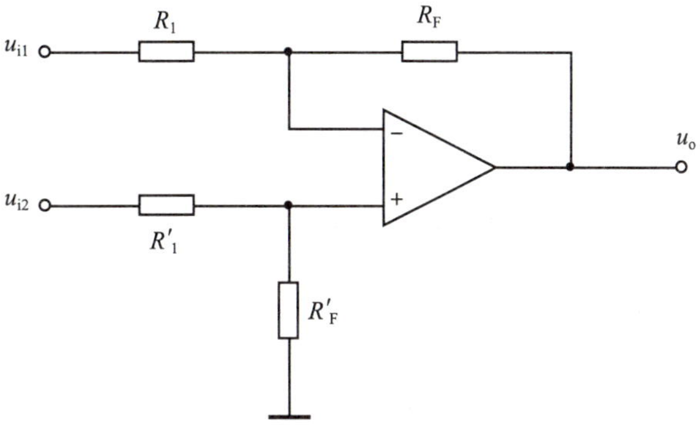

图 5-81　减法运算电路

对图 5-81 所示电路采用"虚短""虚断"来分析，下面应用叠加定理根据同相、反相比例运算电路已有的结论进行分析，这样可使分析更简便。

若 $u_{i2}=0$，则电路简化为一反相比例运算电路，可得 u_{i1} 产生的输出电压 u_{o1} 为

$$u_{o1}=-\frac{R_F}{R_1}u_{i1} \tag{式 5-137}$$

若 $u_{i1}=0$，则电路简化为一同相比例运算电路，可求得 u_{i2} 产生的输出电压 u_{o2} 为

$$u_{o2}=\left(1+\frac{R_F}{R_1}\right)u_p=\left(1+\frac{R_F}{R_1}\right)\frac{R_F'}{R_1'+R_F'}u_{i2} \tag{式 5-138}$$

由此可求得总输出电压为

$$u_o=u_{o1}+u_{o2}=-\frac{R_F}{R_1}u_{i1}+\left(1+\frac{R_F}{R_1}\right)\frac{R_F'}{R_1'+R_F'}u_{i2} \tag{式 5-139}$$

当 $R_1=R_1'$，$R_F=R_F'$时，则

$$=\frac{R_F}{R_1}(u_{i2}-u_{i1}) \tag{式 5-140}$$

若 $R_F=R_1$，则 $u_o=u_{i2}-u_{i1}$　（式 5-141）

例 5-10　由两个运放构成的电路如图 5-82 所示，试求出输出电压与输入电压的运算关系。

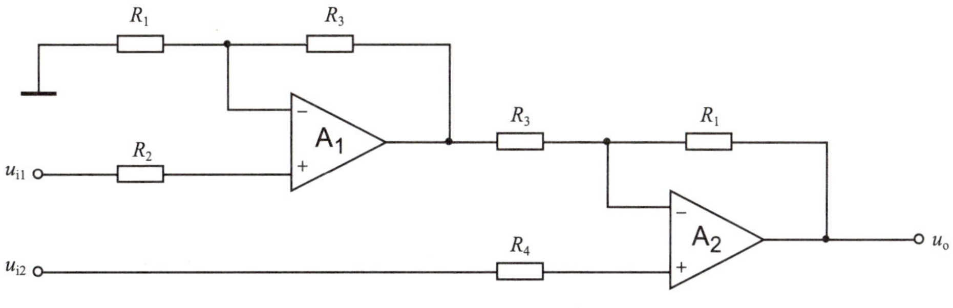

图 5-82　减法运算电路

解：由图 5-82 可见，A_1 实现了同相比例运算电路，因而有

$$u_{o1}=\left(1+\frac{R_3}{R_1}\right)u_{i1}$$

由叠加定理可得 A_2 的输出电压为

$$u_o=\left(1+\frac{R_1}{R_2}\right)u_{i2}-\frac{R_1}{R_3}u_{o1}$$

将 u_{o1} 代入 u_o 的表达式，可得图所示电路的运算关系表达式

$$u_o=\left(1+\frac{R_1}{R_2}\right)u_{i2}-\frac{R_1}{R_3}\left(1+\frac{R_3}{R_1}\right)u_{i1}=\left(1+\frac{R_1}{R_2}\right)(u_{i2}-u_{i1})$$

可见电路输出电压与两输入电压之差成正比。

例 5-11 求解图 5-83 所示运算电路的运算关系，其中 $R_1=R_3=5\text{k}\Omega$，$R_2=20\text{k}\Omega$，$R_2=12\text{k}\Omega$，$R_F=30\text{k}\Omega$。

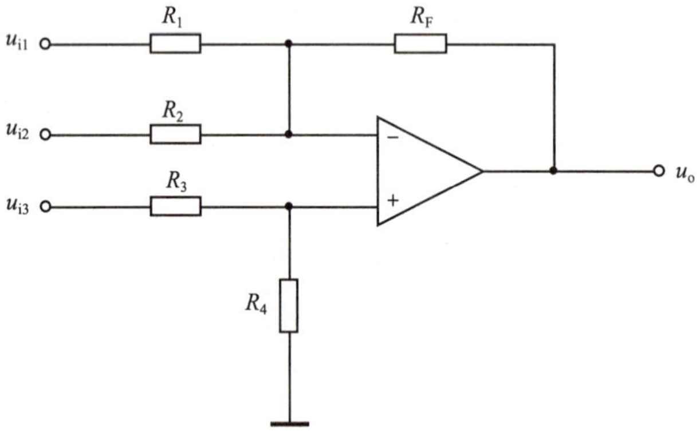

图 5-83 加减运算电路

解：运用叠加定理进行求解。

（1）假设 $u_{i3}=0$，此时电路相当于一个反相求和运算电路，可得输出电压 u_{o1} 为

$$u_{o1}=-\frac{R_F}{R_1}u_{i1}-\frac{R_F}{R_2}u_{i2}=-6u_{i1}-1.5u_{i1}$$

（2）假设 $u_{i1}=u_{i2}=0$，此时电路相当于一个同相比例运算电路，可得输出电压 u_{o2} 为

$$u_{o2}=\left(1+\frac{R_F}{R_1//R_2}\right)\frac{R_3}{R_3+R_4}u_{i3}=6u_{i3}$$

由此可得总的输出电压与输入电压的运算关系为

$$u_o=u_{o1}+u_{o2}=-6u_{i1}-1.5u_{i1}+6u_{i3}$$

可见，图 5-83 所示电路实现了 u_{i1}、u_{i1}、u_{i3} 的加减运算。

（五）应用案例

集成运放应用场合非常多，比较经典的应用案例：集成运放桥式温度测量电路和仪用放大器。

1. 集成运放桥式温度测量电路 分析图 5-84 所示电路如何测温的。

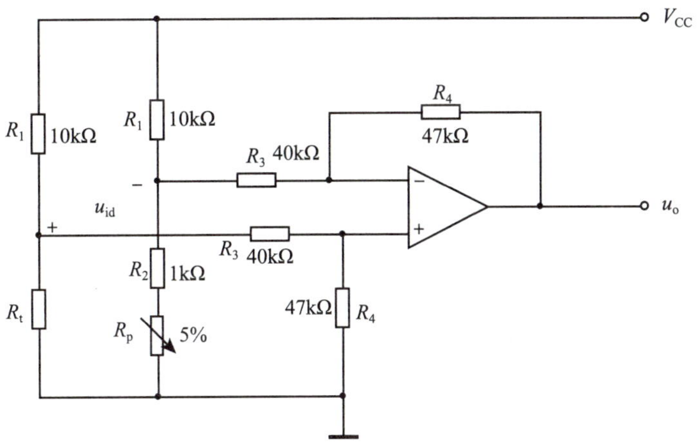

图 5-84 集成运放桥式温度测量电路

分析：运放输入端接 R_1、R_1、R_2、R_t 等电阻构成的温度测量电桥，其中 R_t 为正温度系数，温度在 0~100℃内变化，相应的 R_t 值可以在（1.63~3.4）kΩ 范围内线性变化。

当 $t=0℃$时，调节 R_p，使 $u_A=u_B$ 即电桥平衡，此时

$$u_A=u_B=\frac{V_{cc}R_t}{R_1+R_t}=\frac{15\times1.63}{10+1.63}\text{V}\approx2.1\text{V}$$

当 $t=100℃$时，R_t 增大到 3.4kΩ，此时 A 点电压为

$$u_A=\frac{V_{cc}R_t}{R_1+R_t}=\frac{15\times3.4}{10+3.4}\text{V}\approx3.8\text{V}$$

温度测量电桥输入电压为

$$u_{id}=u_A-u_B=1.7\text{V}$$

集成运放与电阻 R_3、R_4 等构成差分运算电路，其输出电压为

$$u_o=\frac{R_4}{R_3}(u_A-u_B)$$

故 $t=0℃$，$u_{id}=0$，$u_o=0$；$t=100℃$，$u_{id}=1.7\text{V}$，$u_o=\frac{47}{30}\times1.7\text{V}\approx2\text{V}$。输出温度指示电压表用摄氏温度等间隔划分刻度，当 $u_o=2\text{V}$ 时，电压表指示温度为 100℃。

2. 仪用放大器 分析由图 5-85 构成三个运放构成的仪用放大器所实现的功能。

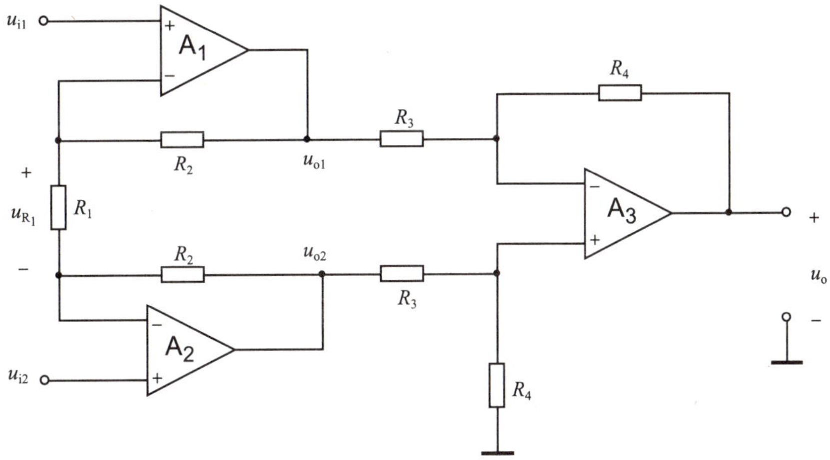

图 5-85 仪用放大器

分析：该电路又称为精密放大器或测量放大器，在测量系统中被广泛应用。如图5-85所示，由运放 A_1、A_2 组成第一级差分运算电路，由运放 A_3 组成第二级差分运算电路。

根据运放 A_1、A_2 输入端分别“虚短”可得

$$u_{R1}=u_{I1}-u_{I2} \quad （式5-142）$$

根据运放 A_1、A_2 反相端“虚断”可知，流过电阻 R_1、R_2 的电流相等，因而

$$u_{o1}-u_{o2}=\frac{u_{R1}}{R_1}(R_1+2R_2)=\left(1+\frac{2R_2}{R_1}\right)(u_{I1}-u_{I2}) \quad （式5-143）$$

由第二级电路可得

$$u_o=\frac{R_4}{R_3}(u_{o1}-u_{o2}) \quad （式5-144）$$

将式5-143代入式5-144，则

$$u_o=-\frac{R_4}{R_3}\left(1+\frac{2R_2}{R_1}\right)(u_{I1}-u_{I2}) \quad （式5-145）$$

故该仪用放大器的电压放大倍数

$$A_u=\frac{u_o}{u_{I1}-u_{I2}}=-\frac{R_4}{R_3}\left(1+\frac{2R_2}{R_1}\right) \quad （式5-146）$$

一般情况下，R_2、R_3、R_4 为给定值，调节 R_1 就可以改变放大倍数 A_u 的大小。

从以上仪用放大器分析情况来看，仪用放大电路有如下特点。

（1）该仪用放大电路的输入电阻很大。

（2）该电路共模抑制比很高。

（3）将 R_1 改用可变电阻或电位器可以方便连续电路的增益。

目前，仪用放大器已经有很多种型号的单片集成产品，如ADI公司生产的AD522、AD620等，美国BB公司生产的INA101、INA102等。一般在集成芯片内部将 R_1 分成几段，并分别引出线外接接线端，可以将增益设置成几个挡位，也可以外接电位器连续调节电压增益。

五、集成运放的非线性应用电路

集成运放在非线性方面的应用比较多，最常见的是电压比较器。电压比较器最基本功能是对两个输入电压进行比较，并根据比较结果输出高低电平。电压比较器广泛用于信号产生电路、信号处理和检测电路等。采用集成运放能实现电压比较器的功能，也可以采用单片集成电压比较器实现。电压比较器最基础的应用是单限电压比较器和迟滞比较器。

（一）单限电压比较器

1. 过零电压比较器 分析如图5-86（a）所示电路所实现的功能。

分析：如图5-86（a）所示，u_i 为比较的输入电压，$U_{REF}=0$。因具有很大的开环电压增益，则当 $u_i>0$ 时，运放输出为负的最大值，即 $U_{OL}=-U_{OM}$；当 $u_i<0$ 时，$U_{OH}=U_{OM}$。故其传输特性如图5-86（b）所示。由于运放的状态在 $u_i=0$ 时翻转，因此，图5-85（a）所示电路称为过零电压比较器。

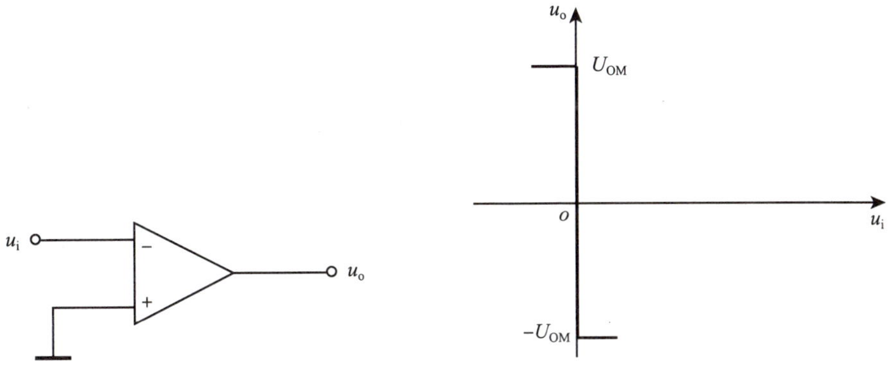

(a)　　　　　　(b)

图 5-86　过零电压比较器

(a) 电路；(b) 传输特性

2. 单限电压比较器　分析如图 5-87（a）所示电路所实现的功能。其中，输出端所接稳压二极管用以限定输出高低电平幅度，R 为稳压二极管限流电阻。

分析：如图 5-87（a）所示，当 $u_i > U_{REF}$ 时，$U_{OH} = U_Z$；当 $u_i < U_{REF}$ 时，$U_{OL} = -U_Z$。则其传输特性如图 5-87（b）所示。通常把比较器输出电平发生跳变时的输入电压称之为门限电压 U_T。由于 u_i 从同相端输入且只有一个门限，故称之为同相输入单限电压比较器；反之亦然。

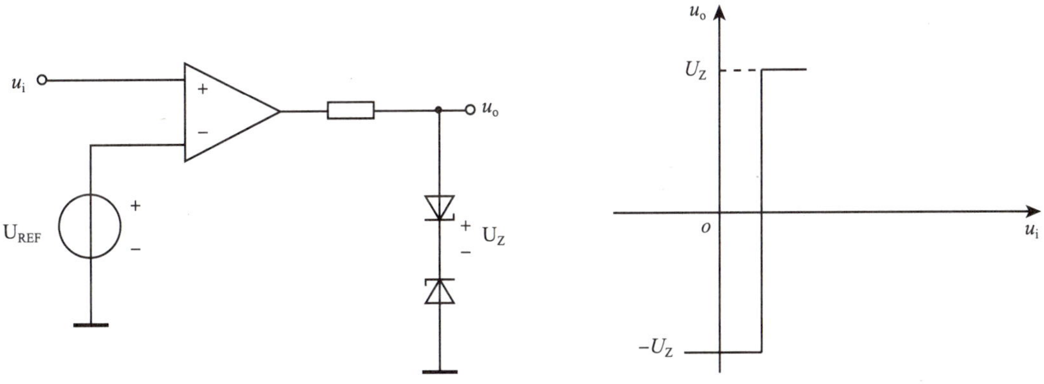

(a)　　　　　　(b)

图 5-87　单限电压比较器

(a) 电路；(b) 传输特性

（二）迟滞比较器

单限电压比较器缺点：单限电压比较器在工作时，如果输入电压在门限附近有微小的干扰，就会导致状态翻转，从而导致比较器输出电压不稳定而出现错误。

为了克服单限电压比较器抗干扰能力比较弱的缺点，通常将比较器的输出电压通过反馈网络加到同相输入端，形成正反馈，将 u_i 加到反相输入端，U_{REF} 通过 R_2 接到运放的同相端，如图 5-88（a）所示。该电路称之为反相输入迟滞比较器。如果将 u_i 和 U_{REF} 位置互换，则构成同相输入迟滞比较器。

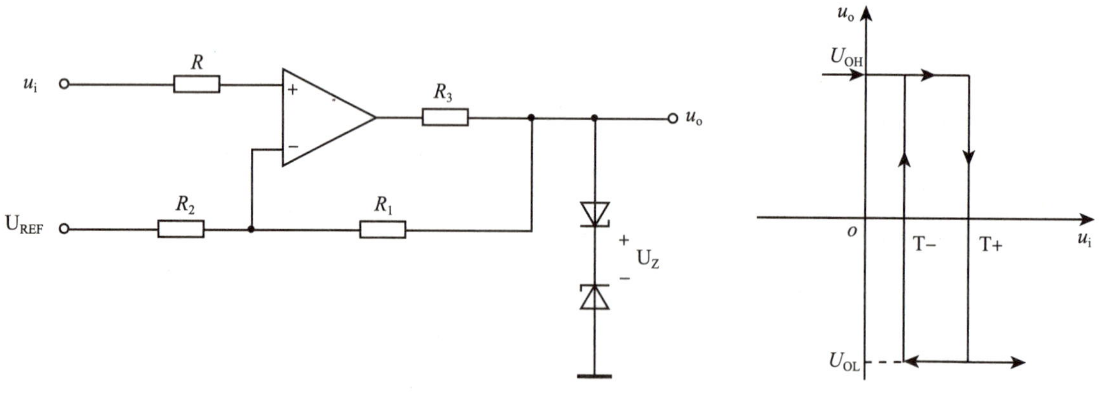

（a）　　　　（b）

图 5-88　迟滞比较器

（a）电路；（b）传输特性

当 u_i 足够小时，$U_{OH}=U_Z$，此时同相端电压用 U_{T+} 表示，根据叠加定理可求得

$$U_{T+}=\frac{R_1U_{REF}}{R_1+R_2}+\frac{R_2U_{oH}}{R_1+R_2} \qquad \text{（式 5-147）}$$

随着 u_i 不断增大，当 $u_i>U_{T+}$ 时，$U_{OL}=-U_Z$，此时的同相端电压用 U_{T-} 表示，其大小变为

$$U_{T-}=\frac{R_1U_{REF}}{R_1+R_2}+\frac{R_2U_{OL}}{R_1+R_2} \qquad \text{（式 5-148）}$$

因 $U_{T-}<U_{T+}$，故 u_i 再增加时，比较器将维持输出 U_{OL}。反之，当 u_i 由大变小时，比较器先输出 U_{OL}。只有当 u_i 减小到小于 U_{T-} 时，比较器的输出才跳变，由 U_{OL} 变成 U_{OH}。若 u_i 继续减小，比较器维持输出 U_{OH}。故可得迟滞比较器的传输特性曲线如图 5-87（b）所示，该比较器有两个门限电压 U_{T+} 和 U_{T-}，分别称为下限电压和上限电压，两者的差称为门限宽度。

$$U=U_{T+}-U_{T-}=\frac{R_2}{R_1+R_2}(U_{OH}-U_{OL}) \qquad \text{（式 5-149）}$$

调节 R_1、R_2，可改变 ΔU。ΔU 越大，迟滞比较器抗干扰的能力越强，但分辨率越差。

▶知识拓展

集成运放在医疗领域的应用

集成运放在医疗领域的应用日益广泛，成为许多医疗设备不可或缺的组成部分。在心电图机、脑电图机等设备中，集成运放用于信号放大和滤波，确保医疗诊断的准确性。其高共模抑制比和低噪声特性能够有效消除干扰信号，提供清晰的生物电信号，帮助医生进行准确的诊断和监测。此外，集成运放还被应用于超声成像设备中，用于处理超声波信号，提高成像的分辨率和清晰度，从而更好地观察人体内部结构。在便携式医疗设备中，集成运放的小尺寸和低功耗特性使其成为理想选择，能够实现设备的轻便化和长时间使用，满足患者在家庭环境中的自我监测需求。随着集成运放的应用将进一步拓展，为医疗设备的性能提升和医疗诊断的精准化提供有力支持。

考试知识点总结

本章小结

协和云课堂……　拓展练习及参考答案

(孙　鹏　李文静　梁召云　张梅梅　吴义满)

教学课件

第六章　正弦波振荡电路

学习目标

素质目标

（1）增强责任感、敬业精神和法律意识。

（2）在未来的工作实践中能够严格遵守医疗设备使用规范，对患者安全和公众健康负责。

知识目标

（1）掌握：正弦波振荡电路的基本原理，包括振荡条件、振荡频率的确定方法。

（2）熟悉：*RC* 正弦波振荡器、*LC* 正弦波振荡器和石英晶体振荡器等常见正弦波振荡电路的组成和工作原理。

（3）了解：正弦波振荡电路在医学影像技术中的应用。

能力目标

（1）能够分析和设计正弦波振荡电路，评估其在医学影像技术中的适用性。

（2）能够运用仿真软件进行振荡电路的模拟，优化电路设计以满足特定的技术要求。

（3）能够进行振荡电路的实验搭建和性能测试，对实验结果进行分析，并提出改进方案。

案例导入

【案例】

在医学成像领域，超声成像技术是一种关键的诊断工具，它通过使用高频声波来生成身体内部结构的图像。这项技术的核心是正弦波振荡电路，它负责产生和调节这些高频声波。

在一个典型的医院场景中，一名患者躺在检查台上，医生正在操作一台超声成像设备。医生使用一个探头，在患者的腹部移动，屏幕上逐渐显示出清晰的肝脏图像。这个看似简单的操作，是一系列复杂的电子工程和信号处理技术的结晶。正弦波振荡电路在这个过程中扮演着至关重要的角色。它必须能够产生一个非常精确的频率，并且具备足够的稳定性和可调节性，以确保成像的准确性和可靠性。

【问题】

在设计一个超声波发生器时，其正弦波振荡电路设计需要考虑哪些因素，以确保超声波的频率和幅度满足医学成像的需求？

· 核心知识拆解 ·

正弦波振荡电路是医学影像设备的关键部分，根据不同的元件构成，正弦波振荡电路主要分为三种类型：*RC* 正弦波振荡电路、*LC* 正弦波振荡电路及石英晶体正弦波振荡电路。本章将紧扣学习目标，讲解其基本原理、振荡条件、频率确定方法及 *RC*、*LC*、石英晶体振荡器的组成与原理，结合医学影像技术阐述应用；分析设计正弦波振荡电路、评估适用性、用仿真软件优化设计及实验测试和改进的能力；同时在实验操作中强调遵守医疗设备规范、保障患者安全的素质培养，为将来在医学影像领域发展筑牢基础。

第一节　*RC* 正弦波振荡电路

在医学影像技术中，*RC* 正弦波振荡电路扮演着至关重要的角色。它们不仅为超声成像和磁共振成像等关键医疗设备提供稳定而精确的频率信号，而且确保了图像的清晰度和诊断的准确性。

一、自激振荡

自激振荡是在正弦波振荡电路在满足特定条件下，通过正反馈机制自行产生振荡并生成正弦波信号的现象，*RC* 正弦波振荡电路正是利用这一原理，借助 *RC* 网络控制频率和相位，实现稳定频率输出，为医学影像设备提供所需信号。

（一）自激振荡的基本原理

在上一章中，深入研究了负反馈放大电路，其中特别强调了反馈深度对电路稳定性的影响。当负反馈放大电路的反馈深度满足条件 $|1+AF|=0$ 时，原本的负反馈转变为正反馈，此时电路便有可能进入自激振荡状态。在大多数放大电路中，不希望发生自激振荡现象，因为自激振荡会导致输出信号失去控制。然而，在设计正弦波振荡电路时，正是利用了自激振荡这一原理，通过精确控制电路参数，使得振荡能够在特定的频率下稳定进行，从而产生需要的正弦波信号。这种对自激振荡的利用，使得正弦波振荡电路在信号发生器、通信系统及其他电子设备中发挥着至关重要的作用。

微课：自激振荡

图 6-1 是正弦波振荡电路的自激振荡原理示意图，由放大环节和正反馈网络两部分组成。其中，X_i 为输入信号，X_o 为输出信号，X_f 为反馈信号，A 为放大环节的放大倍数，F 为正反馈网络的反馈系数。

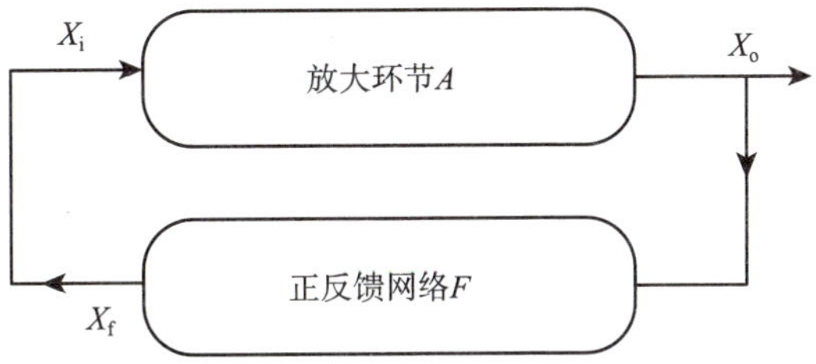

图 6-1　自激振荡原理示意图

设想一个实验场景，放大器的输入端与正反馈路径的输出端是分离的。在这种情况下，如果在放大器的输入端引入一个初始的正弦波信号 X_i，这个信号具有特定的频率和幅度。当这个信号通过放大器时，它会被增强，产生一个更强烈的输出信号 X_o。随后，这个输出信号 X_o 会经过正反馈网络，产生一个反馈信号 X_f。关键的一步是，如果反馈信号 X_f 与初始输入信号 X_i 完全相同，即 $X_f = X_i$，那么可以移除放大器输入端的原始信号。此时，反馈信号 X_f 将取代原始输入信号，成为新的输入信号。由于 X_f 与 X_i 相同，放大器的输出端能够持续产生与原始信号 X_o 相同的输出。这样，即使没有外部输入信号，放大器也能持续产生输出，形成自激振荡。这一现象是正弦波振荡电路设计的基础，它使得电路能够在没有持续外部输入的情况下，自主的维持特定频率和幅度的振荡。

（二）振荡电路的振荡条件

1. 振荡平衡条件 从之前的分析中可以得出，如果反馈信号与输入信号相等，那么振荡电路能够在输出端保持其初始的输出状态，这意味着振荡达到了一个稳定的状态。

根据图 6-1，可得

$$X_o = AX_i,\ X_f = FX_o \text{ 及 } X_f = X_i \quad \text{（式 6-1）}$$

由此可得

$$AF = 1 \quad \text{（式 6-2）}$$

此表达式为振荡的幅度平衡条件。

另外，电路必须满足正反馈，即 $X_f = X_i$ 必须同相，即电路必须满足相位平衡条件为

$$\varphi_A + \varphi_F = 2n\pi (n = 0,\ 1,\ 2,\ \cdots) \quad \text{（式 6-3）}$$

式中，φ_A 为放大环节的相移，φ_F 为正反馈网络的相移。此表达式为振荡电路必须满足相位平衡条件。

作为一个稳态振荡电路，振幅平衡条件和相位平衡条件必须同时满足。

（1）相位平衡条件。在设计正弦波振荡电路时，通常会面临各种微小的干扰信号，这些信号可能源自电源的波动或是电路元件自身的热噪声。这些丰富的频率成分可以作为触发振荡的初始输入。一个精心设计的振荡电路，一旦其结构和参数被设定，就应该能够稳定地输出单一频 f_0 的正弦波。这意味着，电路必须在特定的振荡频率 f_0 下，满足相位平衡的条件，确保输出信号的频率符合需要。为了实现这一目标，振荡电路中的反馈环路（AF 环路）必须集成一个选频网络，它负责筛选出希望维持振荡的特定频率信号。这个选频网络的作用是至关重要的，因为它决定了电路能够维持振荡的频率。在自激振荡的过程中，只有当反馈信号与输入信号在相位上完全一致时，振荡才能持续进行。因此，确保相位平衡是振荡电路设计中必要条件，它直接关系到电路能否稳定地产生所需的正弦波信号。

（2）幅度平衡条件。在正弦波振荡电路的设计中，环路增益 AF（即放大倍数与反馈系数的乘积）的值对振荡的稳定性起着决定性作用。如果 $AF<1$，输出信号的振幅将逐渐减小，导致电路进行减幅振荡，并最终停止振荡。相反，如果 $AF>1$，闭环系统的输出信号振幅将不断增大，电路进行增幅振荡。当输出信号的振幅增加到一定程度时，放大电路将进入非线性工作状态，从而引起输出信号的非线性失真。因此，为了保持等幅振荡，$AF=1$ 是唯一条件。

2. 振荡的建立条件与稳定 在正弦波振荡电路的初始阶段，微弱的干扰信号是触发振荡的关键因素。然而，如果环路增益 $AF=1$，那么输出信号的幅度将不足以启动振荡，因为这样的幅度太小，不

能建立振荡。为了确保振荡能够在直流电源接通后顺利启动，环路增益要大于1，以便输出信号的幅度能够增长到足够的水平，从而激发振荡。同时，为了保持振荡状态，相位平衡同样至关重要，这意味着反馈信号的相位必须与输入信号的相位一致，以确保整个系统的相位关系能够支持持续的振荡。因此，必须满足的振荡建立条件为

$$AF > 1 \text{ 且 } \varphi_A + \varphi_F = 2n\pi \ (n = 0, 1, 2, \cdots) \qquad \text{（式 6-4）}$$

一旦振荡开始，由于环路增益 $AF>1$，输出信号的幅度会逐渐增大。但是，如果输出幅度不断增长至放大电路的非线性工作区域，就可能导致信号波形失真。为了避免这种情况并保持输出信号的稳定性，正弦波振荡电路需要设置一个稳幅环节。稳幅环节作用是在振荡启动之后，自动调节环路增益 AF，使其从大于1逐渐减小至等于1，最后达到振荡平衡。这样，当振荡建立并且输出幅度达到一个预定的稳定值时，电路便能够避免进一步的增幅，从而防止进入非线性区并维持信号的纯正弦波形。通过这种精细的增益调节，振荡电路能够在保持稳定振荡的同时，确保输出信号的质量和准确性，实现长期的稳定运行。

（三）正弦波振荡电路的组成

正弦波振荡电路功能实现依赖于其精确的组成部分。这些组件协同工作，产生稳定且可预测的正弦波形，广泛应用于医学影像设备中。了解每个组件的功能对于设计和优化振荡电路至关重要。

1. 放大电路 放大环节是振荡电路的心脏，负责将微弱的输入信号放大到足够的幅度，以驱动整个系统。

2. 反馈网络 通过引入正反馈机制，确保反馈信号的幅度与放大器输入端的信号幅度相等，并且它们的相位一致。可以使用瞬时极性法来检测电路是否实现了所需的正反馈条件。

3. 选频网络 确立电路的振荡频率 f_0 是确保电路输出单一频率正弦波的关键。在一些设计中，正反馈网络和频率选择网络被集成在一起，如 RC 桥式振荡电路。

4. 幅度稳定 该环节的作用是在电路开始振荡且尚未发生非线性失真之前，帮助电路达到幅度振荡的平衡状态。在某些振荡电路设计中，幅度稳定功能被集成于放大环节之内。

正弦波振荡电路的各个组成部分都是实现高质量医学影像的关键。通过深入理解每个组件的功能和设计要求，将有助于对现代医疗设备需求的高性能振荡电路的理解和掌握。

二、 RC 正弦波振荡电路分类

微课：RC 正弦波振荡电路

RC 正弦波振荡电路，利用电阻（R）和电容（C）元件构建选频网络，专门设计用于生成 1Hz 至 1MHz 的低频正弦波信号。这类振荡电路的多样性使其在多种应用中都能发挥作用，尤其是 RC 桥式振荡电路和移相式振荡电路，它们因独特的设计和性能特点而备受青睐。

（一）RC 桥式振荡电路

RC 桥式振荡电路是一种常见的正弦波振荡电路。

1. 电路构成 如图 6-2 所示，该电路由负反馈放大电路和 RC 串并联选频网络组成，实现的功能是产生正弦波。RC 串联电路、RC 并联电路、电阻 R_1 及电阻 R_2 共同构成电桥的四个臂，“RC 桥式振荡电路”因此而得名。输出电压 $\dot{U}_o$ 通过电阻 R_1 和 R_2 反馈到运算放大器的反向输入端，构成负反馈

放大电路。RC 串并联网络把输出电压$\dot{U}_o$引入到运算放大器的同相输入端，从而形成正反馈路径。

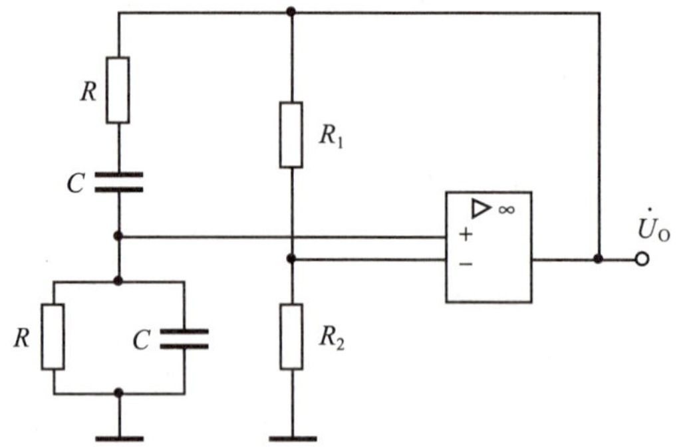

图 6-2　桥式振荡电路

2. RC 串并联选频网络　通过分析 RC 串并联网络的频率选择特性，来确定电路是否确实构成了正反馈。从图 6-2 中可以独立分离出串并联选频网络，如图 6-3 所示。在该网络中，$\dot{U}_o$ 既是整个振荡电路的输出信号，也是选频网络的输入信号；反馈电压$\dot{U}_f$ 既是整个振荡电路的反馈信号，也是选频网络的输出信号。Z_1 和 Z_2 分别代表 RC 串联电路和 RC 并联电路的阻抗。这个网络的设计关键在于其频率选择特性，它决定了振荡电路能够产生特定频率的正弦波。通过精确设计 Z_1 和 Z_2 的参数，可以实现对特定频率的放大，同时抑制其他频率，从而确保振荡电路输出纯净的正弦波信号。

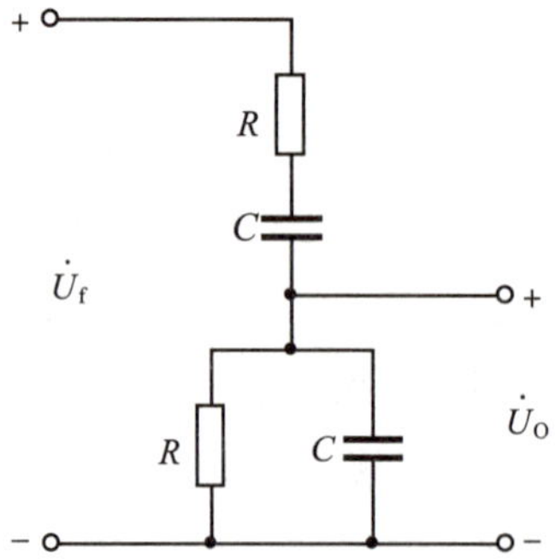

图 6-3　RC 串并联选频网络

由图 6-3 得

$$Z_1 = R + \frac{C}{j\omega C} \qquad \text{（式 6-5）}$$

$$Z_2 = R// \frac{C}{j\omega C} \qquad \text{（式 6-6）}$$

由式 6-5 和式 6-6 可得到 RC 串并联选频网络的电压传输系数为

$$\dot{F} = \frac{\dot{U}_f}{\dot{U}_o} = \frac{Z_1}{Z_1 + Z_2} = \frac{1}{3 + j\left(\omega RC - \dfrac{1}{\omega RC}\right)} \qquad \text{（式 6-7）}$$

令 $\omega_0 = \dfrac{1}{RC}$，则式 6-7 变为

$$\dot{F}=\frac{1}{3+j\left(\frac{\omega}{\omega_0}-\frac{\omega_0}{\omega}\right)} \quad (式 6\text{-}8)$$

由此可得$\dot{F}$ 的幅频特性为

$$F=\sqrt{3^2+\left(\frac{\omega}{\omega_0}-\frac{\omega_0}{\omega}\right)^2} \quad (式 6\text{-}9)$$

相频特性为

$$\varphi_F=-\tan^{-1}\left(\frac{\frac{\omega}{\omega_0}-\frac{\omega_0}{\omega}}{3}\right) \quad (式 6\text{-}10)$$

分析幅频特性可知，当 $\omega=\omega_0$ 时，$F=F_{max}=1/3$，幅频特性曲线如图 6-4（a）所示。通过分析相频特性可知，当 $\omega=\omega_0$ 时，$\varphi_F=0$，此时输出电压$\dot{U}_o$ 与反馈电压$\dot{U}_f$ 同相，也就是说 ω_0 这个频率下电路满足正反馈，且反馈最强。相频特性曲线如图 6-4（b）所示，因此可以确认 *RC* 串并联网络构成了正反馈，且具有频率选择功能。

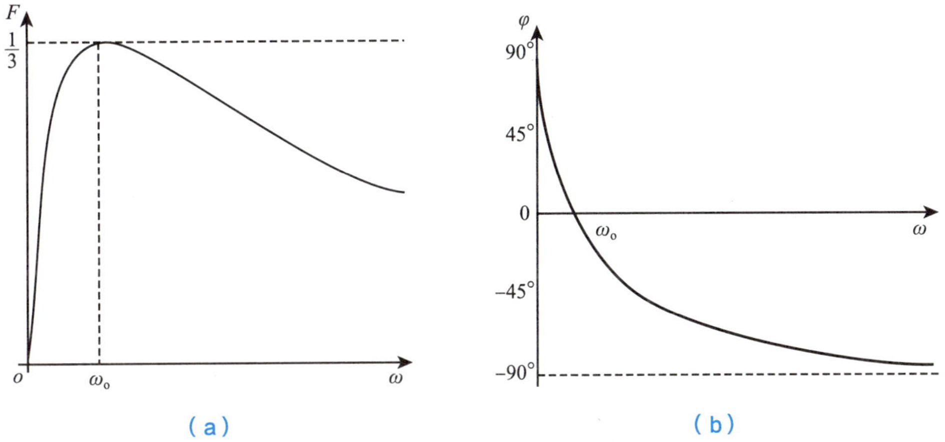

图 6-4　*RC* 串并联选频网络频率特性

（a）幅频特性曲线；（b）相频特性曲线

3. 工作原理　根据对式 6-8 的深入分析，当 $\omega=\omega_0$ 时，*RC* 串并联选频网络$\dot{U}_o$ 与$\dot{U}_f$ 相位一致。此时，该串并联网络表现为一个正反网络，并且反馈系数取最大值，即 1/3。这表明在 ω_0 频率处，网络不仅提供了正反馈，还确保了反馈信号的相位与输入信号相匹配，从而增强了振荡信号的幅度。那么，只要通过恰当调节 R_1、R_2 的电阻值使放大电路的放大倍数：$A=1+\frac{R_1}{R_2}\geqslant 3$，即 $R_1\geqslant 2R_2$，就可以满足正弦波振荡条件，振荡频率为

$$f_0=\frac{\omega_0}{2\pi}=\frac{1}{2\pi RC} \quad (式 6\text{-}11)$$

由式 6-11 可知，*RC* 桥式振荡电路的振荡频率是由 *R* 和 *C* 的取值来决定的。由于电容和电阻的值对环境温度的变化不敏感，使得电路的振荡频率和输出幅度较稳定。这一特性使得 *RC* 桥式振荡电路在医学影像设备中得到了广泛应用。考虑到电阻 *R* 和电容 *C* 的值不宜过小，并且增加电阻的成本相

对较低，*RC* 桥式振荡电路更适宜用于产生低于 1MHz 的低频振荡信号。这种设计选择使得电路在成本效益和性能稳定性之间达到了良好的平衡。

4. 稳幅措施 在图 6-3 所示的 *RC* 桥式正弦波振荡电路中，虽然包含了放大环节、正反馈网络和选频网络，但缺少了稳幅环节。一旦电路满足了起振所需的幅度和相位条件并开始振荡，输出电压的持续增加可能会导致电路进入非线性工作状态，进而导致输出波形失真。为了避免这种情况，必须在图 6-2 所示电路中加入幅度稳定措施。

常用的稳幅度方法包括两种：第一种是利用非线性热敏电阻进行幅度稳定。例如，在图 6-3 所示的电路中，可以用具有负温度系数的热敏电阻来替代 R_1，当输出电压 $\dot{U}_o$ 的幅度增大时，通过负反馈支路的电流增加，导致热敏电阻的阻值降低，从而使得放大电路放大倍数下降，限制输出电压幅值得增长，使输出保持稳定。第二种是通过二极管进行幅度稳定。在图 6-3 所示电路中，用图 6-5 所示支路代替 R_1。由于二极管在导通时具有动态电阻，这使得负反馈支路上的总电阻小于 R_1，并且随着输出电压增大，二极管动态电阻减小，导致放大倍数降低，实现幅度稳定。

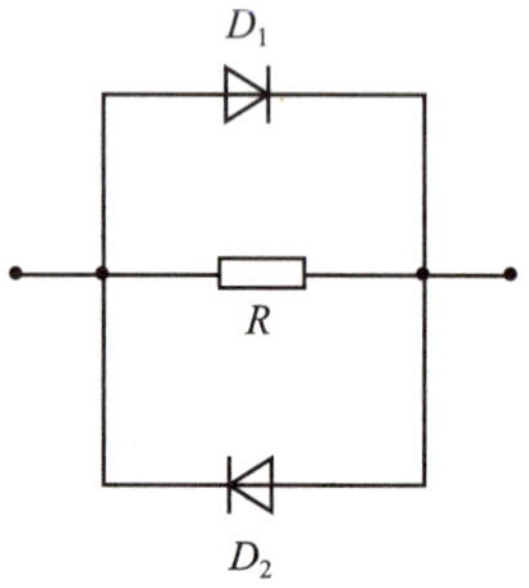

图 6-5　二极管作为稳定环节

（二）*RC* 移相式振荡电路

如图 6-6 所示，*RC* 移相式振荡电路由一个反相放大器和 *RC* 移相网络组成。

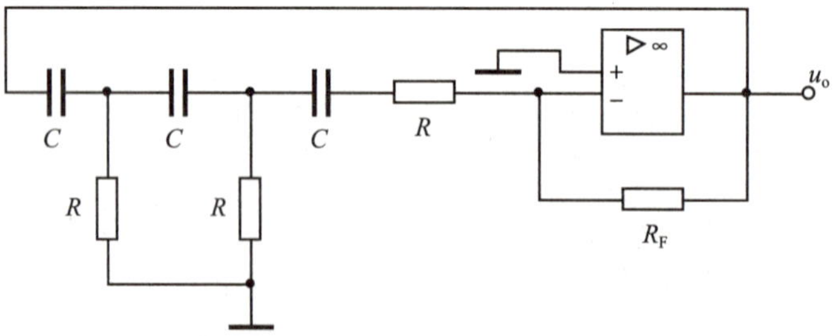

图 6-6　*RC* 移相式振荡电路

由图 6-6 可知，反向比例放大电路的相移是 180°，若要满足正反馈，必须对放大电路的输出信号再移相 180°后加到放大器的输入端，那么就移相了 360°，这后 180°的移相通过 *RC* 移相网络来实现。

RC 移相网络由三个串联的无源 *RC* 高通滤波电路级联构成。根据 *RC* 高通滤波器的频率响应特性可知，每个 *RC* 高通滤波器提供的相位移动大于 0°但小于 90°，因此两个 *RC* 高通滤波器的相位移动总和不足以满足正弦波振荡所需的相位条件。然而，通过使用三个 *RC* 移相器级联，可以在特定频率 f_0 下实现总共 180°的相位移动，从而满足正弦波振荡的相位要求。显然，只要恰当的选取 R_F 的值，可以满足振荡的幅度条件，进而产生振荡。通过相频特性分析，可以确定 *RC* 移相式正弦波振荡电路

的振荡频率。

$$f_0 = \frac{1}{2\pi\sqrt{6}RC} \qquad \text{（式 6-12）}$$

RC 移相式振荡器因其结构简洁和成本低廉而受到青睐，但其频率选择性较弱，且振荡频率的调整较为困难，导致输出信号的稳定性不足。因此，这种振荡器通常适用于那些对频率固定性和稳定性要求不是很高的应用场景。

▶知识拓展

RC 振荡电路在医学影像设备中的应用

在 MRI 设备中，*RC* 振荡电路用于产生射频（*RF*）信号，激发人体内的氢原子核产生磁共振信号。通过精确的频率控制，*RC* 振荡电路能够提高成像的信噪比和对比度，从而获得更清晰的图像。同时，它还为梯度磁场的控制提供稳定的时钟信号，确保梯度磁场的精确控制，进一步提升成像的空间分辨率和图像质量。

随着技术的进步，*RC* 振荡电路的集成度和性能将不断提高。纳米技术和生物兼容性材料的应用将使其更加小型化和高效，满足便携式和微型化医学影像设备的需求。同时，人工智能和大数据技术的引入将使 *RC* 振荡电路的设计和优化更加智能化，实现个性化的成像效果，提高诊断的准确性和可靠性。这些发展将为医学影像技术的进步提供有力支持。

第二节　LC 正弦波振荡电路

LC 正弦波振荡电路，凭借其电感（*L*）和电容（*C*）构成的谐振回路作为选频网络，专门设计用于生成 1MHz 以上的高频正弦波信号。这类电路在高频信号生成领域扮演着重要角色，其设计多样性使其能够适应各种不同的应用需求。依据反馈方式的差异，*LC* 振荡电路主要划分为两种类型：变压器反馈式振荡电路和三点式 *LC* 振荡电路。

一、变压器反馈式振荡电路

微课：变压器反馈式振荡电路

（一）LC 并联谐振回路

如图 6-7 展示的 *LC* 并联谐振回路中，电阻 *r* 代表线圈 *L* 的等效损耗电阻，而电容的损耗相对较小，因此在回路中可以忽略不计。

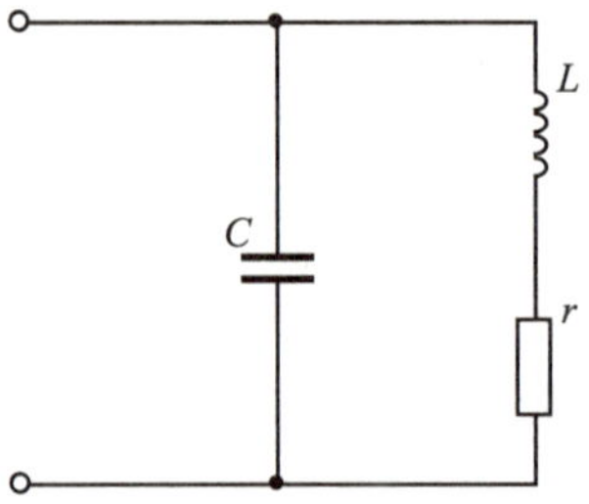

图 6-7　LC 并联谐振回路

由图 6-7 可得并联谐振回路的等效阻抗为

$$Z=\frac{(r+j\omega L)\dfrac{1}{j\omega C}}{r+j\omega L+\dfrac{1}{j\omega C}} \qquad (式 6\text{-}13)$$

一般情况下 $\omega L \gg r$，所以

$$Z\approx\frac{L/C}{r+j\left(\omega L-\dfrac{1}{\omega C}\right)}=\frac{\dfrac{L}{Cr}}{1+jQ\left(\dfrac{\omega}{\omega_0}-\dfrac{\omega_0}{\omega}\right)} \qquad (式 6\text{-}14)$$

其中

$$\omega_0=\frac{1}{\sqrt{LC}} \qquad (式 6\text{-}15)$$

$$Q=\sqrt{\frac{L}{C}}/r \qquad (式 6\text{-}16)$$

式中，ω_0 为并联谐振频率，Q 为并联谐振回路的品质因数。

由式 6-14 可得并联谐振回路的阻抗幅频特性、相频特性分别为

$$|Z|=\frac{\dfrac{L}{Cr}}{\sqrt{1+Q^2\left(\dfrac{\omega}{\omega_0}-\dfrac{\omega_0}{\omega}\right)^2}} \qquad (式 6\text{-}17)$$

$$\varphi=-\tanh^{-1}Q\left(\frac{\omega}{\omega_0}-\frac{\omega_0}{\omega}\right) \qquad (式 6\text{-}18)$$

作出幅频特性和相频特性曲线分别如图 6-8（b）、（c）所示。由图 6-7 可见，当 $\omega=\omega_0$ 时，回路产生谐振，$\dot{I}_s$ 与 $\dot{U}_o$ 同相，$\varphi=0$，回路阻抗最大，且为纯电阻，则此时的电阻称为谐振电阻。如果电流源 $\dot{I}_s$ 保持恒定，在接近谐振频率的范围内调整频率，输出电压 $\dot{U}_o$ 的变化趋势将与回路的阻抗频率特性相吻合。这表明并联谐振回路具有显著的频率选择性。

（二）变压器反馈式振荡电路原理

如图 6-8 所示的变压器反馈式振荡电路中，L、L_f 构成了变压器的核心部分，其中 L 是一次线圈的电感，而 L_f 则是反馈线圈的电感，它们共同作用以实现正反馈机制。L、C 共同构成了并联谐振回

路，它们作为放大器的负载，形成了一个选频放大器。R_{B1}、R_{B2} 和 R_E 是放大器的直流偏置电阻，C_B 是耦合电容，而 C_E 是发射极旁路电容。在振荡频率的考量下，C_B、C_E 的电容反应很小，因此可以近似看作是短路状态。

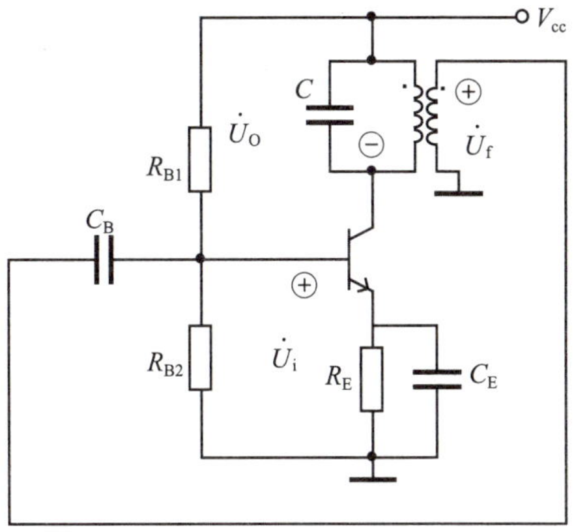

图 6-8　变压器反馈式振荡电路

当 $\dot{U}_i$ 的频率与 LC 谐振回路的谐振频率一致时，LC 回路的等效阻抗表现为纯电阻性质，并且达到最大值，此时 $\dot{U}_i$ 与 $\dot{U}_o$ 相位相反。如果变压器同名端如图 6-8 所示，则 $\dot{U}_f$ 与 $\dot{U}_o$ 也是相位反相的，这意味着 $\dot{U}_f$ 与 $\dot{U}_i$ 相位相同，从而满足了振荡所需的相位条件。由于 LC 回路的选频特性，只有与谐振频率相匹配的信号才能够得到充分的放大。只要变压器的原边和副边之间有足够的耦合，就能满足振荡的幅度条件，从而产生正弦波振荡，其振荡频率决定于 LC 并联谐振回路的谐振频率，即

$$f_0 = \frac{1}{2\pi\sqrt{LC}} \tag{式 6-19}$$

在变压器反馈式振荡电路的设计中，变压器的使用不仅简化了阻抗匹配的过程，还有助于增强输出信号的幅度，使振荡的启动变得更加容易。这种电路设计特别适合于产生较大振幅的高频信号。通过引入可变电容器来调整电路的谐振频率，可以实现对振荡频率的连续调节，从而适应不同的应用需求。

然而，变压器的分布电容和漏感效应可能会对高频信号的振荡频率产生一定的限制。这些寄生参数可能会影响电路的高频响应，因此在设计时需要仔细考虑。尽管如此，变压器反馈式振荡电路在不超过一定频率上限的情况下，仍然是一种非常有效的高频信号产生方案，尤其适用于那些对频率稳定性和输出幅度有较高要求的应用场合。

二、三点式 LC 振荡电路

微课：三点式 LC 振荡电路

三点式 LC 振荡电路属于 LC 振荡电路的一种，它之所以被称为“三点式”，是因为 LC 并联谐振回路的三个节点分别与放大器的输入、输出和反馈端相连。这种独特的连接方式使得电路能够在特定的谐振频率上产生正弦波振荡。由于其结构的简洁性和频率稳定性，三点式振荡电路在需要精确控制振荡频率的应用场合非常受欢迎。

（一）电感三点式振荡电路

电感三点式振荡电路，也被称作哈特莱（Hartley）振荡器，其工作机理可以通过图 6-9 中的原理图来理解。在这个电路中，晶体管被配置为共发射极放大器，而电感 L_1、L_2 和电容 C 共同构成了正反馈频率选择网络。谐振回路的三个接触点，即端点 1、2、3，分别连接到晶体管的基极、发射极和集电极，反馈信号 $\dot{U}_f$ 取自电感线圈 L_2 两端的电压，因此得名电感三点式振荡电路。

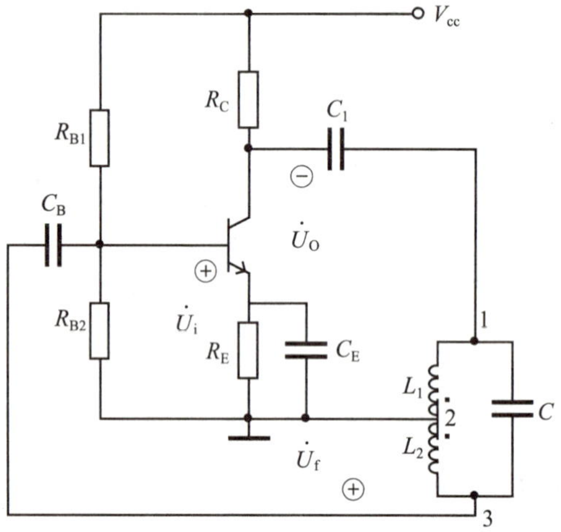

图 6-9　电感三点式振荡电路

由图 6-9 可见，在谐振状态下，相对于共同的参考地电位，输出电压 $\dot{U}_o$ 与输入电压 $\dot{U}_i$ 相位相反，而 $\dot{U}_f$ 与 $\dot{U}_o$ 也相位相反，所以 $\dot{U}_f$ 与 $\dot{U}_i$ 相位相同。因此，电路在谐振频率上形成了正反馈，满足了振荡所需的相位平衡条件。基于此，可以确定振荡频率为

$$f_0 = \frac{1}{2\pi\sqrt{LC}} = \frac{1}{2\pi\sqrt{(L_1 + L_2 + 2M)C}} \qquad \text{（式 6-20）}$$

式中，M 为两部分线圈之间的互感系数。

在电感三点式振荡器中，由于两个电感之间的紧密耦合，正反馈效应显著，这使得电路容易起振，且输出幅度较大。通过调整振荡回路中的电容值，可以便捷地改变振荡频率。然而，这种电路也存在一些局限性：输出信号中包含较多的高次谐波成分，导致信号波形质量不高，因此它更适用于对波形质量要求不高的应用场景。

（二）电容三点式振荡电路

电容三点式振荡电路，也称为科利特（Colpitts）振荡器，其工作原理如图 6-10 所示。在这个电路中，正反馈频率选择网络由电容 C_1、C_2 和电感 L 构成，反馈信号 $\dot{U}_f$ 取自电容 C_2 两端的电压，因此得名电容三点式振荡电路，也称为电容反馈式振荡电路。从图 6-10 可以判断，在谐振频率上，反馈信号 $\dot{U}_f$ 与输入电压 $\dot{U}_i$ 相位相同，满足了振荡所需的相位平衡条件。电路的振荡频率近似等于谐振回路的振荡频率，即

$$f_0=\frac{1}{2\pi\sqrt{R\,\frac{C_1C_2)}{C_1+C_2)}}}$$ （式 6-21）

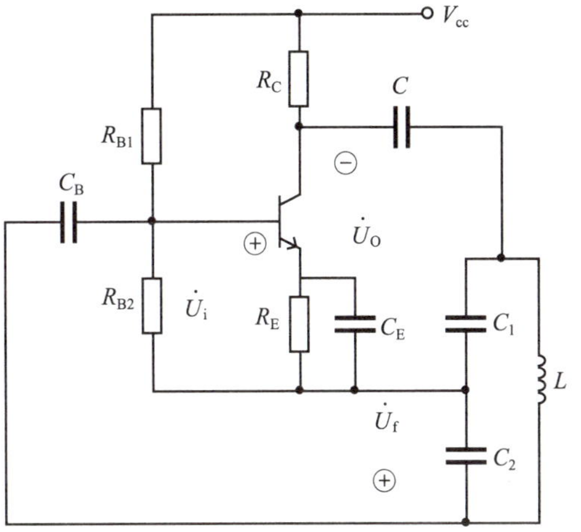

图 6-10　电容三点式振荡电路

在电容三点式振荡电路中，反馈信号是从电容 C_2 的两端获取的。由于 C_2 对高频谐波的阻抗较低，这有助于减少反馈信号中的高频谐波成分，从而改善了振荡电路输出信号的波形质量。这种设计使得电路能够产生高质量的振荡信号，且可以覆盖高达 100MHz 以上的高频段。

然而，这种电路在频率调节方面存在一定的局限性。调整电路中的电容 C_1 或 C_2 不仅能改变振荡频率，也可能影响正反馈的强度，这可能导致输出幅度的波动，甚至在某些情况下可能导致振荡停止。因此，对电容三点式振荡电路的频率进行精确调节可能较为困难，这限制了其在需要频繁或连续频率调节的应用中的使用。

尽管如此，电容三点式振荡电路因其能够提供稳定的高频振荡而在固定频率应用中得到了广泛的应用，特别是在那些对输出信号波形质量有较高要求的场合。

（三）改进型电容三点式振荡电路

图 6-11 展示的是改进型电容三点式振荡电路，也称为克拉普（Clapp）振荡器。与图 6-10 相比，这种改进型电路在电感支路中增加了一个容量非常小的微调电容 C_3。这个微小的改动使得电路的频率调节更为精细，同时保持了电容三点式振荡电路的基本特性。

由图 6-11 可见，谐振回路的总电容为

$$\frac{1}{C_1}+\frac{1}{C_2}+\frac{1}{C_3}$$ （式 6-22）

当 $C_3 \ll C_1$、$C_3 \ll C_2$ 时，$C_1 \approx C_3$，故电路的振荡频率为

$$f_0=\frac{1}{2\pi\sqrt{LC}}\approx\frac{1}{2\pi\sqrt{LC_3}}$$ （式 6-23）

这说明，在 Clapp 振荡器中，当 C_3 比 C_1、C_2 小得多时，振荡频率仅由 C_3 和 L 来决定，与 C_1、C_2 基本无关，C_1、C_2 仅构成正反馈，它们的容量相对来说可以取得较大，从而减小与之相并联得晶体管输入电容、输出电容的影响，提高了频率的稳定度。

在 Clapp 振荡器的设计中，当微调电容 C_3 的容量远远小于 C_1 和 C_2 时，振荡频率主要受 C_3 和 L 的控制，而与 C_1 和 C_2 的关系不大。C_1 和 C_2 主要负责形成正反馈网络，它们的容量可以相对较大，这样做的好处是可以减少晶体管的输入电容和输出电容对振荡频率的影响，从而提升频率的稳定性。

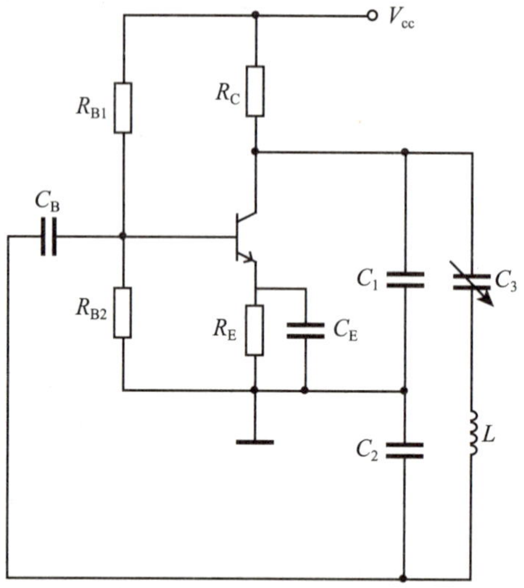

图 6-11　改进型电容三点式振荡电路

▶知识拓展

LC 振荡电路在医学影像设备中的应用

LC 振荡电路在医学影像设备中扮演着关键角色，特别是在 MRI 技术中。其高频特性使其能够有效地生成射频(*RF*)信号，被用于激发人体内的氢原子核，产生磁共振信号。该电路提供的高频信号能够提高成像的信噪比和对比度，从而确保图像的清晰度和准确性。此外，*LC* 振荡电路还用于 MRI 设备中的梯度场控制，提供稳定的时钟信号，确保梯度磁场的精确控制，进一步提升成像的空间分辨率和图像质量。

另外，采用高性能的电感和电容元件，*LC* 振荡电路的频率稳定性和响应速度得到了显著提升，能够更好地适应不同的成像需求。同时，集成电路技术的发展使得 *LC* 振荡电路的集成度不断提高，使其在便携式和微型化医学影像设备中的应用成为可能。

第三节　石英晶体正弦波振荡电路

石英晶体正弦波振荡电路以其卓越的频率稳定性而闻名，广泛应用于需要高精度频率控制的医学影像设备中。在本节内容中，将深入探讨石英晶体振荡电路的基础理论、特性，并分析石英晶体在正弦波振荡电路中的具体应用。

一、振荡电路频率稳定问题

在医疗设备设计中，考虑到医学对象的特殊需求，所使用的振荡电路需要具备极高的频率稳定性，这一点至关重要。频率稳定度通常通过振荡频率的相对变化量来衡量。在 *RC* 型和 *LC* 型正弦波振荡电路中，频率稳定度分别约为 10^{-2} 和 $10^{-4}\sim10^{-3}$ 的范围内。为了追求更高的稳定性，医疗设备常常采用石英晶体振荡电路，这种电路能够提供高达 $10^{-11}\sim10^{-9}$ 的卓越频率稳定度。

石英晶体振荡器通过将石英晶体代替传统 *LC* 振荡电路中的电感 *L* 和电容 *C* 元件，显著提高了频率的稳定性。

石英晶体，是主要成分为二氧化硅（SiO_2）的单晶，因其稳定的物理和化学特性，成为实现高精度频率控制的理想选择。这种晶体的压电效应使其在电场作用下产生机械振动，这些振动又转换回电信号，从而形成一个稳定的振荡源，为医疗设备提供了精确的频率基准。

二、石英晶体的特性

（一）基本特性

微课：石英晶体谐振器的阻抗特性

石英晶体之所以在振荡电路中发挥关键作用，是因为它独特的压电特性。石英晶体是由 SiO_2 构成的单晶薄片，经过精确切割以展现其压电效应。当在晶体的两个平行面施加变化的电场时，晶体会发生相应的机械形变；反之，若晶体被施加机械压力，则会产生电场。这种物理现象称为压电效应。

在振荡电路中，当向晶体施加与其固有振动频率相匹配的交流电压时，晶体会产生共振，其振幅显著增加，这一现象称为压电谐振。这个固有的机械振动频率，也就是谐振频率，是由晶体的尺寸和形状决定的，并且具有极高的稳定性。因此，石英晶体成为构建高精度谐振器的理想材料，为振荡电路提供了一个稳定且可靠的频率参考。

（二）等效电路

为了制造石英晶体谐振器，首先需要根据所需的振动频率对石英晶体进行精确切割。一般而言，目标频率越高，所需的晶体切片就越薄。切割完成后，晶体的两个对应面会镀上银层，以形成两个导电的电极。随后，这些电极被引出，以便与电路相连。最后，整个晶体单元被封装在具有保护性的外壳中，确保其稳定性和可靠性，从而完成石英晶体谐振器的制作。这样的谐振器能够提供非常稳定的振荡频率，是许多精密电子设备中不可或缺的组件。石英晶体谐振器电路符号和等效电路如图 6-12（a）所示。

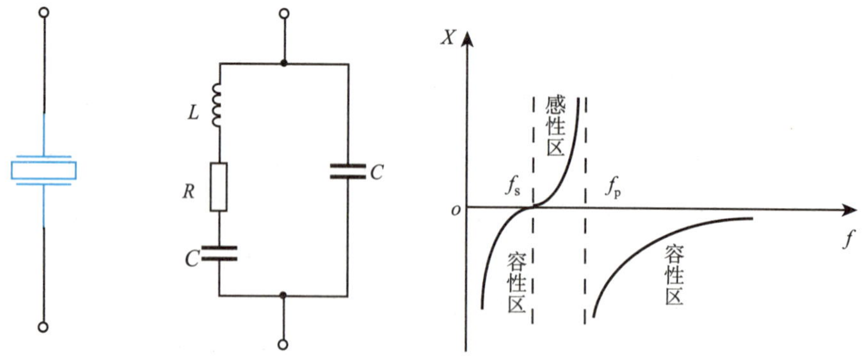

图 6-12　石英晶体谐振器

（a）电路符号和等效电路；（b）频率特性

在图 6-12 所示等效电路中，L 等效晶片振动时的惯性，一般为 $10^{-3}\sim10^{-2}$H；R 等效晶片振动时内部的摩擦损耗，约为 $10^2\Omega$，理想情况下为 0；C 等效晶片振动时的弹性，其值为 $10^{-2}\sim10^{-1}$pF；C_0 等效晶体不振动时两金属电极间形成的静电电容，一般为几个到几十个皮法，则 $C_0 \gg C$。

当忽略 R 时，石英晶体谐振器的阻抗为

$$Z=\frac{1-\omega^2LC}{j\omega(C_0+C-\omega^2LCC_0)} \tag{式 6-24}$$

若 $1-\omega^2LC=0$，$Z=0$，电路呈纯电阻性且阻抗最小，电路发生串联谐振，串联谐振频率为

$$f_s=\frac{1}{2\pi\sqrt{LC}} \tag{式 6-25}$$

当 $f<f_s$ 时，$Z<0$，电路呈纯容性；当 $f>f_s$ 时，$Z>0$，等效电路呈感性。因此，石英晶体谐振器的性质随频率的改变而变化。

若 $j\omega$（$C_0+C-\omega^2LC_0$）$=0$，$Z=\infty$，电路发生并联谐振，并联谐振频率为

$$f_p=\frac{1}{2\pi\sqrt{L\dfrac{CC_0}{C+C_0}}}=f_s\sqrt{1+\frac{C}{C_0}} \tag{式 6-26}$$

由于 $C_0 \gg C$，所以 $f_p \approx f_s$。

石英晶体谐振器的电抗频率特性，如图 6-12（b）所示，当 $f=f_s$ 或 $f=f_p$ 时，石英晶体呈阻性；当 $f<f_s$ 或 $f>f_p$ 时，石英晶体呈容性；当 $f_s<f<f_p$ 时，石英晶体呈感性。由于 $f_p \approx f_s$，呈感性的曲线非常陡峭，表示 L 很大。

三、石英晶体正弦波振荡电路分类

微课：石英晶体正弦波振荡电路

石英晶体正弦波振荡电路可分为并联型和串联型两类，且它们在实际应用中各有其优势和局限性。通过分析这些电路的设计，将了解到如何通过精细的调整，实现对振荡频率的精确控制，以及如何确保电路在各种工作条件下都能保持稳定的性能。

（一）并联型石英晶体振荡电路

在并联型石英晶体振荡电路的设计中，石英晶体的作用类似于电容三点式振荡电路中的电感，如

图 6-13 所示。

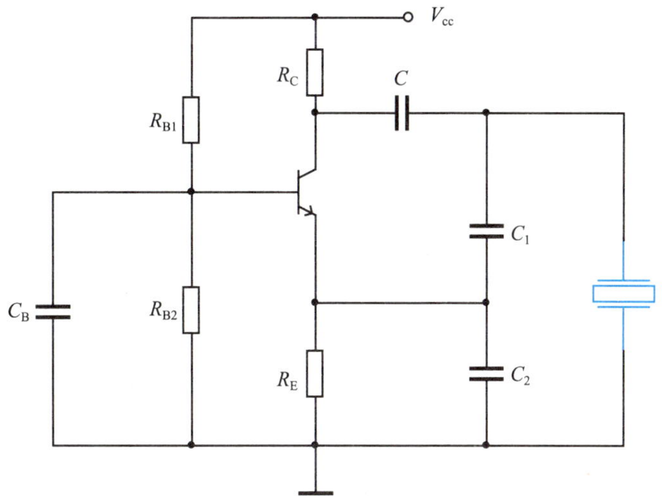

图 6-13　并联型石英晶体振荡电路

图 6-13 中电路要产生谐振，石英晶体必须呈感性，则谐振频率 f_0 必须位于晶体的串联谐振频率 f_s 与并联谐振频率 f_p 之间。在这个频率范围内，由电容 C_2 引入的反馈为正反馈，从而满足正弦波振荡的相位平衡条件。由式 6-26 及石英晶体谐振器的等效电路可得振荡频率为

$$f_0=\frac{1}{2\pi\sqrt{L\frac{C\ (C_0+C)}{C+C_0+C}}} \tag{式 6-27}$$

式中，$C'=\frac{C_1C_2}{C_1+C_2}$. 由于 $C \ll C_0+C'$，所以

$$f_0\approx\frac{1}{2\pi\sqrt{LC}}=f_s \tag{式 6-28}$$

式 6-28 表明，并联型石英晶体振荡电路振荡频率主要由 C 决定，且非常接近石英晶体的自然谐振频率 f_s。因此，这种振荡电路能够提供极高的频率稳定性。这种高精度的频率控制，使得并联型石英晶体振荡电路在需要稳定频率信号的应用中非常受欢迎。

（二）串联型石英晶体振荡电路

图 6-14 展示了串联型石英晶体振荡电路，它由两个放大级构成，其中 T_1 晶体管形成共基级放大器，作为电路的第一级，而 T_2 晶体管则构成射极跟随器，作为第二级。输出信号经过石英晶体和可调电阻 R_W 组成的网络，形成反馈路径回到放大器的输入端。为了维持正反馈并确保振荡，石英晶体在谐振时需要表现为一个纯电阻，且具有较低的阻抗，这样电路才能在串联谐振状态下工作。在这种状态下，振荡频率与石英晶体的串联谐振频率 f_s 相匹配，从而赋予了振荡电路极高的频率稳定性。

通过调整可调电阻 R_W，可以精细地控制反馈信号的强度，确保电路在产生正弦波振荡时满足幅度平衡的条件。这种调整方式对于优化振荡电路的性能至关重要，它允许电路设计者根据具体的应用需求，调整振荡幅度，以实现最佳的工作效果。

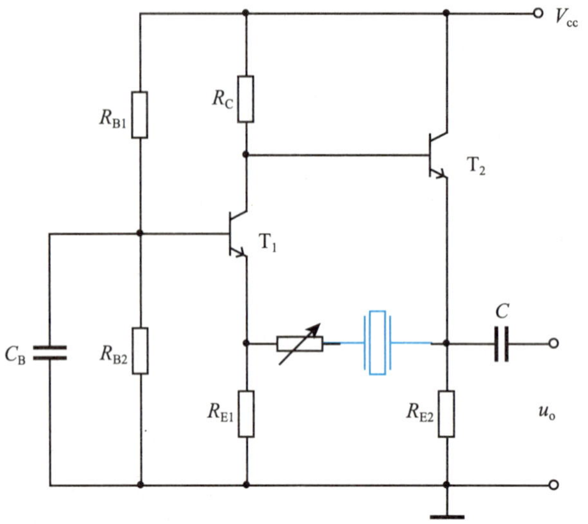

图 6-14 串联型石英晶体振荡电路

▶知识拓展

正弦波振荡电路在医学影像设备中的应用

在医学影像技术领域，正弦波振荡电路的应用正不断拓展其深度与广度。随着医疗设备对成像精度和速度要求的日益提高，正弦波振荡电路的设计和优化变得尤为关键。当前，这些电路不仅用于超声成像和核磁共振成像设备中，提供稳定的频率信号以确保图像的清晰度和准确性，还在如正电子发射断层扫描(PET)和 CT 等影像技术中发挥着重要作用。未来，随着纳米技术和生物兼容性材料的发展，正弦波振荡电路将实现更高的集成度和更优的性能，从而推动医学影像设备向更小型化、更高效、更低成本的方向发展。

—• 考试知识点总结 •—

—• 本章小结 •—

—• 协和云课堂…… 拓展练习及参考答案 •—

（吴义满）

第七章　直流电源

教学课件

学习目标

素质目标

（1）树立严谨的科学态度和务实的工作作风。

（2）认真对待每一个参数和环节，确保电路的稳定性和可靠性。

知识目标

（1）掌握：稳压电源的组成及各部分的作用；串联稳压电源的稳压原理；集成三端稳压电源的命名和应用；可控硅整流电路的工作原理。

（2）熟悉：单相半波、全波和桥式整流电路的结构、工作原理和滤波电路的工作原理，并能估算直流输出电压的大小。

能力目标

（1）具备电路设计和分析的能力，能够根据需求设计出合理的直流电源电路，并对其进行性能分析和优化。

（2）能够独立进行直流稳压电路的搭建和调试，对实验结果进行分析，并提出改进方案，解决在实际操作中遇到的问题。

案例导入

【案例】

在医疗急救领域，心电监护仪是一种至关重要的诊断和监测工具，它通过对患者心脏电活动的实时监测来提供关键的健康信息。这项技术的稳定运行依赖于可靠的直流电源。

在一个紧张的急救病房中，一名危重患者连接着心电监护仪，医生和护士们密切关注着屏幕上显示的心电图波形。这台心电监护仪的供电电压为将交流电网 220V 的电压经过直流电源电路模块转换而得到的直流电压。直流电源电路模块必须能够提供持续稳定的输出电压和电流，在电网电压波动、负载和温度变化时仍然输出稳定的直流电压，具备良好的抗干扰能力，以确保心电监护仪的正常运行。

【问题】

在设计一款用于医疗急救设备的心电监护仪时，其中直流电源部分设计需要考虑哪些因素，设计哪些模块以确保输出的电压和电流满足心电监护仪的严格需求？

·核心知识拆解·

直流稳压电源在电子设备中，尤其是医学影像设备中起着至关重要的作用，医学影像设备如超声成像、磁共振成像等对电源的稳定性和准确性要求极高，直流稳压电源为这些设备提供稳定的直流供电，确保设备的正常运行和图像质量。利用电网交流电源转换为直流电源的方式经济实用且能提供多种电压、较大输出功率，满足医学影像设备的严格要求。深入理解和掌握直流稳压电源的工作原理和应用，对于提高医学影像设备的性能和保障患者安全具有重要意义。

组成直流稳压电源的结构可以用图 7-1 表示，它由电源变压器、整流、滤波和稳压电路四部分组成。

微课：直流电源电路简介

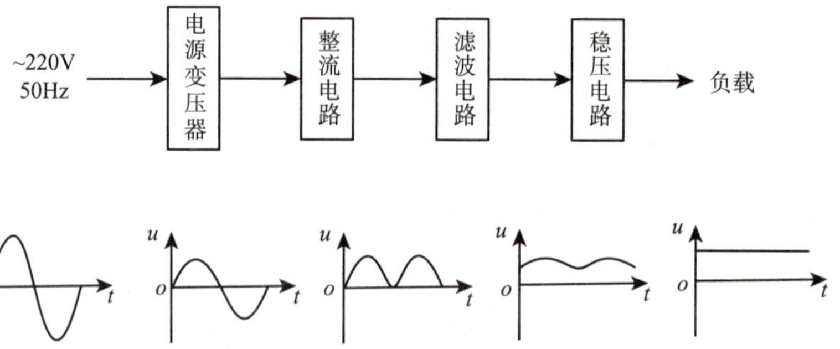

图 7-1　直流稳压电源的结构及其稳压过程

1. 电源变压器　根据负载对电压的要求，把交流电网的 220V 电压转换为所需的电压值，以适配后续电路用电需求。

2. 整流电路　借助二极管的单向导电性，将经过变压器转换的交流电压转换为单向的脉动电压，从而实现交流电向直流电的转变。

3. 滤波电路　将整流电路的输出电压中的交流成分滤除，使直流电压中的谐波分量降低、脉动成分减少。

4. 稳压电路　在电网电压出现波动或者负载发生改变时，使输出的直流电压维持稳定。

第一节　整流电路

整流电路的作用是把交流电转换为单方向脉冲直流电，由第四章内容可知，二极管的单向导电性可以完成这一任务。因此，在整流电路中二极管是构成电路的核心元件。在小功率整流电路即功率为 1kW 以下的整流电路中，较为常见的有半波、全波、桥式和倍压整流电路，在本节中将重点讨论半波和桥式两种整流电路。分析整流电路时，为简便起见，本节中的二极管均采用理想模型，即二极管的正向导通电阻为零，外加反向电压截止。

微课：单相半波整流电路

一、单相半波整流电路

（一）电路工作原理

单相半波整流是最简单的一种整流电路，它由电源变压器、整流二极管和负载电路构成，其电路如图 7-2 所示。

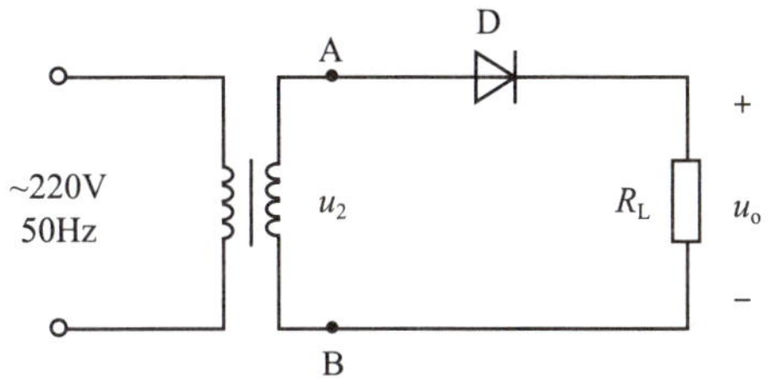

图 7-2　单相半波整流电路

设变压器的副边电压有效值为 U_2，其瞬时值为

$$u_2 = \sqrt{2}U_2\sin\omega t \qquad \text{（式 7-1）}$$

在正弦交流电压 u_2 的正半周，A 点为正，B 点为负，二极管处于外加正向电压，所以此时二极管导通。电流由 A 点流出，流经二极管 D 和负载电阻 R_L，最后流入 B 点，理想状态下二极管的管压降为 0，所以 $u_0=u_2=\sqrt{2}U_2\sin\omega t$。在 u_2 的负半周，B 点为正，A 点为负，二极管处于外加反向电压，因而二极管此时处于截止状态，负载 R_L 上没有电流通过，$u_o=0$。也就是说，负载电阻只有在正半周期时有电压电流通过，负半周无电流通过，即负载 R_L 上的电压和电流都具有单一方向脉动的特性，因此称为半波整流。半波整流的波形图如图 7-3 所示。

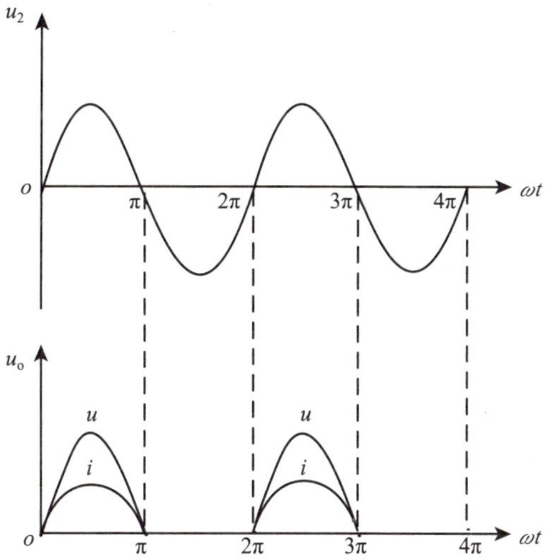

图 7-3　单相半波整流电路波形图

（二）主要参数

对整流电路进行分析时，要关注整流电路输出电压平均值、输出电流平均值和脉动系数三项指标，以便定量分析输出波形脉动的情况，此外还要考虑管电流的平均值和它所承受的最大反向电压，以此来选择合适的二极管进行整流。

1. 输出电压平均值 输出直流电压就是指负载电阻 R_L 上的瞬时电压在一个周期内的平均值 U_o。从图 7-3 波形图可知，对于单相半波整流电路，当 $\omega t=0\sim\pi$ 时，$u_o=\sqrt{2}U_2\sin\omega t$；当 $\omega t=\pi\sim2\pi$ 时，$u_o=0$。所以，输出的直流电压 U_o 为将 u_o 在 $0\sim\pi$ 的电压平均在 $\pi\sim2\pi$ 时间间隔中，如图 7-4 所示，U_o 可求解如下

$$U_o=\frac{1}{2\pi}\int_0^{2\pi}u_o\mathrm{d}(\omega t)=\frac{1}{2\pi}\int_0^{\pi}\sqrt{2}U_2\sin\omega t\mathrm{d}(\omega t)$$

$$U_o=\frac{\sqrt{2}U_2}{\pi}\approx0.45U_2 \quad \text{（式 7-2）}$$

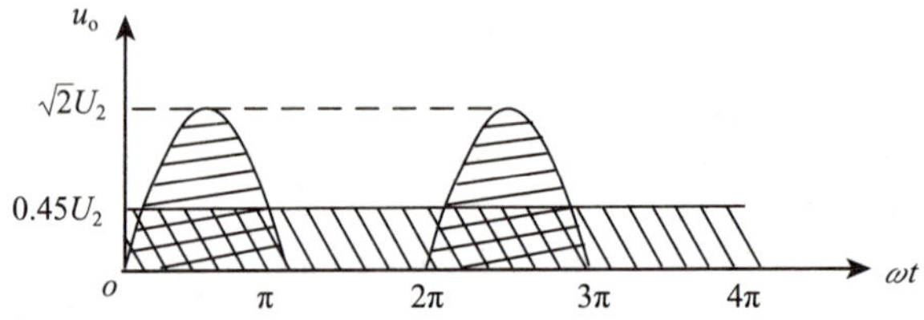

图 7-4 单相半波整流电路的输出电压平均值

2. 输出电流平均值 输出电流平均值为

$$I_o=\frac{0.45U_2}{R_L} \quad \text{（式 7-3）}$$

3. 脉动系数 整流电路输出电压的脉动系数 S 为整流电路输出电压的基波峰值 U_{O1M} 与输出电压平均值 U_o 之比，即

$$S=\frac{U_{O1M}}{U_o} \quad \text{（式 7-4）}$$

从上式中可看出脉动系数 S 的值越大，输出电压的脉动越大。

由于半波整流电路输出电压 u_o 的周期与输入电压 u_2 相同，即频率相同，都为 50Hz。通过对谐波进行分析，有 $U_{O1M}=U_2/\sqrt{2}$，所以可求得半波整流电路的输出电压的脉动系数

$$S=\frac{U_2/\sqrt{2}}{\sqrt{2}U_2/\pi}=\frac{\pi}{2}\approx1.57 \quad \text{（式 7-5）}$$

结果峰值约为平均值的 1.57 倍，说明半波整流电路的输出电压脉动较大。

4. 二极管正向电流平均值 在单相半波整流电路中，二极管的正向平均电流等于负载电流平均值，即

$$I_{D(AV)}=I_o\frac{0.45U_2}{R_L} \quad \text{（式 7-6）}$$

5. 二极管承受的最大反向电压 二极管承受的最大反向电压等于变压器副边输出的电压峰值，即

$$U_{Rm}=\sqrt{2}U_2 \quad \text{（式 7-7）}$$

微课：单相桥式整流电路

二、单相桥式整流电路

如前所述，半波整流电路中电源电压只有半个周期得到输出，并且得到的整流输出电压脉动成分较大。因此，为克服单相半波整流电路的缺点，实用电路中常采用单相全波整流电路，其中最常用的为单相桥式整流电路。

（一）电路工作原理

如图 7-5 所示，单相桥式整流电路的结构由四个二极管组成，接为电桥形式，所以称之为桥式整流电路。图 7-5（b）为简化画法。

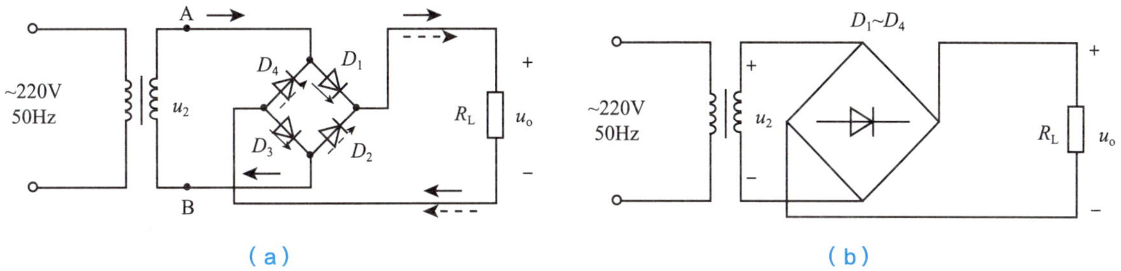

图 7-5 单相桥式整流电路

（a）单相桥式整流电路结构；（b）单相桥式整流电路简化画法

在图 7-5（a）中，设电源变压器副边电压为 $u_2=\sqrt{2}U_2\sin\omega t$。在 u_2 处于正半周时，A 为“+”、B 为“−”，二极管 D_1 和 D_3 两端为正向电压而导通，D_2 和 D_4 两端为反向电压而截止，电流通路如图 7-5（a）中实线箭头所示，由 A 点流出，经 D_1、R_L、D_3 流入 B 点，此时负载电阻 R_L 上的电压为变压器的副边电压，$u_o=u_2$，波形为图 7-6（b）中 $0\sim\pi$ 时间间隔中波形 u_{o1}。在 u_2 处于负半周时，A 为“−”、B 为“+”，二极管 D_2 和 D_4 因承受正向电压而导通，D_1 和 D_3 因承受反向电压而截止，电流通路如图 7-5 中虚线箭头所示，由 B 点流出，经 D_2、R_L、D_4 流入 A 点，此时负载电阻 R_L 上的电压 $u_o=-u_2$，波形为图 7-6（b）中 $\pi\sim2\pi$ 时间间隔中波形 u_{o2}。由此可见，D_1、D_2 和 D_3、D_4 两对二极管在 u_2 整个周期中交替导通和截止，使得负载电阻 R_L 上在整个周期内都有电流通过，且电流方向不变，因此负载 R_L 可以得到单方向脉动的直流电压和电流，如图 7-6（b）所示。

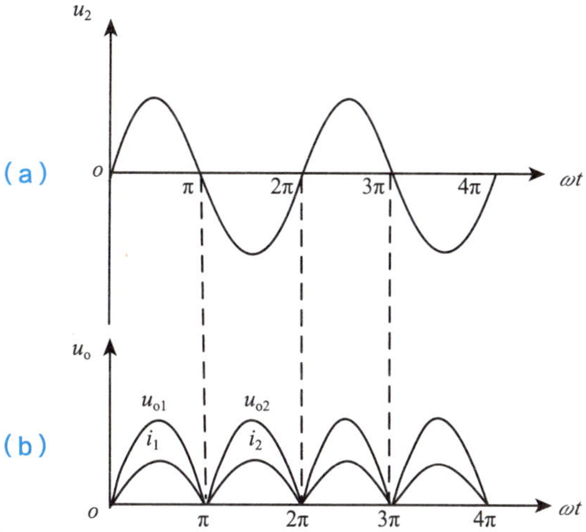

图 7-6 单相桥式整流电路的波形图

（a）电源变压器副边电压 u_2 波形图；

（b）负载电阻 R_L 上的电压 u_o 波形图

（二）主要参数计算

1. 输出电压平均值 对输出电压平均值进行求解

$$U_o=\frac{1}{\pi}\int_0^{\pi}u_o\mathrm{d}(\omega t)=\frac{1}{\pi}\int_0^{\pi}\sqrt{2}U_2\sin\omega t\mathrm{d}(\omega t)=\frac{2\sqrt{2}U_2}{\pi}\approx 0.9U_2 \qquad \text{（式 7-8）}$$

从上式可得桥式整流电路的输出电压平均值是半波整流电路的两倍，这是因为桥式整流电路为全波整流电路，与半波整流电路相比 u_2 的负半周也得到了利用。

2. 输出电流平均值 对负载电阻 R_L 上的电流平均值进行求解

$$I_o=\frac{U_o}{R_L}\approx\frac{0.9U_2}{R} \qquad \text{（式 7-9）}$$

在变压器副边电压和负载电阻两个条件都相同的情况下，桥式整流电路输出电流的平均值是半波整流电路的两倍。

3. 脉动系数 桥式整流电路的基波 U_{O1M} 角频率是 u_2 的 2 倍，u_2 频率为 50Hz，即 U_{O1M} 频率为 100Hz，$U_{O1M}=\frac{2}{3}\times 2\sqrt{2}U_2/\pi$，所以脉动系数 S 为

$$S=\frac{U_{O1M}}{U_o}=\frac{2}{3}\approx 0.67 \qquad \text{（式 7-10）}$$

由此可见，桥式整流电路的输出电压脉动比半波整流电路小得多。

4. 二极管正向电流平均值 因为桥式整流电路的每个二极管导通时间均为半个周期，所以每个二极管的平均电流都是负载电阻电流的平均值的一半，即

$$I_{D(AV)}=\frac{1}{2}I_o \qquad \text{（式 7-11）}$$

5. 二极管承受的最大反向电压 假设 u_2 处于正半周，二极管 D_1 和 D_3 因承受正向电压而导通，可视为短路，由于此时 D_2 和 D_4 等效为并联在变压器副边，所以每个二极管承受的最高反向电压就是变压器副边电压的最大值，因此 U_{Rm} 为

$$U_{Rm}=\sqrt{2}U_2 \qquad \text{（式 7-12）}$$

在相同的变压器副边输出电压下，与半波整流电路相比，单相桥式整流电路对二极管的参数要求是一样的，并且还具有输出电压高、脉动小、工作效率高等优点，因此被广泛应用在直流电源整流环节中。在实际医疗设备产品开发生产中，设计整流电路时可根据二极管正向电流平均值 $I_{D(AV)}$ 和最大反向电压 U_{Rm} 等参数来选择二极管的型号。此外，为保证二极管在工作中的安全可靠性，一般在选管时应留有一定余量。

▶知识拓展

整流电路在 X 线机中的应用

整流电路在 X 线机的应用中是非常重要的，通常使用单相全波整流电路来为 X 线管提供直流电源，还可以通过控制电压和电流的大小来控制 X 线的强度和质量。在单相全波整流电路中，通常使用四个二极管和一个变压器来实现整流。当变压器处于正半周时，电流通过其中两个二极管，再经过 X 线管，然后回到变压器的负极。同时，另外两个二极管也参与导电形成回路。

在这个过程中，X 线管的阴极被设置为负，而阳极被设置为正，产生 X 线。当变压器处于负半周时，电流通过二极管再次经过 X 线管，然后回到变压器的正极形成回路。在这个过程中，X 线管的阴极和阳极的极性与正半周时相反，但仍然可以产生 X 线。

在确保 X 线机正常工作时，还需要结合其他电路和元件来实现完整的电源系统，确保电源的稳定性和安全性。电源电路还需要包括滤波电路、稳压电路、保护电路等，以确保电源的稳定性和安全性。在设计 X 线机时，需要根据具体的应用需求来选择合适的单相全波整流电路和其他电路元件，以实现最佳的 X 线成像效果。

第二节　滤波电路

整流电路的输出电压方向虽然单一，但仍然含有较多的交流成分，这对于大多数精密且需要稳定工作的医学影像设备而言是不允许的，因此还需利用滤波电路来滤除脉动电压中的交流成分。这里要注意的是，对比用于信号处理的滤波电路，直流电源中滤波电路的显著特点是均采用无源电路，由电抗元件组成。由于电容器两端的电压有不能跃变及流过电感元件的电流不能跃变的特点，因此可以将它们与负载电阻分别进行并联和串联，这样就得到了电容滤波电路、电感滤波电路和 π 型滤波电路等，在本节内容中将对这三种滤波电路依次进行介绍。

一、电容滤波电路

微课：电容滤波电路

（一）电路结构及工作原理

1. 电路结构　电容滤波电路是最常见、最简单的滤波电路。将一个电容与整流电路输出端的负载电阻 R_L 进行并联，即可构成电容滤波电路，如图 7-7（a）所示。电容滤波电路利用了电容的充、放电作用，使得输出电压趋于平滑。

2. 电路工作原理　当变压器副边电压 u_2 处于正半周并且大于电容两端电压 u_c 时，二极管 D_1 和 D_3 导通，电流此时流经负载电阻 R_L，并且对电容 C 进行充电。忽略二极管的导通压降，此时电容两端电压 $u_c=u_2$，对应图 7-7（b）中曲线的 ab 段。电容电压 u_c 随着电源电压 u_2 增加，直到电源电压达到最大值后开始下降，电容 C 此时开始对负载 R_L 放电，电容电压 u_c 开始下降，其趋势与 u_2 大致相同，其波形图对应图 7-7（b）中 bc 段。因为电容按照指数规律放电，所以当 u_2 下降到一定数值时，u_c 下降速度小于 u_2 下降速度，此时电容两端电压 u_c 大于电源电压 u_2，因此二极管 D_1 和 D_3 因承受反向电压而截止，电容继续对负载 R_L 放电，电容电压 u_c 继续按照指数规律缓慢下降，波形图对应图 7-7（b）中 cd 段。

当 u_2 负半周继续变化到大于电容电压 u_c，此时 D_2 和 D_4 因承受正向电压变为导通状态，u_c 再次恢复对电容 C 充电，u_c 又开始随着 u_2 增大，直到 u_2 的峰值又开始下降，下降到一定程度后 D_2 和 D_4 截止，电容对负载放电，u_c 按指数规律下降，放电到一定程度，进入负半周且数值增加到大于 u_c 时，

二极管 D_2 和 D_4 承受正向电压而导通，D_1 和 D_3 又开始导通，以后的过程周而复始。

如图 7-7（b）中的波形图所示，经电容滤波电路滤波后输出的电压脉动明显减小，波形变得平滑，并且电压平均值也有较大提高。

要注意的是，当电容处于充电状态时，回路电阻即为整流电路的内阻，也就是变压器的内阻加二极管的导通电阻，一般这个内阻很小，所以充电的时间常数很小；而在电容放电时，R_L 为回路电阻，此时放电时间常数等于 R_LC，远大于充电的时间常数。因此可见，电路的滤波效果由放电时间决定，即滤波效果直接与负载电阻阻值及电容量有关，电容 C 越大、R_L 的阻值越大，输出的电压脉动越小，波形越平滑，平均值也越大，滤波效果越好。因此电容滤波的电路外特性较差，仅适用负载电阻阻值较大且负载变化不大的场合。

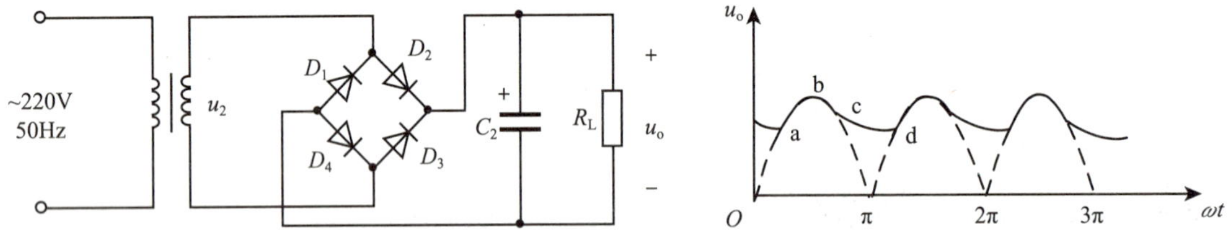

（a）　　（b）

图 7-7　单相桥式整流电容滤波电路

（a）单相桥式整流电容滤波电路结构；（b）单相桥式整流电容滤波电路波形图

（二）参数选择

1. 电容器的选择　电容器滤波时，其平均输出电压取决于电容器的放电时间常数 $\tau=R_LC$，τ 越大，电路的滤波效果越好，因此应选用容量较大的电容器。在实际电路中通常采用电解电容，在实际电路搭建接线时要注意电解电容的正、负极。选择电容容量可参照下式

$$\tau=R_LC\geqslant(3\sim5)\frac{T}{2} \qquad \text{（式 7-13）}$$

其中 T 为交流电源电压的周期，电容的耐压值应大于 $\sqrt{2}U_2$。

根据式 7-13，当电路的时间常数 τ 满足条件时，电路输出电压平均值 U_o 与变压器副边电压有效值 U_2 的关系为

$$U_o=1.1U_2\sim1.4U_2 \qquad \text{（式 7-14）}$$

其系数通常取 1.2。

2. 二极管的选择　在讨论实际电路中的滤波电路工作场景时，电路中会存在开关来控制滤波电路的接入，一般不能控制实际的开关合闸时间，若在合闸前电容器两端电压为零，且恰好在电源电压最大值时合闸，此时将会有很大的冲击电流在电路中产生。另外，加入滤波电路后，整流电路中输出的原本为半个周期的二极管导通时间缩短，时间常数 τ 越大，二极管的导通时间缩短越多，平均输出电压越高，所以在二极管上短时间内流过的电流比未加入滤波时的电流大幅增加。综合以上原因，在选用二极管时，其电流参数应留有较大余量。可参照下式选择二极管

$$I_{Fm}\geqslant(2\sim3)\frac{U_o}{R_L} \qquad \text{（式 7-15）}$$

例 7-1　如图 7-7（a）所示，在单相桥式整流和电容滤波电路中，已知交流电压频率 $f=50\text{Hz}$，负载电阻 $R_L=250\Omega$，若要使得输出直流电压 $U_o=10\text{V}$，那么如何选择整流二极管 D 的参数？滤波电容 C 的参数又如何选择？

解：（1）流过二极管的平均电流为

$$I_D=\frac{I_D}{2}=\frac{1}{2}\times\frac{U_o}{R_L}=\frac{1}{2}\times\frac{10}{250}=20\text{mA}$$

二极管的最高反向电压

$$U_{Rm}=\sqrt{2}U_2=\sqrt{2}\frac{U_o}{1.2}=\sqrt{2}\frac{10}{1.2}=11.79\text{V}$$

由于采用电容滤波，因此二极管的最大整流电流 I_{Fm} 应选大一些，可选用 1N4001 作为整流元件，它的最大整流电流 I_{Fm} 为 1A，最高反向工作电压 U_{Rm} 为 50V。

（2）根据式 7-13，取 $\tau=4T/2$，则

$$\tau=R_LC=4\times\frac{T}{2}=4\times0.01=0.04\text{s}$$

$$C=\frac{0.04}{300}=133.3\mu\text{F}$$

所以可以选择电容量 $C=150\mu\text{F}$ 的电容作为滤波元件。

二、电感滤波电路

如图 7-8 所示即为电感滤波电路，将电感 L 和负载进行串联接入到电路中即构成电感滤波电路。当流过电感线圈的电流大小发生变化时，电感线圈中会产生自感电动势来阻止电流变化，由于电感的以上特性，当通过电感线圈的电流增大时，电感线圈产生的自感电动势与电流方向相反，以阻遏电流的增加，同时一部分电能也被转化成磁场能存储于电感之中；而当流经电感线圈的电流减小时，产生的自感电动势与电流方向相同，以阻遏电流减小，同时其中存储的能量将被释放以补偿电流的减小。由此可见，使用电感滤波可以减小负载上的电流及电压脉动，得到更加平滑的波形，同时也使得整流二极管导通角增大。电感滤波电路具备良好的外特性，因此，电感滤波电路常常被用在大功率滤波电路中。但是要注意其缺点为由于要使用电感量足够大的电感线圈，一般会采用带有铁心的电感线圈，这就使得电路体积较大，容易产生电磁干扰，很多场景使用不便。一般电感滤波电路只适用于低电压大电流的场景中。

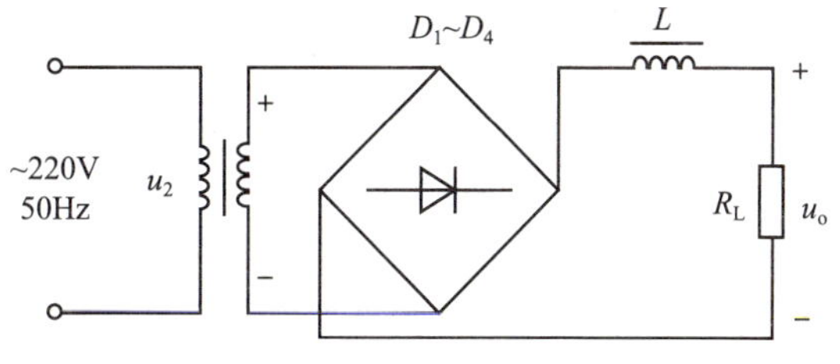

图 7-8　单相桥式整流电感滤波电路

三、π 型滤波电路

当单独使用电容或电感进行滤波的效果达不到要求时，通常采用复式滤波电路来进一步提高滤波效果。在滤波电路中电容和电感是核心元件，可利用两者对直流量和交流量呈现不同电抗的特点，只要合理接入电路就可以达到滤波目的。

在负载电流数值较小的条件下，可采用 $RC\pi$ 型滤波电路进行滤波，其结构如图 7-9 所示。电压经过第一个电容 C_1 滤波后，其中仍然含有直流分量和交流分量。此电路中的电阻 R 和电容 C 可以构成低通电路进一波滤波，电阻 R 两侧得到信号中大部分的交流分量，从而使得输出电压中的交流分量减小。要注意的是，虽然 R 越大滤波效果越好，但由于电阻 R 的存在会使输出的直流电压降低，就需要通过增加变压器副边的电压 U 来得到与电容滤波相同大小的输出电压，但显然，这样一来也会使得电路的消耗增加。

当负载电流比较大时，可以使用 $LC\pi$ 型滤波电路来克服上述电路缺点，$LC\pi$ 型滤波电路结构如图 7-10 所示，由于直流流经电感时的感抗很小，而交流信号在流经电感时感抗很大，所以 $LC\pi$ 型滤波电路的滤波效果更佳。

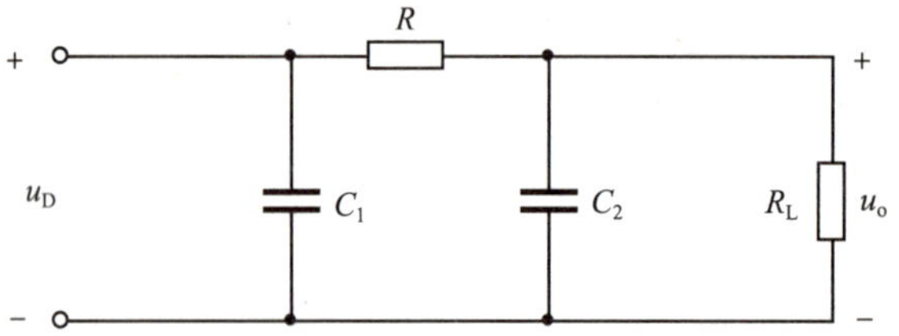

图 7-9　$RC\pi$ 型滤波电路

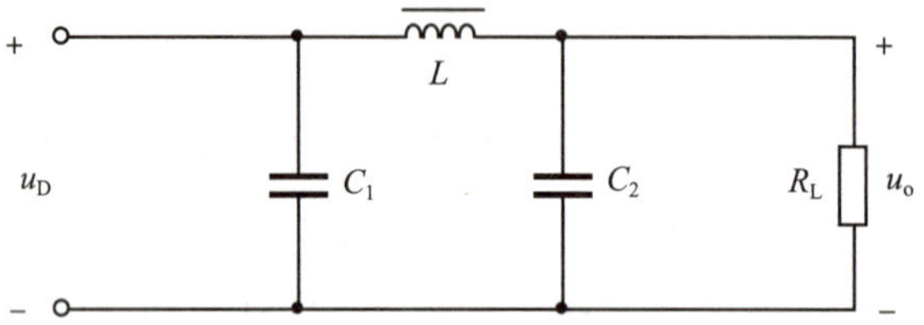

图 7-10　$LC\pi$ 型滤波电路

▶知识拓展

滤波器在医疗设备中的重要应用

在医疗设备中有大量的电力电子元器件，这些设备在工作时会产生大量谐波，造成污染。比如，MRI 工作时会通过生成射频脉冲和交变磁场来产生核磁共振，而射频脉冲和交变磁场都会带来谐波污染；X 线机中高压整流器的整流桥工作时也会产生较大谐波，而且 X 线机为瞬时性负荷，工作时电压可达几十千伏，变压器的原边将增加 60~70kW 的瞬时负荷，也会增加电网谐波。因此，需要使用滤波器来进行谐波的处理，目前常用的交流滤波装置有无源滤波装置、有源滤波器两种。其中，无源滤波装置又称 LC 滤波装置，是利用 LC 谐振原理，人为地造成一条串联谐振支路，为准备滤除的特定次数谐波提供阻抗极低的通道，使之不注入电网。无源滤波装置的特点为结构简单，吸收谐波效果较明显，仅限于滤除固有频率的谐波。

第三节　稳压电路

电压信号经过整流滤波后可以对要求不高的直流电路进行供电，但相较于理想的直流电源依然有差距。主要体现在两个方面：其一，由于变压器副边电压有效值决定了输出电压的平均值，如果电网电压出现波动，输出电压平均值必然会随之产生波动；其二，由于整流滤波电路存在内阻，若负载电阻发生变化，内阻上的分压会对应产生变化，所以必然导致输出电压平均值会对应产生与之相反的变化。当负载电阻减小，会导致流经负载的电流增大，随之导致内阻上的电流增大，内阻两端压降必然增大，最终导致输出电压平均值相应减小。由此可见，只经过整流和滤波的电路输出电压会受电网电压的波动和负载电阻的变化影响而产生波动。因此为了获得更理想的直流电压，需要对电路电压进一步稳定，在整流滤波电路后加入稳压环节，以保证在交流电源电压波动或者在负载变化时，直流电源稳压电路均能输出稳定的直流电压。

一、稳压管稳压电路

微课：稳压管稳压电路结构

由稳压二极管 D_Z 和限流电阻 R_L 所组成的稳压电路是一种最简单的直流稳压电路。如图 7-11 虚线框中所示，其中稳压管与负载电阻 R_L 并联，因此也称之为并联型稳压电路。其输入电压 U_I 为整流滤波后输出的电压，由于稳压管与负载电阻 R_L 并联，R_L 上的输出电压 U_o 为稳压管的稳定电压 U_Z。

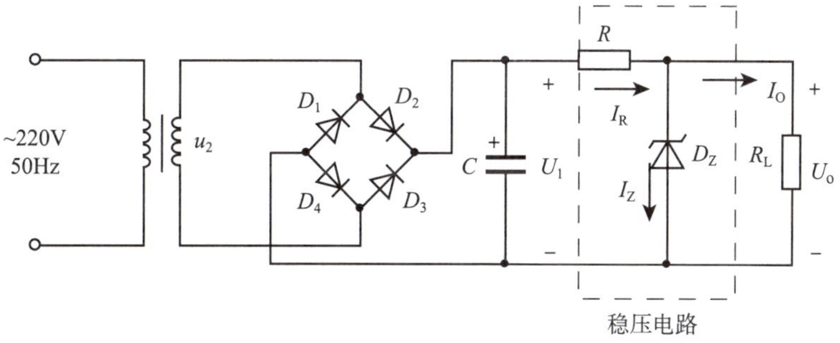

图 7-11　稳压管稳压电路

（一）电路工作原理

微课：稳压管稳压电路工作原理

从图 7-12 中可以看出，当稳压管工作在反向击穿区，此时流过稳压管的电流变化很大，只要满足 $I_Z \leqslant I_{D_Z} \leqslant I_{Zmax}$，稳压管两端电压变化很小，即输出电压 U_O 基本稳定。

电路中的电压电流将满足以下两个方程

$$U_O = U_Z = U_I - I_R R \qquad (式 7-16)$$

$$I_R = I_Z + I_O \qquad (式 7-17)$$

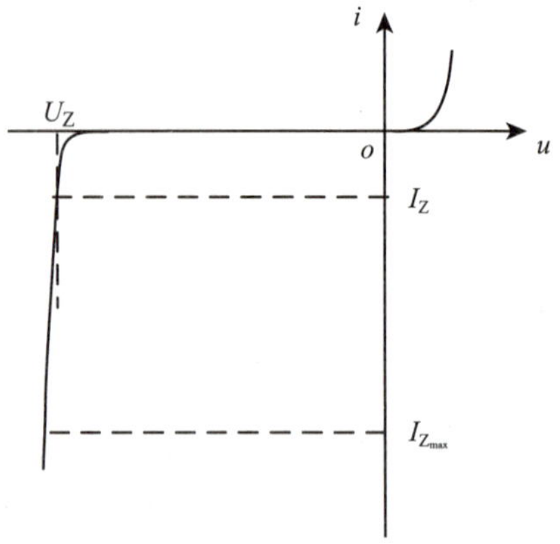

图 7-12 稳压管的伏安特性曲线

现就电源电压波动和负载电阻变化两种情况对应的并联稳压电路的稳压过程分别进行介绍。

1. 电源电压波动 即条件为负载电阻不变，U_I 增加。U_I 增加会引起 U_O 即 U_Z 的增加，由于稳压管的反向击穿特性，即便 U_Z 变化很微弱也将使得稳压管上的电流 I_Z 产生较大的变化，所以此时 I_Z 将会显著增大，使得流过调节电阻的电流 I_R 显著增大，调节电阻 R 两端的电压压降增大，因此 U_O（U_Z）减小，抵消了前面 U_O（U_Z）的增加量，使得 U_O（U_Z）基本保持不变，达到稳压效果。

2. 负载电阻变化 设输入电压不变，R_L 减小。R_L 减小也就使得负载的分压能力变小，使得输出电压 U_O（U_Z）减小，这个变化会使得流过稳压管的电流 I_Z 随之明显减小，因此流过调节电阻的电流 I_R 也减小，使得调节电阻 R 两端的电压压降减小，U_I 不变，所以使得 U_O（U_Z）增大，与前面的减小量相抵消，即 U_O（U_Z）数值维持了稳定。

在实际电路工作过程中，以上两种情况可能会同时存在。但无论如何，并联稳压电路的稳压过程可以总结为：不论何种原因使得输出电压发生变化，均会使得稳压管中流过的电流随之发生较大的变化，最终使得流过调节电阻 R 的电流也会产生较大的变化，也就是说调节电阻可以通过调节自身两端的电压压降来补偿电压变化，使得最终的输出电压基本保持不变。综上所述，调节电阻 R 是必不可少的元件，既可以限制稳压管中的电流又与稳压管一起工作达到稳压的目的。因此，一般情况下，电路中若存在稳压管，则必然有与之对应的调节电阻。

因为稳压管稳压电路结构简单，应用比较广泛，但是它的输出电压不可调节，且输出电流较小，稳压精度不高，所以一般应用在稳压要求不高且负载电流较小的电路中。

（二）稳压性能指标计算

对于任何稳压电路，均可通过稳压系数 S_r 和输出电阻 R_o 来描述其稳压性能。将图 7-11 中的稳压管用等效电阻 r_Z 替代，可以得到稳压管稳压电路的等效电路，如图 7-13 所示。

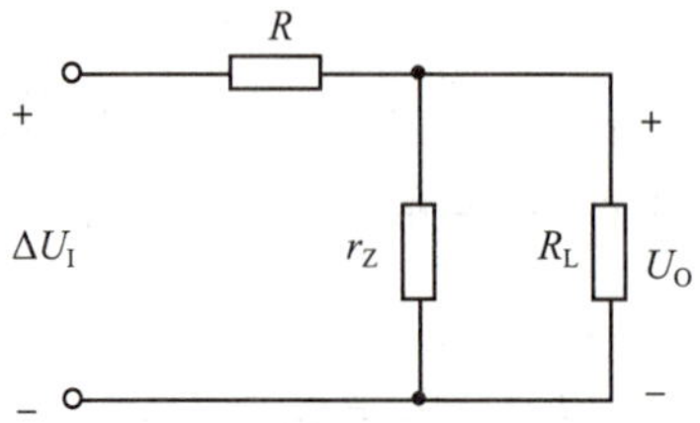

图 7-13 稳压管稳压电路的交流等效电路

1. 稳压系数 S_r 负载和环境温度不变的条件下，稳压电路输出电压相对变化量与其输入电压相对变化量之比即为稳压系数 S_r，即

$$S_r = \left.\frac{\dfrac{\Delta U_O}{U_O}}{\dfrac{\Delta U_I}{U_I}}\right|_{R_L=\text{常数}} \quad (式 7-18)$$

式中 U_I 为稳压电路的输入电压，即 U_I 为整流和滤波电路的输出电压，根据前述可知，U_I 与电网电压成比例关系。因此，稳压系数 S_r 可以反映稳压电路在电网电压波动时对输出电压的影响程度，稳压系数 S_r 的值越小，则电网电压波动对输出电压的影响越小，稳压电路的稳压性能越好。

2. 稳压电路的输出电阻 R_o 稳压电路的输出电阻 R_o 是指在输入电压和环境温度不变时，稳压电路的输出电压的变化量和输出电流的变化量之比，即

$$R_o = \left.\frac{\Delta U_O}{\Delta U_I}\right|_{U_I=\text{常数}} \quad (式 7-19)$$

R_o 反映了负载电阻的变化对稳压电路的影响程度，其值越小越好。

此外，其他的性能指标还有温度系数、波纹电压等，此处不再详细介绍。

（三）电路元件选择

1. 稳压管的选择和输入电压的选择

根据图 7-11，稳压管的击穿电压即稳压电路的输出电压，即 $U_Z=U_O$。稳压电路输出电流的变化范围可以根据负载电阻的变化范围求出，为了保证电路可靠性，一般稳压管的电流变化范围应大于输出电流的变化范围。因此稳压管电流选取范围

$$I_{Zmax} \geqslant (2 \sim 3) I_{Omax} \quad (式 7-20)$$

根据以上两个参数即可选择合适的稳压管。

由于 $U_I=U_O+I_R R$，因此选择稳压管的输入电压值 U_I 应大于输出电压 U_O，为了有更好的稳压特性，需要使得 R 上有一定的电压调节余量，所以 U_I 可取范围

$$U_I = (2 \sim 3) U_O \quad (式 7-21)$$

2. 调节电阻 R 的选择 调节电阻两端的电压是根据流过稳压管的电流 I_Z 的变化进行调整的，为了使得稳压电路可以正常工作，必须保证在输入电压和负载电阻变化时，稳压管中的最小电流应大于稳压管的最小稳定电流 I_Z，最大电流应小于稳压管的最大稳定电流 I_{Zmax}，即

$$I_Z \leqslant I_{D_Z} \leqslant I_{Zmax} \quad (式 7-22)$$

由于 $I_Z=I_R-I_O$，调节电阻 R 的选择应满足以下两个极端情况：

（1）输入电压最低而负载电阻最小，此时输出电流 $I_O=U_Z/R_L$ 为最大值，需要确保流过稳压管的电流 I_Z 不小于稳压管工作电流最小值 I_{Zmin}

$$\frac{U_{Imin} - U_Z}{R} - I_{Omax} \geqslant I_{Zmin} \quad (式 7-23)$$

即

$$R \leqslant \frac{U_{Imin} - U_Z}{I_{Omax} + I_{Zmin}} \quad (式 7-24)$$

（2）当输入电压最高而负载电阻最大，此时输出电流 $I_O=U_Z/R_L$ 为最大值，需要确保流过稳压管

的电流 I_Z 不大于稳压管工作电流最大值 I_{Zmax}

$$\frac{U_{Imax}-U_Z}{R}-I_{Omin} \leqslant I_{Zmax} \quad （式 7\text{-}25）$$

即

$$R \geqslant \frac{U_{Imax}-U_Z}{I_{Omin}+I_{Zmax}} \quad （式 7\text{-}26）$$

因此调节电阻 R 的取值范围为

$$\frac{U_{Imax}-U_Z}{I_{Omin}+I_{Zmax}} \leqslant R \leqslant \frac{U_{Imin}-U_Z}{I_{Omax}+I_{Zmin}} \quad （式 7\text{-}27）$$

二、串联型稳压电路

微课：串联型稳压电路

串联型稳压电路在稳压管稳压电路的基础上，加入了晶体管，利用其电流放大作用来增大负载电流。同时在电路中引入深度电压负反馈使得电路输出电压稳定，并且可以通过改变反馈网络参数使得输出电压可调。

（一）电路工作原理

1. 串联稳压原理 串联稳压原理如图 7-14 所示，图中 R 为可调电阻。当 U_I 增加或负载电阻 R_L 增大时，可以通过增加可调电阻 R 来使得输出电压保持不变；反之，当 U_I 减小或负载电阻 R_L 减小时，可以使可调电阻 R 减小使得输出电压保持不变。用上述原理进行稳压的电路称为串联稳压电路。

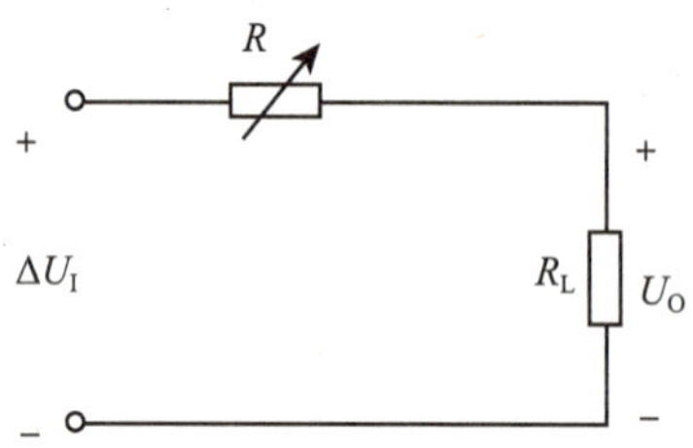

图 7-14 串联稳压原理图

晶体管在线性放大区工作时，集电极-发射极之间的电压 U_{CE} 和集电极电流 I_C 受到基极电流 I_B 的控制。当 I_B 电流增大，I_C 也随之增大，U_{CE} 下降，集-射间等效电阻减小；反之当 I_B 电流减小，I_C 随之减小，U_{CE} 增大，集-射间等效电阻增大。由此可见，晶体管具有可变电阻的特性。通常在串联稳压电路中加入晶体管，以起到前述可调电阻 R 的作用，因此晶体管也称为调整管，是串联稳压电路的核心元件。

微课：常见串联型稳压电路

2. 常见串联型稳压电路稳压原理 如图 7-15 所示为一常见串联型稳压电路，其中 T 为调整管，以射极输出器的形式接入电路。射极输出器属于电压串联负反馈，可以稳定输出电压 U_O；集成运算放大器为比较放大电路部分；电阻 R_1 和稳压管 D_Z 构成基准电压电路；电阻 R_1、R_2 和 R_3 与负载电阻并联，为输出电压的取样电路。串联型稳压电路的基本组成部分即由上述调整管、基准电压电路、取样电路和比较放大电路四部分构成，另外还可加入过载或短路保护环节，以便在稳压电路过载或短路时保护调整管。

其稳压过程为：当输出电压 U_O 由于电网电压波动或负载电阻变化等原因升高（降低），这一变化将被取样电路送到集成运放 A 的反相输入端，反相输入端电压 U_N 与同相输入端电位 U_Z 进行比较放大，引起运放 A 的输出电压，也就是调整管的基极电位降低（升高），因为电路为射极输出结构，所以调整管 T 射极电压也就是电路输出电压 U_O 跟随基极电压降低（升高），与开始 U_O 的升高（降低）相抵消，从而使输出电压保持稳定。过程可简述如下

$$U_O\uparrow\rightarrow U_N\uparrow\rightarrow U_B\downarrow\rightarrow U_O\downarrow$$

或

$$U_O\downarrow\rightarrow U_N\downarrow\rightarrow U_B\uparrow\rightarrow U_O\uparrow$$

可以看出，电路是靠引入的深度电压负反馈来对输出电压进行稳定的。

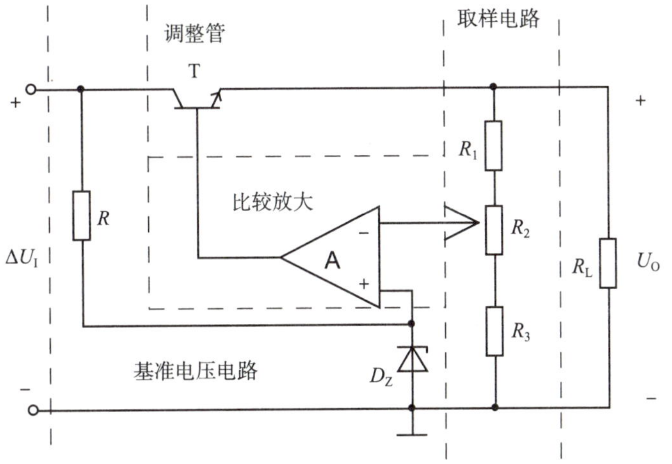

图 7-15 串联稳压电路

（二）输出电压可调范围

在理想运放条件下，$U_N=U_P=U_Z$，滑动变阻器 R_2 滑动到最上端时，输出电压最小，为

$$U_{Omin}=\frac{R_1+R_2+R_3}{R_2+R_3}\cdot U_Z \qquad \text{（式 7-28）}$$

滑动变阻器阻 R_2 滑动到最下端时，输出电压最大，为

$$U_{Omax}=\frac{R_1+R_2+R_3}{R_3}\cdot U_Z \qquad \text{（式 7-29）}$$

若 $R_1=R_2=R_3$，则 $1.5U_Z\leqslant U_O\leqslant 3U_Z$。

（三）调整管的选择

调整管是串联稳压电路的核心元件，调整管在电路中能否安全工作关系到整个电路的正常工作，一般应选择大功率管作为调整管，在选择时应注意调整管的参数要满足以下几点。

1. 流过调整管中的电流 I_{CM}

$$I_{CM}\geqslant I_{Cmax}=I_{Omax}+I \qquad \text{（式 7-30）}$$

上式中 I_{Cmax} 为调整管最大集电极电流，I_{Omax} 为负载电阻的最大额定电流值，I 为采样电路、比较放大电路和基准电路等部分的电流之和。

2. 调整管击穿电压 $U_{(BR)CEO}$

$$U_{(BR)CEO}>U_{CEmax}=U_{Imax} \qquad (式 7-31)$$

上式中 U_{CEmax} 为调整管的最大集-射极电压，U_{Imax} 为输入电压最大值，当电路输出端发生短路时，调整管将会承受全部输入电压，因此击穿电压 $U_{(BR)CEO}$ 要大于输入电压最大值。

3. 调整管最大集电极功耗 P_{CM}

$$P_{CM}>P_{Cmax}=U_{CEmax}I_{Cmax}=U_{Imax}(I_{Omax}+I) \qquad (式 7-32)$$

要注意，在实际选用时，需考虑一定余量，功率较大时还应按手册的规定采取散热措施。

三、集成稳压器

随着集成工艺的日臻完善，集成稳压电器作为一个组件越来越多地使用在直流电源之中。其具备一系列显著优点，如体积小巧、可靠性强、性能指标优良、安装便捷及成本低廉等。

（一）三端电压固定式集成稳压器

三端电压固定式集成稳压器外形及图形符号如图 7-16 所示，这种稳压器只有三个引脚，分别为输入端、输出端和公共端，所以称之为三端集成稳压器。其内部也是串联型稳压电路，并将过载保护电路和启动电路集成在同一芯片上。

根据其输出电压极性，三端集成稳压器分为 W7800 系列（输出正电压）和 W7900 系列（输出负电压）两种，型号后面的两位数字表示输出电压的标称值。如型号为 W7805 的稳压管输出+5V 的电压，W7912 型号稳压管输出-12V 的电压。

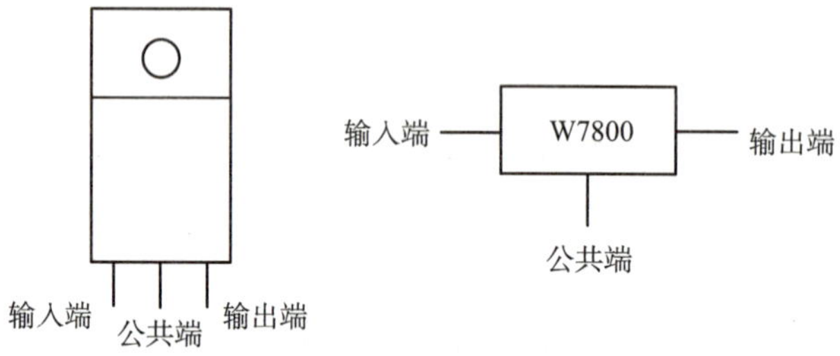

图 7-16　三端集成稳压器的外形和图形符号

三端集成稳压器的实际应用电路如图 7-17 所示，图 7-17（a）为输出正电压电路，图 7-17（b）为可以同时输出正、负两种电压的电路。为防止电路自激，一般在输入端和地之间接入一个 0.33μF 的电容。在输出端和地之间接入一个 0.1μF 的电容，减小输出电压的波动并改善负载的瞬态响应。

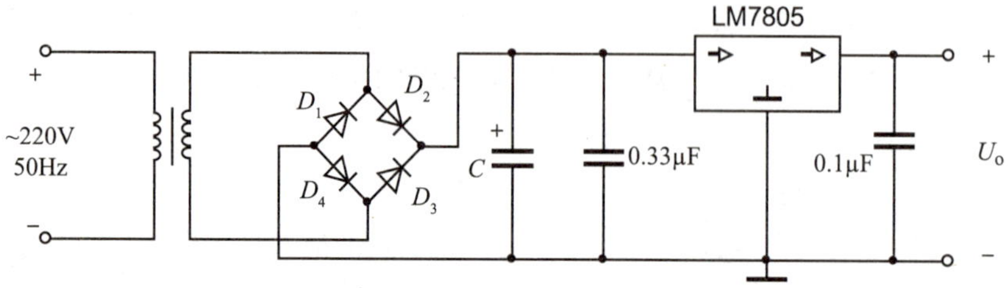

（a）

图 7-17　三端集成稳压器

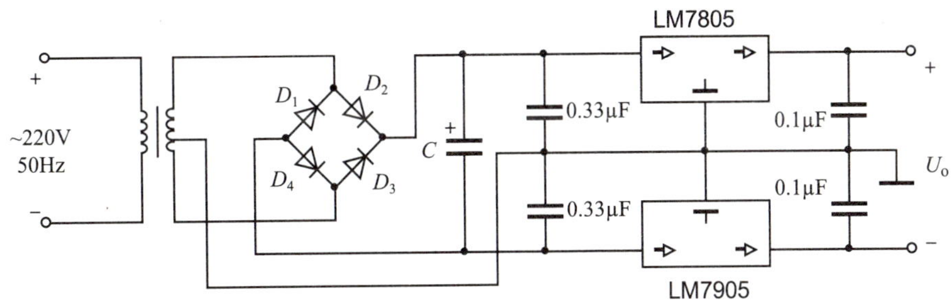

（b）

图 7-17（续图）

（a）三端集成稳压器输出正电压电路；（b）三端集成稳压器同时输出正负电压电路

（二）三端可调集成稳压器

对比三端电压固定式集成稳压器，三端可调集成稳压器没有公共接地端，只有输入端、输出端和电压调整端三个端口。与一般串联型稳压电路一样，其内部引入深度电压负反馈，输出电压稳定，并设有保护电路，工作十分安全。其电压调整范围较宽，以 W117 为例，其输出电压可在 1.2~40V 之间连续可调，典型应用电路如图 7-18 所示。

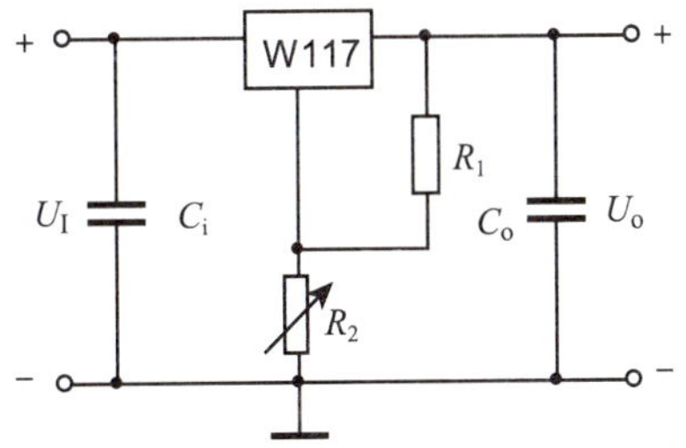

图 7-18 三端可调集成稳压器典型应用电路

其输出电压

$$U_O = (1 + \frac{R_2}{R_1}) U_{REF} \quad \text{（式 7-33）}$$

上式中 U_{REF} 为基准电压，其典型值为 1.25V，R_2 用于调节输出电压。

▶知识拓展

稳压电路在医疗设备中的重要性

稳压电源在医疗设备中扮演着电源守护神的角色，它们通过提供稳定、可靠的电源，确保了医疗设备的安全、可靠运行，保障了医疗服务的质量和患者的安全。有些精密医疗设备对稳定、可靠的电源供应要求极高，如 X 线机、CT、磁共振设备等都需要稳定的电源来保证其正常运行，以避免对患者造成意外伤害。医学影像设备如超声、放射设备等对电源的稳定性要求严格，只有确保了电源的稳定和干净，才能保证影像的清晰度和准确性，从而对病情进行精准诊断。医疗设备在工作过程中往往需要长时间连续工作，对电源的要求更为苛刻。稳压电源可以提供稳定的电压和电流输出，降低设备因电压不稳定而导致的故障风险，提高设备的可靠性和稳定性。一些医疗设备需要存储大量的患者数据和影像资料，稳定的电源可以避免因突然断电而导致数据丢失或损坏，保护重要的医疗信息数据。

第四节　开关稳压电路

本章前述串联型稳压电路中，调整管需要一直工作在线性放大状态，所以又称为线性稳压电路。线性稳压电路具有结构简单、调节方便、输出电压稳定性强、纹波电压小等优点，但是调整管上一直有较大的电流通过，管子功耗很大。所以，线性稳压电路的主要缺点就是效率很低，且发热严重。因此需要安装散热器来解决散热问题，这就使得整个电源设备的体积、重量增大，成本增高。若使调整管工作在开关状态，当其截止时，电流很小，所以调整管的功耗很小；当其饱和时，管压降为饱和管压降，数值很小，所以管耗也很小。这使电路的效率得到了很大程度的提高。在医学影像设备中，直流电源中稳压部分的调整管更多工作在开关状态，这种电路也称为开关型稳压电路。接下来以串联型开关稳压电路为例进行介绍。

一、电路组成及工作原理

串联型开关稳压电路结构如图 7-19 所示，包括调整管及其开关驱动电路（电压比较器）、取样电路（电阻 R_1 和 R_2）、三角波发生电路、基准电压电路、比较放大电路、滤波电路（电感 L、电容 C 和续流二极管 D）等几个部分。

图中 U_I 是经整流滤波之后的输出电压。T 是调整管，在电路中处于开关状态。u_B 是比较放大器 A_2 的输出端电压，显然，也是调整管 T 的基极电压，u_B 可以控制调整管 T 在饱和与截止之间转换，它的值由比较放大器 A_2 的两个输入端 u_{N2} 和 u_{P2} 决定。u_{N2} 是三角波发生器输出的三角波电压。u_{P2} 是比较放大器 A_1 的输出电压，由基准电压 U_{REF} 和 U_{N1} 决定。U_{N1} 是取样电路 R_1 和 R_2 的分压输出，其值反映了负载的电压变化。

当 $u_{P2}>u_{N2}$ 时，u_B 处于高电平，此时调整管 T 饱和导通，其发射极电压 u_E 等于输入电压 U_I，电源通过调整管 T 为负载供电，同时电容 C 充电，电感 L 储存能量，此时二极管 D 两端因承受反向电压而截止。

当 $u_{P2}<u_{N2}$ 时，u_B 处于低电平，调整管 T 由导通变为截止，此前电感中储存的能量通过二极管 D 输入到负载电阻 R_L 所在回路中，使负载电阻 R_L 在调整管 T 截止时仍然有电流通过，所以二极管 D 也称为续流二极管。

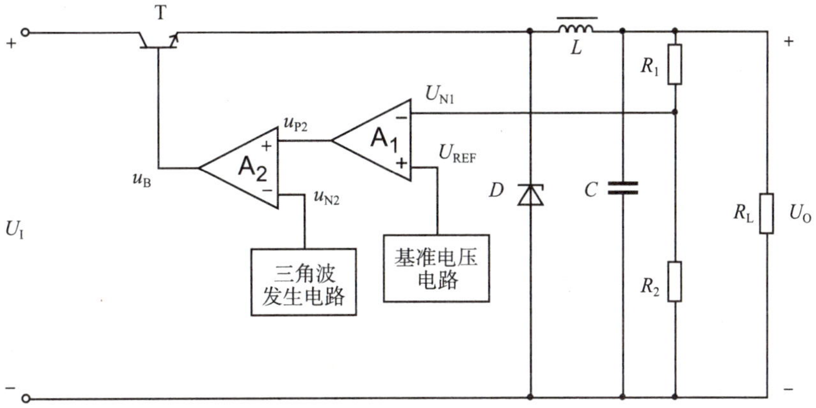

图 7-19 串联型开关稳压电路结构图

二、脉宽调制器组成及其工作原理

脉宽调制器是串联型开关稳压电路中的一个重要的组成部分。下面分别对它的两个部分进行分析。

（一）比较放大器 A_1

当比较放大器 A_1 的同相输入端的基准电压 U_{REF} 等于反相输入端输入的采样电压 U_{N1}，即 $U_{REF}=U_{N1}$ 时，A_1 的输出 $u_{P2}=0$；当 $U_{REF}<U_{N1}$ 时，$u_{P2}>0$；当 $U_{REF}>U_{N1}$ 时，$u_{P2}<0$。其中，$U_{REF}=\frac{R_2}{R_1+R_2}U_O$。

（二）比较放大器 A_2

比较放大器 A_2 的同相输入端输入电压 u_{P2} 为比较放大器 A_1 的输出电压，反相输入端输入 u_{N2} 为三角波发生器的输出电压。当 $u_{P2}<u_{N2}$ 时，输出 u_B 为低电平 u_{BL}；当 $u_{P2}>u_{N2}$ 时，输出 u_B 为高电平 u_{BH}，输出波形如图 7-20 所示。

（三）脉宽调制原理

电路中的元件都为理想元件，无能量损耗，根据能量守恒定律，输出电压 U_O 与输入电压 U_I 的关系

$$U_O \approx \frac{t_{on}}{T} \cdot U_I = qU_I \qquad (式 7\text{-}34)$$

式中，q 为占空比。

从图 7-20 中的输出电压 u_B 的波形可以看出，当 $u_{P2}=0$ 时，比较放大器 A_2 输出电压 u_B 的占空比 q 为

$$q=\frac{T_{on}}{T_{on}+T_{off}}=\frac{T_{on}}{T}=50\% \qquad (式 7\text{-}35)$$

当比较放大器 A_1 的输出电压 $u_{P2}>0$ 时，A_2 的输出电压 u_B 的占空比 $q>50\%$；当比较放大器 A_1 的输出电压 $u_{P2}<0$ 时，A_2 的输出电压 u_B 的占空比 $q<50\%$。

因此，当 $U_{REF}=U_{N1}$ 时，$u_{P2}=0$，u_B 的占空比 $q=50\%$；当 $U_{REF}<U_{N1}$ 时，$u_{P2}>0$，u_B 的占空比 $q>50\%$；当 $U_{REF}>U_{N1}$ 时，$u_{P2}<0$，u_B 的占空比 $q<50\%$。

综上所述，通过调节占空比即可调节输出电压 U_O，串联型开关稳压电路是脉宽调制式（PMW）开关稳压源。

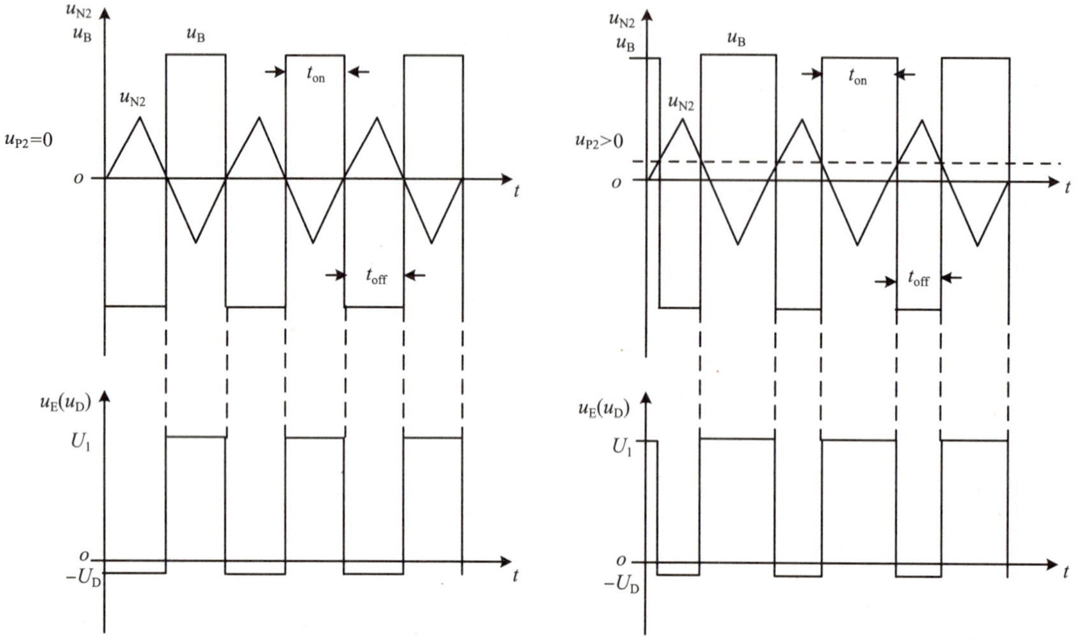

（a）　　　　（b）

图 7-20　脉宽调制器的电压波形

（a）$u_{P_2}=0$ 时的输入输出波形；（b）$u_{P_2}>0$ 时的输入输出波形

三、电路稳压过程

U_{REF} 为电路的基准电压，其值一般稳定不变，将采样电压 U_{N1} 与基准电压 U_{REF} 比较求差后输入到运放 A_1 中进行放大，由 A_2 组成的电压比较器，其输入的阈值电压 U_{P2} 即为 A_1 放大的电压差值，将三角波发生电路的输出电压 U_{N2} 与 U_{P2} 相比较，经过 A_2 输出得到 u_B。u_B 作为控制信号控制调整管的工作状态。

当输出电压 U_O 变大时，采样电压 U_{N1} 的值随之增大，输入到比较放大电路的反相输入端，与同相输入端的基准电压比较求差后放大输出，使放大电路的输出电压减小，经电压比较器后，输出信号 u_B 的占空比随之变小，输出电压随之 U_O 减小，与之前变化相抵消，最终达到 U_O 基本保持不变的调节效果。上述变化过程可表示如下

$$U_O\uparrow\rightarrow U_{N1}\uparrow\rightarrow U_{P2}\downarrow\rightarrow q\downarrow\rightarrow U_O\downarrow$$

当输出电压 U_O 减小时，则与上述变化相反，即

$$U_O\downarrow\rightarrow U_{N1}\downarrow\rightarrow U_{P2}\uparrow\rightarrow q\uparrow\rightarrow U_O\uparrow$$

因此，不论是什么原因引起输出电压变化时，均可通过自动调节脉冲电压 u_B 的占空比，使得输出电压保持基本稳定。

开关型稳压电路的电压和电流波形如图 7-21 所示。

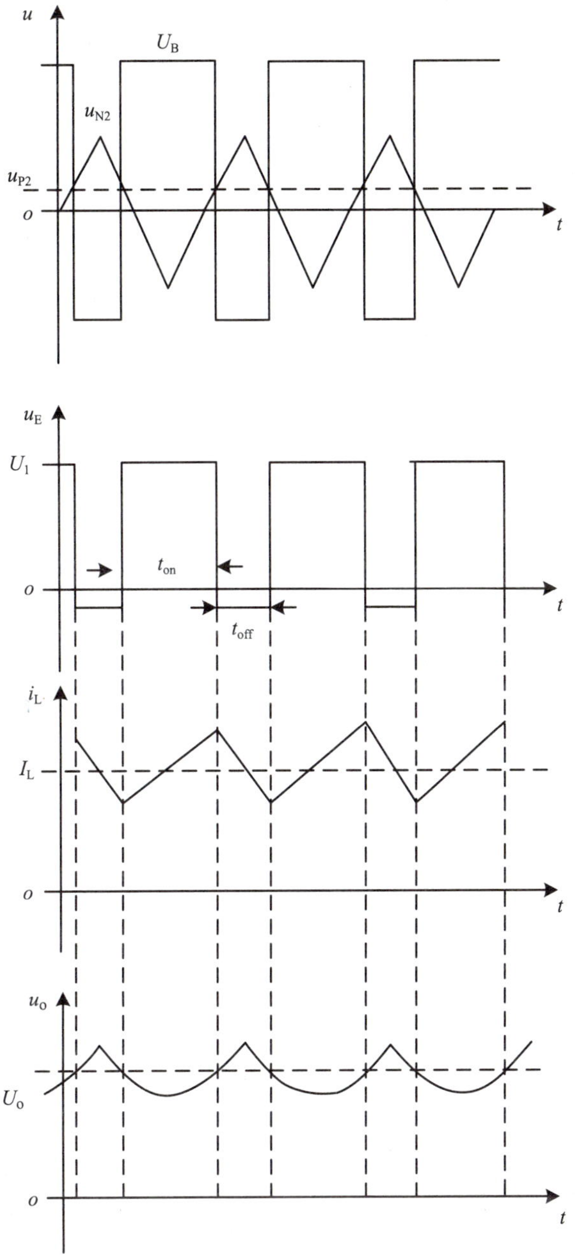

图 7-21　开关稳压电源的电压、电流波形

值得注意的是，由于负载电阻变化会影响 *LC* 滤波电路的滤波效果，所以开关型稳压电路不适用于负载变化较大的场合。

综上，控制过程是在保持调整管开关周期 T 不变的情况下，通过改变开关管导通时间 T_{on} 来调节脉冲占空比来达到稳压目的，故而称之为脉宽调制型开关电源。目前有多种脉宽调制型开关电源的控制器芯片，有的还将开关管也集成于芯片，且含有各种保护电路。

四、电源效率

电源效率是直流稳压电路的主要性能指标。开关直流稳压电路中，调整管工作在开关状态，调整管饱和导通时，饱和导通压降 U_{CES} 很小，截止时，穿透电流 I_{CEO} 很小，使调整管的集电结损耗与温升较线性稳压的调整管大为降低，电源效率显著提高。对于低电压、小功率开关直流稳压电源，电源效率可提高到 85%以上。

开关直流稳压电路中，开关频率越高，平滑滤波器所需的 L、C 值越小，但开关频率的增加又使调整管每秒钟转换次数增加，使得开关管功耗增加，电源效率下降。因此，一般将开关频率选在 10~100kHz 比较合适。

▶知识拓展

直流电源在医疗设备中的重要性及应用

在医疗器械中，许多医学设备需要稳定的直流电源来保证正常运行。在 X 线机、CT 扫描仪等医学影像设备中，整流滤波电路为设备的控制系统、图像采集系统等提供稳定的直流电源，这些设备对电源的稳定性要求极高，因为电源波动可能导致图像质量下降、设备故障甚至对患者造成潜在的辐射风险。一些便携式医疗电子设备，如血糖仪、血压计等，通常使用可充电电池。这些设备的充电器就通过整流滤波电路将交流市供电转换为适合电池充电的直流电。经过整流滤波后的直流电更加稳定，能够有效保护电池、延长电池寿命，同时确保充电过程的安全可靠。一些植入式医疗设备如心脏起搏器、胰岛素泵等更需要高度可靠的电源，心脏起搏器通过发放电脉冲来调节心脏的节律，其电源的稳定性直接关系到患者的生命安全。稳压电路可以保证起搏器在不同的生理条件和环境下都能正常工作，避免因电源波动而导致起搏器功能异常。稳压电路可以将电池提供的电压稳定在一个合适的范围内，确保设备在患者体内长期稳定运行。总之，直流稳压电源电路在医学领域中有着广泛的应用，它们为医疗设备提供稳定可靠的电源，确保医疗诊断和治疗的准确性和安全性，对现代医学的发展起着至关重要的作用。

—• 考试知识点总结 •—

—• 本章小结 •—

—• 协和云课堂…… 拓展练习及参考答案 •—

（杨　航）

第八章　组合逻辑电路

教学课件

学习目标

素质目标

（1）树立严谨的科学态度。

（2）增强归纳总结、表达能力及直面问题、解决问题的能力。

知识目标

（1）掌握：常用数制的概念和计数规则及相互转换方法、逻辑运算的基本公式及定律。

（2）熟悉：基本逻辑门电路的功能和集成门电路的基本原理及特性；组合逻辑电路的分析与设计方法。

（3）了解：集成门电路的使用注意事项；常用的组合逻辑电路及组合逻辑中的竞争-冒险现象。

能力目标

（1）能完成数制之间的相互转换。

（2）能化简逻辑函数表达式。

（3）能根据要求分析和设计逻辑电路。

案例导入

【案例】

在医学影像设备中，组合逻辑电路是构建复杂医疗电子设备的关键组件。以 CT 扫描仪为例，其内部含有大量传感器，负责捕捉透过检查部位的 X 射线信息。这些信息被转换为电信号，并送入组合逻辑电路。

组合逻辑电路根据预设的逻辑规则，对这些电信号进行快速处理。这些规则基于医学影像成像的原理，确保 CT 图像的高分辨率和准确性。电路中的逻辑门，如与门、或门，精确控制信号的传输路径，从而决定哪些数据被用于图像重建，哪些被忽略，以生成精确的医学图像。

【问题】

译码器在影像设备中常用于将编码信号解码成原始数据或指令，控制影像的采集、处理和显示，请设计一个 2 线-4 线的普通译码器。

·核心知识拆解·

电子信息系统中的信号分为模拟信号（analog signal）和数字信号（digital signal）两大类。模拟信号是指在时间和数值上都连续变化的信号，如第二章中介绍的按正弦规律变化的电流或电压；数字信号是指在数值和时间上都离散的信号，如 CPU 处理的信号。用于处理、传输模拟信号的电路称为模拟电路（analog circuit），如前面几章中所学的电路。用于处理、传输数字信号的电路称为数字电路（digital circuit），如后续学习的各种组合逻辑电路、时序逻辑电路。

本章主要介绍逻辑代数中的基本公式、定理、逻辑函数式及化简方法；基本逻辑门电路、组合逻辑电路的分析与设计方法；以及加法器、编码器、译码器、数据选择器等典型组合逻辑电路功能。

第一节　数字电路基础

一、数字电路的特点

数字电路作为一种以数字信号为输入和输出的电路系统，在现代电子技术中占据着举足轻重的地位。其特点多样，在计算机、通信、自动化控制等多个领域得到了广泛应用。它具有如下的特点。

1. 离散性　数字电路的核心特点是其信号的离散性。数字信号通过 0 和 1 两个状态来表示逻辑上的低电平和高电平，这种二值化的表示方式使得数字电路能够精确地执行各种逻辑运算和算术运算。

2. 抗干扰性　数字电路系统具有较高的可靠性，这得益于其强大的抗干扰能力。由于数字信号只取两个值，对噪声的容忍度较高，即使信号在传输过程中受到干扰，只要不超过一定的阈值，数字电路仍然能够正确地识别和处理信号。

3. 高集成度　数字电路采用集成电路技术，可以将大量的逻辑门电路和功能模块集成在一片芯片上，实现紧凑的电路结构。

4. 可编程性　数字电路具有可编程性的特点，可以通过软件编程来定义和修改电路的逻辑功能。这种灵活性使得数字电路能够适应多种应用场景，根据不同的需求进行定制化的设计。

综上所述，数字电路具有离散性、抗干扰性、高集成度及可编程性等特点。这些特点使得数字电路在现代电子技术中发挥着越来越重要的作用，成为推动科技进步和产业发展的关键力量。

二、数制与编码

（一）几种常见的数制

数制是计数的方法，日常生活中常用的数制是十进制，相邻高位和低位之间的进位关系是逢十进一。在数字电路中，通常采用的数制有二进制（逢二进一）、八进制（逢八进一）及十六进制（逢十六进一）。

多位的任意进制数展开的普遍形式为

$$D=\sum K_i N^i \qquad （式 8-1）$$

式中，K_i 为任意进制数中第 i 位的系数，N 为基数，N^i 为第 i 位的权值。

1. 十进制数　在十进制数中，每一位是 0、1、2、3、4、5、6、7、8、9 十个数码中的一个，所以十进制数的基数是 10，权值为 10^i。根据式 8-1，多位十进制数 D 的展开式为

$$D=\sum K_i 10^i \qquad （式 8-2）$$

式中，K_i 为十进制数中第 i 位的系数。举例如下。

$$(324.25)_{10}=3\times10^2+2\times10^1+4\times10^0+2\times10^{-1}+5\times10^{-2}$$

2. 二进制数　在二进制数中，每一位有 0 和 1 两个数码，所以二进制数的基数是 2，权值为 2^i。根据式 8-1，多位二进制数 D 的展开式为

$$D=\sum K_i 2^i \qquad （式 8-3）$$

式中，K_i 为二进制数中第 i 位的系数。举例如下。

$$(101.01)_2=1\times2^2+0\times2^1+1\times2^0+0\times2^{-1}+1\times2^{-2}$$

3. 八进制数　在八进制数中，每一位是 0、1、2、3、4、5、6、7 八个数码中的一个，所以八进制数的基数是 8，权值为 8^i。根据式 8-1，多位八进制数 D 的展开式为

$$D=\sum K_i 8^i \qquad （式 8-4）$$

式中，K_i 为十进制数中第 i 位的系数。举例如下。

$$(725.23)_8=7\times8^2+2\times8^1+5\times8^0+2\times8^{-1}+3\times8^{-2}$$

4. 十六进制数　在十六进制数中，每一位是 0、1、2、3、4、5、6、7、8、9、A、B、C、D、E、F 十六个数码中的一个，所以十六进制数的基数是 16，权值为 16^i。根据式 8-1，多位十六进制数 D 的展开式为

$$D=\sum K_i 16^i \qquad （式 8-5）$$

式中，K_i 为十六进制数中第 i 位的系数。举例如下。

$$(\mathrm{A25.2B})_{16}=\mathrm{A}\times16^2+2\times16^1+5\times16^0+2\times16^{-1}+\mathrm{B}\times16^{-2}$$

（二）不同数制之间的转换

1. 二进制数转为十进制数　将二进制数转为等值的十进制数，只需要将二进制数按式 8-1 展开即可

$$\begin{aligned}(101.01)_2&=1\times2^2+0\times2^1+1\times2^0+0\times2^{-1}+1\times2^{-2}\\&=4+1+0.25\\&=(5.25)_{10}\end{aligned}$$

2. 十进制数转为二进制数　将十进制数转为等值的二进制数时，整数部分的转换方法和小数部分的转换方法不同，十进制数的整数部分转为二进制数的方法是“除 2 取余，逆排序”。例如，将十进制的 28 转为等值的二进制数为 $(28)_{10}=(11100)_2$，具体转换步骤如图 8-1 所示。

微课：二进制数与十进制数之间的转换

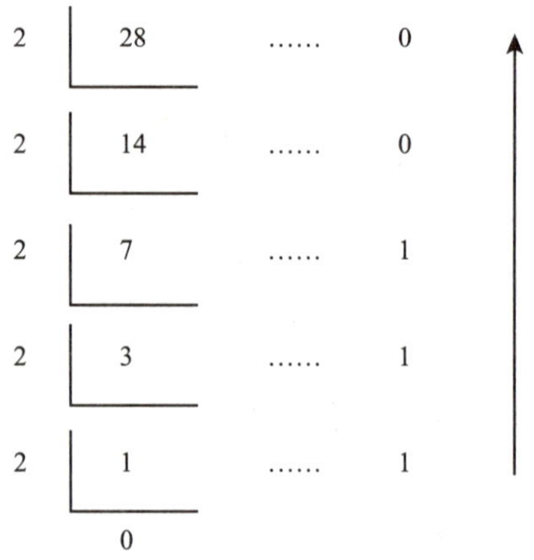

图 8-1 $(28)_{10}$ 转二进制数

十进制数的小数部分转为二进制数的方法是“乘 2 取整，正排序”。例如，将十进制的 0. 25 转为等值的二进制数 0. 01。

$$0.25\times2=0.5\cdots\cdots\text{整数 }0$$

$$0.5\times2=1\cdots\cdots\text{整数 }1$$

综上所述可得，十进制数 28. 25 转换为二进制数为 11100. 01。

3. 二进制数与八进制数的相互转换 因为 3 位二进制数刚好有 2^3 种状态，所以二进制转为等值的八进制的方法是，整数部分从低位到高位每 3 位为一组（若高位不够 3 位，可以在最高位添 0 补足 3 位）转换为等值的八进制数；小数部分从高位到低位每 3 位为一组（若高位不够 3 位，可以在最低位添 0 补足 3 位）转换为等值的八进制数。相反八进制数转换为二进制数是将八进制数的每一位转换为 3 位等值的二进制数。

例如，将二进制数 $(0111001.1011)_2$ 转化为等值的八进制数；将 $(54)_8$ 转化为等值的二进制数。

（1）将 $(0111001.1011)_2$ 转化为等值的八进制数

$$(000\quad 111\quad 001.\quad 101\quad 100)_2$$

$$(0\quad 7\quad 1.\quad 5\quad 4)_8$$

（2）$(54)_8$ 转化为等值的二进制数

$$(5\quad 4)_8$$

$$(101\quad 100)_2$$

4. 二进制数与十六进制数的相互转换 二进制数与十六进制数的相互转换的方法与二进制数与八进制数的相互转换的方法基本相同。整数部分从低位到高位每 4 位为一组（若高位不够 4 位，可以在最高位添 0 补足 4 位）转换为等值的十六进制数；小数部分从高位到低位每 4 位为一组（若高位不够 4 位，可以在最低位添 0 补足 4 位）转换为等值的十六进制数。相反十六进制数转换为二进制数是将十六进制的每一位进制数转换为 4 位等值的二进制数。

微课：二进制数与八进制、十六进制数之间的转换

例如，将 $(0011\quad 1001.\quad 1011)_2$ 转化为等值的十六进制数

$$(0011\quad 1001.\quad 1011)_2$$

$$(3\quad 9.\quad B)_{16}$$

（三）几种常见的编码

编码是指按照一定的规则将数字、文字或其他对象编成代码的过程。如用四位二进制 0000～1001 表示一位十进制数 0～9 的编码方法称为二-十进制编码（也称 BCD 码或 8421 码）；余 3 码，又称为余三码，它的每个字符编码比相应的 8421 码或 BCD 码多 3。例如，十进制数 4 在 8421 码中是 0100，而在余 3 码中则变为 0111（即 0100+0011）。表 8-1 列出了几种十进制代码。

表 8-1　几种常见的十进制代码

十进制数字	BCD 码（8421 码）	5421 码	余 3 码
0	0000	0000	0011
1	0001	0001	0100
2	0010	0010	0101
3	0011	0011	0110
4	0100	0100	0111
5	0101	1000	1000
6	0110	1001	1001
7	0111	1010	1010
8	1000	1011	1011
9	1001	1100	1100

三、基本逻辑关系与逻辑函数

（一）三种基本逻辑运算

逻辑代数的基本运算有与（AND）、或（OR）、非（NOT）三种。为了更好地理解这三种基本的运算，首先讨论图 8-2 所示的三个开关电路。

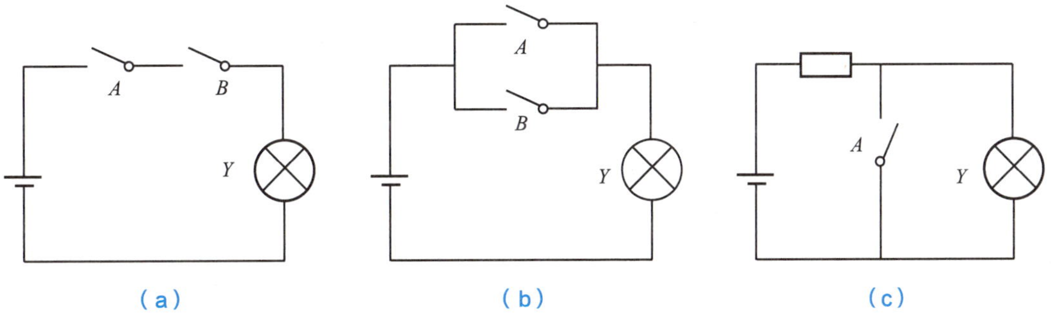

图 8-2　三种开关电路

（a）与逻辑关系；（b）或逻辑关系；（c）非逻辑关系

图 8-2（a）中，只有开关 A 和 B 同时处于闭合状态，灯泡 Y 才能亮。图 8-2（b）中，只要开关 A 和 B 有一个处于闭合状态，灯泡 Y 就能亮。图 8-2（c）中，开关 A 处于闭合状态，灯泡 Y 不亮，开

关 A 处于断开状态，灯泡 Y 亮。

如果把开关作为导致事物结果的条件，灯泡 Y 的亮灭作为事物发生的结果。

图 8-2（a）表明，只有决定事物结果的所有条件都满足，结果才会发生。这种因果关系称为逻辑与，运算符号用“·”表示，则图 8-2（a）中 Y 和 A、B 的逻辑与的关系可以表示为

$$Y = A \cdot B \quad \text{（式 8-6）}$$

图 8-2（b）表明，只要决定事物结果的诸多条件中有一个条件成立，结果就会发生。这种因果关系称为逻辑或，运算符号用“+”表示，则图 8-2（b）中 Y 和 A、B 的逻辑或的关系可以表示为

$$Y = A + B \quad \text{（式 8-7）}$$

图 8-2（c）表明，只要决定事物结果的诸多条件都不成立，结果就会发生。这种因果关系称为逻辑非，运算符号用“¯”表示，非的运算符号除了本书采用“¯”之外，还有其他的表示。则图 8-2（c）中 Y 和 A 的逻辑非的关系可以表示为

$$Y = \bar{A} \quad \text{（式 8-8）}$$

其中与、或、非的图形符号如图 8-3 所示，与的图形符号是方框里加了“&”符号；或的图形符号是方框里加了“≥1”符号；非的图形符号是方框里加了“1”，而且方框外有圆圈。当然与、或、非的图形符号除了这里介绍的，还有其他表示。

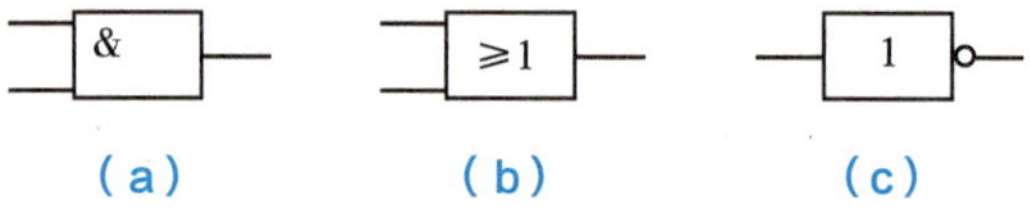

图 8-3　三种基本逻辑运算的符号

（a）与逻辑运算符；（b）或逻辑运算符；（c）非逻辑运算符

（二）逻辑代数的基本定律

1. 逻辑代数的表示方法　若以逻辑变量作为输入，运算结果作为输出，则当输入变量确定以后，输出结果也随之确定。所以这是一种函数关系，称这种函数关系为逻辑函数（logic function），表示为

$$Y = F(A、B、C\cdots) \quad \text{（式 8-9）}$$

式中 A、B、$C\cdots$和 Y 分别表示逻辑输入变量和逻辑运算结果，它们只能取 0 和 1 两种状态。

任何一个因果关系除了可以用逻辑函数表示之外，还可以用真值表、逻辑图、波形图等表示，如图 8-4 是三人表决器结构原理图。

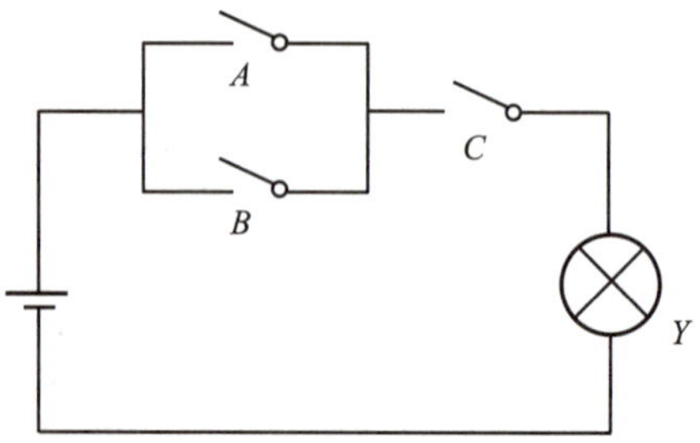

图 8-4　三人表决器结构原理图

在图 8-4 中，用 A、B、C 表示三个裁判，A、B 为副裁判，C 为主裁判，用 Y 表示表决结果。由图可以看出至少有主裁判和一名副裁判认为合格，结果才合格。所以逻辑函数表示为

$$Y = (A + B) \cdot C \quad \text{（式 8-10）}$$

将所有输入变量的可能值及所有对应的输出值都列举成表格的形式，称为真值表。一般对于无约束情况下的 n 变量的逻辑函数值有 2^n 个，所以图 8-4 的真值表如表 8-2。

表 8-2　三人表决器的真值表

输入			输出 Y
C	B	A	
0	0	0	0
0	0	1	0
0	1	0	0
0	1	1	0
1	0	0	0
1	0	1	1
1	1	0	1
1	1	1	1

将输入变量与输出结果之间的逻辑关系用与、或、非的图形符号表示，称为逻辑图。所以图 8-4 所示的三人表决器的逻辑电路图如图 8-5 所示。

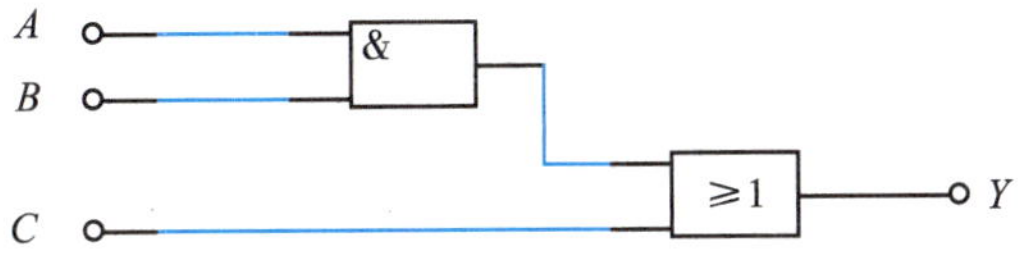

图 8-5　三人表决器逻辑图

将输入变量的所有可能值和对应的输出值按时间顺序排列起来所构成的波形，称为波形图（也称时序图）。所以图 8-4 所示三人表决器的波形图如图 8-6 所示。

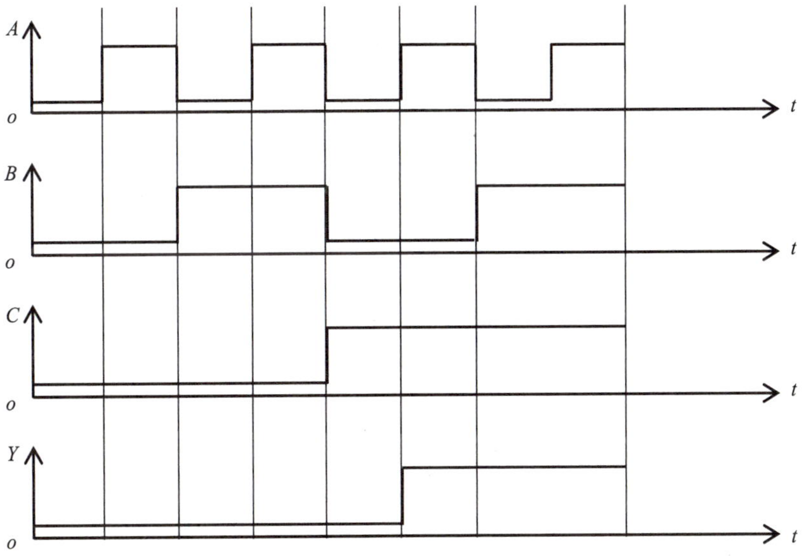

图 8-6　三人表决器的波形图

2. 不同表示方法之间的转换

（1）真值表转换为逻辑函数的方法是，找出逻辑函数值为 1 的对应输入变量组成一个乘积项，并将所有逻辑函数值为 1 的乘积项都加起来。在乘积项中，取值为 1 的因子，写原变量，取值为 0 的因子，则写反变量。

例 8-1 试写出表 8-3 所示的真值表所对应的逻辑函数。

表 8-3 例 8-1 的真值表

输入			输出 Y
C	B	A	
0	0	0	0
0	0	1	1
0	1	0	1
0	1	1	0
1	0	0	1
1	0	1	0
1	1	0	0
1	1	1	1

解： 对应于 Y 等于 1 的乘积项有 $A\bar{B}\bar{C}$、$\bar{A}B\bar{C}$、$AB\bar{C}$、$\bar{A}\bar{B}\bar{C}$，所以表 8-3 所示真值表所对应的逻辑函数式为

$$Y = A\bar{B}\bar{C} + \bar{A}B\bar{C} + AB\bar{C} + \bar{A}\bar{B}\bar{C}$$

（2）逻辑函数转换为真值表的方法是，将输入变量的所有可能所对应的逻辑函数值都用表格的形式列出。

例 8-2 请用真值表表示逻辑函数 $Y=\bar{A}+(B \cdot C)$。

解： 将 A、B、C 的所有可能的值都代入逻辑函数式中计算出 Y 的值，再将所得的结果用表 8-4 表示。

表 8-4 例 8-2 的真值表

输入			输出 Y
C	B	A	
0	0	0	1
0	0	1	0
0	1	0	1
0	1	1	0
1	0	0	1
1	0	1	0
1	1	0	1
1	1	1	1

（3）逻辑函数式转换为逻辑图的方法是，用逻辑图形符号代替逻辑函数式中的逻辑运算符号所形成的电路图。

例 8-3 请画出逻辑函数式 $Y=A \cdot B+\bar{A} \cdot C$ 的逻辑电路图。

解： 将逻辑函数式中的逻辑运算符号用图形符号表示如下。

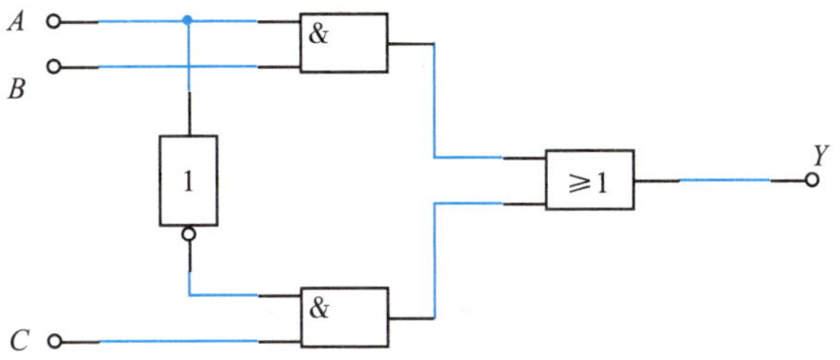

图 8-7 例 8-3 的逻辑电路图

（4）逻辑图转为逻辑函数式的方法是，用逻辑运算符号代替逻辑电路图中的逻辑图形符号所得的逻辑函数式。

例 8-4 请写出图 8-8 所示逻辑图的逻辑函数式。

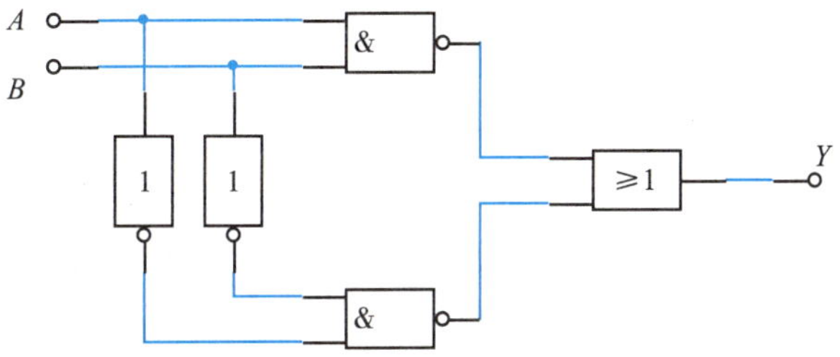

图 8-8 例 8-4 的逻辑电路图

解： 用逻辑运算符号代替逻辑电路图中的逻辑图形符号得

$$Y=(\overline{A \cdot B})+(\overline{\bar{A} \cdot \bar{B}})$$

3. 逻辑函数基本运算定律 表 8-5 给出了逻辑函数基本运算规则和定律。

表 8-5 逻辑函数基本运算规则和定律

定律	公式	定律	公式
0-1	$0 \cdot A=0$ $1+A=1$	自等律	$0+A=0$ $1 \cdot A=1$
重叠	$A+A=A$ $A \cdot A=A$	互补律	$A+\bar{A}=1$ $A \cdot \bar{A}=1$

续表

定律	公式	定律	公式
交换	$A+B=B+A$ $A\cdot B=B\cdot A$	结合律	$A+(B+C)=(A+B)+A$ $A\cdot(B\cdot C)=(A\cdot B)\cdot A$
分配	$A\ (B\cdot C)=(A+B)\cdot(A+C)$ $A\cdot(B+C)=A\cdot B+A\cdot C$	反演律	$\overline{A+B}=\overline{A}\cdot\overline{B}$ $\overline{A\cdot B}=\overline{A}+\overline{B}$
还原	$\overline{\overline{A}}=A$		

4. **逻辑函数的常用公式** 表 8-6 给出了逻辑函数常用公式。

表 8-6 逻辑函数常用公式

序号	公式
1	$A+A\cdot B=A$
2	$A+\overline{A}\cdot B=A+B$
3	$A\cdot B+A\cdot\overline{B}=A$
4	$A\cdot(A+B)=A$
5	$A\cdot B+\overline{A}\cdot C+B\cdot C=A\cdot B+\overline{A}\cdot C$ $A\cdot B+\overline{A}\cdot C+B\cdot CD=A\cdot B+\overline{A}\cdot C$
6	$A\cdot(\overline{A+B})=A+\overline{B}$; $\overline{A}\cdot(\overline{AB})=\overline{A}$

四、逻辑函数的化简

实现相同逻辑功能的逻辑函数式可以有不同表达形式，不同表达形式繁简不同，逻辑式越简单，则使用元器件越少，成本也就越低。因此，常常需要将复杂的逻辑函数式化简为最简形式，逻辑函数式有两种标准的形式，最小项之和的形式（也称与或形式）和最大项之积的形式。本书主要介绍最简最小项之和形式，所谓最简最小项之和是指逻辑函数中的乘积项最少，每个乘积项中的因子最少。这里主要介绍两种逻辑函数式的化简方法，一种是利用公式化简，另一种是利用卡诺图进行化简。

（一）公式化简

微课：公式法化简

公式化简是指反复利用基本定律或常用公式消去逻辑函数式中多余的项和每一项中多余的变量，使逻辑函数式达到最简形式。

例 8-5 利用公式化简法化简 $Y=A\cdot B+A\cdot\overline{B}$。

解：$Y=A\cdot B+A\cdot\overline{B}$

$=A\cdot(B+\overline{B})$

$=A$

例 8-6 利用公式化简法化简 $Y=A\cdot B+\overline{A}\cdot C+B\cdot C$。

解：$Y = A \cdot B + \bar{A} \cdot C + B \cdot C$

$= A \cdot B + \bar{A} \cdot C + B \cdot C(A + \bar{A})$

$= (A \cdot B + A \cdot B \cdot C) + (\bar{A} \cdot C + \bar{A} \cdot B \cdot C)$

$= A \cdot B + \bar{A} \cdot C$

（二）卡诺图化简

微课：卡诺图化简法

卡诺图化简法是指利用卡诺图消去逻辑函数式中多余的项和每项中多余的变量的方法，具体方法如下。

首先将逻辑函数式化为最小项之和的形式并用卡诺图表示。

n 变量的最小项是指在一个乘积项里，n 个变量均以原变量或反变量的形式在乘积项里出现过一次。n 变量的最小项有 2^n 个，如 A、B、C 三变量的最小项有 $\bar{A}\bar{B}\bar{C}$、$\bar{A}\bar{B}C$、$\bar{A}B\bar{C}$、$\bar{A}BC$、$A\bar{B}\bar{C}$、$A\bar{B}C$、$AB\bar{C}$、ABC 8 个。为了书写的方便，对最小项进行编号，编号规则为最小项中的原变量取 1，反变量取 0 后所得的值。如 A、B、C 三变量的最小项的编号为 m_0、m_1、m_3、m_4、m_5、m_6、m_7。

最小项具有以下特点：①变量的任意取值下，只有一个最小项的值为 1；②所有最小项之和等于 1；③相邻（若两个最小项只有一个因子不同，则这两个最小项是相邻的）的两个最小项可以合并为一项消去一个因子。

逻辑函数式化为最小项之和的方法：逻辑函数式中任意一项都可以通过公式 $A+\bar{A}=1$ 化为最小项之和的形式。

例 8-7 将逻辑函数式 $Y = AB + AC$ 化为最小项之和的形式。

解：$Y = AB + AC$

$= AB(C + \bar{C}) + AC(B + \bar{B})$

$= ABC + AB\bar{C} + A\bar{B}C$

n 变量最小项的卡诺图是指将 n 变量的最小项分别用小方框表示，并且在表示过程中必须使几何相邻的最小项逻辑也相邻的图形。如图 8-9 分别为二变量、三变量、四变量最小项的卡诺图。图中左上角的字母表示逻辑变量，两侧的 0 和 1 表示使小方框中的最小项为 1 的取值。

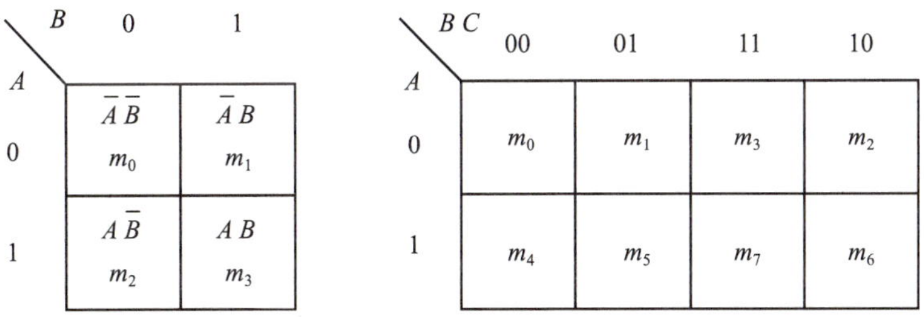

（a）　　（b）

图 8-9　二变量、三变量、四变量最小项的卡诺图

AB \ CD	00	01	11	10
00	m_0	m_1	m_3	m_2
01	m_4	m_5	m_7	m_6
11	m_{12}	m_{13}	m_{15}	m_{14}
10	m_8	m_9	m_{11}	m_{10}

（c）

图 8-9（续图）

（a）二变量最小项的卡诺图；（b）三变量最小项的卡诺图；（c）四变量最小项的卡诺图

逻辑函数的最小项表示步骤是先将逻辑函数式化为最小项的形式，再将最小项填入小方框中相应的位置。

例 8-8　用卡诺图表示逻辑函数式 $Y=AB+\bar{A}C+BC$。

解：首先将 Y 化成最小项之和的形式

$$Y = AB(C+\bar{C}) + \bar{A}(B+\bar{B})C + (A+\bar{A})BC$$
$$= \bar{A}\bar{B}C + \bar{A}BC + AB\bar{C} + ABC$$
$$= m_1 + m_3 + m_6 + m_7$$

将函数式中各最小项对应的位置上填上 1，其余位置填 0，便得到如图 8-10 所示的逻辑函数 Y 的卡诺图。

A \ BC	00	01	11	10
0	0	1	1	0
1	0	0	1	1

图 8-10　例 8-8 中 Y 的卡诺图

其次找出可以合并的最小项。利用相邻的两个最小项可以合并为一项，消去一个因子，2^n 个相邻的最小项可以合并为一项，消去 n 个因子的规则进行合并，如在例 8-8 所示的卡诺图中可合并 m_1、m_3 消去 1 因子，如图 8-11。

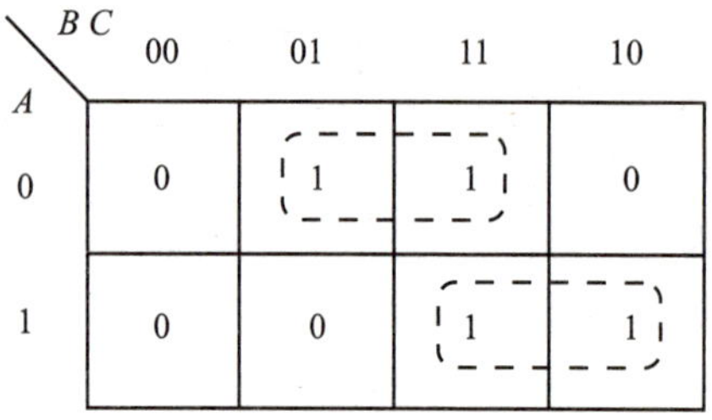

图 8-11　例 8-8 的卡诺图合并

最后选出化简后的乘积项进行相加。如例 8-8 的逻辑函数式的化简结果为 $Y=A\cdot B+\bar{A}\cdot C$，与用公式化简的结果一致。

例 8-9 请利用卡诺图化简逻辑函数式

$$Y = ABC + ABD + A\bar{C}D + \bar{C}\bar{D} + A\bar{B}C + A\bar{C}\bar{D} + \bar{A}C\bar{D}$$

解： 首先写出逻辑函数式的最小项形式

$Y = ABCD + ABC\bar{D} + AB\bar{C}D + A\bar{B}\bar{C}D + AB\bar{C}\bar{D} + A\bar{B}\bar{C}\bar{D} + \bar{A}B\bar{C}\bar{D} + \bar{A}\bar{B}\bar{C}\bar{D} + A\bar{B}CD + A\bar{B}C\bar{D} + \bar{A}BC\bar{D} + \bar{A}\bar{B}C\bar{D}$

其次画出逻辑函数式 Y 的卡诺图，如图 8-12 所示。

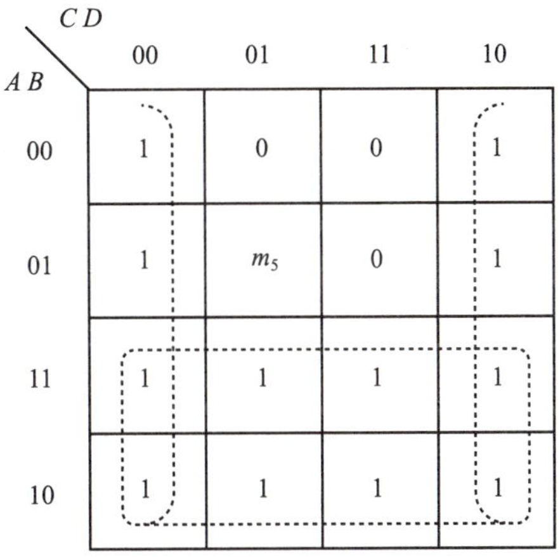

图 8-12 例 8-9 的卡诺图

圈出可以合并的最小项，注意在卡诺图中最左边一列和最右边一列具有相邻性，最上边一行和最下边一行具有相邻性，所以可按如图 8-12 圈出可以合并的最小项。

最后写出逻辑函数式的最简形式

$$Y = A + \bar{D}$$

补充说明一下，该例也可以通过圈 0 的那些最小项进行合并得出 $\bar{Y}$，然后再利用 $Y=\bar{\bar{Y}}$ 求出 Y。

在数字电路中，逻辑函数的另一种标准形式是最大项之积，对于 n 个变量的逻辑函数，其最大项是 n 个变量的“或”运算结果，其中每个变量都以原变量或反变量的形式出现一次，对于 n 个变量的逻辑函数，共有 2^n 个最大项。例如，二变量 A、B 的最大项为 $A+B$、$A+\bar{B}$、$\bar{A}+B$、$\bar{A}+\bar{B}$。最大项之积，则是将多个这样的最大项进行“与”运算。

在数字电路设计中，最大项之积可用于描述复杂的逻辑功能。通过选择适当的最大项进行“与”运算，可以实现所需的逻辑功能。此外，最大项之积还有助于优化电路结构，减少不必要的逻辑门和连线，从而降低电路的复杂性和功耗。在数字电路故障检测与诊断中，最大项之积可用于描述电路的正常行为。通过将实际电路行为与最大项之积描述的行为进行比较，可以检测出电路中的故障点。

▶知识拓展

医学影像的数制与逻辑

在医学影像技术领域，数制决定了医学影像数据的表示方式，它影响着数据的精度和存储效率。在医学影像领域，常用的数制包括二进制、八进制和十六进制，它们为图像数据的数字化处理提供了基础。码制则用于将医学影像数据转换为可存储和传输的格式。通过采用合适的编码算法，可以实现图像数据的压缩和还原，从而节省存储空间并提高传输效率。逻辑代数则用于医学影像设备的控制系统和数据处理系统中，它通过逻辑门电路及其组合实现对设备各项功能的精确控制。在图像采集、处理和分析过程中，逻辑代数确保各个模块之间的协调运作，从而得到高质量的医学影像图像。

第二节 逻辑门电路

当前，数字电路的高度集成化推动了医学影像成像设备不断向小型化和便携化发展。数字集成电路的基本单元是门电路，组成门电路的半导体器件通常工作在开关状态，因此本节将首先介绍半导体器件的开关特性，然后重点介绍基本逻辑门电路、晶体管-晶体管逻辑（transistor-transistor logic，TTL）集成门电路、互补对称场效应管（complementary symmetry metal oxide semiconductor circuit，CMOS）集成门电路，最后介绍集成门电路使用注意事项。

一、半导体器件的开关特性

微课：半导体器件的开关特性

1. 二极管的开关特性 逻辑表明了“条件”与“结果”的关系，“门”则是一种控制信号传递的开关。若以门电路的输入信号作为条件，输出信号作为结果，则输出信号和输入信号必然满足特定的逻辑关系。所以，门电路又被称为逻辑门电路。在逻辑电路中，输入和输出信号（或称为电平）通常用 1 和 0 来表示。若用 1 表示高电平，0 表示低电平，该方法称为正逻辑，若用 0 表示高电平，1 表示低电平，此方法则称为负逻辑，除非特别说明，本书全部采用正逻辑。最基本的逻辑关系包括与逻辑、或逻辑和非逻辑，能实现以上逻辑关系的门电路则分别称为与门、或门和非门。门电路的逻辑功能是借助电路的开关状态来实现的，构成电子开关的基本器件有二极管、三极管和场效应管。

二极管的本质是 PN 结，它具有单向导电性。即正向偏置时，二极管处于导通状态，反向偏置时，二极管处于截止状态。因此，二极管相当于一个受外加电压控制的电子开关。下面，分别讨论二极管的静态开关特性与动态开关特性。

（1）二极管的静态开关特性：二极管在低速开关（直流或低频交流）电路中的特性称为二极管的静态特性。如图 8-13 所示，由二极管的伏安特性曲线可知，当外加正向电压低于 0.7V（一般硅管取 0.7V，锗管取 0.3V）时，二极管的正向电流很小，二极管处于截止状态，此时二极管可以等效为断开的开关。当正向电压升高至 0.7V 以上时，流过二极管的正向电流才较大，二极管处于充分导通状态，此时二极管相当于压降为 0.7V 的闭合开关。当外加反向电压时，二极管的反向电流很小，二极管处于反向截止状态，此时二极管可看作一个断开的开关。

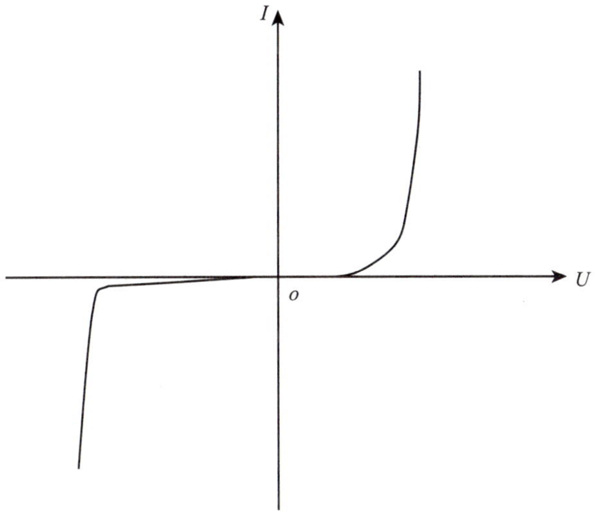

图 8-13　二极管的伏安特性曲线

（2）二极管的动态开关特性：二极管在高速开关（高频交流）电路中所表现的特性称为二极管的动态特性。由于结电容的影响，二极管在导通和截止工作状态之间转换时需要一定的时间进行过渡。如图 8-14 所示，由二极管的电压和电流波形可知，当二极管两端电压由正向电压 U_H 跳变到负向电压 U_L 时，二极管并没有立刻由导通状态转换为截止状态，而是出现了一个较大的瞬态反向电流，该电流保持的时间为 t_W，随后该电流经过 t_f 趋于稳态时的反向饱和电流，二极管截止。t_W 称为存储时间，t_f 称为下降时间或者渡越时间，t_{rr}（$t_{rr}=t_W+t_f$）称为反向恢复时间，即二极管由导通状态到完全截止状态所经历的时间，它是衡量二极管开关特性的重要参数。当二极管两端电压由负向电压 U_L 跳变到正向电压 U_H 时，二极管由反向截止状态转换到正向导通状态同样有一定的延迟时间，这个时间称为二极管的开通时间。与二极管的反向恢复时间相比，二极管的开通时间非常短暂，一般可以忽略不计。

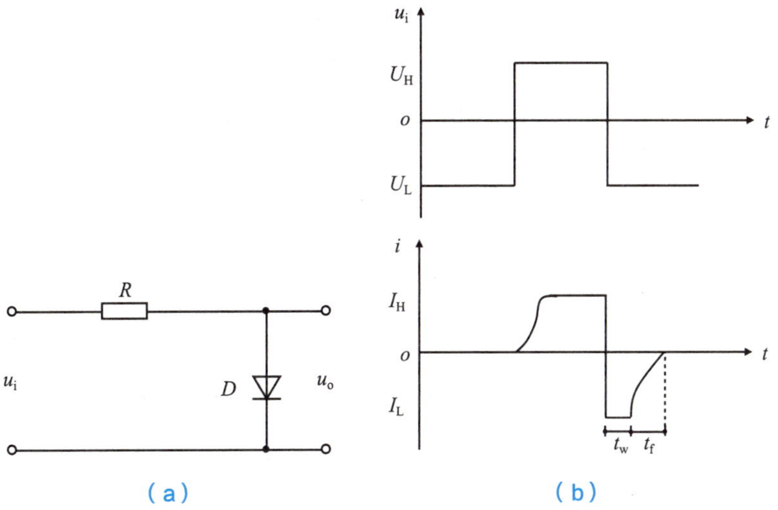

图 8-14　二极管的动态开关特性

（a）二极管的动态开关电路；（b）二极管的电压和电流波形

由以上分析可知，二极管的动态开关特性主要由二极管的反向恢复时间决定。当输入信号的频率过高时，反向电压作用时间过短可能导致二极管来不及进入截止状态就再次转换为导通状态，二极管将一直保持闭合从而失去开关特性。二极管的动态开关特性与二极管本身性能及外电路有关。

2. 三极管的开关特性 在模拟电路中，主要关注三极管的电流放大作用，在数字电路中，三极管不允许工作在放大状态，而是工作在饱和状态和截止状态，更关心的是三极管的开关性能。

（1）三极管的静态开关特性：三极管在饱和与截止两种稳态下的特性称为三极管的静态特性。如图 8-15 所示，三极管的输出特性曲线可由三部分组成。曲线右面的水平区域称为放大区，I_C 受 I_B 控制，三极管具有电流放大作用。曲线靠近纵坐标轴的区域是饱和区，在饱和区，I_C 不再遵循 $I_C=\beta I_B$ 的比例增加，而是趋于饱和。当三极管工作在深度饱和状态时，三极管的集电极和发射极间的饱和压降 U_{CES} 可降低到 0.3V。此时，三极管可以看作一个压降为 0.3V 的闭合开关。I_B 等于零的曲线下区域称为截止区，当三极管工作在截止状态时，基极电流和集电极电流都近似等于零，集电极和发射极之间的等效电阻非常大，可达数百千欧，集电极和发射极之间相当于一个断开的开关。对于硅管来说，$U_{BE}<0.5V$ 时就已经开始截止了，为了保证可靠性，U_{BE} 取零或加反向电压以保证三极管可靠地截止。综上所述，通过控制基极电流，三极管工作在饱和区时呈现低阻抗，管压降很小，相当于短路，等效为闭合的开关；三极管工作在截止区时呈现高阻抗，管电流很小，相当于断路，等效为断开的开关。

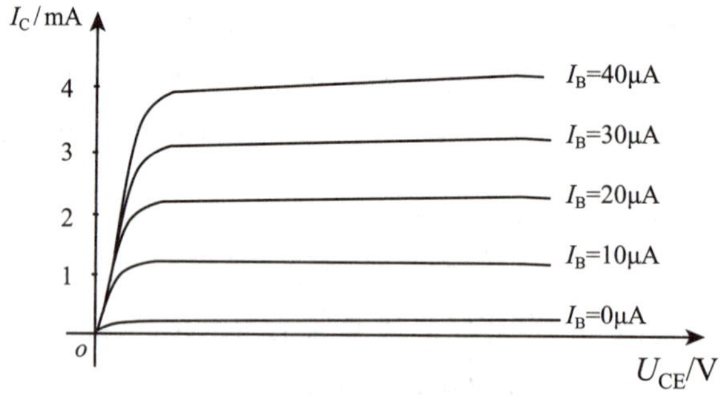

图 8-15 三极管的输出特性曲线

（2）三极管的动态开关特性：三极管在饱和状态与截止状态之间转换的特性称为三极管的动态特性。三极管相当于由两个二极管组成，它依然存在 PN 结的电容效应。图 8-16（a）是三极管的动态开关电路，8-16（b）是对应的电压电流波形。由图中可以看到，输入端电压 u_i 由负向电压 U_L 跳变到正向电压 U_H 时，三极管需要一定的延迟时间由截止状态转换到饱和导通状态，这段时间称为开通时间。把 u_i 正跳变到集电极电流 i_C 上升到 $0.9I_{CS}$ 所需要的时间称为开通时间，用 t_{on} 表示。当输入端电压 u_i 由正向电压 U_H 跳变到负向电压 U_L 时，三极管需要一定的延迟时间由饱和导通状态转换到截止状态，这段时间称为关断时间。把从 u_i 负跳变到集电极电流 i_C 下降到 $0.1I_{CS}$ 所需要的时间称为关断时间，用 t_{off} 表示。

在数字电路中，由于三极管在饱和导通时饱和深度较深，三极管在工作状态转换时，关断时间要比开通时间长得多。因此，在高速脉冲电路中，要提高三极管响应速度，需要选用关断时间较短的三极管。

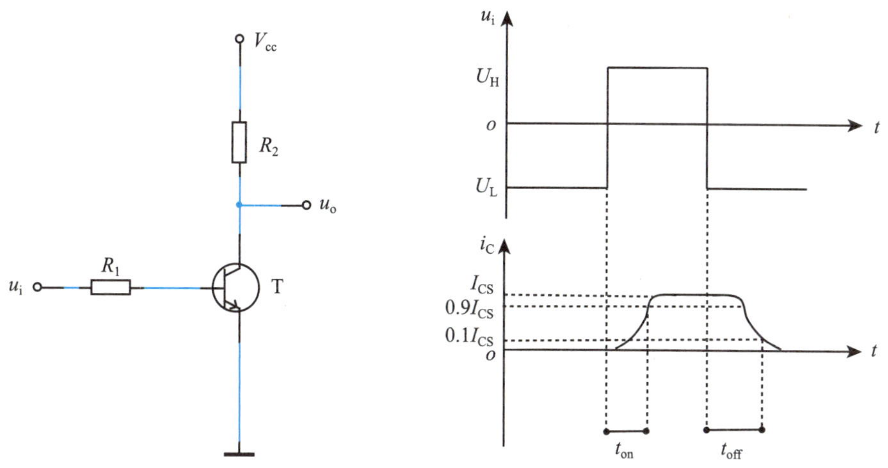

（a） （b）

图 8-16 三极管的开关电路

（a）三极管的动态开关电路；（b）三极管的动态开关电路电压电流波形

3. 场效应管的开关特性 场效应管按其结构可以分为结型场效应管和绝缘栅型场效应管。结型场效应管具有可靠性高、抗辐射能力强等优点，但由于不便于集成，它主要适用于分立元件的脉冲电路中。绝缘栅型场效应管的三个极（栅极、源极和漏极）之间均采用 SiO_2 绝缘层来隔离，又因为栅极为金属铝，所以又被称为 MOS（metal oxide semiconductor，MOS）管。MOS 管凭借其优越的温度稳定性和简单的集成工艺，已经广泛用于大规模和超大规模集成电路中。

MOS 管按导电沟道性质可分为 N 沟道和 P 沟道两类，分别称为 NMOS 管和 PMOS 管，其中每一类又可以分为增强型和耗尽型两类。耗尽型 MOS 管的栅源电压在正负一定范围内都可以控制 MOS 管的漏极电流，灵活性高，常用于模拟电子电路。增强型 MOS 管的栅源电压可通过高于或低于开启电压而工作在开关两种状态之间。由于 NMOS 管的响应速度比 PMOS 管更快，目前被广泛用于数字集成电路。本节，以增强型 NMOS 管为例说明 MOS 管的开关特性。

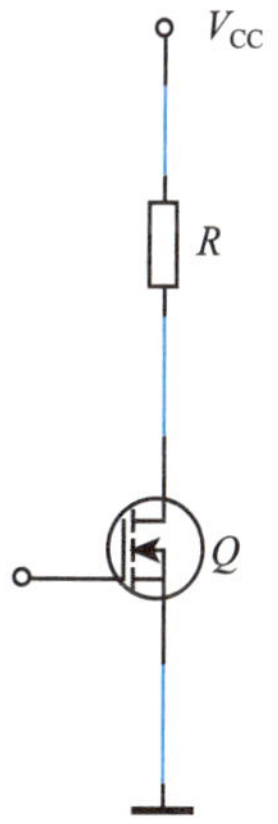

图 8-17 增强型 NMOS 管开关电路

（1）增强型 NMOS 管的静态开关特性：由增强型 NMOS 管构成的开关电路如图 8-17 所示。MOS 管有四种工作状态：截止区、线性电阻区、饱和区和击穿区。当输入电压 U_{GS}（栅源电压）低于开启电压 U_T 时，P 型衬底表面无法形成反型层，即无法形成 N 型导电沟道，漏极电流 I_D 近似为零，对应于 MOS 管的截止区工作状态，此时的 NMOS 管相当于一个断开的开关。当输入电压大于开启电压时，P 型衬底表面形成反型层进而形成 N 型导电沟道。此时，MOS 管可以工作在饱和区和线性电阻区。当输入电压大于开启电压，漏源电压 U_{DS} 增大到 $U_{DS}>U_{GS}-U_T$ 时，导电沟道被夹断，漏极电流 I_D 不随 U_{DS} 增大而增大，即漏极电流饱和，该工作区称为饱和区。当 MOS 管工作在饱和区时，漏源电压一定，栅源电压可控制漏极电流，对应于三极管的放大区，常用于模拟电路中对信号进行放大。当输入电压大于开启电压，漏源电压 U_{DS} 增大到 $U_{DS}<U_{GS}-U_T$ 时，导电沟道不等宽，但并没有被夹断，当 U_{GS} 一定时，漏极电流 I_D 随漏源电压 U_{DS} 的升高而线性增加，该工作区称为线性电阻区，对应于三极管的饱和区。当 MOS 管工作在线性电阻区时，U_{GS} 越大，等效电阻越小，该工作区等

效为开关电路的开关闭合。当输入电压大于开启电压，漏源电压 U_{DS} 增大到击穿电压后，漏极电流 I_D 会随 U_{DS} 增大而急剧增大，该工作区称为击穿区。为了避免损坏 MOS 管，MOS 管应当禁止工作在击穿区。

（2）增强型 NMOS 管的动态开关特性：MOS 管导电沟道的建立和消失所需要的过渡时间在分析电路时一般可以忽略不计。但是由于开关电路的输出端不可避免地会连接负载电容，因此，在动态工作情况下（输入电压在高、低电压切换时），漏极电流和漏源电压的变化会滞后于输入电压的变化。图 8-18 和图 8-19 是增强型 NMOS 管动态开关电路及对应的 u_i 与 u_o 波形图。

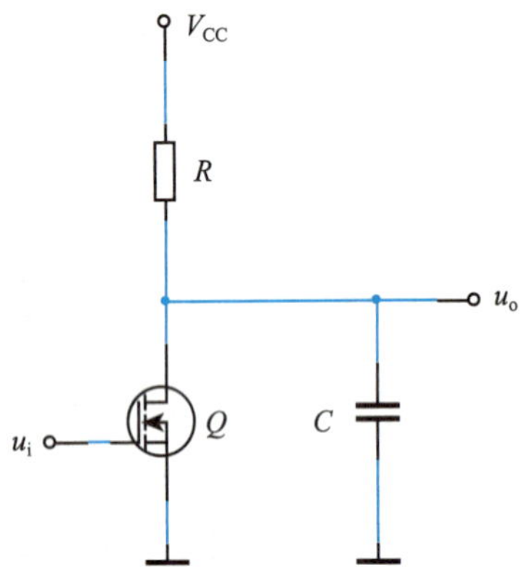

图 8-18　增强型 NMOS 管动态开关电路

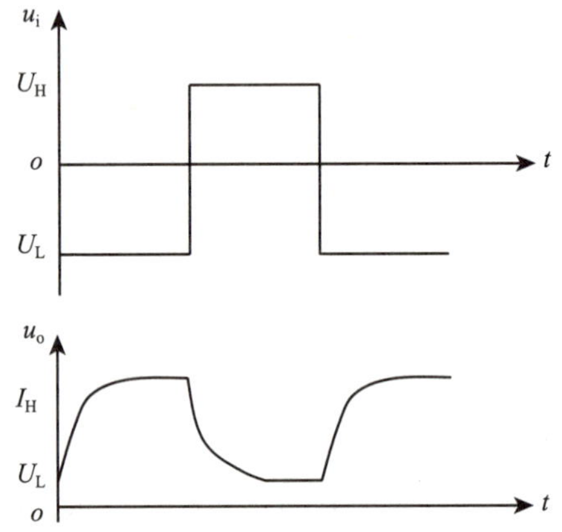

图 8-19　增强型 NMOS 管动态开关电路 u_i 与 u_o 波形

二、基本逻辑门电路

微课：基本逻辑门电路

1. 分立元件门电路　由分立的二极管、三极管和 MOS 管及电阻等元件组成的门电路称为分立元件门电路。

（1）二极管与门电路：如图 8-20 是由二极管构成的与门的电路图和逻辑符号。A、B 为两个输入端，Y 为输出端。输入端和输出端都只有两种状态，分别为高电平和低电平。若采用正逻辑，即用逻辑“1”表示高电平（电压约为+5V），用逻辑“0”表示低电平（电压约为 0V）。由电路图可知，当 $U_A=U_B=5V$ 时，两个二极管（D_A、D_B）都截止，$U_Y=5V$；当 $U_A=0V$，$U_B=5V$，D_A 导通、D_B 截止，$U_Y=0.7V$（二极管的压降）；当 $U_A=5V$，$U_B=0V$，D_A 截止、D_B 导通，$U_Y=0.7V$；当 $U_A=U_B=0V$ 时，两个二极管都导通，$U_Y=0.7V$。如表 8-7 所示的真值表，可以看出，当输入均为高电平时，输出才是高电平，只要有一个或一个以上的输入为低电平时，输出就是低电平，即输出与输入满足“与”逻辑。与逻辑可简化记忆为“有低出低，全高才高”。与逻辑函数可用函数表达式 $Y=A\cdot B$ 来表示，Y 是 A 与 B 进行与逻辑运算的结果。

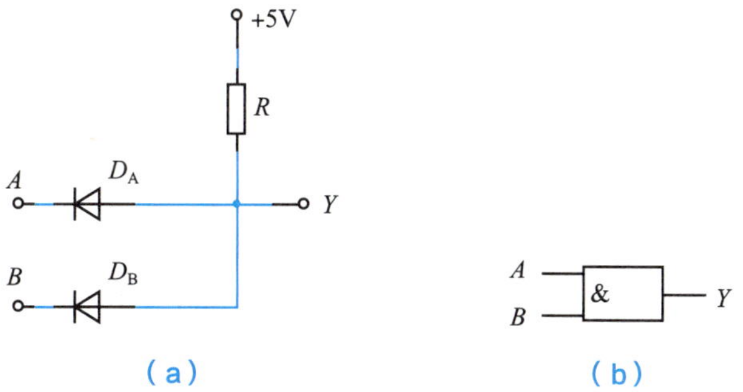

图 8-20　二极管与门电路图与逻辑符号

（a）二极管与门电路图；（b）二极管与门逻辑符号

表 8-7　二极管与门真值表

A	B	Y
0	0	0
0	1	0
1	0	0
1	1	1

（2）二极管或门电路：如图 8-21 是由二极管构成的或门的电路图和逻辑符号。A、B 为两个输入端，Y 为输出端。输入端和输出端都只有两种状态，分别为高电平和低电平。用逻辑“1”表示高电平（电压约为+5V），用逻辑“0”表示低电平（电压约为 0V）。由电路图可知，当 $U_A=U_B=5V$ 时，两个二极管（D_A、D_B）都导通，$U_Y=4.3V$（二极管的压降为 0.7V）；当 $U_A=0V$，$U_B=5V$，D_A 截止、D_B 导通，$U_Y=4.3V$；当 $U_A=5V$，$U_B=0V$，D_A 导通、D_B 截止，$U_Y=4.3V$；当 $U_A=U_B=0V$ 时，两个二极管都截止，$U_Y=0V$。如表 8-8 所示的真值表，可以看出，只有当输入均为低电平时，输出才是低电平，只要有一个或一个以上的输入为高电平时，输出就是高电平，即输出与输入满足“或”逻辑。或逻辑可简化记忆为“有高出高，全低才低”。或逻辑函数可用函数表达式 $Y=A+B$ 来表示，Y 是 A 与 B 进行或逻辑运算的结果。

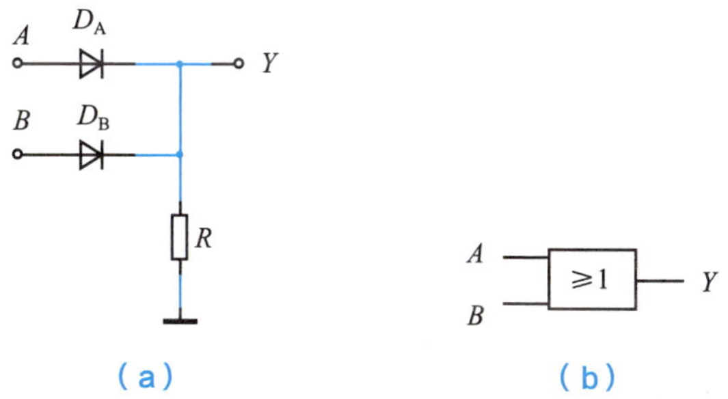

图 8-21　二极管或门电路图与逻辑符号

（a）二极管或门电路图；（b）二极管或门逻辑符号

表 8-8　二极管或门真值表

A	B	Y
0	0	0
0	1	1

续表

A	*B*	*Y*
1	0	1
1	1	1

（3）三极管非门电路：如图8-22是由三极管构成的非门的电路图和逻辑符号。*A*为输入端，*Y*为输出端。输入端和输出端都只有两种状态，分别为高电平和低电平。用逻辑“1”表示高电平（电压约为+5V），用逻辑“0”表示低电平（电压约为0V）。由电路图可知，当$U_A=0V$时，三极管截止，相当于开关断开，所以$U_Y=5V$；当$U_A=5V$时，三极管饱和导通，相当于开关闭合，U_{CES}很小，约为0.3V，此时$U_Y=0.3V$。如表8-9所示的真值表，可以看出，当输入为低电平时，输出高电平，输入为高电平时，输出是低电平，即输出与输入满足“非”逻辑。非逻辑可简化记忆为“低出高，高出低”。非逻辑函数可用函数表达式$Y=\bar{A}$来表示，*Y*是*A*进行非逻辑运算的结果。

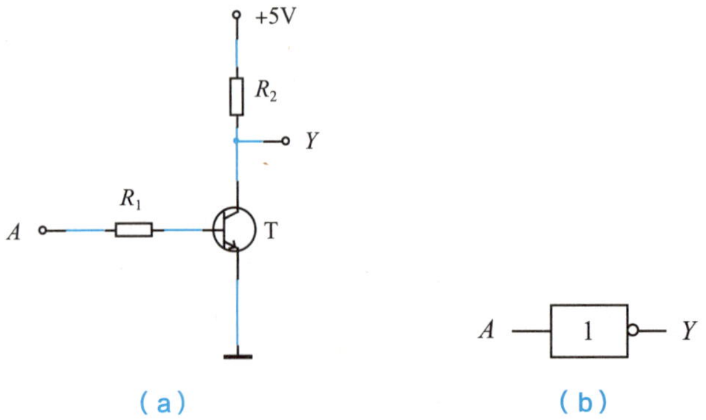

图8-22　三极管非门电路图与逻辑符号

（a）三极管非门电路图；（b）三极管非门逻辑符号

表8-9　三极管非门真值

A	*Y*
0	1
1	0

2. 复合门电路　由二极管构成的门电路虽然结构简单，但是在多个门电路连接的时候，二极管的正向压降（硅管为0.7V，锗管为0.3V）在多级门电路积累下会使得输出电平发生严重偏移，甚至可能导致错误的输出结果。为解决以上问题，通常在与门和或门的后面增加一级非门，形成与非门和或非门等复合门电路，这些电路在可靠性和带负载能力方面都得到显著提升，成为逻辑电路中广泛使用的基本单元。

（1）与非门电路：如图8-23（a）所示，用二极管与门和三极管非门串联即可得到与非门，图8-23（b）是与非门的逻辑符号。当输入端有一个或一个以上为低电平时，与输入端是低电平相连的二极管导通，$U_P=0.7V$，由于负电源对基极的作用使得三极管发射结反向偏置，此时三极管处于截止状态，$U_Y=5V$；当输入端全部输入高电平时，输入端的二极管全部截止，$U_P=5V$，该高电压可以抵消负电源的作用使得三极管发射结正向偏置，此时三极管处于饱和导通状态，由于U_{CES}很小，约为 0.3V，此时 $U_Y=0.3V$。如表 8-10 所示的真值表可以看出，当输入全部高电平时，输出才为低电平，输入只要有低电平，输出则为高电平，即输出与输入满足“与非”逻辑。与非逻辑可简化记忆为“有低出高，全高才低”。与非逻辑函数可用函数表达式 $Y=\overline{A \cdot B}$ 来表示，Y 是 A 与 B 进行与非逻辑运算的结果。

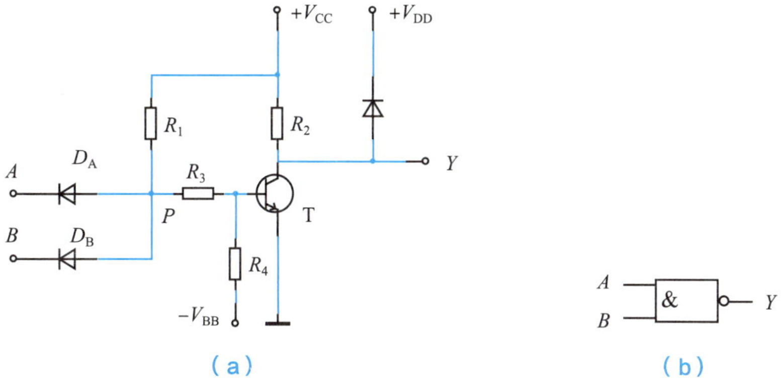

图 8-23　与非门电路图与逻辑符号

(a) 与非门电路图；(b) 与非门逻辑符号

表 8-10　与非门真值表

A	B	Y
0	0	1
0	1	1
1	0	1
1	1	0

(2) 或非门电路：如图 8-24 (a) 所示，用二极管或门和三极管非门串联即可得到或非门，图 8-24 (b) 是或非门的逻辑符号。当输入端有一个或一个以上为高电平时，与输入端是高电平相连的二极管导通，$U_P=4.3V$，此时三极管处于饱和导通状态，由于 U_{CES} 约为 0.3V，$U_Y=0.3V$；当输入端全部为低电平时，输入端的二极管全部截止，$U_P=0V$，此时三极管处于截止状态，此时 $U_Y=5V$。如表 8-11 所示的真值表可以看出，当输入均为低电平时，输出高电平，输入只要存在高电平，输出则为低电平，即输出与输入满足“或非”逻辑。或非逻辑可简化记忆为“有高出低，全低才高”。或非逻辑函数可用函数表达式 $Y=\overline{A+B}$ 来表示，Y 是 A 与 B 进行或非逻辑运算的结果。

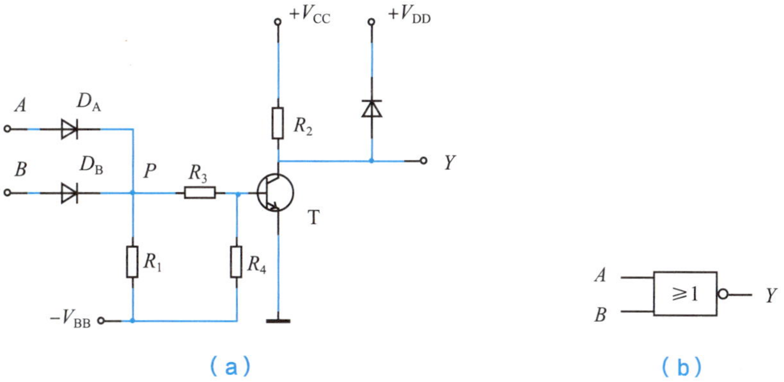

图 8-24　或非门电路图与逻辑符号

(a) 或非门电路图；(b) 或非门逻辑符号

表 8-11　或非门真值表

A	B	Y
0	0	1
0	1	0
1	0	0
1	1	0

三、集成门电路

微课：集成门电路

集成门电路根据制造工艺不同可分为双极型集成电路和单极型集成电路。晶体管-晶体管逻辑电路简称 TTL 电路，由于晶体管有空穴和电子两种载流子，所以 TTL 电路属于双极型集成电路的一种。单极型集成电路是以 MOS 管为开关器件的集成电路，有 PMOS 集成电路、NMOS 集成电路和 CMOS 集成电路。在各种集成门电路中，TTL 电路和 CMOS 电路的应用最为广泛，已被应用于多类医学电子仪器中。

1. TTL 与非门电路　TTL 电路中最基本的门电路有与门、或门、非门、与非门和或非门等，其中，与非门的应用最为广泛，掌握与非门的工作原理是学习其他类型门电路的基础。

（1）电路结构：图 8-25 是 TTL 与非门的典型电路，多发射极三极管 T_1 和 R_1 作为输入级，此时，T_1 的集电极可以看作一个二极管，三个发射极可看作三个二极管，输入级的作用与二极管与门的原理相似。T_2 和电阻 R_2、R_3 为中间级，T_3、T_4、T_5 及电阻 R_4、R_5 组成输出级。A、B、C 为输入，Y 为输出。电路中，电源电压为 5V，高电平为 3.6V，低电平为 0.3V。

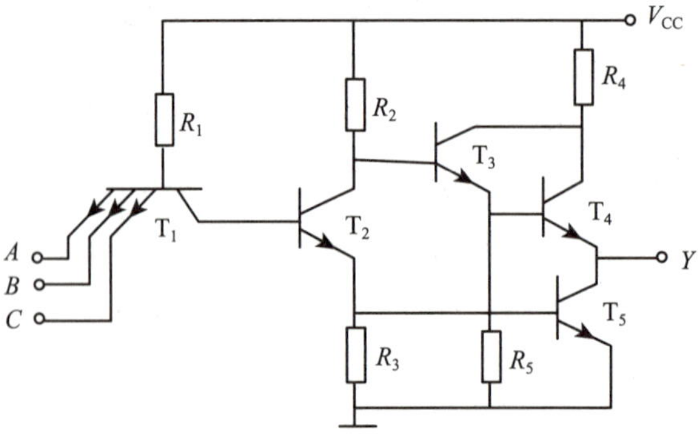

图 8-25　TTL 与非门电路图

（2）电路功能：当输入端有一个或一个以上为低电平时，T_1 的基极与发射极之间的 PN 结导通，三极管 T_1 的基极电压为 $U_{BB1}=0.3+U_{BE1}=1V$，此时 T_1 管处于饱和状态，U_{CES1} 约为 0.3V；三极管 T_2 的基极电压为 $U_{BB2}=0.3+U_{CES1}=0.6V$，所以 T_2 管处于截止状态；由于 $U_{BB5}=0V$，所以三极管 T_5 也处于截止状态。当 T_2 管截止时，其集电极电位接近 V_{CC}，T_3 管和 T_4 管饱和导通，$U_Y=V_{CC}-U_{BE3}-U_{BE4}=5-0.7-0.7=3.6V$，输出为高电平。这种输入有“0”，输出为“1”的工作状态称为与非门关闭。当输入端都为高电平时，T_1 管的发射结反偏，集电结正偏，T_1 管工作在“倒置”状态。T_1 管集电结导通，由此 T_2 管和 T_5 管的发射结导通，$U_{BB1}=0.7+0.7+0.7=2.1V$（T_1 管的集电结压降和 T_2 管、T_5 管的发射结压降)，$U_{BB3}=U_{CES2}+U_{BE5}=0.3+0.7=1V$，因此，$T_3$ 管也处于饱和导通状态。T_4 管的基极电压为 $U_{BB4}=U_{EE3}=U_{BB3}-U_{BE3}=1-0.7=0.3V$，因此 T_4 管处于截止状态，$U_Y=U_{CES5}=0.3V$，输出为低电平。这种输入全部为“1”，输出为“0”的工作状态称为与非门开启。

(3) 主要参数：表 8-12 列出了与非门的几个主要参数。

输出高电平 U_{OH}：当输入有一个或一个以上为低电平时，输出端空载时的电平。

输出低电平 U_{OL}：当输入全部为高电平时，输出在额定负载下的输出电平。

开门电平 U_{ON}：在额定的负载下，为保证输出端为额定低电平时，所允许的输入高电平的最小值。它表示的是使与非门开启时的最小输入电平。

关门电平 U_{OFF}：在额定的负载下，为保证输出端为额定高电平时，所允许的输入低电平的最大值。它表示的是使与非门关闭时的最大输入电平。

扇出系数 N：表示该与非门输出端允许连接同类与非门的个数的最大值，表征了该门电路的带负载能力。

表 8-12　TTL 与非门的主要参数

参数名称	单位	测试条件	规范值
输出高电平	V	任意一个输入端接地，其余悬空	≥2.7V
输出低电平	V	$u_i=1.8V$，$R_L=380\Omega$	≤0.35V
开门电压	V	$U_{OL}=0.35V$，$u_i=1.8V$，$R_L=380\Omega$	≤1.8V
关门电压	V	$U_{OH}\geq 2.7V$，$u_i=0.8V$	≥0.8V
扇出系数	个	$u_i=1.8V$，$u_o\leq 0.35V$	≥8 个

(4) TTL 集成与非门 74LS00 与 74LS20：低功耗肖特基（Low Power Schottky）TTL 集成电路也被称为 74LS 系列，本节重点介绍集成四个独立两输入的与非门 74LS00 和集成两个四输入的与非门 74LS20，其外引线排列图如图 8-26（a）和图 8-26（b）所示。图中的 V_{CC} 为直流电源，一般为 5V，GND 为公共接地端。

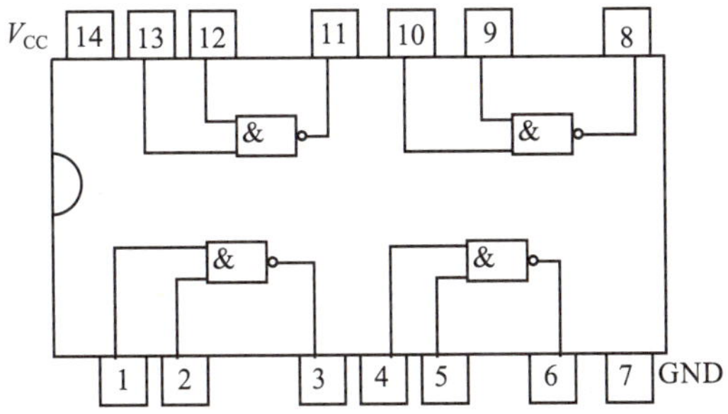

(a)

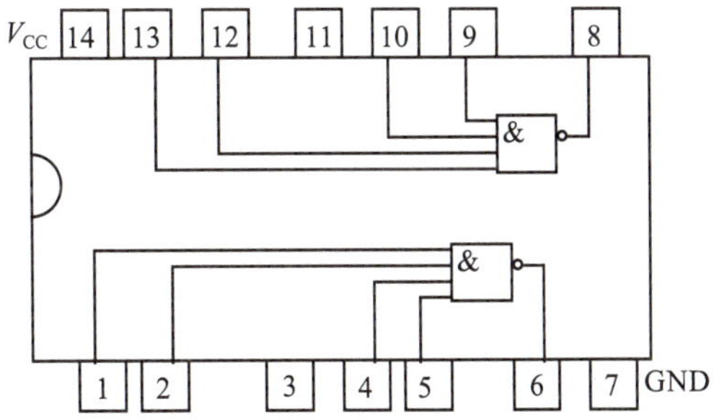

(b)

图 8-26　集成与非门的外引线排列图

(a) 74LS00 外引线排列图；(b) 74LS20 外引线排列图

2. CMOS 非门电路　CMOS 集成电路是在 MOS 管电路基础上发展的一种互补对称场效应管集成电路，由于功耗低、输入阻抗高和集成度高等优势，CMOS 门电路的应用日益普遍。CMOS 非门也称为反相器，它可以与其他门电路组合构成与非门、或非门、与或非门和异或门等，是 CMOS 数字集成电路的最基本单元。

（1）电路结构：图 8-27 是 CMOS 非门电路的结构图，它由一个增强型 N 沟道 MOS 管和增强型 P 沟道 MOS 管互补对称连接。两个栅极相连作为输入端，两个漏极相连作为输出端，电源正极和负极分别加在 P 沟道 MOS 管和 N 沟道的 MOS 管的源极。电路中，为了保证电路正常工作，电源电压要求大于两个 MOS 管的开启电压的绝对值之和，本电路中的电源电压为 5V，高电平为 5V，低电平为 0V。

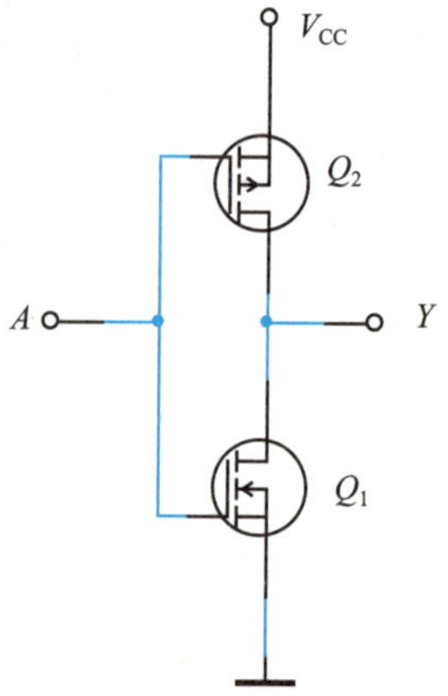

图 8-27　CMOS 非门电路图

（2）电路功能：当输入端接入高电平时，Q_2 管的工作在截止区，相当于开关断开，Q_1 管的栅源电压大于开启电压，MOS 管工作在线性电阻区，相当于开关闭合，输出电压为低电平。同理，当输入端接入低电平时，Q_2 管工作在线性电阻区，相当于开关闭合，Q_1 管工作在截止区，相当于开关断开，此时输出为高电平，即输出与输入满足非逻辑运算。

（3）CMOS 逻辑门的结构特点：CMOS 管由一对参数相同的 NMOS 管和 PMOS 管构成，NMOS 管为工作管，PMOS 管为负载管；互补管的栅极均连在一起接输入端，所有负载管的源极接电源正极，所有工作管的源极接地，漏极相连接输出端。当工作管串联，负载管并联时，实现“与”逻辑运算；当工作管并联，负载管串联时，实现“或”逻辑运算；如果工作管是先串联后并联，对应的负载管则先并联后串联，实现“或与”逻辑运算；在工作管和负载管的连接点输出实现“非”逻辑运算。

（4）CMOS 集成非门 74HC04：74HC（High-Speed CMOS）是德州仪器（Texas Instrument，TI）公司生产的高速 CMOS 逻辑系列的简称。74HC04 包含 6 个反相器，和 TTL 系列 74LS04 相同，电源电压为 5V。只要尾部型号相同，CMOS 器件和 TTL 器件在逻辑功能上都是相同的，器件的外形、尺寸及引脚排列上，都是兼容的。

四、集成门电路使用注意事项

微课：集成门电路使用注意事项

（一）TTL 集成门电路的使用注意事项

1. 电源要求　TTL 门电路的电源电压要求为 5V，一般可允许的电压范围为 4.5~5.5V。如果电源电压过高将可能导致器件损坏，若电源电压过低可能导致逻辑功能异常，因此，TTL 集成门电路要求电源具有良好的稳定性，避免出现较大的电压波动和瞬态干扰。

2. 门电路参数　不同系列的器件特性和参数都不尽相同，特定型号的集成电路参数需要查阅手册。表 8-13 列举了电源电压为 5V 时 74 系列和 74LS 系列的 TTL 集成门电路的部分参数。

表 8-13　TTL 集成门电路的部分参数

参数名称	74 系列	74LS 系列
低电平输入电压	0.8V	0.8V
高电平输入电压	2V	2V
低电平输出电压	0.4V	0.5V
高电平输出电压	2.4V	2.7V

续表

参数名称	74 系列	74LS 系列
低电平输入电流	-1.6mA	-0.4mA
高电平输入电流	40μA	20μA
低电平输出电流	16mA	8mA
高电平输出电流	-0.4mA	-0.4mA
每门传输延迟时间	10ns	10ns
每门功耗	10mW	2mW

3. 静电干扰　TTL 集成门电路在使用过程中要注意静电干扰，应注意仪器外壳可靠接地，多余的输入端不悬空。

4. 多余输入端处理　多余的输入端应该以不改变该电路的逻辑功能和稳定性为原则来处理。对于与门和与非门等多余输入端应该按高电平处理，对于或门和或非门应该按低电平来处理。

一般情况下，与门和与非门的多余输入端处理方法有以下几种：①直接连接电源电压；②与使用的输入端并联；③为保证稳定性，多余输入端还可以通过连接限流电阻后再与电源相连；④连接到一个输入端接地的 闲置“与非”门的输出端，保证该输入端电压在 3~3.5V 之间。

“或门” 和 “或非门” 的多余输入端可以接地。

5. 扇出系数　一般与非门的扇出系数大于等于 8。如果需要驱动的门电路大于扇出系数时可以使用驱动器。驱动器并不改变输入与输出的逻辑关系，只是起到了功率放大的作用，也被称为缓冲器，其扇出系数一般大于等于 20。

（二）CMOS 集成门电路的使用注意事项

1. 电源要求　CMOS 门电路的电源电压要求大于两个互补管的开启电压绝对值之和，电源电压越高，电路抗干扰能力增强，门电路的输出电流增大可使负载电容的充放电时间缩短，提高工作速度。但是，电源电压不能大于 MOS 管的击穿电压。此外，当电压越高或是信号频率越高时，电容反复充放电会增加门电路的动态功耗。74HC 系列电路可采用 2~6V 的电源电压，相比 TTL 门电路，CMOS 门电路对电源的稳定性要求降低，使得 CMOS 门电路使用更加灵活。

2. 门电路参数　对于 74HC 系列，低于电源电压 20%的输入电压为低电平，高于电源电压 70%的输入电压为高电平。表 8-14 列举了电源电压为 5V 时 74HC 系列和 74HCT 系列的 CMOS 集成门电路的部分参数。

表 8-14　CMOS 集成门电路的部分参数

参数名称	74HC 系列	74HCT 系列
低电平输入电压	1V	0.8V
高电平输入电压	3.5V	2V
低电平输出电压	0.1V	0.1V
高电平输出电压	4.4V	4.4V
低电平输入电流	-0.1μA	-0.1μA
高电平输入电流	0.1μA	0.1μA

续表

参数名称	74HC 系列	74HCT 系列
低电平输出电流	4mA	4mA
高电平输出电流	-4mA	-4mA
每门传输延迟时间	10ns	
每门功耗	1μW	

3. 静电干扰 由于 MOS 管的栅极和源极之间是一层很薄的二氧化硅绝缘层，MOS 门电路的输入端极易受到外界静电及噪声的影响。若输入端的静电电压积累到一定程度，绝缘层就会击穿，造成器件损坏。因此，为避免静电电压损坏 MOS 管，应注意以下几点：①CMOS 器件在运输和存储时应放在金属容器中，或是用铝箔包裹好再放到普通容器中，不要用易产生静电的化工材料和化纤织物包装，不宜放在塑料盒子或是尼龙盒子里；②工作台上最好铺一层金属板并接地，在组装和调试时要保证电烙铁、示波器和电源等要可靠接地；③操作人员取 CMOS 器件时避免用手接触器件的引脚，操作人员的衣服和手套应避免使用易产生静电的尼龙和涤纶等材料；④多余的输入端不应悬空。

4. 多余输入端处理 CMOS 与门和与非门电路的多余输入端可以连接电源正极；CMOS 或门和或非门的多余输入端接地；在工作频率不高的情况下，多余输入端可以与有用的输入端并联。

5. 过流保护 当输入端有可能产生较大瞬态电流时，输入端应该串联限流电阻，保护 CMOS 管不会被大电流损坏。

（三）TTL 集成门电路与 CMOS 集成门电路的接口问题

1. 同类门电路间的接口 同类门电路驱动时，接口间不需要考虑电压适配问题。对于 TTL 集成门电路驱动 TTL 集成门电路，可根据门的扇出系数考虑电流的适配问题。由于 CMOS 不需要电流驱动，在低频时可不需考虑电压和电流的适配问题，对于 CMOS 集成门电路驱动 CMOS 集成门电路，接口直接连接即可。手册一般不会给出 CMOS 门的扇出系数，但是由于每个输入端都具有 5pF 左右的输入电容，当信号频率升高时，其驱动能力和工作速度都会有一定程度的降低。

2. TTL 集成门电路驱动 CMOS 集成门电路 TTL 集成门电路驱动 CMOS 集成门电路时，电流适配一般可以满足，主要问题在于 TTL 门电路的输出电压参数和 CMOS 门电路输入电压不兼容。如表 8-13 和表 8-14 中 TTL 集成门电路和 CMOS 集成门电路的参数可知：TTL 门电路的输出低电平在 CMOS 门电路的输入低电平范围内，但是 TTL 门电路（74 和 74LS 系列）的输出高电平（2.4V 和 2.7V）却比 CMOS 门电路（74HC 系列）的输入高电平（3.5V）低，此时需要将 TTL 集成门电路的输出高电平提升到 3.5V 以上才能驱动 CMOS 门电路。从表中还可以看出 TTL 门电路（74 和 74LS 系列）和 CMOS 门电路（74HCT 系列）不存在电压适配问题，所以 TTL 门电路可以直接驱动 74HCT 门电路，无须外接任何元器件。

3. CMOS 集成门电路驱动 TTL 集成门电路 CMOS 集成门电路驱动 TTL 集成门电路时，一般不存在电压适配问题，需要考虑电流的适配问题。如表 8-13 和表 8-14 中 TTL 集成门电路和 CMOS 集成门电路的参数可知：CMOS 输出高电平电流为 4mA，而 74 系列和 74LS 系列 TTL 门电路的高电平输入电流分别是 40μA 和 20μA，CMOS 输出为高电平时，其驱动力很强。CMOS 输出低电平电流为 4mA，而 74 系列和 74LS 系列 TTL 门电路的低电平输入电流分别是 1.6 mA 和 0.4 mA，可见，当 CMOS 输出为低电平时，其驱动 TTL 门电路的能力将十分有限。

▶知识拓展

与门在 PET 中的应用

与门虽然是基本的逻辑门电路，但它在正电子发射计算机断层扫描成像（positron emission tomography，PET）仪信号同步检测中发挥着重要作用。PET 成像是通过检测来自受检者体内的 γ 光子（由正电子和负电子湮没产生）来成像的。当正电子与负电子湮没时，会同时产生两个能量相同、方向相反的 γ 光子，这两个光子通过探测器同时被捕获。与门用于确保只有当两个探测器同时检测到电信号时，系统才确认该事件为有效的湮没事件。为进一步确保湮没事件的准确性，系统通常会设置时间窗，只接收在设定时间内同时到达的信号。与门可用于接收探测器的信号和时间窗口信号，以保证在两个信号同步到达时输出有效信号。此外，与门还可以实时监控探测器性能，确保成像系统处于正常工作状态。

第三节　组合逻辑电路

在数字电路中，根据逻辑电路有无记忆功能将其分成两类：一类称为组合逻辑电路（combinational logic circuit），简称组合电路，另一类称为时序逻辑电路（sequential logic circuit），也称为时序电路。本节主要介绍组合逻辑电路，包括组合逻辑电路的特点、分析方法、设计方法、常用的组合逻辑电路及组合逻辑电路中的竞争-冒险。

一、组合逻辑电路的特点

（一）组合逻辑电路基本特点

组合逻辑电路任意时刻的输出只与该时刻的输入有关，与电路之前的输出状态无关，这是组合电路在逻辑功能上的基本特点。由组合电路的逻辑功能特点不难看出，组合电路虽由各种逻辑门电路组成，但是电路中不存在存储单元和反馈单元，这是组合电路在电路结构上的基本特点。

（二）组合逻辑电路功能描述

对于任意的多输入、多输出的组合逻辑电路，都可以采用图 8-28 所示的框图描述。图中，x_1，x_2，…，x_n 为输入信号，y_1，y_2，…，y_m 为输出信号，输入与输出之间的逻辑函数关系用 $y_i=f_i(x_1, x_2, \cdots, x_n)$（i=1，2，…，m）表示。除了用逻辑函数表达式描述组合电路的功能，还可以采用真值表、逻辑图、波形图和卡诺图等形式表达组合电路的逻辑功能。

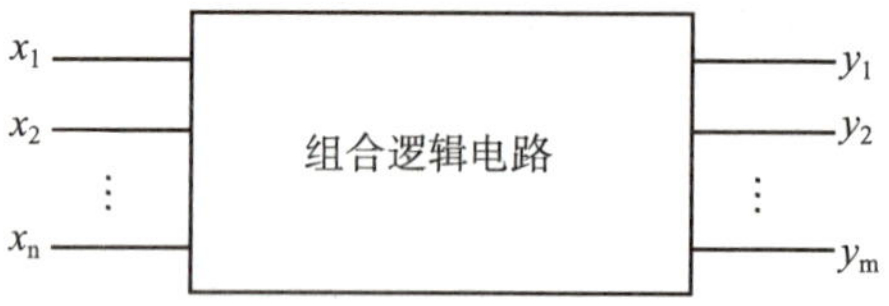

图 8-28　组合逻辑电路框图

二、组合逻辑电路的分析

微课：组合逻辑电路特点及分析

（一）组合逻辑电路的分析目标

组合逻辑电路的分析目标是根据组合逻辑电路图（也称为逻辑图），确定输出与输入之间的逻辑关系。通过对组合逻辑电路的分析，可以更好地对其进行应用，还可以检验其是否能完成预定逻辑功能并方便进行下阶段的改进。

（二）组合逻辑电路的分析方法

组合逻辑电路的分析步骤如下。

1. 逐级写出输出与输入的逻辑函数表达式；
2. 利用公式化简法或卡诺图化简法对逻辑函数表达式化简，得到最简的函数表达式；
3. 根据最简的逻辑函数表达式列出真值表；
4. 依据各变量对应的函数值分析组合电路的逻辑功能。

例 8-10　分析图 8-29（a）所示的组合逻辑电路的逻辑功能。

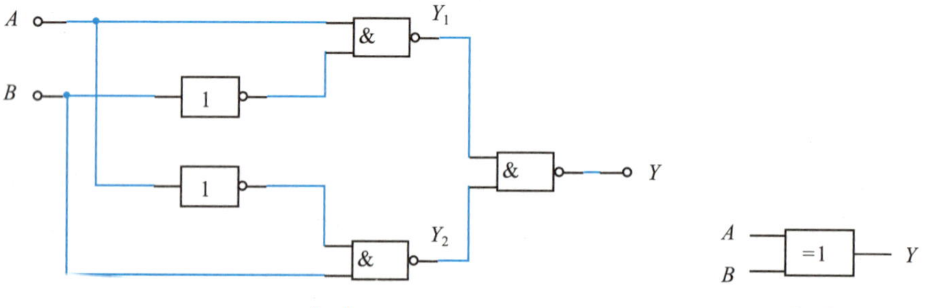

（a）　（b）

图 8-29　例 8-10 图

（a）组合逻辑电路图；（b）异或门的逻辑符号

解： 由组合电路逐级列出输出与输入的逻辑函数表达式如下

$$Y_1=\overline{A\cdot\overline{B}}\qquad Y_2=\overline{B\cdot\overline{A}}\qquad Y=\overline{Y_1\cdot Y_2}=\overline{\overline{A\cdot\overline{B}}\cdot\overline{B\cdot\overline{A}}}$$

用公式化简法对逻辑函数表达式进行化简

$$Y=\overline{\overline{A\cdot\overline{B}}\cdot\overline{B\cdot\overline{A}}}=\overline{\overline{A\cdot\overline{B}}}+\overline{\overline{B\cdot\overline{A}}}=A\cdot\overline{B}+B\cdot\overline{A}$$

根据化简后的逻辑函数表达式列真值表，如表 8-15 所示。

表 8-15　例 8-10 真值表

A	B	Y
0	0	0
0	1	1
1	0	1
1	1	0

根据真值表分析该组合电路的逻辑功能：当输入端输入相同时（都为“1”，或都为“0”）输出为“0”，输入端输入不同时，输出为“1”。输出与输入的这种逻辑关系称之为异或关系，即某件事具有两个条件，当两个条件中的任何一个满足时，该事件能够发生，当两个条件同时满足或者同时不满足时，该事件不能发生。满足异或关系的门电路称为异或门电路，其逻辑符号如图 8-29（b）所示，其逻辑函数表达式写成 $Y=A\oplus B$。

三、组合逻辑电路的设计

微课：组合逻辑电路的设计

（一）组合逻辑电路的设计目标

组合逻辑电路的设计目标是采用最简的逻辑电路实现特定逻辑功能。所谓的最简是指采用的器件种类和个数最少，且器件间的连接线也最少。

（二）组合逻辑电路的设计方法

1. 逻辑赋值，列真值表　根据事件的因果关系，首先需要确定输入变量和输出变量，一般把事件的原因定义为输入，事件结果定义为输出。其次，需要对输入和输出变量进行逻辑赋值，其二进制的“0”和“1”的具体含义由设计者规定。最后，根据给定的逻辑关系，列出真值表。

2. 由真值表写逻辑函数表达式　为了方便化简和变换，需要将真值表转换成逻辑函数表达式。

3. 根据选用的器件类型，将函数表达式化简成对应的描述形式　由于采用的器件类型不同，函数表达式需要转换不同的形式。例如，若所采用的器件只允许是与非门，函数表达式需要化作与非-与非形式，此形式可由与或关系两次求非得到。

4. 画逻辑电路图　根据化简后的逻辑函数表达式绘制逻辑电路连接图。

5. 设计验证　根据绘制的逻辑电路图搭建电路，验证其逻辑功能，或利用计算机仿真软件对组合逻辑电路进行仿真，验证其是否符合要求。

例 8-11　使用与非门设计一个诗词朗诵比赛裁决电路。

比赛设有一位主裁判和两位副裁判，共三位裁判。选手晋级与否由裁判亮灯示意，裁判同意晋级亮绿灯，裁判不同意晋级亮红灯，裁决规则是少数服从多数，但是主裁判拥有一票否决权。

解：(1) 逻辑赋值并列出真值表。

设 A 为主裁判，B、C 为两位副裁判，用 Y 表示裁决结果。裁判亮绿灯用“1”表示，裁判亮红灯用“0”表示，Y 为“1”表示选手晋级，Y 为“0”表示选手未晋级。真值表如表 8-16 所示。

表 8-16 例 8-11 的真值表

A	B	C	Y
0	0	0	0
0	0	1	0
0	1	0	0
0	1	1	0
1	0	0	0
1	0	1	1
1	1	0	1
1	1	1	1

(2) 由真值表写逻辑函数表达式。

取 $Y=1$ 的组合构成逻辑函数式的与项，各组合进行或逻辑运算得到 Y

$$Y = A \cdot \overline{B} \cdot C + A \cdot B \cdot \overline{C} + A \cdot B \cdot C$$

(3) 根据选用的器件类型，将函数表达式化简成对应的描述形式。

根据公式法化简逻辑函数式如下

$$\begin{aligned} Y &= A \cdot \overline{B} \cdot C + A \cdot B \cdot \overline{C} + A \cdot B \cdot C + A \cdot B \cdot C \\ &= A \cdot C(\overline{B} + B) + A \cdot B(\overline{C} + C) \\ &= A \cdot C + A \cdot B \end{aligned}$$

由于只能采用与非门实现逻辑功能，需要对上式进行变换

$$Y = \overline{\overline{A \cdot C + A \cdot B}} = \overline{\overline{A \cdot C} \cdot \overline{A \cdot B}}$$

(4) 画逻辑电路图。

绘制图 8-30 所示的电路图。

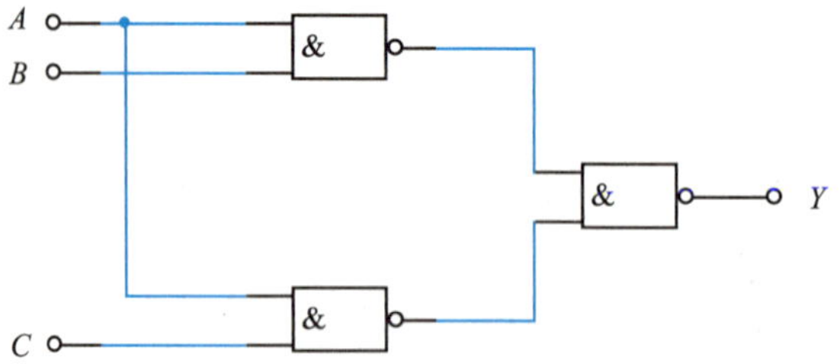

图 8-30 例 8-11 的逻辑电路图

四、常用的组合逻辑电路

微课：加法器

（一）加法器

在数字电路中，两位二进制的算术运算都会转换成若干加法运算来完成，因此，加法器是数字电路中算术运算器的基本单元。加法器可分为 1 位加法器和多位加法器，本文仅介绍 1 位加法器。1 位加法器可按是否考虑低位的进位分为 1 位半加器和 1 位全加器。

1. 1 位半加器　两个一位二进制数相加，不考虑低位向高位的进位称为半加。在数字电路中能实现半加运算的逻辑电路称为半加器。

按照二进制“逢二进一”的加法运算规则可以得到半加器的真值表，如表 8.17 所示。表中 A、B 为两个加数，S 为相加的和，C 为向高位的进位。

表 8-17　半加器的真值表

A	B	S	C
0	0	0	0
0	1	1	0
1	0	1	0
1	1	0	1

根据真值表可以得到半加器的逻辑函数式为

$$S=A\oplus B \qquad \text{（式 8-11）}$$

$$C=A\cdot B \qquad \text{（式 8-12）}$$

根据半加器的逻辑函数式可以得到其逻辑电路图如图 8-31（a）所示，其逻辑电路符号如 8-31（b）所示。

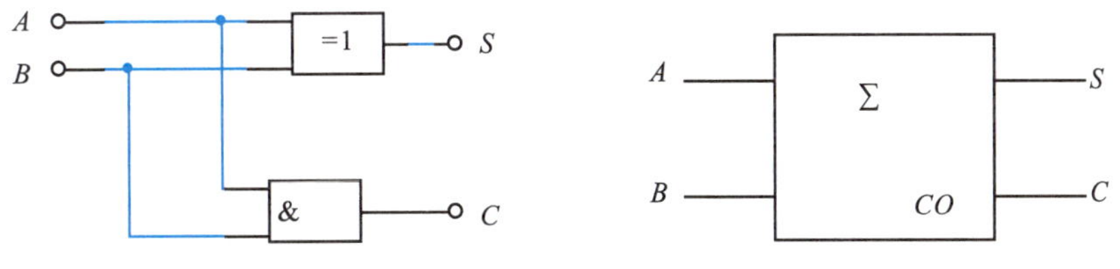

（a）　（b）

图 8-31　半加器

（a）半加器逻辑电路图；（b）半加器逻辑符号

2. 1 位全加器　当两个一位二进制数相加时，考虑低位进位，即两个加数与低位进位三个数相加，这种加法运算称为全加，实现该运算的逻辑电路称为全加器。

根据二进制的加法运算规则可得全加器的真值表，如表 8-18 所示。表中 A、B 为加数，CI 为低位进位，S 为和，C 是向高位的进位。

表 8-18　全加器的真值表

A	B	CI	S	C
0	0	0	0	0
0	0	1	1	0
0	1	0	1	0
0	1	1	0	1
1	0	0	1	0
1	0	1	0	1
1	1	0	0	1
1	1	1	1	1

根据真值表得到全加器的逻辑函数式为

$$S=\overline{\overline{S}}=\overline{(\overline{A}\overline{B}\overline{CI}+\overline{A}BCI+A\overline{B}CI+AB\overline{CI})} \quad (式 8\text{-}13)$$

$$C=\overline{\overline{C}}=\overline{(\overline{A}\overline{B}\overline{CI}+\overline{A}\overline{B}CI+\overline{A}B\overline{CI}+A\overline{B}\overline{CI})}=\overline{(\overline{A}\overline{B}+\overline{A}\overline{CI}+\overline{B}\overline{CI})} \quad (式 8\text{-}14)$$

全加器 74LS183 的逻辑电路图就是根据上述表达式构成的，其结构如图 8-32（a）所示，其逻辑电路符号如 8-32（b）所示。

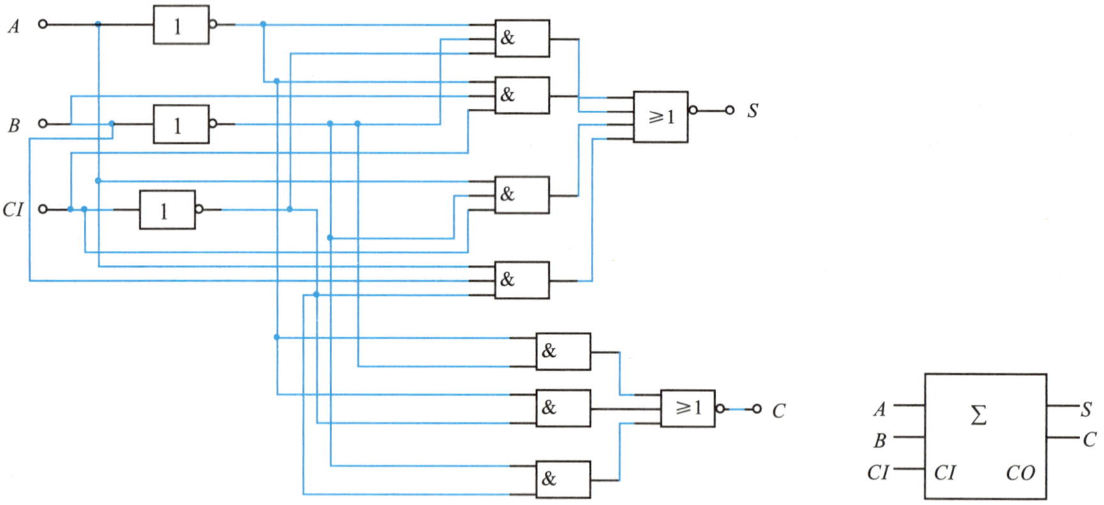

（a）　　（b）

图 8-32　全加器

（a）全加器逻辑电路图；（b）全加器逻辑符号

微课：编码器

（二）编码器

将代表特定含义的输入信号输出为相应若干位二进制代码的过程称为编码。能完成编码的数字电路称为编码器，编码器可以分为普通编码器和优先编码器。

1. 普通编码器　使用普通编码器时，任意时刻只允许输入一个有效的编码信号，若同时输入多个编码信号，编码器的输出将会产生混乱。以 8/3 线编码器为例分析普通编码器的工作原理。

一位二进制代码可以有“0”和“1”两个取值，即可以表示两个信号，两位二进制可以表示 4

个信号，依此类推，n 位二进制代码可以表示 2^n 个信号。8/3 线编码器使用三位二进制代码对 8 个输入信号进行编码，图 8-33 是 8/3 线编码器的框图，$I_0 \sim I_7$ 是输入端，$Y_2 \sim Y_0$ 是输出端。

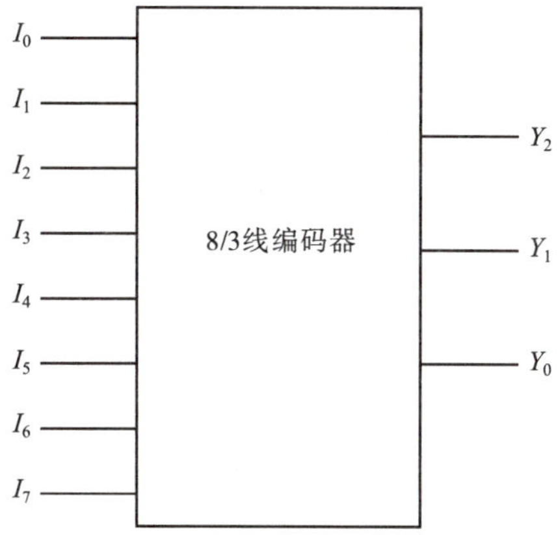

图 8-33　8/3 线编码器框图

将不同的二进制代码与不同的输入信号进行对应的规则即为编码方案。编码方案在理论上可以有很多种，在实际应用中，编码方案一般具有一定的规律性，常用的有按二进制数加一递增或递减的规律。表 8-19 就是按二进制数加一递增规律进行编码的真值表。

表 8-19　8/3 线编码器的真值表

I_0	I_1	I_2	I_3	I_4	I_5	I_6	I_7	Y_2	Y_1	Y_0
1	0	0	0	0	0	0	0	0	0	0
0	1	0	0	0	0	0	0	0	0	1
0	0	1	0	0	0	0	0	0	1	0
0	0	0	1	0	0	0	0	0	1	1
0	0	0	0	1	0	0	0	1	0	0
0	0	0	0	0	1	0	0	1	0	1
0	0	0	0	0	0	1	0	1	1	0
0	0	0	0	0	0	0	1	1	1	1

根据真值表得到逻辑函数式

$$Y_2 = I_4 + I_5 + I_6 + I_7 \qquad \text{（式 8-15）}$$

$$Y_1 = I_2 + I_3 + I_6 + I_7 \qquad \text{（式 8-16）}$$

$$Y_0 = I_1 + I_3 + I_5 + I_7 \qquad \text{（式 8-17）}$$

根据逻辑函数式画出逻辑电路图，如图 8-34 所示。

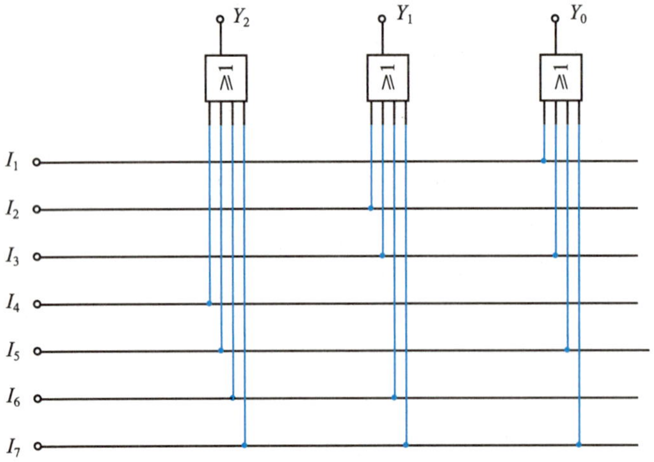

图 8-34　8/3 线编码器的逻辑电路图

2. 优先编码器　允许输入端同时输入两个或两个以上的编码信号，由于优先编码器已经将输入信号按优先顺序编码，当多个有效信号输入时，它只会对优先级别最高的输入端信号进行编码，常用的集成优先编码器有 8/3 线和 10/4 线两类。以 8/3 线优先编码器 74LS348 为例介绍优先编码器的工作原理。

图 8-35 是 74LS348 优先编码器的外引脚排列图，图中 $\bar{I}_0 \sim \bar{I}_7$ 是输入端，$\overline{Y_2} \sim \overline{Y_0}$ 是输出端，此外，$\overline{EN}$ 为输入控制端，$\overline{Y_S}$ 和$\overline{Y}_{EXP}$ 为输出端。值得注意的是，它的输入端和输出端都是以低电平作为有效信号（低电平有效时，字母上加“$\overline{\quad}$”），反码输出。输入端 $\bar{I}_7$ 的优先权最高，$\bar{I}_0$ 的优先权最低。

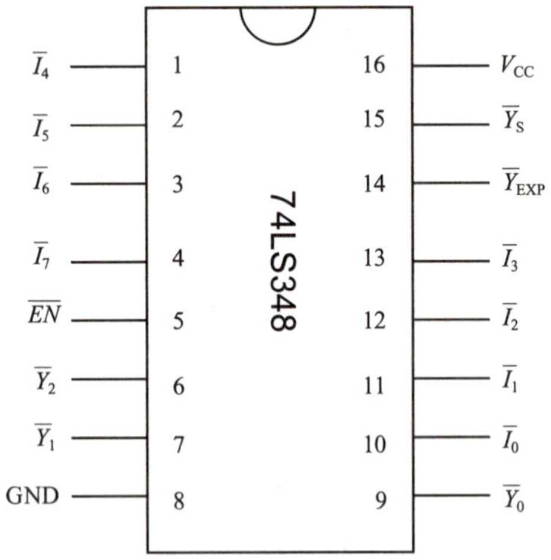

图 8-35　74LS348 优先编码器的外引脚排列图

$\overline{EN}$ 为输入控制端，当$\overline{EN}=0$ 时，编码器工作，$\overline{EN}=1$ 时，无论有无输入，都没有输出，输出端 $\overline{Y_2} \sim \overline{Y_0}$ 都处于高电平。

$\overline{Y_S}$ 为选通输出端，只有$\overline{EN}=0$ 且没有编码输入时，$\overline{Y_S}=0$。即$\overline{Y_S}$ 低电平表示编码器处于工作状态，但是没有编码信号输入。

$\overline{Y}_{EXP}$ 为输出端，只要 $\bar{I}_0 \sim \bar{I}_7$ 至少有一个为低电平，且$\overline{EN}=0$，则$\overline{Y}_{EXP}=0$。即$\overline{Y}_{EXP}$ 低电平表示编码

器处于工作状态，且有编码信号输入。例如，当 $\overline{I}_7=0$ 时，无论其他输入信号是 0 还是 1，输出端只对优先级最高的 $\overline{I}_7$ 编码，原码输出是 111，反码输出则为 000。当 $\overline{I}_7=1$，$\overline{I}_6=0$，不管 $\overline{I}_0\sim\overline{I}_5$ 是 0 或 1，输出端则只对当前优先级别最高的 $\overline{I}_6$ 编码，反码输出 001，依次类推可得电路所有的工作状态。

根据其工作原理，可以得到 74LS348 编码器的真值表如表 8-20 所示。

表 8-20　74LS348 编码器的真值表

$\overline{EN}$	$\overline{I}_0$	$\overline{I}_1$	$\overline{I}_2$	$\overline{I}_3$	$\overline{I}_4$	$\overline{I}_5$	$\overline{I}_6$	$\overline{I}_7$	$\overline{Y}_2$	$\overline{Y}_1$	$\overline{Y}_0$	$\overline{Y}_s$	$\overline{Y}_{EXP}$
1	×	×	×	×	×	×	×	×	Z	Z	Z	1	1
0	1	1	1	1	1	1	1	1	Z	Z	Z	0	1
0	×	×	×	×	×	×	×	0	0	0	0	1	0
0	×	×	×	×	×	×	0	1	0	0	1	1	0
0	×	×	×	×	×	0	1	1	0	1	0	1	0
0	×	×	×	×	0	1	1	1	0	1	1	1	0
0	×	×	×	0	1	1	1	1	1	0	0	1	0
0	×	×	0	1	1	1	1	1	1	0	1	1	0
0	×	0	1	1	1	1	1	1	1	1	0	1	0
0	0	1	1	1	1	1	1	1	1	1	1	1	0

注：表中“×”表示可以任意取 0 或 1，Z 表示高阻态。

（三）译码器

译码也称为解码，即将二进制代码译成对应的高低电平或是其他代码，是编码的逆处理。实现译码功能的逻辑电路称为译码器。译码器种类繁多，以二进制译码器、二-十进制译码器和显示译码器为例学习译码器的工作过程。

微课：译码器

1. 二进制译码器　假设译码器输入端是 n 位二进制代码，若输出端是 2^n 个相对应的高低电平，称之为“完全译码器”，如 3/8 线译码器 74LS138 和 4/16 线译码器 74LS154；若译码器输出端的数目小于 2^n，称之为“不完全译码器”，如二-十进制译码器和显示译码器。二进制译码器又被称为变量译码器，它属于完全译码器，它将 n 位二进制代码转换成 2^n 个输出信号。现以 3/8 线译码器 74LS138 为例说明二进制译码器的逻辑电路及应用。

图 8-36 是 74LS138 译码器的外引脚排列图，图中输入是 $A_2A_1A_0$ 组成的三位二进制代码，输出是低电平有效的 $\overline{Y_0}\sim\overline{Y_7}$。此外，$E_0$、$\overline{E_1}$ 和 $\overline{E_2}$ 是三个使能端，用于控制译码器的工作状态。当 $E_0=0$ 或 $\overline{E_1}+\overline{E_2}=1$ 时，输出端信号不受输入端信号控制，全部输出高电平，译码器不工作。当 $E_0=1$ 且 $\overline{E_1}+\overline{E_2}=0$ 时，译码器处于工作状态，一组输入代码只

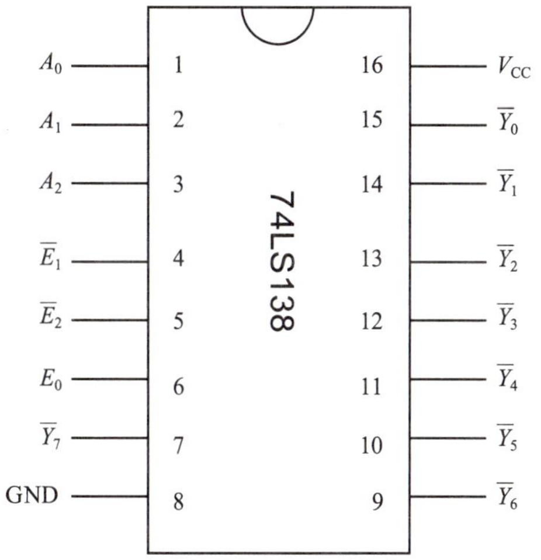

图 8-36　74LS138 译码器的外引脚排列图

对应一个输出信号为0。若此时输入 $A_2A_1A_0=001$，则$\overline{Y_1}=0$，其余输出为1，也就是$\overline{Y_1}$ 输出的译码有效。

根据其工作原理，可以得到74LS138译码器的真值表如表8-21所示。

表 8-21　74LS138 译码器的真值表

E_0	$\overline{E_1}$	$\overline{E_2}$	A_2	A_1	A_0	$\overline{Y_7}$	$\overline{Y_6}$	$\overline{Y_5}$	$\overline{Y_4}$	$\overline{Y_3}$	$\overline{Y_2}$	$\overline{Y_1}$	$\overline{Y_0}$
1	0	0	0	0	0	1	1	1	1	1	1	1	0
1	0	0	0	0	1	1	1	1	1	1	1	0	1
1	0	0	0	1	0	1	1	1	1	1	0	1	1
1	0	0	0	1	1	1	1	1	1	0	1	1	1
1	0	0	1	0	0	1	1	1	0	1	1	1	1
1	0	0	1	0	1	1	1	0	1	1	1	1	1
1	0	0	1	1	0	1	0	1	1	1	1	1	1
1	0	0	1	1	1	0	1	1	1	1	1	1	1
0	×	×	×	×	×	1	1	1	1	1	1	1	1
×	1	1	×	×	×	1	1	1	1	1	1	1	1
×	1	0	×	×	×	1	1	1	1	1	1	1	1
×	0	1	×	×	×	1	1	1	1	1	1	1	1

注：表中“×”表示可以任意取0或1。

具有使能端的译码器又可以看成完整的数据分配器，即根据输入信号要求将一路输入数据分配到指定输出通道上的逻辑电路。数据分配器具有一个数据输入端，多个输出端和地址信号输入端。如果将译码器的使能端作为数据输入端，输入的二进制代码作为地址信号输入，则译码器就构成了一个数据分配器。图8-37是由74LS138译码器构成的1/8路数据分配器，$A_2 \sim A_0$ 是地址信号输入端，$\overline{Y_0} \sim \overline{Y_7}$ 是数据输出端，使能端 $E_0=1$、$\overline{E_1}=\mathrm{D}$、$\overline{E_2}=0$，则输出为原码 D，接法如图8-37（a）所示。若 $E_0=D$、$\overline{E_1}=\overline{E_2}=0$，则输出反码 $\overline{D}$，接法如图8-37（b）所示。

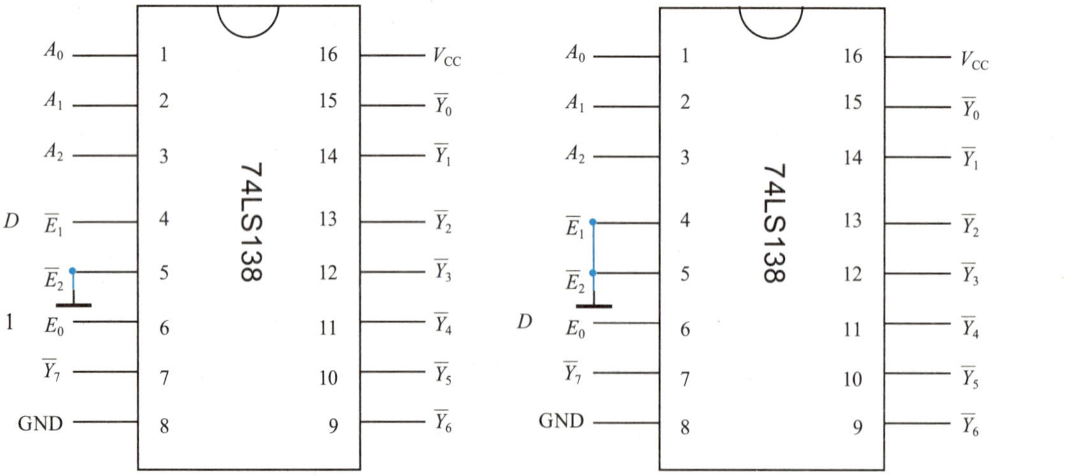

（a）　　（b）

图 8-37　74LS138 译码器构成的 1/8 路数据分配器

（a）输出原码接法；（b）输出反码接法

三个使能端还可以扩展输入变量数，扩大译码器的使用范围。如图 8-38 展示了两片 74LS138 译码器实现 4/16 线译码的电路连接图，二进制代码 $DA_2A_1A_0$ 为输入，$\overline{Y_0}\sim\overline{Y_{15}}$ 为输出。当 $D=0$ 时，74LS138（1）芯片工作，74LS138（2）芯片禁止，输出$\overline{Y_0}\sim\overline{Y_7}$；当 $D=1$ 时，74LS138（1）芯片禁止，74LS138（2）芯片工作，输出$\overline{Y_8}\sim\overline{Y_{15}}$。

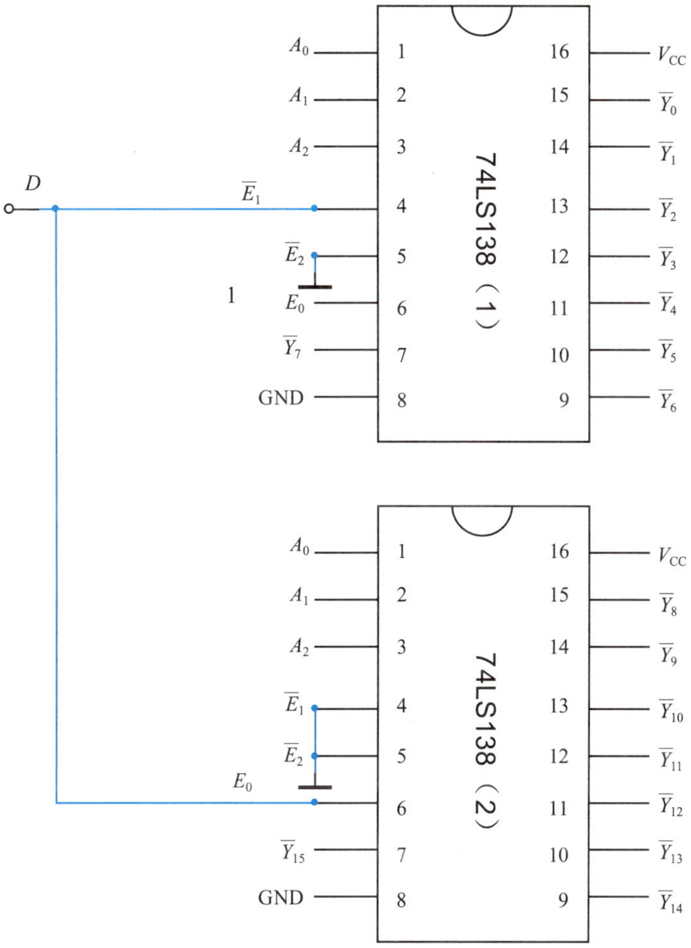

图 8-38　两片 74LS138 译码器实现 4/16 线译码

2. 二－十进制译码器　二－十进制译码器是将二进制 BCD 码译成十进制数字信号的逻辑电路。译码器有四个输入端和十个输出端，因此称为二－十进制译码器。四位二进制代码有 $2^4=16$ 个组合状态，一般取前十种状态分别译成输出端的高低电平。

74LS42 是常用的集成二－十进制译码器，也称为 4/10 线译码器，其外引脚排列图如图 8-39 所示。输入是 $A_3A_2A_1A_0$ 组成的四位二进制代码，输出是低电平有效的$\overline{Y_0}\sim\overline{Y_9}$。十个输出端仅允许一个输出端信号有效。

74LS42 译码器的真值表如表 8-22 所示。需要指出的是，当输入信号是 1010～1111 等禁用码时，输出端全部输出高电平 1。

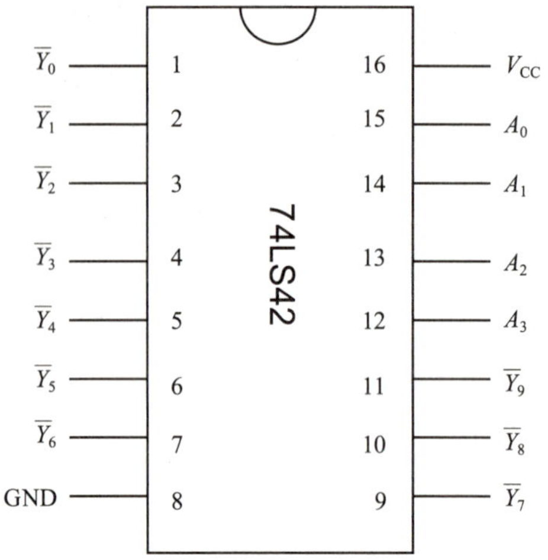

图 8-39　74LS42 译码器的外引脚排列图

表 8-22　74LS42 译码器的真值表

A_3	A_2	A_1	A_0	$\overline{Y_0}$	$\overline{Y_1}$	$\overline{Y_2}$	$\overline{Y_3}$	$\overline{Y_4}$	$\overline{Y_5}$	$\overline{Y_6}$	$\overline{Y_7}$	$\overline{Y_8}$	$\overline{Y_9}$
0	0	0	0	0	1	1	1	1	1	1	1	1	1
0	0	0	1	1	0	1	1	1	1	1	1	1	1
0	0	1	0	1	1	0	1	1	1	1	1	1	1
0	0	1	1	1	1	1	0	1	1	1	1	1	1
0	1	0	0	1	1	1	1	0	1	1	1	1	1
0	1	0	1	1	1	1	1	1	0	1	1	1	1
0	1	1	0	1	1	1	1	1	1	0	1	1	1
0	1	1	1	1	1	1	1	1	1	1	0	1	1
1	0	0	0	1	1	1	1	1	1	1	1	0	1
1	0	0	1	1	1	1	1	1	1	1	1	1	0
1	0	1	0	1	1	1	1	1	1	1	1	1	1
1	0	1	1	1	1	1	1	1	1	1	1	1	1
1	1	0	0	1	1	1	1	1	1	1	1	1	1
1	1	0	1	1	1	1	1	1	1	1	1	1	1
1	1	1	0	1	1	1	1	1	1	1	1	1	1
1	1	1	1	1	1	1	1	1	1	1	1	1	1

3. 显示译码器　在数字电路中，常需要将重要的测量数据和运算结果（二进制）用十进制数码显示，以便进行数据观测。数码显示器则是用来显示数字、文字和符号的器件，目前，应用较为广泛的是七段字符显示器，它利用不同的发光段组合，显示 0~9 十个数码。常见的七段字符显示器有半导体数码管和液晶显示器（liquid crystal display，LCD）两种。半导体数码管的每段都是由发光二极管（light emitting diode，LED）构成，因而也称 LED 七段显示器。

七段数码管需要七位输入代码驱动才能显示出相应的十进制数码。而七段显示译码器的作用就是将二进制 BCD 码转换为驱动七段数码管所需的高低电平，使其显示出对应的十进制数码。首先以 LED 七段显示器为例介绍七段字符显示器结构，再以 74LS248 七段显示译码器为例说明其功能。

同一规格的数码管有共阴极和共阳极两种接法，共阴极显示器是将各段二极管的阴极连在一起，此时字段接高电平才发光。同理，共阳极显示器是将各段二极管的阳极连在一起，此时字段接低电平才发光。图 8-40 显示了 LED 七段显示器的外形图、共阴极和共阳极的电路连接图。图中“□”表示可共阴极或是共阳极连接的第 3 和 8 管脚。数码中的小数点不属于字段，可根据需要常亮或常灭。

LED 七段显示器显示字形如图 8-40（d）所示。

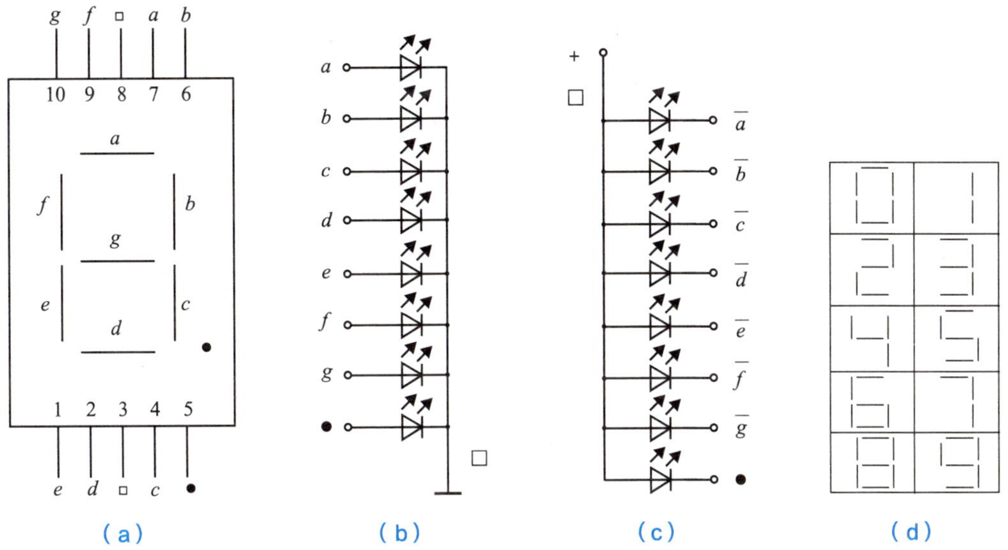

图 8-40　LED 七段显示器

（a）外形图；（b）共阴极连接；（c）共阳极连接；（d）显示字形

图 8-41 是 74LS248 显示译码器驱动 LED 七段显示器的连接图。显示译码器的输入是 $A_3A_2A_1A_0$ 组成的二进制代码，输出是 $a\sim g$ 组成的高低电平，输出是高电平有效，可以直接驱动共阴极连接的各对应的数码管发光。$\overline{\mathrm{LT}}$ 为试灯输入端，当 $\overline{\mathrm{LT}}=0$ 时，不管输入什么电平，$a\sim g$ 全部输出高电平，所有数码管发光，以此检测数码管的好坏。$\overline{\mathrm{RBI}}$ 为灭零输入端，当 $\overline{\mathrm{RBI}}=0$ 时，有效数字前后的无用 0 熄灭。$\overline{\mathrm{BI}}/\overline{\mathrm{RBO}}$ 是灭灯输入/灭零输出端，该端既可以作为输入也可以作为输出，当 $\overline{\mathrm{BI}}=0$ 时，七段数码输出为 0，数码管熄灭；当 $\overline{\mathrm{RBO}}=0$ 时（即 $\overline{\mathrm{RBI}}=0$ 且输入二进制代码为 0000），数字 0 熄灭，1~9 可以正常显示。

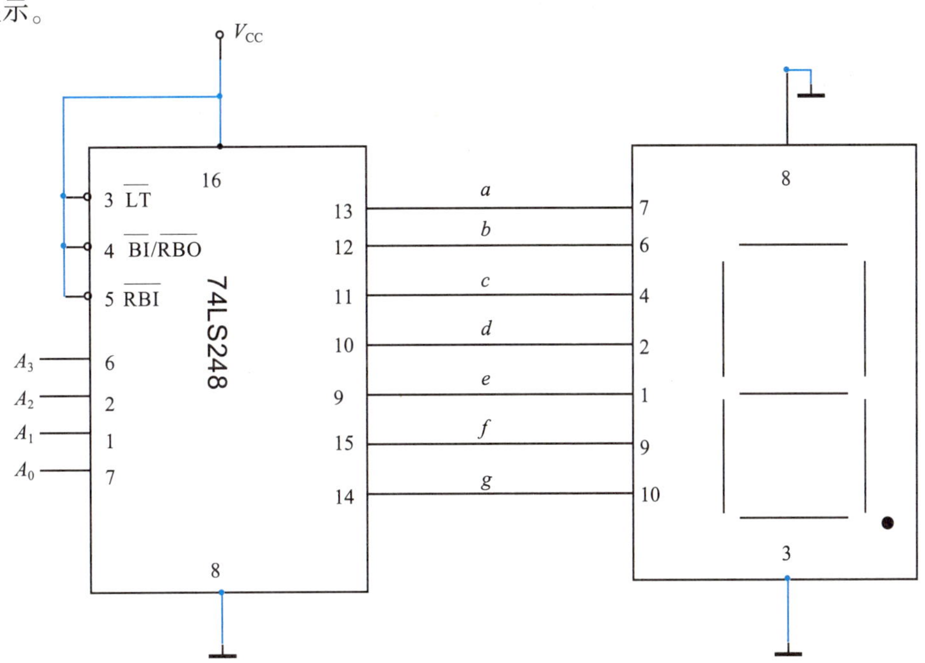

图 8-41　74LS248 显示译码器驱动 LED 七段显示器的连接图

表 8-23 是 74LS248 型共阴极七段显示译码器的真值表。

表 8-23　74LS248 型共阴极七段显示译码器的真值表

$\overline{LT}$	$\overline{RBI}$	$\overline{BI}/\overline{RBO}$	A_3	A_2	A_1	A_0	a	b	c	d	e	f	g	显示数字
1	1	1	0	0	0	0	1	1	1	1	1	1	0	0
1	×	1	0	0	0	1	0	1	1	0	0	0	0	1
1	×	1	0	0	1	0	1	1	0	1	1	0	1	2
1	×	1	0	0	1	1	1	1	1	1	0	0	1	3
1	×	1	0	1	0	0	0	1	1	0	0	1	1	4
1	×	1	0	1	0	1	1	0	1	1	0	1	1	5
1	×	1	0	1	1	0	1	0	1	1	1	1	1	6
1	×	1	0	1	1	1	1	1	1	0	0	0	0	7
1	×	1	1	0	0	0	1	1	1	1	1	1	1	8
1	×	1	1	0	0	1	1	1	1	1	0	1	1	9
×	×	0	×	×	×	×	0	0	0	0	0	0	0	灭灯
1	0	0	0	0	0	0	0	0	0	0	0	0	0	灭零
0	×	1	×	×	×	×	1	1	1	1	1	1	1	8

注：表中“×”表示可以任意取 0 或 1。

微课：数据选择器

（四）数据选择器

在数字电路中，有时需要从多个输入信号中选择其中一个来输出，这就需要用到数据选择器（data selector）。数据选择器也被称为多路开关（multiplexer，MUX），包括二选一数据选择器、四选一数据选择器、八选一数据选择器和十六选一数据选择器等。本节以双四选一集成数据选择器 74LS153 为例，学习数据选择器的电路结构和逻辑功能。

数据选择器是根据地址输入信号来选择输出的。74LS153 是由两个完全相同的四选一数据选择器构成，两个四选一数据选择器具有公共的地址输入端。图 8-42 是二分之一个 74LS153 数据选择器的逻辑图。图中 A_0 和 A_1 是公共地址输入端，$D_0 \sim D_3$ 是四个数据输入端，Y 是输出端，Y 根据地址输入端信号从 $D_0 \sim D_3$ 中选择某一个数据输出。$\overline{EN}$ 为使能端，低电平有效。当 $\overline{EN}=0$ 时，数据选择器可正常工作。

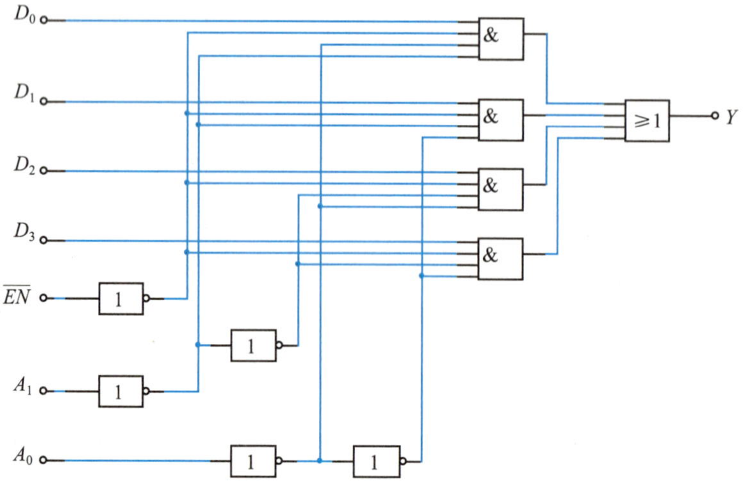

图 8-42　(1/2)双四选一数据选择器 74LS153 逻辑图

根据逻辑图可得 74LS153 数据选择器的真值表如表 8-24 所示。

表 8-24 74LS153 数据选择器的真值表

使能端	地址输入端		输出端
$\overline{EN}$	A_1	A_0	Y
1	×	×	0
0	0	0	D_0
0	0	1	D_1
0	1	0	D_2
0	1	1	D_3

注：表中“×”表示可以任意取 0 或 1。

根据真值表可得 74LS153 数据选择器的逻辑函数式

$$Y=[(\bar{A}_1\bar{A}_0)D_0+(\bar{A}_1A_0)D_1+(A_1\bar{A}_0)D_2+(A_1A_0)D_3]\cdot EN \qquad (式 8\text{-}18)$$

$$=(m_0D_0+m_1D_1+m_2D_2+m_3D_3)\cdot EN \qquad (式 8\text{-}19)$$

根据逻辑函数式可知，当$\overline{EN}=0$，$D_0\sim D_3$ 全部输入高电平时，数据选择器的输出是输入地址变量的所有最小项之和。因此，数据选择器也被称为最小项输出器。

值得注意的是，对于数据选择器而言，如果是 4（2^2）个数据输入端，则需要有 2 个地址输入端；如果数据选择器有 2^n 个数据输入端，则需要有 n 个地址输入端。

例 8-12 试采用 74LS153 数据选择器实现逻辑函数 $F=\bar{A}BC+AB\bar{C}+\bar{A}\bar{B}\bar{C}+A\bar{B}C$。

解：可将输入变量 A 和 B 作为地址输入变量，分别连接到四选一数据选择器的地址输入端 A_1 和 A_0 端口。将逻辑函数 F 转化成用 A、B 的最小项的表达形式如下

$$F=m_0\bar{C}+m_1C+m_2C+m_3\bar{C}$$

根据 74LS153 数据选择器的逻辑函数式形式，可令 $EN=1$，$D_0=\bar{C}$，$D_1=C$，$D_2=C$，$D_3=\bar{C}$，连接逻辑电路即可实现以上逻辑函数。

（五）数值比较器

在数字成像系统中，常需要对两个数值进行比较，能完成该功能的逻辑电路称为数值比较器（comparator）。数据比较器可分为一位二进制数比较器和多位二进制数比较器。

微课：数据比较器

1. 一位二进制数比较器 两个一位二进制数 A 和 B 进行比较，其结果有三种：$A>B$、$A=B$ 和 $A<B$，分别对应输出 $Y_{A>B}$、$Y_{A=B}$和 $Y_{A<B}$。由此可列出一位二进制数比较器的真值表如表 8-25 所示。

表 8-25　一位二进制数比较器的真值表

输入端		输出端		
A	B	$Y_{A>B}$	$Y_{A=B}$	$Y_{A<B}$
0	0	0	1	0
0	1	0	0	1
1	0	1	0	0
1	1	0	1	0

通过真值表，可得到一位二进制数比较器的逻辑函数式

$$Y_{A>B}=A\overline{B} \quad (式 8\text{-}20)$$

$$Y_{A=B}=AB+\overline{A}\overline{B} \quad (式 8\text{-}21)$$

$$Y_{A<B}=\overline{A}B \quad (式 8\text{-}22)$$

根据逻辑函数式画出一位二进制数比较器的逻辑图如图 8-43（a）所示，其逻辑符号如图 8-43（b）所示。

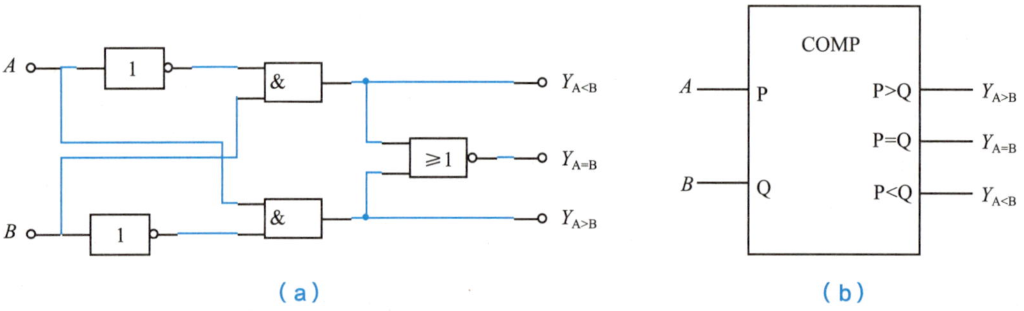

图 8-43　一位二进制数比较器的逻辑图与逻辑符号

（a）逻辑图；（b）逻辑符号

2. 多位二进制数比较器　当有多位二进制数比较大小时，处理原则是由高位向低位逐位比较，如果高位能比较出数值大小，则比较结束；如果高位数值相等，则依次比较低位的数值，直到比较出结果，比较结束。本节，以四位二进制数比较器 74LS85 为例学习多位二进制数比较器的工作原理。

如图 8-44 是 74LS85 数值比较器的外引脚排列图。在该电路中，$A_3 \sim A_0$ 和 $B_3 \sim B_0$ 分别是需要进行数值比较的两路并行四位二进制数据，$I_{A>B}$、$I_{A=B}$ 和 $I_{A<B}$ 是三个低位数值比较结果的输入端，也可以作为扩展输入端以构成比较更多位数的数值比较器。$F_{A>B}$、$F_{A=B}$ 和 $F_{A<B}$ 为数值比较结果的输出端。

根据多位二进制数比较器的工作原理，当 $A_3=1$，$B_3=0$ 时，不管其他输入端输入何值，比较的结果为 $A>B$，输出端 $F_{A>B}=1$；当 $A_3=0$，$B_3=1$ 时，不管其他输入端输入何值，比较的结果为 $A<B$，输出端 $F_{A<B}=1$；当 $A_3=B_3$ 时，数值比较器的输出则依据低位 A_2 和 B_2 的数值进一步判定。以此类推，当 $A_3 \sim A_0$ 和 $B_3 \sim B_0$ 的四位数全都相等时，则需要根据低位的数值比较结果（$I_{A>B}$、$I_{A=B}$ 和 $I_{A<B}$）来输出最终数值比较结果。

据此可以得到 74LS85 数值比较器的真值表，如表 8-26 所示。

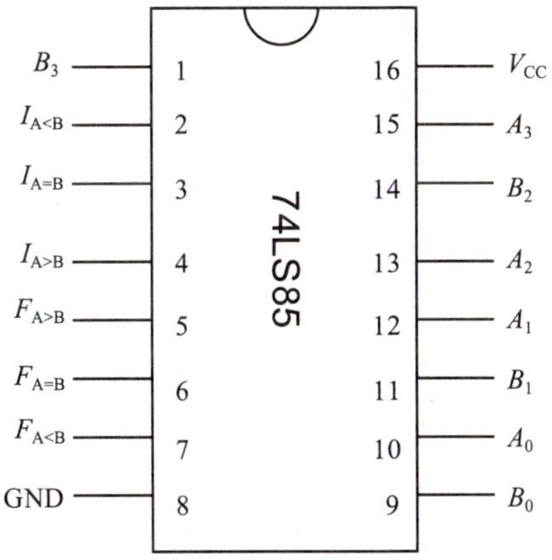

图 8-44　74LS85 数值比较器的外引脚排列图

表 8-26　74LS85 数值比较器的真值表

输入							输出		
A_3　B_3	A_2　B_2	A_1　B_1	A_0　B_0	$I_{A>B}$	$I_{A<B}$	$I_{A=B}$	$F_{A>B}$	$F_{A<B}$	$F_{A=B}$
$A_3>B_3$	×	×	×	×	×	×	1	0	0
$A_3<B_3$	×	×	×	×	×	×	0	1	0
$A_3=B_3$	$A_2>B_2$	×	×	×	×	×	1	0	0
$A_3=B_3$	$A_2<B_2$	×	×	×	×	×	0	1	0
$A_3=B_3$	$A_2=B_2$	$A_1>B_1$	×	×	×	×	1	0	0
$A_3=B_3$	$A_2=B_2$	$A_1<B_1$	×	×	×	×	0	1	0
$A_3=B_3$	$A_2=B_2$	$A_1=B_1$	$A_0>B_0$	×	×	×	1	0	0
$A_3=B_3$	$A_2=B_2$	$A_1=B_1$	$A_0<B_0$	×	×	×	0	1	0
$A_3=B_3$	$A_2=B_2$	$A_1=B_1$	$A_0=B_0$	1	0	0	1	0	0
$A_3=B_3$	$A_2=B_2$	$A_1=B_1$	$A_0=B_0$	0	1	0	0	1	0
$A_3=B_3$	$A_2=B_2$	$A_1=B_1$	$A_0=B_0$	0	0	1	0	0	1

注：表中“×”表示可以任意取 0 或 1。

五、组合逻辑电路的竞争–冒险

（一）组合逻辑电路的竞争–冒险产生原因

微课：组合逻辑电路的竞争–冒险

在上述的组合逻辑电路分析和设计中，是以逻辑门电路的输入和输出都处于稳定状态为前提的。然而，在实际的数字电路中，由于多种原因会导致输入信号存在不同程度的传输延迟。在输入信号逻辑电平跳变时有可能因为传输延迟原因引发组合逻辑电路输出短暂的错误信号。这种现象称为组合逻辑电路中的竞争–冒险。

在组合逻辑电路中，输入信号同时向相反的逻辑电平跳变的现象称为竞争，竞争是针对输入端而言的。竞争导致输出端输出短暂的尖峰脉冲（正脉冲或负脉冲）的现象称为竞争一冒险，冒险是对电路输出端而言的。值得注意的是，竞争不一定会产生冒险，但是只要有竞争，就有可能出现冒险。竞争–冒险存在的根本原因是组合逻辑电路中各门电路具有长短不一的传输延迟时间。

竞争-冒险可能会导致后级门电路出现误动作，降低系统可靠性。当后级电路中存在记忆单元时，竞争-冒险可能导致逻辑电路功能异常。

例 8-13 试分析与门电路中的竞争-冒险现象。

解：设输入分别为 A 和 B，输出为 Y。

在稳态下，无论 $A=1$、$B=0$ 还是 $A=0$、$B=1$，输出都是 $Y=0$；当 $A=0$、$B=0$ 时，$Y=0$；当 $A=1$、$B=1$ 时，$Y=1$。

以 $A=1$、$B=0$、$Y=0$ 的情况为例（$A=0$、$B=1$、$Y=0$ 的情况与该情况类似），分析此时电路中的竞争-冒险现象。

假设 A 由高电平跳变到低电平，B 由低电平跳变到高电平。此时，由于两路输入信号传输延迟时间不同，假设 A 还未降低到低电平（仍处于高电平），而此时 B 已经达到高电平，由于此时输入全部为高电平，输出将出现短暂的正尖峰脉冲 $Y=1$。此时，电路中存在竞争-冒险现象，如图 8-45 阴影部分所示。

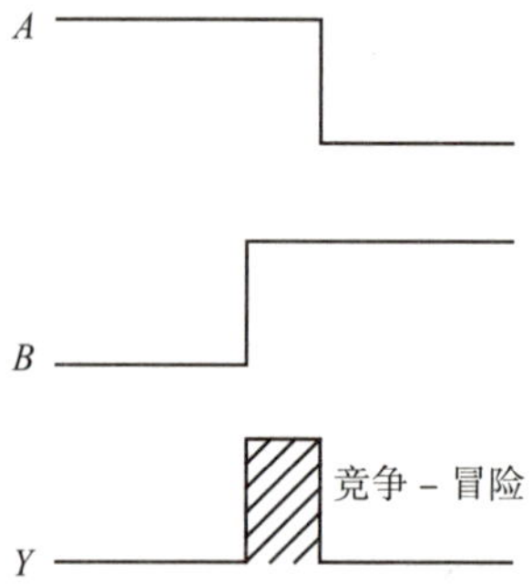

图 8-45　例 8-13 图

同理，因为两路输入信号传输延迟时间不同，假设 A 先降低到低电平，而此时 B 仍未达到高电平（仍处于低电平），由于此时输入全部为低电平，输出仍然保持低电平 $Y=0$，不产生尖峰脉冲。因此，此时电路中存在竞争现象，但不存在竞争-冒险现象。

依此类推，$A=0$、$B=0$、$Y=0$ 与 $A=1$、$B=1$、$Y=1$ 时，电路中存在竞争现象，但不存在竞争-冒险现象。

（二）组合逻辑电路的竞争-冒险检查方法

1. 逻辑函数法 当组合逻辑电路中的输入 A 和 $\bar{A}$ 是通过不同的传输路径获得的，由于不同传输路径可能存在不同的传输延迟时间，当输入变量 A 的逻辑电平跳变时则有可能产生竞争-冒险现象。也就是说，当组合逻辑电路的逻辑函数表达式可以化简成 $A+\bar{A}$ 或 $A\bar{A}$ 等形式时，可判定电路存在竞争-冒险现象。

例 8-14　请判断逻辑函数式为 $Y=AB+\overline{A}C$ 的组合逻辑电路中是否存在竞争-冒险。

解：当 $B=C=1$ 时，逻辑函数表达式可写为 $Y=A+\overline{A}$，因此该组合逻辑电路有可能产生竞争-冒险。

2. 计算机辅助分析法　当输入变量较多时，逻辑函数法将会面临很大的困难。通过计算机仿真软件分析，计算机可迅速地根据运行的模拟程序结果判断组合逻辑电路是否存在竞争-冒险。

3. 实验检查法　在计算机辅助分析法中，由于计算机模拟程序只能采用标准化的参数，有时还需要做一些近似分析，所以最终的模拟结果不能等同于实际电路的输出。在组合逻辑电路的输入端接入所有可能的状态组合，观察输出端是否存在尖峰脉冲的方法称为实验检查法，该方法是所有方法中可靠性最高的。

（三）组合逻辑电路的竞争-冒险消除方法

为了提高组合逻辑电路的工作可靠性，在整个电路中应避免竞争-冒险。常用的消除方法有以下三种。

1. 输出端连接滤波电容　该方法并不是从竞争-冒险产生机制上消除冒险的，它是利用了电容两端电压无法突变的特性。由于竞争-冒险产生的尖峰脉冲持续时间非常短暂（通常在几十纳秒内），因此在输出端和地之间并联一个很小的滤波电容（一般为几十到几百皮法不等），它可以抑制电压的波形突变，从而避免产生尖峰脉冲，提高组合电路的可靠性。

该方法的优点是操作简单，缺点是增加了输出电压波形的上升时间和下降时间，使得输出波形变差。此方法可用于低速逻辑电路中，是电路调试时采用较多的方法。

2. 接入选通脉冲　第二种消除方法是在可能发生竞争-冒险的门电路输入端引入一个选通脉冲。在输入端产生竞争到输出端产生冒险的时间间隔内，将可能产生竞争-冒险的门电路封锁，当输入信号稳定后，控制选通脉冲使得封锁的门电路打开，这样就可以避免产生竞争-冒险。

该方法的优点是不需要增加元器件，操作简便，缺点是需要配备一个和输入信号同步的选通脉冲，选通脉冲的作用时间需要严格控制。

3. 增加冗余项　修改逻辑函数表达式，通过增加冗余项也可以消除竞争-冒险。下面，以例 8-14 为例，分析如何通过增加冗余项消除竞争-冒险。

通过例 8-14 已知，逻辑函数式为 $Y=AB+\overline{A}C$。当 $B=C=1$ 时，$Y=A+\overline{A}$，此时电路存在竞争-冒险。

若令 $Y=AB+\overline{A}C+BC$，不难发现，增加了 BC 项后，该组合电路的逻辑功能不变，但在 $B=C=1$ 时，无论输入端 A 如何跳变，输出始终都保持 $Y=1$。因此，输入信号 A 的跳变不会产生竞争-冒险。

增加冗余项消除竞争-冒险的方法适用范围非常有限。在例 8-14 中，令 $C=0$，则 $Y=AB$，若输入端 A 和 B 同时跳变，如 A、B 从 1、0 突变为 0、1 时，电路仍然存在竞争-冒险。增加冗余项 BC 后只是消除了 $B=C=1$ 时，A 的状态跳变引起的竞争-冒险。

▶知识拓展

加法器在 CT 中的应用

加法器是数据处理过程中常用的数字电路模块，加法器在计算机断层扫描（computed tomography，CT）技术图像重建过程中扮演了重要角色。CT 成像技术通过获得受检体层不同角度的 X 射线图像，并利用数学方法计算（重建）出受检者横截面的结构影像。常用的 CT 图像重建方法是滤波反投影法，它可以分为两个步骤：首先对投影数据进行滤波；再对滤波后的投影数据进行反投影。加法器的作用就是将各方向的滤波反投影数据进行累加，以生成重建的 CT 断层图像。此外，加法器还可用于 CT 图像后处理，通过结合不同的图像处理算法可以达到去除噪声、提高对比度和改善图像质量的目的。

—• 考试知识点总结 •—

—• 本章小结 •—

—• 协和云课堂…… 拓展练习及参考答案 •—

（焦扬松　马许静）

第九章　时序逻辑电路

教学课件

学习目标

素质目标

增强责任感、敬业精神和安全意识，确保在未来的工作实践中能够严格遵守医疗设备使用规范、维修维护要求，对患者安全和公众健康负责。

知识目标

（1）掌握：*RS* 触发器、集成 *JK* 触发器、*D* 触发器的原理及使用方法；时序逻辑电路逻辑功能的描述方法。

（2）熟悉：*RS* 触发器、*JK* 触发器、*D* 触发器、*T* 触发器的逻辑符号、逻辑功能和状态方程及时序状态；中大规模集成时序逻辑器件。

（3）了解：触发器的特点，触发器的几种常用触发方式及特点；时序逻辑电路工作特点；同步和异步时序逻辑电路分析方法；不同寄存器类型及工作原理。

能力目标

（1）能够识别读出常用集成触发器的引脚功能，具有应用集成 *JK*、*D*、*RS* 触发器组装功能电路的能力。

（2）能够运用时序逻辑电路分析方法对常见电路分析。

案例导人

【案例】

在医学影像成像领域中，X 线机是一种常见的非常重要的诊断工具，它可以借助 X 线作为信息载体来获取显示身体内部结构信息的影像。其中单元电路是 X 线机的核心，现在的单元电路多由集成电路构成。

在一个典型的医院场景中，一名患者躺在 X 线机检查床上，影像技师正在操作 X 线机。这台设备使用 X 线管产生 X 线穿透人体进行检查，在显示器上可以显示出清晰的身体结构图像。这个看似简单的操作背后，是一系列复杂的集成电路和信号处理技术在运行。

时序逻辑电路是集成电路的重要组成部分，在 X 线机工作过程中扮演着至关重要的角色。它能够产生特定的时序脉冲波形，并且具备足够的稳定性和可调节性，以确保电路信号的准确性和可靠性。

【问题】

在 X 线机中，时序逻辑电路怎么获取满足医学成像需求的时钟脉冲波形？

·核心知识拆解·

时序逻辑电路是数字电路的重要组成部分，在中规模集成电路中有重要应用，其核心作用在于产生特定的时序脉冲，这对于 X 线机、CT、磁共振成像等设备的功能实现至关重要。本章将深入探讨基本触发器的电路构成、工作原理、参数和特性，介绍触发器逻辑功能的描述方法；分析时序数字电路，理解时序逻辑电路的工作原理，掌握时序逻辑电路在医学影像技术中的应用，并能够通过数字电路实验箱进行电路搭建验证触发器的逻辑功能和应用，以满足医学影像设备对数字电路的需求。同时，本章还将强调在医学影像设备操作中的职业道德和安全规范，确保在实践中能够遵循专业标准，保障患者安全。通过本章的学习，将提高对时序逻辑电路的理解和应用能力，为将来在医学影像领域的工作打下坚实的基础。

第一节　基本触发器

在医疗设备中，时序逻辑电路扮演着至关重要的角色。它们不仅为 X 线成像和磁共振成像等关键医疗设备提供稳定而精确的信号，而且确保了图像的清晰度和诊断的准确性。

一、概述

微课：概述

（一）基本触发器的基本概念

前面介绍的各种集成逻辑门及由它们组成的组合逻辑电路有一个共同的特点，就是某一时刻的输出信号完全取决于当时的输入信号，它们没有记忆功能；在数字电路中，经常需要具有记忆功能的电路，触发器就是一种常用的具有记忆功能、能存储数字信息的基本逻辑单元，它具有两个稳定状态，可记忆一位二进制信号。

为实现该记忆功能，触发器必须具备以下三个基本特性：①它有两个稳定状态，即 0 态和 1 态，可分别用来表示二进制数码 0 或 1；②在一定的外界输入信号作用下，触发器的两个稳定状态可以相互转换，即从一个稳定状态转到另一个稳定状态；③在输入信号消失后，能将新的电路状态长期保存下来。在数字电路中，集成触发器是构成计数器、寄存器和移位寄存器等电路的基本单元，也可作为控制逻辑电路使用，应用十分广泛。

需要指出的是，所谓的稳定状态是在没有外界信号作用时，触发器电路中的电流和电压均可维持恒定的数值。

（二）基本触发器的触发信号和状态

触发器输入端的信号称为触发信号，触发器接收触发信号之前的状态称为现态，又称为原状态，用 Q^n 表示；触发器接收触发信号之后的状态称为次态，又称为新状态，用 Q^{n+1} 表示。

（三）基本触发器功能描述

由于触发器具有记忆功能，并且触发器的状态有现态和次态之分，所以可用状态转换真值表、状态（转换）图、状态方程、激励表和波形图来描述触发器的逻辑功能。

（四）基本触发器的分类

触发器可按多种方式分类：根据晶体管性质的不同，触发器可分为 TTL 型集成电路触发器和 CMOS 型集成电路触发器；根据工作方式的不同，触发器可分为无时钟的异步方式工作的基本 *RS* 触发器，有时钟控制的同步方式工作的时钟触发器；根据触发方式的不同，触发器可分为电平触发器、边沿触发器和主从触发器等；根据逻辑功能的不同，触发器可分为 *RS* 触发器、*JK* 触发器、*D* 触发器、*T* 触发器、*T′*触发器等，构成触发器的方式虽然很多，但最基本的是基本 *RS* 触发器，它是构成各类触发器的基础，其次是 *D* 触发器和 *JK* 触发器；根据电路结构不同，触发器可分为基本 *RS* 触发器、同步触发器、主从触发器和边沿触发器等。

本节主要根据逻辑功能不同分别介绍 *RS* 触发器、*D* 触发器、*JK* 触发器的电路结构组成、工作原理、逻辑功能描述方法及触发器的应用举例说明。

二、 RS 触发器

微课：基本 *RS* 触发器

（一）基本 *RS* 触发器

1. 电路结构组成 基本 *RS* 触发器是最简单的触发器，是构成其他类型触发器的基本单元，基本 *RS* 触发器中的 *R* 是复位（*RESET*）、*S* 是置位（*SET*），因此基本 *RS* 触发器又称为复位-置位触发器。基本 *RS* 触发器的电路是由两个与非门输入和输出交叉相接组成，也可由两个或非门输入和输出交叉相接组成。

如图 9-1（a）所示的基本 *RS* 触发器电路是由 G_1、G_2 两个与非门输入输出交叉连结而成。信号输入端为 $\overline{R}$、$\overline{S}$，$\overline{Q}$ 和 Q 是信号输出端，在触发器处于稳定状态时，输出状态必然相反。通常用 Q 端的输出状态表述触发器的状态，即当 $Q=1$、$\overline{Q}=0$ 时，触发器状态为 1 状态；当 $Q=0$、$\overline{Q}=1$ 时触发器状态为 0 状态；若 Q、$\overline{Q}$ 状态相同，既不是 0 态也不是 1 态，必然是不允许的状态。

基本 *RS* 触发器的逻辑符号如图 9-1（b）所示，图中输入端符号 $\overline{R}$、$\overline{S}$ 的“非”号代表低电平有效，在逻辑符号中用小圆圈表示，若输入端不加小圆圈，则表示该触发器的触发信号是高电平有效。输入端框内的 *R* 和 *S* 为置零和置 1 的限定符号。

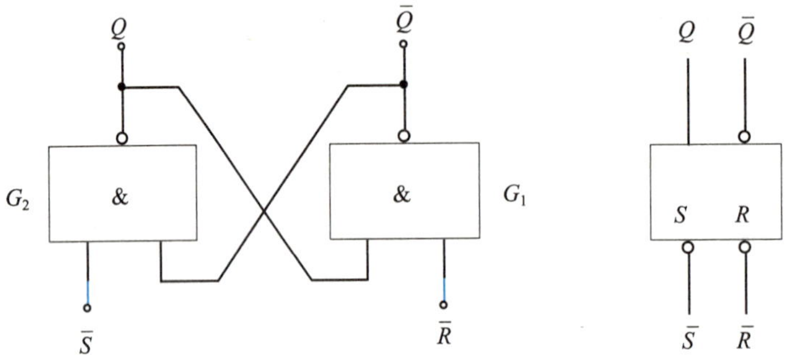

（a）　　　　（b）

图 9-1　与非门组成的基本 *RS* 触发器

（a）电路结构组成；（b）逻辑符号

2. 工作原理　结合与非门的逻辑功能分析基本 *RS* 触发器的工作原理。

（1）基本 *RS* 触发器置零状态：当输入端 $\overline{R}=0$、$\overline{S}=1$ 时，若基本 *RS* 触发器中现态 $\overline{Q}^{n}=0$、$Q^{n}=1$，经与非门逻辑功能分析可知，输出端 $\overline{Q}^{n+1}=1$、$Q^{n+1}=0$，触发器被置零；当输入端 $\overline{R}=0$、$\overline{S}=1$ 时，若基本 *RS* 触发器中现态 $\overline{Q}^{n}=1$、$Q^{n}=0$，经与非门逻辑功能分析可知，输出端 $\overline{Q}^{n+1}=1$、$Q^{n+1}=0$，触发器被置零。即不论触发器原来处于什么状态都将被置零，使触发器处于 0 状态的 $\overline{R}$ 端被称为置零端，也称为复位端，低电平有效。

（2）基本 *RS* 触发器置 1 状态：当输入端 $\overline{R}=1$、$\overline{S}=0$ 时，若基本 *RS* 触发器中现态 $\overline{Q}^{n}=0$、$Q^{n}=1$，经与非门逻辑功能分析可知，输出端 $\overline{Q}^{n+1}=0$、$Q^{n+1}=1$，触发器被置 1；当输入端 $\overline{R}=1$、$\overline{S}=0$ 时，若基本 *RS* 触发器中现态 $\overline{Q}^{n}=1$、$Q^{n}=0$，经与非门逻辑功能分析可知，输出端 $\overline{Q}^{n+1}=0$、$Q^{n+1}=1$，触发器被置 1。即不论触发器原来处于什么状态都将被置 1，使触发器处于 1 状态的 $\overline{S}$ 端被称为置 1 端，也称为置位端，也是低电平有效。

（3）基本 *RS* 触发器保持状态：当输入端 $\overline{R}=\overline{S}=1$ 时，若基本 *RS* 触发器中现态 $\overline{Q}^{n}=0$、$Q^{n}=1$，经与非门逻辑功能分析可知，输出端 $\overline{Q}^{n+1}=0$、$Q^{n+1}=1$，触发器保持原状态不变；若基本 *RS* 触发器中现态 $\overline{Q}^{n}=1$、$Q^{n}=0$，经与非门逻辑功能分析可知，输出端 $\overline{Q}^{n+1}=1$、$Q^{n+1}=0$，触发器仍然保持原状态不变。即当输入端 $\overline{R}=\overline{S}=1$ 时，触发器保持原状态不变，这体现了触发器的记忆存储功能。

（4）基本 *RS* 触发器不定状态：当输入端 $\overline{R}=\overline{S}=0$ 时，若基本 *RS* 触发器中现态 $\overline{Q}^{n}=0$、$Q^{n}=1$，经与非门逻辑功能分析可知，输出端 $\overline{Q}^{n+1}=1$、$Q^{n+1}=1$；若基本 *RS* 触发器中现态 $\overline{Q}^{n}=1$、$Q^{n}=0$，经与非门逻辑功能分析可知，输出端 $\overline{Q}^{n+1}=1$、$Q^{n+1}=1$。即当输入端 $\overline{R}=\overline{S}=0$ 时，无论触发器原状态如何，均会使 $\overline{Q}^{n+1}=1$、$Q^{n+1}=1$，此时既不是 1 状态，也不是 0 状态。而在 $\overline{R}$ 和 $\overline{S}$ 同时由 0 变为 1 时，输出状态取决于 $\overline{R}$、$\overline{S}$ 变化的快慢，可能是 0 状态也可能是 1 状态。这种情况是不允许的，禁止使用。

故为保证触发器能正常工作，要求在 $\overline{R}$、$\overline{S}$ 两个输入信号中，至少有一个是高电平，可用公式表示 $\overline{R}+\overline{S}=1$。基本 *RS* 触发器是组成其他各种功能触发器的基本电路。其置零和置 1 功能在集成触发器中常用于直接置零和直接置 1。

3. 逻辑功能描述方法

（1）特性表：基本 *RS* 触发器输入信号及现态 Q^n 与次态 Q^{n+1} 之间关系的真值表称作特性表，其逻辑功能可用表 9-1 基本 *RS* 触发器特性表来表示。

表 9-1　基本 *RS* 触发器特性表

$\overline{R}$	$\overline{S}$	Q^n	Q^{n+1}	功能说明
0	0	0	×	不定状态
0	0	1	×	
0	1	0	0	置零状态
0	1	1	0	
1	0	0	1	置 1 状态
1	0	1	1	
1	1	0	0	保持状态
1	1	1	1	

（2）特性方程：根据表 9-1 画出卡诺图（图 9-2），经化简可得到基本 *RS* 触发器的逻辑功能表达式即特性方程，其中 $R \cdot S=0$，称之为约束条件。

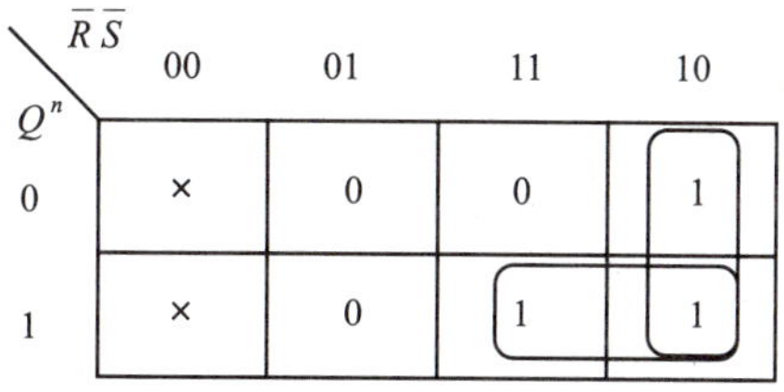

图 9-2　基本 *RS* 触发器卡诺图

分析卡诺图可得特性方程为

$$\begin{cases} Q^{n+1} = S + \overline{R}Q^n \\ R \cdot S = 0 \end{cases} \qquad （式 9-1）$$

其中，Q^n 表示现态，即原来的状态；Q^{n+1} 表示次态，即新状态。

（3）时序图：设触发器的初始状态为 0（即 $Q=0$，$\overline{Q}=1$），根据给定输入信号的波形，可画出相应触发器输出端 Q 的波形，如图 9-3 所示。该波形图是根据时间的顺序来显示输入与输出之间的相互关系，又称为时序图。

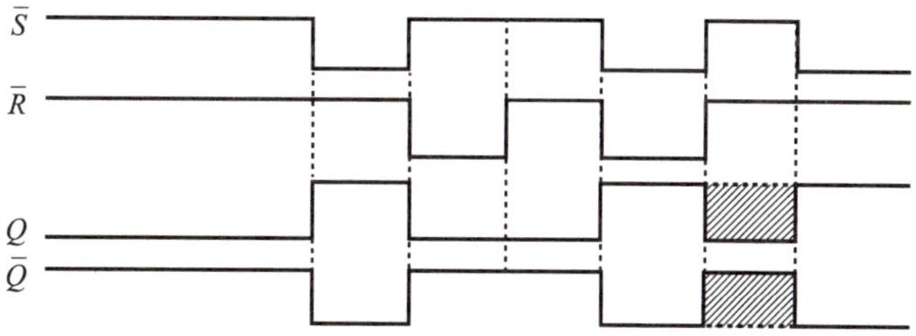

图 9-3　基本 *RS* 触发器时序图

需注意的是，画时序图时若遇到触发器输入条件 $\overline{R}=\overline{S}=0$，接着同时出现 $\overline{R}=\overline{S}=1$，此时 Q 和 $\overline{Q}$

属于不定状态，要用虚线或阴影标注清楚，表示触发器处于不定状态，直至下一个 $\overline{R}$ 或 $\overline{S}$ 有确定的脉冲作用。

例 9-1 在用与非门组成的基本 *RS* 触发器中，设初始状态为 1，已知输入 *R*、*S* 的波形图，画出两输出端的时序图。

解： 由表 9-1 分析可知，当 *R*、*S* 都为高电平时，触发器保持原状态不变；当 *S* 变低电平时，触发器翻转置 1；当 *R* 变低电平时，触发器翻转置零；*R*、*S* 同时为低电平为禁用状态。分析可画出时序图如图 9-4 所示。

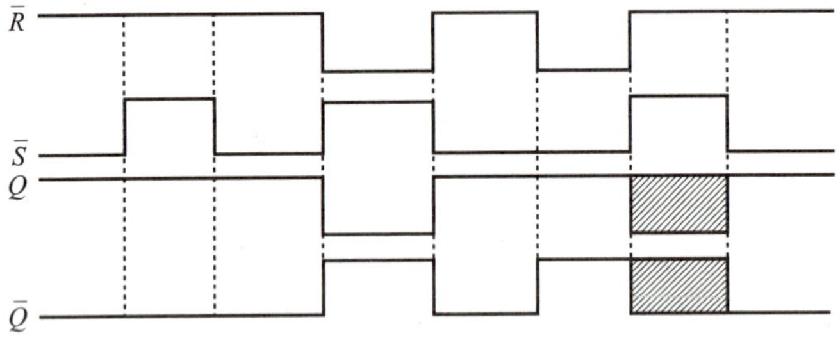

图 9-4 例 9-1 解答时序图

▶**知识拓展**

或非门构成的基本 *RS* 触发器

如图 9-5（a）所示为由两个或非门的输入和输出交叉相接组成的基本 *RS* 触发器，逻辑符号如图（b）所示。该触发器的输入信号高电平有效。用或非门的逻辑功能分析 9-5（a）触发器工作原理，可得出如下结论。

当 $R=0$、 $S=1$ 时，触发器置 1；当 $R=1$、 $S=0$ 时，触发器置零；当 $R=S=0$ 时，触发器保持原状态不变；当 $R=S=1$ 时， $Q=\overline{Q}=0$，此时既不是 0 状态，也不是 1 状态，因为当 *R* 和 *S* 同时由高电平变为低电平时，触发器的输出状态是不确定的，这种情况是禁止的。为保证触发器能正常工作，在 *R* 和 *S* 两个输入信号中，至少应有一个为低电平，即约束条件为 $RS=0$。

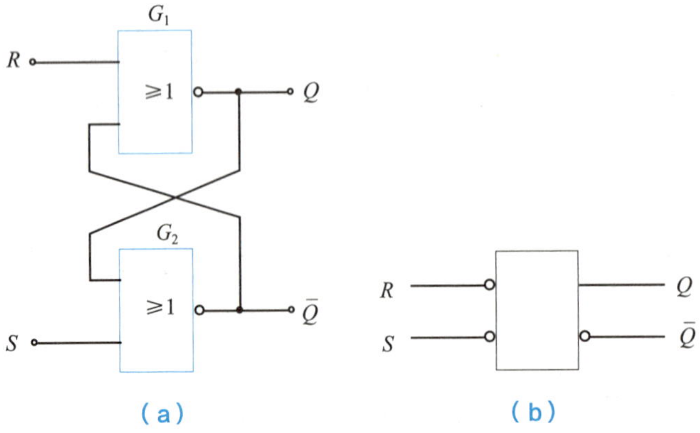

图 9-5 或非门构成的基本 *RS* 触发器

（a）逻辑图；（b）逻辑符号

（二）同步 *RS* 触发器

微课：同步 *RS* 触发器

在上节中介绍的基本 *RS* 触发器具有置零和置 1 的功能，实现哪种功能取决于触发信号，*R* 或 *S* 信号到来，基本 *RS* 触发器才会翻转。在一个由多个触发器构成的实际电路系统中，各个触发器之间会相互联系，一个发生翻转，其他与之连接的触发器会陆续翻转。这样会导致在各个触发器的时间关系上不易控制，甚至会在各触发器的状态转换关系上造成错乱，电路的抗干扰能力下降，也不便于多个触发器工作。

为此在电路中加入时钟脉冲 *CP*（clock pulse）控制端，它们在一个称为时钟脉冲信号的控制下翻转，没有 *CP* 就不翻转，*CP* 来到后才翻转。至于翻转成何种状态，则由触发器的数据输入端决定，或根据触发器的特性表决定。这种在时钟控制下翻转，而翻转后的状态由翻转前数据端的状态决定的触发器，称为时钟触发器，又称为同步触发器。同步触发器主要包括同步 *RS* 触发器、同步 *D* 触发器和同步 *JK* 触发器，在本节中将重点介绍同步 *RS* 触发器的电路结构组成、工作原理、逻辑功能及特性表等。

1. 电路结构组成　同步 *RS* 触发器是在基本 *RS* 触发器的基础上增加了两个由时钟脉冲 *CP* 控制的与非门 G_3、G_4，如图 9-6（a）所示。G_3、G_4 有一个共同的输入端接时钟脉冲 *CP*，G_3 的另一个输入端接数据输入 *R*，G_3 输出端连接着 G_1 的输入端；G_4 的另一个输入端接数据输入 *S*，G_4 输出端连接着 G_2 的输入端。*R* 和 *S* 不再是直接置零端和直接置 1 端，而是信号输入端，上面的非号取消，代表高电平有效。

图 9-6（b）所示为其逻辑符号。图中 *CP* 为时钟脉冲输入端，简称钟控端或 *CP* 端，*R* 和 *S* 为信号输入端，*Q* 和 $\overline{Q}$ 为信号输出端。输入端框内的 *C*1 为控制关联标记，1 为标识序号，说明 1*R* 和 1*S* 受 *C*1 控制。它表示：在 *CP* = 1 时，*C*1 为高电平 1，*R* 或 *S* 输入为 1 时，同步 *RS* 触发器被置零或置 1。

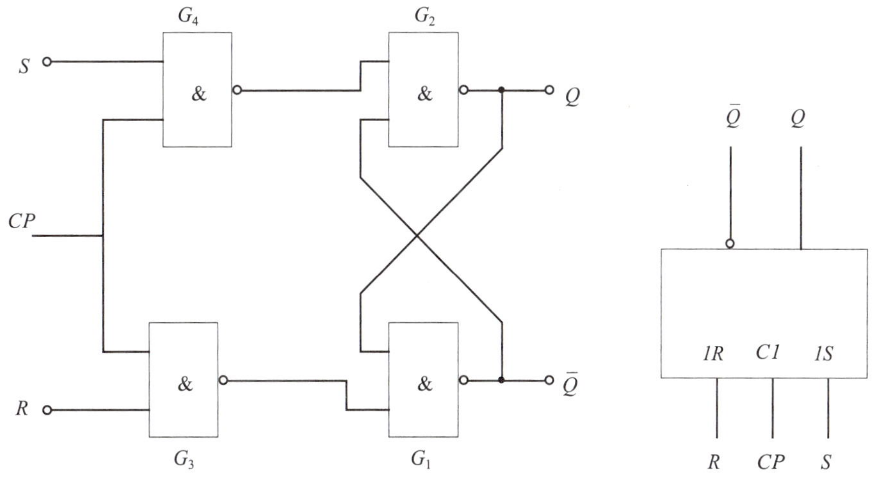

（a）　　（b）

图 9-6　同步 *RS* 触发器

（a）逻辑图；（b）逻辑符号

2. 工作原理　同步 *RS* 触发器的动作时间由时钟脉冲 *CP* 控制。分析图 9-6 所示逻辑电路图可知，在 *CP* = 0 时，G_3、G_4 输入端不受 *R*、*S* 端信号影响，只受到 *CP* 时钟脉冲信号控制，输出端连接着 G_1、

G_2 的输入端 $\overline{R}$、$\overline{S}$，经分析可知 $\overline{R}=\overline{S}=1$，触发器状态保持不变；在 $CP=1$ 时，G_3、G_4 输入端受 R、S 信号控制，R、S 信号经倒相后输入给 G_1、G_2 的输入端 $\overline{R}$ 和 $\overline{S}$，其逻辑功能如下。

（1）若 $R=S=0$ 时，触发器保持原状态不变；

（2）若 $R=1$、$S=0$，则 $Q=0$，触发器置零状态；

（3）若 $R=0$、$S=1$，则 $Q=1$，触发器置 1 状态；

（4）若 $R=S=1$ 时，触发器的输出 $Q=\overline{Q}=1$，触发器处于不定状态。

3. 特性表 根据以上分析，可列出同步 *RS* 触发器的特性表，在 *CP* 脉冲为 1 时可得到表 9-2。

表 9-2 同步 *RS* 触发器特性表（*CP*=1）

R	S	Q^n	Q^{n+1}	功能说明
0	0	0	0	保持状态
0	0	1	1	
0	1	0	1	置 1 状态
0	1	1	1	
1	0	0	0	置零状态
1	0	1	0	
1	1	0	×	不定状态
1	1	1	×	

分析表 9-2 可知，在 $CP=1$ 时，同步 *RS* 触发器具有保持状态、置 1 状态、置零状态及不定状态四种状态。在 $R=S=1$ 时，因 $CP=1$，输出 Q^{n+1} 的状态是任意的，即 $Q^{n+1}=×$，这是不允许的，所以要避免 R 端和 S 端同时为 1，约束条件是 $R\cdot S=0$，即要保证同步 *RS* 触发器能正常工作，在 R 端和 S 端两个输入信号中应至少有一个为 0；在 $CP=1$ 期间，R 端和 S 端的输入信号不变时，触发器的状态才是稳定的，如发生变化，其输出状态也随之改变，这种现象称为空翻，这也是不允许的。因此，同步 *RS* 触发器的使用也受到较大限制，主要用于数据锁存。

由上述分析可看出，在同步 *RS* 触发器中，时钟脉冲 *CP* 决定电路翻转时间，R 端、S 端的输入信号决定电路翻转状态，这样便实现了对电路状态翻转时刻的精准控制。

4. 特性方程 根据表 9-2 可画出同步 *RS* 触发器卡诺图，如图 9-7 所示。

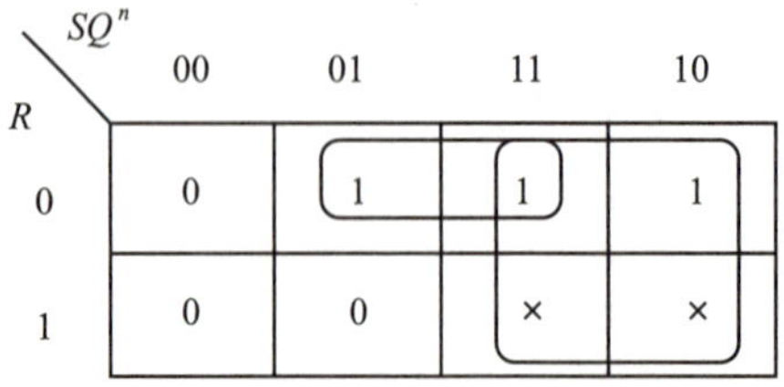

图 9-7 同步 *RS* 触发器卡诺图

同步 *RS* 触发器输入 R、S 及现态 Q^n 和次态 Q^{n+1} 之间的逻辑表达式称为触发器的特性方程。分析卡诺图可得到同步 *RS* 触发器特性方程

$$\begin{cases} Q^{n+1} = S + \overline{R}Q^n \\ R \cdot S = 0 (CP = 1 \text{ 期间有效}) \end{cases} \quad \text{（式 9-2）}$$

5. 时序图 同步 *RS* 触发器的时序图如图 9-8 所示。

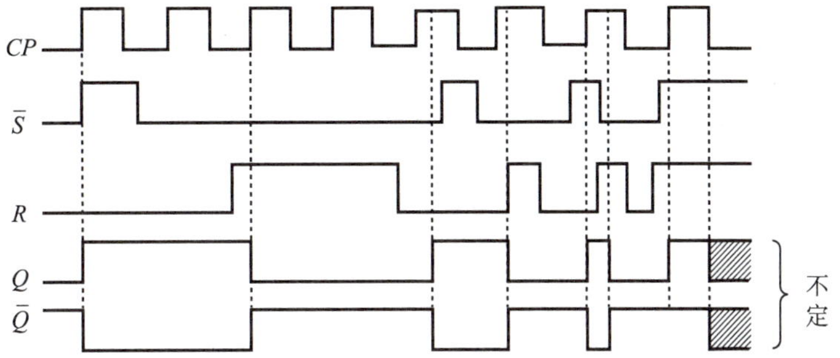

图 9-8 同步 *RS* 触发器时序图

三、*D* 触发器

（一）同步 *D* 触发器

微课：同步 *D* 触发器

1. 电路结构组成 通过分析同步 *RS* 触发器可知，*R* 和 *S* 同时为 1 时，电路出现不定状态。为避免同步 *RS* 触发器出现 *R* 和 *S* 同时为 1 的情况，可在 *R* 和 *S* 之间接入非门，使 *R* 端和 *S* 端始终为不同电平，这样构成了 *D* 触发器，*D* 是数据 data 的缩写 ，*D* 触发器又可称为数据触发器，具有数据存入或取出的功能，电路结构如图 9-9 所示。

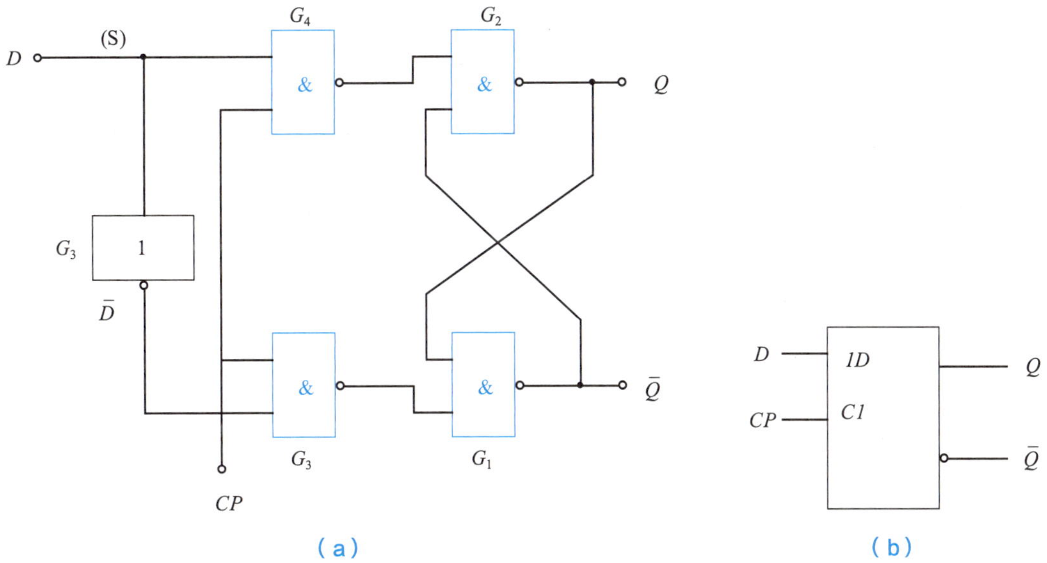

图 9-9 同步 *D* 触发器电路结构图

（a）逻辑图；（b）逻辑符号

2. 工作原理 当 $CP=0$ 时，G_3、G_4 触发器不受 *D* 端输入信号控制，G_3、G_4 触发器输出均为 1，触发器维持原状态不变；

当 $CP=1$ 时，G_3、G_4触发器受到 D 端输入信号控制，D 端输入信号连接在 S 端，$\overline{D}$ 端输入信号连接在 R 端。当 $D=1$ 时，$\overline{D}=0$，即 S 端输入为 1；当 $D=0$ 时，$\overline{D}=1$，即 R 端输入为 1。分析图 9-8（a）可得出同步 D 触发器特性表（表 9-3）。

表 9-3　同步 D 触发器特性表（$CP=1$）

D（S）	$\overline{D}$（R）	Q^n	Q^{n+1}	功能说明
0	1	0	0	置零状态
0	1	1	0	
1	0	0	1	置 1 状态
1	0	1	1	

经分析可知，当 CP 为 0 时，同步 D 触发器保持原状态不变；当 CP 为 1 时，同步 D 触发器的输出状态取决于 D 端输入状态，和 D 具有相同状态。

3. 特性方程　分析特性表可得到同步 D 触发器的特性方程为

$$Q^{n+1} = S + \overline{R}Q^n$$
$$= D + \overline{\overline{D}}Q^n = D(CP = 1 \text{ 期间有效}) \qquad (\text{式 } 9\text{-}3)$$

在 $CP=1$ 时，同步 D 触发器的输出状态总是跟随着 D 端输入信号的变化而变化，若 D 端输入信号发生多次变化，输出信号会同步发生变化，即同步 D 触发器仍然存在空翻现象，无法保证在 CP 一个周期内触发器输出状态只变化一次，主要应用于数据锁存。

4. 时序图　分析特性表可得到同步 D 触发器时序图如图 9-10 所示。

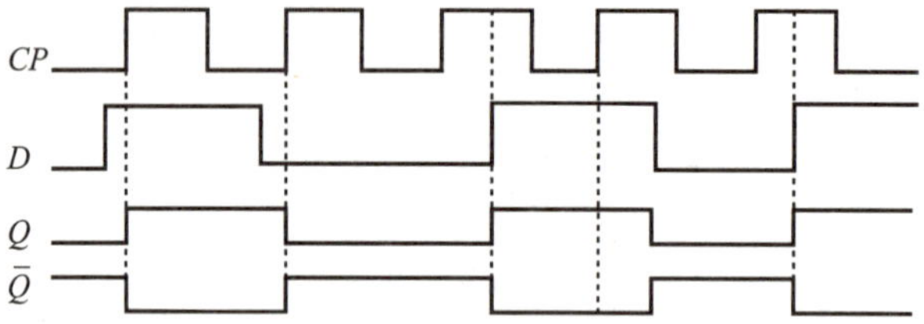

图 9-10　同步 D 触发器时序图

（二）边沿 D 触发器

微课：边沿 D 触发器

触发脉冲的上升沿是指时钟脉冲 CP 由低电平跃迁到高电平（↑）瞬间电压的变化；下降沿则是指 CP 由高电平跃迁到低电平（↓）瞬间电压的变化。边沿触发器是利用时钟脉冲 CP 的上升沿或下降沿到达时刻接收输入信号，使电路的输出状态跟随输入信号改变，克服了空翻现象，提高了电路工作的可靠性和抗干扰能力。边沿触发器主要有边沿 D 触发器和边沿 JK 触发器，本节主要介绍边沿 D 触发器。

1. 逻辑符号　如图 9-11 所示为边沿 D 触发器的逻辑符号，其中 D 为信号输入端，CP 为时钟脉冲输入端。小圆圈代表时钟脉冲 CP 下降沿触发，无小圆圈代表时钟脉冲上升沿触发。框图内“>”表示该触发器是边沿触发器。

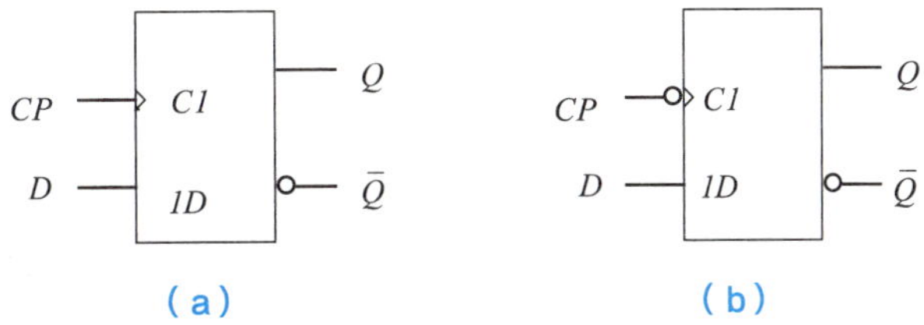

图 9-11　边沿 *D* 触发器逻辑符号

(a) 上升沿触发；(b) 下降沿触发

2. 工作原理　边沿 *D* 触发器的逻辑功能和同步 *D* 触发器相同，区别在于边沿 *D* 触发器只在 *CP* 上升沿（或下降沿）到达时刻才接收 *D* 端的输入信号被触发，因此，特性表和特性方程可参照 *D* 触发器，以上升沿 *D* 触发器为例

$$Q^{n+1} = D(CP \text{ 在上升沿到达时刻有效}) \qquad (\text{式 } 9\text{-}4)$$

3. 时序图　以上升沿 *D* 触发器为例，分析时钟脉冲 *CP* 和 *D* 端输入信号的电压波形，可得到上升沿 *D* 触发器时序图如图 9-12 所示。

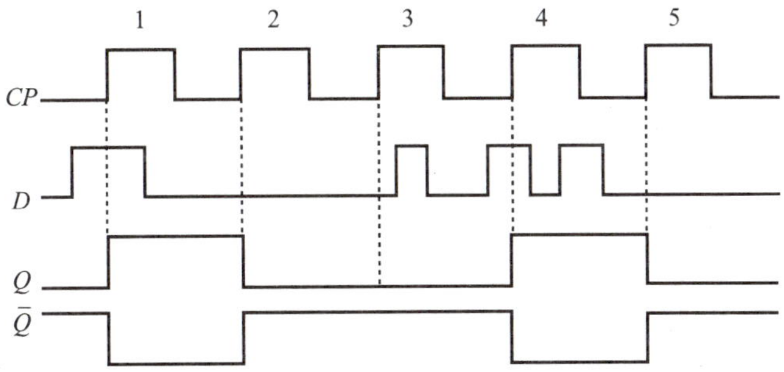

图 9-12　上升沿 *D* 触发器时序图

分析图 9-12 可知，在时钟脉冲 *CP* 的一个周期内，只有一个上升沿，电路状态最多改变一次，因此边沿 *D* 触发器解决了空翻问题。

（三）集成边沿 *D* 触发器

集成边沿 *D* 触发器是将组成边沿 *D* 触发器的各个逻辑门制作在一块芯片上，种类很多，应用很广泛。常用的有 CT74LS74、CC4013。下面以 CT74LS74 为例介绍其逻辑功能及主要应用。

CT74LS74 是由两个独立的上升沿 *D* 触发器组成，引脚排列及逻辑符号如图 9-13 所示。

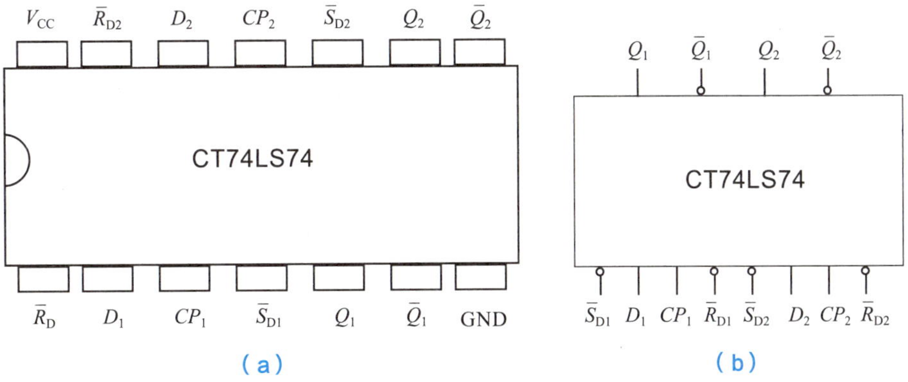

图 9-13　集成边沿 *D* 触发器 74LS74

(a) 引脚排列；(b) 逻辑符号

CT74LS74 特性表如表 9-4 所示。

表 9-4　集成边沿 D 触发器 CT74LS74 特性表

CP	D	$\overline{R}_D$	$\overline{S}_D$	Q^{n+1}	功能说明
↑	0	1	1	0	同步置零
↑	1	1	1	1	同步置 1
×	×	1	1	Q^n	保持
×	×	0	1	0	异步置零
×	1	1	0	1	异步置 1

分析表 9-4 可知，CT74LS74 主要有三大功能。

（1）异步功能：异步主要包括异步置零和异步置 1 两个功能。当 $\overline{R}_D=0$、$\overline{S}_D=1$ 时，输出信号 Q^{n+1} 不受时钟脉冲 CP 及 D 端的输入信号影响，$Q^{n+1}=0$，触发器置零。$\overline{R}_D$ 称为异步置零端，异步置零又称直接置零；当 $\overline{R}_D=1$、$\overline{S}_D=0$ 时，输出信号 Q^{n+1} 同样不受时钟脉冲 CP 及 D 端的输入信号影响，触发器置 1。$\overline{S}_D$ 称为异步置 1 端，异步置 1 又称直接置 1。由此可见，$\overline{R}_D$ 端和 $\overline{S}_D$ 端的置零和置 1 信号对触发器的控制作用优先于 CP 和 D 端的输入信号控制。

（2）同步功能：取 $\overline{R}_D=\overline{S}_D=1$，若 $D=0$，则在 CP 由 0 正跃到 1 时，触发器置零，$Q^{n+1}=0$；若 $D=1$，则在 CP 由 0 正跃到 1 时，触发器置 1，$Q^{n+1}=1$。由于触发器的置零和置 1 和 CP 到来同步，因此又称为同步置零、同步置 1。

（3）保持功能：取 $\overline{R}_D=\overline{S}_D=1$，在 $CP=0$ 时，不论 D 端输入信号是 0 还是 1，触发器都保持原来的状态不变。

四、 *JK* 触发器

（一）同步 *JK* 触发器

微课：同步 *JK* 触发器

1. 电路结构组成　通过学习同步 RS 触发器，可知在 $R=S=1$ 时会出现不定状态，为避免这种情况的出现，可将 Q 和 $\overline{Q}$ 端输出的信号反馈到输入端，保证 G_3 和 G_4 的输出不会同时出现低电平 0，避免了不定状态的出现。电路结构如图 9-14 所示，其中 J、K 端是信号输入端，相当于同步 RS 触发器的 S、R 端，Q 和 $\overline{Q}$ 端为信号输出端。

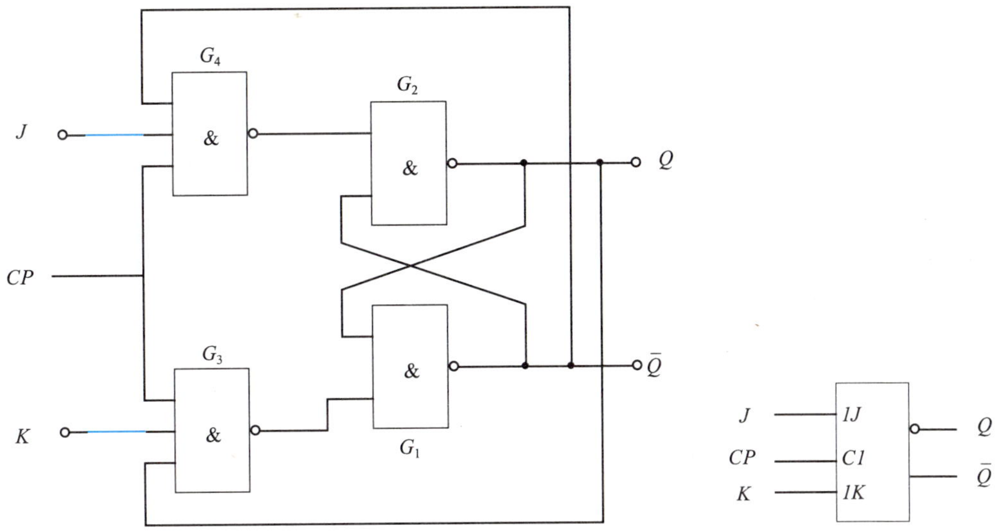

（a）　　　　（b）

图 9-14　同步 *JK* 触发器电路结构图

（a）逻辑图；（b）逻辑符号

2. 工作原理

（1）当 $CP=0$ 时，G_3、G_4 输出均为 1，触发器输出保持原状态不变。

（2）当 $CP=1$ 时，G_3、G_4 受到 J、K 及 Q 和 $\bar{Q}$ 端输入信号的控制。

当 $CP=1$ 时，若 J 和 K 均为 0，G_3、G_4 输出均为 1，触发器输出保持原状态不变。

当 $CP=1$ 时，若 J 为 0，K 为 1，还需要考虑 Q^n 和 $\bar{Q}^n$ 取值。当 $Q^n=0$、$\bar{Q}^n=1$ 时，G_3 输入为 0、输出为 1，G_4 输入为 0、输出为 1，G_3、G_4 输出分别对应着 G_1、G_2 输入，触发器保持原状态不变，即 $Q^{n+1}=Q^n=0$，触发器处于 0 状态；当 $Q^n=1$、$\bar{Q}^n=0$ 时，G_3 输入为 1、输出为 0，G_4 输入为 0、输出为 1，G_3、G_4 输出分别对应着 G_1、G_2 输入，触发器置零，即 $Q^{n+1}=0$。分析可知，在 $J=0$，$K=1$ 时，触发器输出状态和 J 相同，均为 0 状态。

当 $CP=1$ 时，若 J 为 1，K 为 0，考虑 Q^n 和 $\bar{Q}^n$ 取值。当 $Q^n=0$、$\bar{Q}^n=1$ 时，G_3 输入为 0、输出为 1，G_4 输入为 1、输出为 0，G_3、G_4 输出分别对应着 G_1、G_2 输入，触发器置 1，即 $Q^{n+1}=1$；当 $Q^n=1$、$\bar{Q}^n=0$ 时，G_3 输入为 0、输出为 1，G_4 输入为 0、输出为 1，G_3、G_4 输出均为 1，G_3、G_4 分别对应着 G_1、G_2 输入，触发器保持原状态不变，即 $Q^{n+1}=Q^n=1$。分析可知，在 $J=1$，$K=0$ 时，触发器输出状态和 J 相同，均为 1 状态。

当 $CP=1$ 时，若 J 为 1，K 为 1，触发器的状态取决于 Q^n 和 $\bar{Q}^n$ 取值。若 $Q^n=0$、$\bar{Q}^n=1$，G_3 输入为 $Q^n=0$、输出为 1，G_4 输入为 $\bar{Q}^n=1$、输出为 0，触发器翻转到 1 状态，和电路原来状态相反；若 $Q^n=1$、$\bar{Q}^n=0$，G_3 输入为 $Q^n=1$、输出为 0，G_4 输入为 $\bar{Q}^n=0$、输出为 1，触发器反转到 0 状态，和电路原来状态相反。分析可知，在 $J=1$，$K=1$ 时，触发器输出状态总是和原来状态相反，即 $Q^{n+1}=\bar{Q}^n$。

3. 特性表　根据上述对同步 JK 触发器逻辑功能分析，可列出同步 JK 触发器特性表，如表 9-5 所示。

表 9-5　同步 *JK* 触发器特性表（*CP*=1 有效）

J	K	Q^n	Q^{n+1}	功能说明
0	0	0	0	$Q^{n+1}=Q^n$ 保持
0	0	1	1	
0	1	0	0	$Q^{n+1}=0$ 置零
0	1	1	0	
1	0	0	1	$Q^{n+1}=1$ 置 1
1	0	1	1	
1	1	0	1	$Q^{n+1}=\overline{Q}^n$ 翻转
1	1	1	0	

4. 特性方程　根据特性表可画出同步 *JK* 触发器卡诺图（图 9-15）。

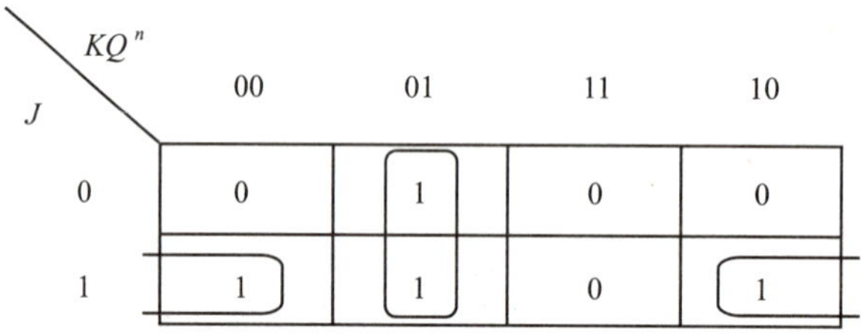

图 9-15　同步 *JK* 触发器卡诺图

对卡诺图化简可得到同步 *JK* 触发器特性方程

$$Q^{n+1}=J\overline{Q}^n+\overline{K}Q^n(CP=1\text{ 时有效})\qquad\text{（式 9-5）}$$

5. 时序图　分析特性表可得到同步 *JK* 触发器时序图如图 9-16 所示。

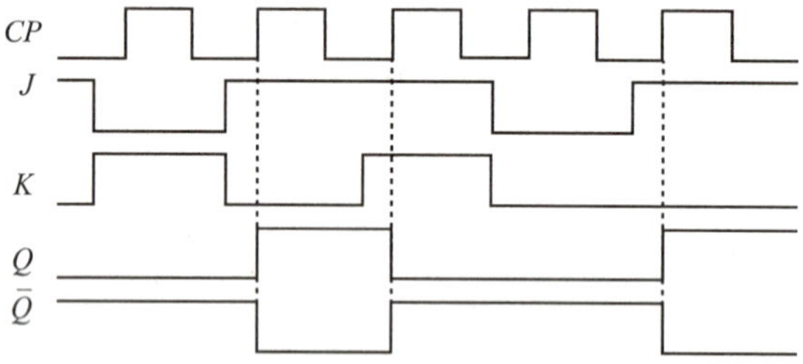

图 9-16　同步 *JK* 触发器时序图

同步 *JK* 触发器解决了同步 *RS* 触发器容易出现不定状态的问题，在 *CP*＝1 时有效，有置零、置 1、翻转、保持四种功能。同步 *JK* 触发器输入受到 *J*、*K* 端信号影响，若 *J*、*K* 端信号变化，输出状态会随之改变，即存在空翻现象。

微课：边沿 *JK* 触发器

（二）边沿 *JK* 触发器

1. 电路结构组成　边沿 *JK* 触发器是在时钟脉冲的上升沿或者下降沿时刻接收输入信号，改变输出状态，图 9-17（a）所示为由时钟脉冲 *CP* 下降沿出发的 *JK* 触发器的逻辑符号，图 9-17（b）所示为由时钟脉冲 *CP* 上升沿触发的 *JK* 触发器的逻辑符号。

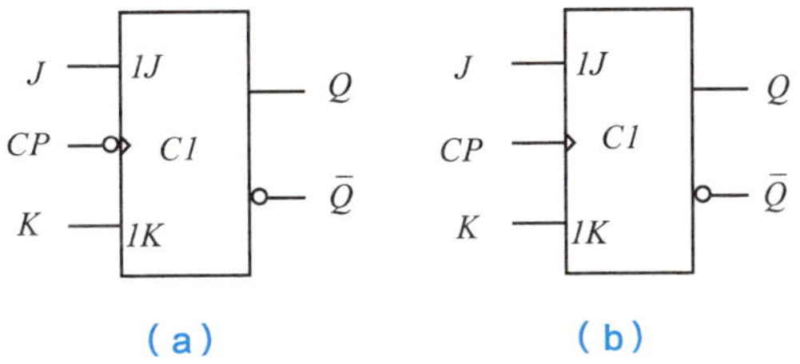

图 9-17 边沿 *JK* 触发器逻辑符号

(a) 下降沿触发；(b) 上升沿触发

2. 工作原理 边沿 *JK* 触发器逻辑功能和同步 *JK* 触发器相同，因此其特性表和特性方程相同。以下降沿 *JK* 触发器为例，只有在 *CP* 下降沿到达时刻才会接收 *J*、*K* 的输入信号改变输出状态。分析其逻辑功能可归纳为以下几点。

(1) 当 *CP* 由 1 变为 0 时，若 $J=K=0$，$Q^{n+1}=Q^n$，保持原状态不变。

(2) 当 *CP* 由 1 变为 0 时，若 *J* 和 *K* 状态相反，Q^{n+1} 状态取决于 *J* 状态。若 *J* 取 1，$Q^{n+1}=1$，若 *J* 取 0，$Q^{n+1}=0$。

(3) 当 *CP* 由 1 变为 0 时，若 $J=K=1$，Q^{n+1} 和 Q^n 状态相反。即 $Q^n=0$，$Q^{n+1}=1$；$Q^n=1$，$Q^{n+1}=0$。

3. 特性表 根据上述对下降沿 *JK* 触发器逻辑功能分析，可列出下降沿 *JK* 触发器特性表，如表 9-6 所示。

表 9-6 下降沿 *JK* 触发器特性表（*CP* 下降沿有效）

CP	*J*	*K*	Q^n	Q^{n+1}	功能说明
↓	0	0	0	0	$Q^{n+1}=Q^n$ 保持
↓	0	0	1	1	
↓	0	1	0	0	$Q^{n+1}=0$ 置零
↓	0	1	1	0	
↓	1	0	0	1	$Q^{n+1}=1$ 置 1
↓	1	0	1	1	
↓	1	1	0	1	$Q^{n+1}=\bar{Q}^n$ 翻转
↓	1	1	1	0	

4. 特性方程 分析下降沿 *JK* 触发器特性表，可得到它的特性方程如下

$$Q^{n+1}=J\bar{Q}^n+\bar{K}Q^n \text{（}CP\text{ 下降沿到达时刻有效）} \quad \text{（式 9-6）}$$

5. 时序图 根据下降沿 *JK* 触发器特性表及特性方程，可获得下降沿 *JK* 触发器时序图如图 9-18 所示。

下降沿 *JK* 触发器用时钟脉冲 *CP* 下降沿触发，*CP* 下降沿到达时刻接收 *J*、*K* 的输入信号并改变状态，而在 *CP* 为其他值时，无论 *J*、*K* 数值多少，电路状态不发生改变。在时钟脉冲 *CP* 的一个周期内，电路状态改变取决于下降沿到来次数，解决了空翻问题。

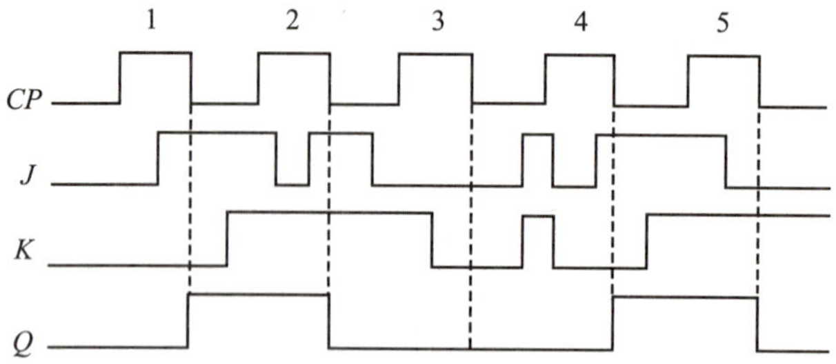

图 9-18　边沿 *JK* 触发器时序图

（三）集成 *JK* 触发器

集成边沿 *JK* 触发器在电子技术中已经得到广泛应用，常用的有 CT74LS112、CC4027 等，下面以 CT74LS112 为例，介绍其逻辑功能及应用。

CT74LS112 由 2 个独立的下降沿 *JK* 触发器构成，其引脚排列和逻辑符号如图 9-19 所示。

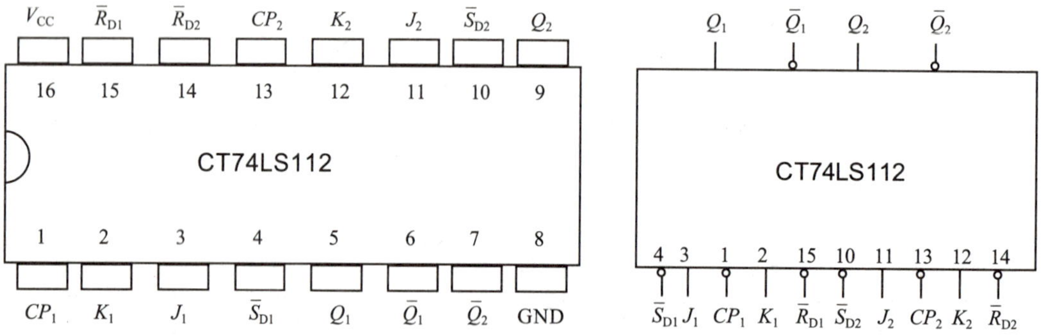

（a）　　　　（b）

图 9-19　集成边沿 *JK* 触发器 74LS112

（a）引脚排列；（b）逻辑符号

CT74LS112 主要具有以下功能。

（1）异步控制：当 $\bar{R}$ 为 0，$\bar{S}$ 为 1 时触发器异步置零；当 $\bar{R}$ 为 1，$\bar{S}$ 为 0 时触发器异步置 1，均不受时钟脉冲 *CP* 及 *J*、*K* 输入信号影响。

（2）同步控制：当 $\bar{R}=\bar{S}=1$ 时，触发器受到时钟脉冲 *CP* 及 *J*、*K* 输入信号影响。在 *CP* 下降沿作用下，若 $J=K=0$，触发器保持原来状态不变；若 $J=0$、$K=1$，触发器翻转到 0 状态，同步置零；若 $J=1$、$K=0$，触发器翻转到 1 状态，同步置 1；若 $J=K=1$，触发器每输入一个下降沿，触发器状态变化一次，翻转状态，可用于计数。

特性表如表 9-7 所示。

表 9-7　CT74LS112 特性表

$\bar{R}$	$\bar{S}$	J	K	CP	Q^{n+1}	$\bar{Q}^{n+1}$	功能说明
0	1	×	×	×	0	1	异步置零
1	0	×	×	×	1	0	异步置 1
1	1	0	0	↓	Q^n	$\bar{Q}^n$	保持

续表

$\overline{R}$	$\overline{S}$	J	K	CP	Q^{n+1}	$\overline{Q}^{n+1}$	功能说明
1	1	0	1	↓	0	1	置零
1	1	1	0	↓	1	0	置 1
1	1	1	1	↓	$\overline{Q}^n$	Q^n	翻转
1	1	×	×	1	Q^n	$\overline{Q}^n$	保持
0	0	×	×	×	1	1	禁止

五、触发器相互转换

在集成触发器的产品中，每一种触发器都有自己固定的逻辑功能，但可以利用转换的方法获得具有其他功能的触发器。目前市场上多是 *JK* 和 *D* 触发器，想要获得其他功能的触发器可以从 *D* 触发器或者 *JK* 触发器转换而来。

转换方法主要是比对两种触发器的特性方程，做适当转换。根据要求的触发器功能和已有触发器特性方程求出触发器输入状态控制方程（也称为驱动方程）*J*、*K*、*D* 等的表达式，寻找逻辑规律，可用公式法也可用图解法。下面举例说明具体的转换方法。

（一）*JK* 触发器转换为 *T* 触发器

T 触发器逻辑符号如图 9-20 所示。将 *JK* 触发器的 *J* 和 *K* 相连作为 *T* 触发器的输入端便可构成 *T* 触发器，如图 9-21 所示。

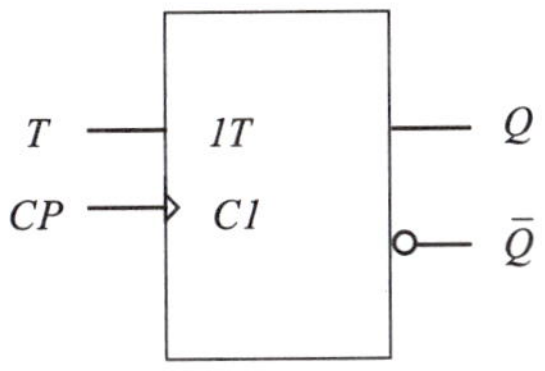

（a）

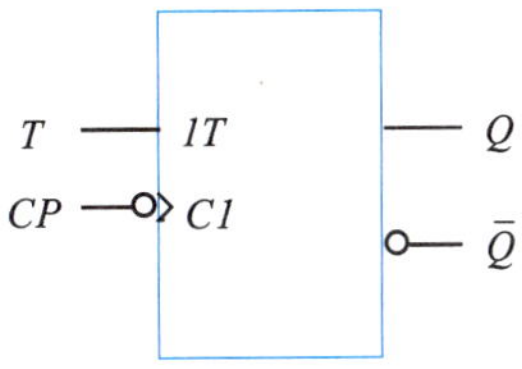

（b）

图 9-20　*T* 触发器逻辑符号

（a）上升沿触发；（b）下降沿触发

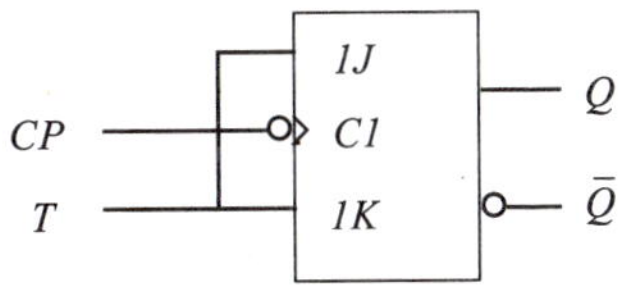

图 9-21　*JK* 触发器构成 *T* 触发器

T 触发器输入端为 $T=J=K$，代入 *JK* 触发器特性方程可获得 *T* 触发器特性方程

$$Q^{n+1}=T\overline{Q}^n+\overline{T}Q^n \qquad (式 9\text{-}7)$$

分析 *T* 触发器特性方程可知，*T* 触发器具有翻转和保持两大逻辑功能。当 $T=1$ 时，每输入一个时钟脉冲 *CP*，触发器的状态变化一次，此时 $Q^{n+1}=\overline{Q}^n$，实现翻转功能；当 $T=0$ 时，输入时钟脉冲

CP，触发器保持原状态不变，实现保持功能。

（二）*JK* 触发器转换为 *T′*触发器

将 *JK* 触发器的 *J* 和 *K* 相连作 *T′*触发器输入端并接高电平 1，便构成了 *T′*触发器，如图 9-22 所示。

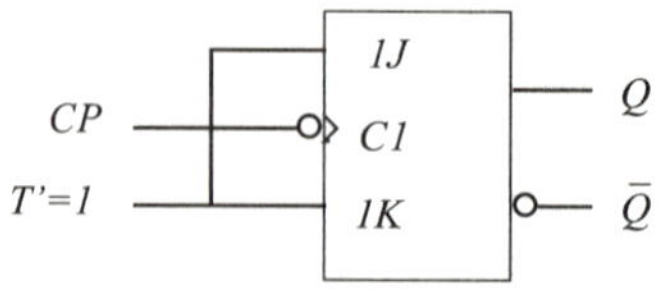

图 9-22　*JK* 触发器构成 *T′*触发器

*T′*触发器实际上是 *T* 触发器输入端 *T*=1，代入式 9-7 可得到 *T′*触发器特性方程

$$Q^{n+1}=\overline{Q}^{n} \quad \text{（式 9-8）}$$

分析 *T′*触发器特性方程可知，*T′*触发器仅具有翻转功能，又称为计数触发器。

第二节　时序逻辑电路分析

一、概述

（一）时序逻辑电路特点

微课：时序逻辑电路概述

时序逻辑电路简称时序电路，在任何时刻的输出信号不仅取决于该时刻的输入信号，还取决于电路原来的状态，这是和组合逻辑电路不同的一点。

图 9-23 为时序逻辑电路结构框图，从电路结构来看时序逻辑电路有两个特点：①时序逻辑电路包含组合电路和存储电路（由触发器组成）两部分，存储电路能记忆组合逻辑电路状态；②存储电路输出的状态必须反馈到组合电路的输入端，与输入信号一起共同决定组合电路的输出。时序逻辑电路的现态和次态由构成该时序逻辑电路的触发器的现态和次态来表示，其时序波形也是根据各个触发器的状态变化情况来描绘。

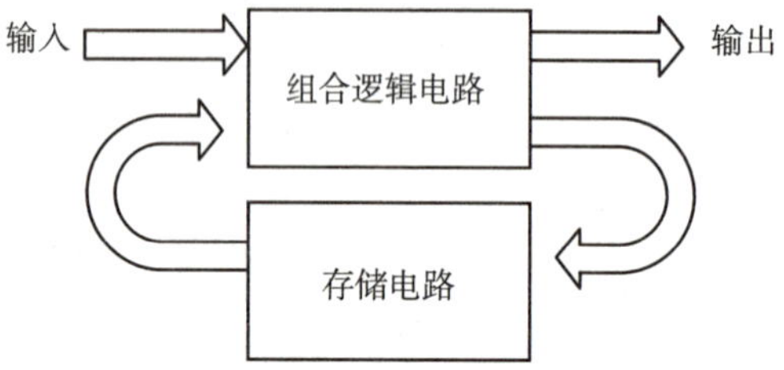

图 9-23　时序逻辑电路结构框图

（二）时序逻辑电路分类

时序逻辑电路根据触发器接收时钟信号的转换情况不同，分为同步时序逻辑电路和异步时序逻辑电路两大类。在同步时序逻辑电路中，所有触发器的时钟信号输入端 CP 都连在一起，各触发器状态的变化是在同一时钟信号作用下同时发生，触发器状态的更新和时钟脉冲 CP 的到来是同步的。在异步时序逻辑电路中，各触发器状态的变化不是同步发生的，时钟脉冲 CP 只触发部分触发器，其余触发器则是由电路内部信号触发的，并不都与时钟脉冲 CP 同步。

二、同步时序逻辑电路分析

微课：同步时序逻辑电路

（一）基本分析步骤

时序逻辑电路的分析要比组合逻辑电路复杂一些，分析的任务是根据给定的时序逻辑电路，找出电路的输出及状态在输入信号和时钟信号作用下的变化规律，写出它的方程，列出状态转换真值表，画出状态转换图、时序图，最后分析逻辑功能。同步时序逻辑电路基本分析步骤主要包括以下四步。

1. 写方程式　根据电路的结构，写出其时钟方程（同步时序逻辑电路可省略）、驱动方程、输出方程，将各触发器的驱动方程代入相应触发器的特性方程，可求出该电路的状态方程。

2. 列状态转换真值表　将电路的输入和现态各种可能取值组合代入状态方程和输出方程进行计算，可得到相应的次态和输出，列出状态转换真值表。

3. 画状态转换图和时序图　状态转换图是指电路由现态转换到次态的示意图。电路的时序图是在时钟脉冲 CP 作用下，各触发器状态变化的波形图。根据时钟脉冲 CP 和状态转换真值表可绘制出状态转换图和时序图。

4. 分析电路逻辑功能　分析状态转换真值表可说明电路的逻辑功能。

（二）举例分析

例 9-2　试分析图 9-24 所示时序逻辑电路逻辑功能，并画出状态转换图及时序图。

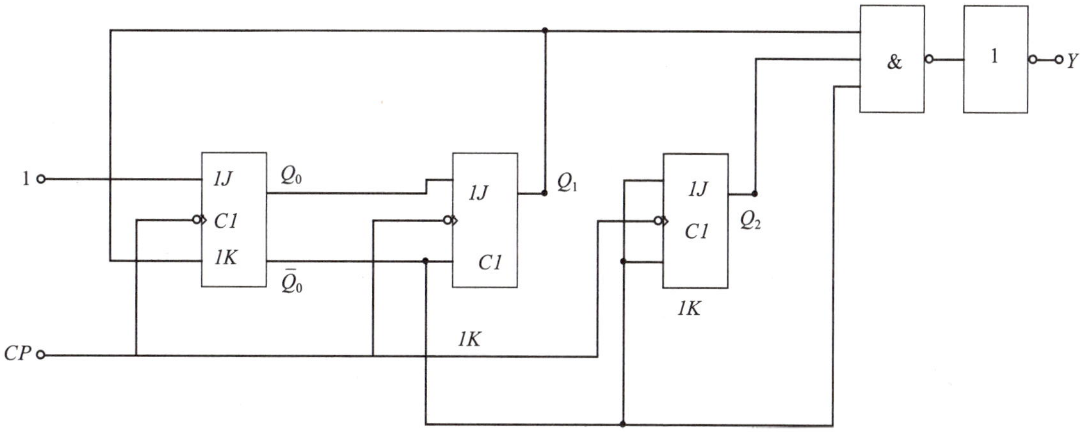

图 9-24　例 9-2 同步时序逻辑电路电路图

解：由图 9-24 所示电路可看出，时钟脉冲 CP 加在每个触发器的时钟脉冲输入端上，可判断该触发器是一个同步时序逻辑电路，故可忽略时钟方程。

(1) 写方程式。

根据给定的逻辑图写出驱动方程

$$\begin{cases} J_0 = 1 \quad K_0 = Q_1^n \\ J_1 = Q_0^n \quad K_1 = \overline{Q_0^n} \\ J_2 = \overline{Q_0^n} \quad K_2 = \overline{Q_0^n} \end{cases}$$

输出方程

$$Y = Q_2^n Q_1^n \overline{Q_0^n}$$

将驱动方程代入 JK 触发器的特性方程 $Q^{n+1} = J\overline{Q}^n + \overline{K}Q^n$ 可获得该电路的状态方程为

$$\begin{cases} Q_0^{n+1} = J_0\overline{Q_0^n} + \overline{K}_0 Q_0^n = \overline{Q_0^n} + \overline{Q_1^n} Q_0^n \\ Q_1^{n+1} = J_1\overline{Q_1^n} + \overline{K}_1 Q_1^n = Q_0^n\overline{Q_1^n} + Q_0^n Q_1^n = Q_0^n \\ Q_2^{n+1} = J_2\overline{Q_2^n} + \overline{K}_2 Q_2^n = \overline{Q_0^n}\,\overline{Q_2^n} + Q_0^n Q_2^n \end{cases}$$

(2) 列状态转换真值表。

设初始状态 $Q_2^n Q_1^n Q_0^n = 000$，代入驱动方程、输出方程和状态方程中计算可得到输出 $Y = 0$、$Q_2^{n+1} Q_1^{n+1} Q_0^{n+1} = 101$。将 101 作为新的现态 $Q_2{}^n Q_1{}^n Q_0{}^n = 101$，继续代入计算后得到 $Y = 0$、$Q_2{}^{n+1} Q_1{}^{n+1} Q_0{}^{n+1} = 111$，以此类推，求得该电路的状态转换真值表（表 9-8）。

表 9-8　例 9-2 状态转换真值表

CP	现态			次态			输出
↓	Q_2^n	Q_1^n	Q_0^n	$Q_2{}^{n+1}$	$Q_1{}^{n+1}$	$Q_0{}^{n+1}$	Y
↓	0	0	0	1	0	1	0
↓	1	0	1	1	1	1	0
↓	1	1	1	1	1	0	1
↓	1	1	0	0	0	1	0
↓	0	0	1	0	1	1	0
↓	0	1	1	0	1	0	0
↓	0	1	0	1	0	1	0
↓	1	0	1	1	1	1	0

(3) 画状态转换图和时序图。

根据表 9-8 可画出该电路时序图如图 9-25 所示。

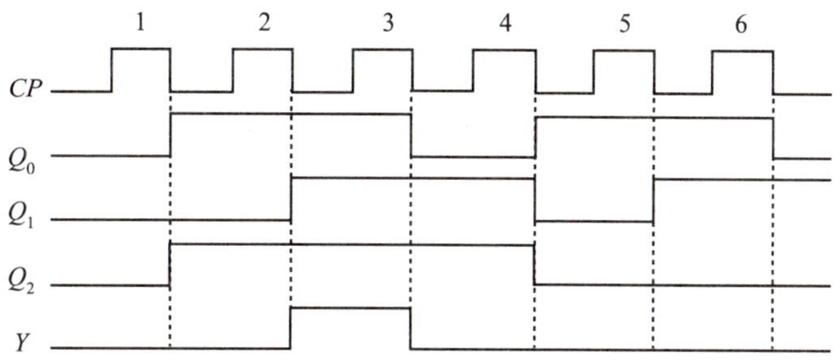

图 9-25　例 9-2 时序图

根据表 9-8 可画出状态转换图如图 9-26 所示。状态转换图中的小圆圈表示电路的一个状态，即 3 个触发器的状态，箭头表示电路状态的转换方向，箭头上方标注的 X/Y 为转换条件，其中 X 表示电路转换前输入变量取值，Y 为输出值，若无输入变量，X 可不标数值。

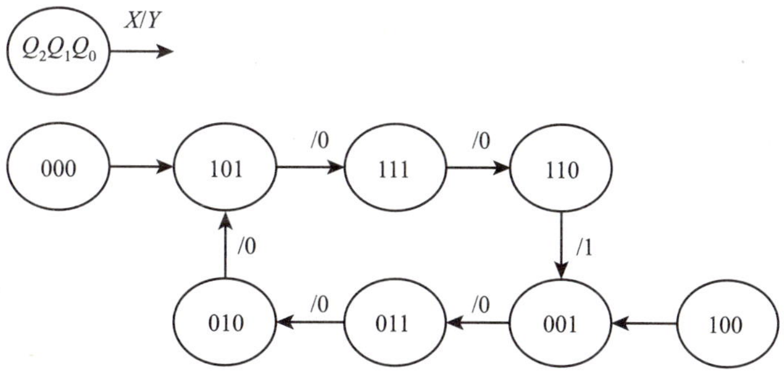

图 9-26　例 9-2 状态转换图

（4）分析电路逻辑功能。

分析状态转换图可知，该电路只有 6 个状态被利用，循环周期为 6，这 6 个状态称之为有效状态。未被利用的 000 和 100 称为无效状态。将无效状态 000 和 100 分别代入电路中，可回到有效状态，故该电路具有自启动功能。

三、异步时序逻辑电路分析

异步时序逻辑电路分析与同步时序逻辑电路分析基本相同，主要区别在于异步时序逻辑电路只有部分触发器直接连接输入时钟脉冲 CP，其他触发器受到电路内部信号触发。分析时应综合考虑各个触发器的触发条件，不满足时钟条件的触发器无法接收输入信号，输出状态不会改变。

例 9-3　试分析图 9-27 所示时序逻辑电路逻辑功能，并画出状态转换图及时序图。

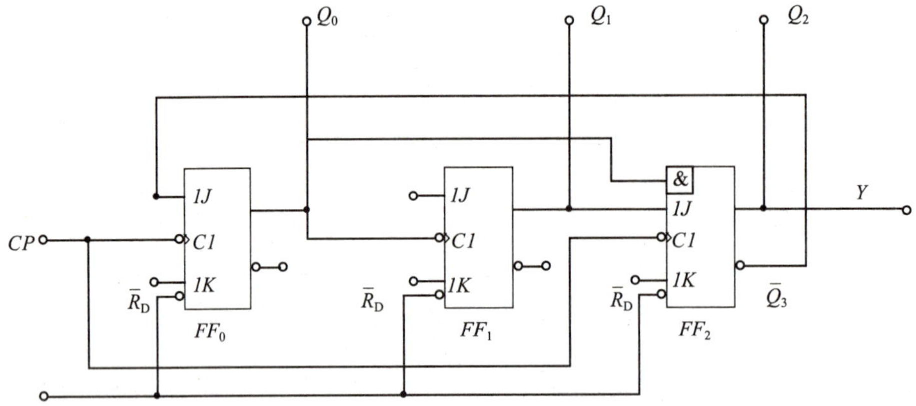

图 9-27　例 9-3 异步时序逻辑电路图

解： 分析图 9-27 可知，三个触发器分别为 FF_0、FF_1、FF_2，三个触发器 CP 端连结的不是同一触发信号，其中 FF_0 和 FF_2 时钟端与 CP 相连，FF_1 时钟端与 FF_0 输出 Q_0 端相连，$\overline{R}_D$ 为清零端，因此该电路为异步时序逻辑电路。

（1）写方程式。

根据给定的逻辑图写出时钟方程

$$\begin{cases} CP = CP_0 = CP_2 & (FF_0 \text{ 和 } FF_2 \text{ 均在 } CP\downarrow \text{ 有效}) \\ CP_1 = Q_0 & (FF_1 \text{ 在 } Q_0\downarrow \text{ 有效}) \end{cases}$$

输出方程

$$Y = Q_2^n$$

驱动方程

$$\begin{cases} J_0 = \overline{Q}_2^n & K_0 = 1 \\ J_1 = 1 & K_1 = 1 \\ J_2 = Q_1^n Q_0^n & K_2 = 1 \end{cases}$$

将驱动方程代入 JK 触发器的特性方程 $Q^{n+1} = J\overline{Q}^n + \overline{K}Q^n$ 可获得该电路的状态方程为

$$\begin{cases} Q_0^{n+1} = J_0\overline{Q}_0^n + \overline{K}_0 Q_0^n = \overline{Q}_2^n\overline{Q}_0^n & (CP\downarrow \text{ 有效}) \\ Q_1^{n+1} = J_1\overline{Q}_1^n + \overline{K}_1 Q_1^n = \overline{Q}_1^n & (Q_0^n\downarrow \text{ 有效}) \\ Q_2^{n+1} = J_2\overline{Q}_2^n + \overline{K}_2 Q_2^n = \overline{Q}_2^n Q_1^n Q_0^n & (CP\downarrow \text{ 有效}) \end{cases}$$

（2）列状态转换真值表。

设初始状态 $Q_2^n\ Q_1^n\ Q_0^n = 000$，代入输出方程和状态方程中计算可得到输出 $Y = 0$，$Q_2^{n+1}\ Q_0^{n+1} = 01$。由于 FF_1 触发脉冲为 Q_0，此时 Q_0 由 0 跃变为 1 为正跃变，没有下降沿，不满足触发条件，故保持原来 0 状态不变，此时 $Q_2^{n+1}\ Q_1^{n+1}\ Q_0^{n+1} = 001$，以此类推，可获得表 9-9 状态转换真值表。

表 9-9　例 9-3 状态转换真值表

时钟脉冲 CP			现态			次态			输出
CP_2	CP_1	CP_0	Q_2^n	Q_1^n	Q_0^n	Q_2^{n+1}	Q_1^{n+1}	Q_0^{n+1}	Y
↓	↑	↓	0	0	0	0	0	1	0
↓	↓	↓	0	0	1	0	1	0	0
↓	↑	↓	0	1	0	0	1	1	0
↓	↓	↓	0	1	1	1	0	0	0
↓		↓	1	0	0	0	0	0	1

（3）画状态转换图和时序图。

根据表 9-9 所示，可画出例 9-3 时序图和状态转换图，如图 9-28、9-29 所示。

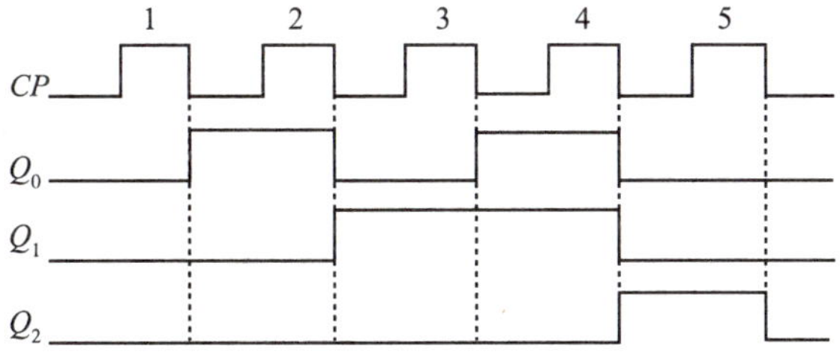

图 9-28　例 9-3 时序图

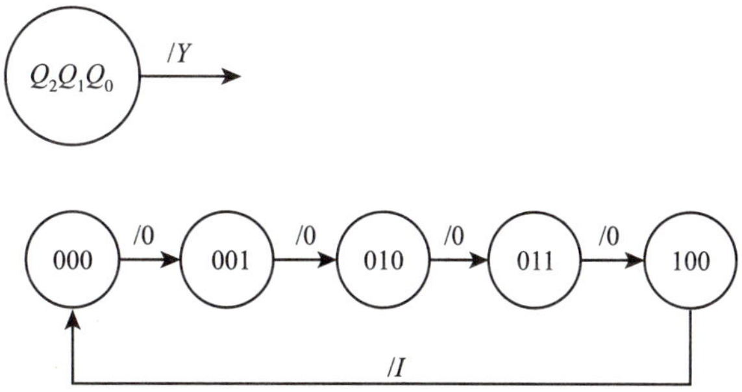

图 9-29　例 9-3 状态转换图

（4）分析电路逻辑功能。

分析例 9-3 状态转换真值表、时序图、状态转换图可知，在第 5 个计数脉冲时，触发器返回初始 000 状态，因此该电路为异步五进制计数器。

第三节　计数器

计数器是实现计数运算的基本的逻辑电路。在数字电路中，通过计算输入脉冲 CP 的个数实现脉冲信号分频、数字测量、运算和控制。计数器主要有触发器组成，通常将计数器累计输入脉冲的最大数目称为计数器的“模”，用 M 来表示，若 $M=5$，又称为五进制计数器，M 实际上为计数器有效状态数目。计数器有不同的分类方式。

按计数器中触发器翻转是否同步分异步计数器和同步计数器。异步计数器指计数脉冲只加到部分触发器的时钟脉冲输入端上，而其他触发器的触发信号则由电路内部提供，应翻转的触发器状态更新有先有后的计数器；同步计数器指计数脉冲同时加到所有触发器的时钟信号输入端，使应翻转的触发器同时翻转的计数器，称作同步计数器。显然，它的计数速度要比异步计数器快得多。

按计数进制分二进制计数器、十进制计数器、任意进制计数器，二进制计数器和十进制计数器之外的其他进制计数器统称为任意进制计数器。如六进制计数器、二十进制计数器等。

按计数增减分加法计数器和减法计数器。加法计数器指随着计数脉冲的输入作递增计数的电路；

减法计数器指随着计数脉冲的输入作递减计数的电路；可递增计数，也可递减计数的电路，称作加/减计数器。

微课：异步计数器

一、异步计数器

异步计数器计数脉冲没有加到所有触发器的 CP 端，因此当计数脉冲到来时，各触发器翻转时刻不同，需注意各触发器翻转对应的有效时钟条件。

（一）异步二进制加法计数器

异步二进制加法计数器是计数器中最基本的电路，一般由接成 T' 型的 JK 触发器连接而成。如图 9-30 所示为由 JK 触发器所构成的 3 位异步二进制加法计数器，计数脉冲 CP 下降沿触发。三个 JK 触发器输入端接高电平，计数脉冲作低位触发器 FF_0 的时钟脉冲，低位触发器输出依次接到相邻高位触发器的时钟端。

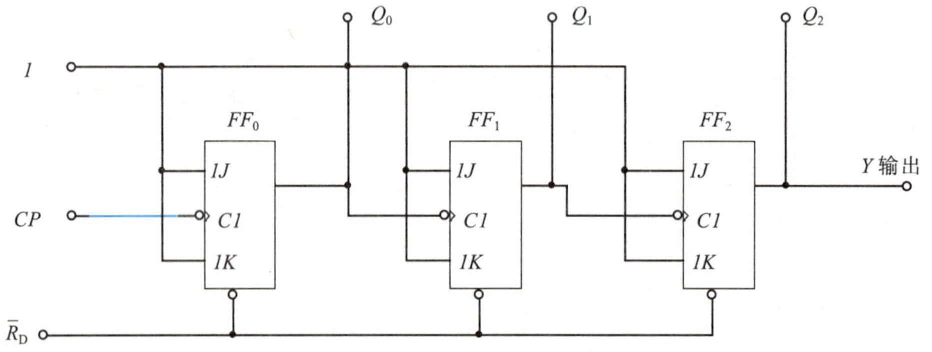

图 9-30　3 位异步二进制加法计数器逻辑图

分析图 9-30 工作原理可知，计数前可通过 $\overline{R}_D$ 上加负脉冲设置各触发器为 0 状态，即 $Q_2^n Q_1^n Q_0^n=000$。电路工作时输入第一个计数脉冲 CP，FF_0 由 0 状态翻转到 1 状态，此时 FF_0 输出 Q_0 正跃变，无下降沿，故 FF_1 不翻转，仍然保持 0 状态，此时 $Q_2^n Q_1^n Q_0^n=001$；输入第二个计数脉冲，FF_0 由 1 状态翻转到 0 状态，此时 FF_0 输出 Q_0 负跃变，有下降沿，故 FF_1 由 0 状态翻转到 1 状态，此时 FF_1 输出 Q_1 正跃变，FF_2 保持 0 状态不变，$Q_2^n Q_1^n Q_0^n=010$。根据以上计数规律，只要低位触发器由 1 状态翻转到 0 状态，相邻高位触发器状态便改变。根据上述分析可获得 3 位异步二进制加法计数器的状态转换表（表 9-10）。

表 9-10　3 位异步二进制加法计数器状态转换表

CP 数目	计数电路状态			计数数目
0	0	0	0	0
1	0	0	1	1
2	0	1	0	2
3	0	1	1	3
4	1	0	0	4

续表

CP 数目	计数电路状态			计数数目
5	1	0	1	5
6	1	1	0	6
7	1	1	1	7
8	0	0	0	8

根据状态转换表可绘制该电路时序图 9-31。

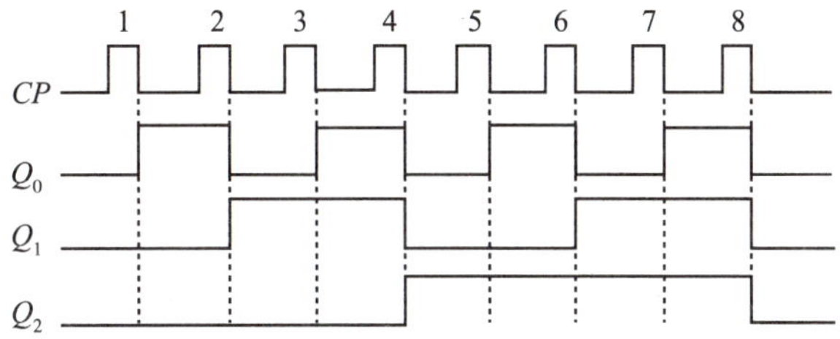

图 9-31　3 位异步二进制加法计数器时序图

分析图 9-31 可知，当输入第 8 个计数脉冲时，3 个触发器返回到初始的 $Q_2^n Q_1^n Q_0^n=000$，从输入第 9 个计数脉冲 CP 开始，计数器开始了新的循环。可见，该电路为 8 进制计数器。另外，若 CP 频率为 f_0，Q_0 的频率为$\frac{1}{2}f_0$，Q_1 的频率为$\frac{1}{4}f_0$，Q_2 的频率为$\frac{1}{8}f_0$。说明计数器除了计数功能之外，还具有分频的功能，Q_0、Q_1、Q_2 输出依次为 2 分频、4 分频、8 分频。

（二）异步二进制减法计数器

首先要明确二进制数的减法运算规则，0 减 1 不够，向相邻高位借 1 作 2，可看作 10−1=1，若二进制数为 000 减 1，可看作 1000−1=111，以此类推。根据讨论可知 3 位二进制减法计数器实现减法运算的关键在于输入第一个减法计数脉冲后，计数器状态应由 000 翻转到 111。因此，可将 3 位异步二进制加法计数器逻辑图中低位触发器 FF_0 的输出 $\overline{Q}$ 端与最近高位触发器的 CP 端相连形成二进制减法计数器。如图 9-32 所示为上升沿触发、由 JK 触发器构成的 3 位异步二进制减法计数器的逻辑图。

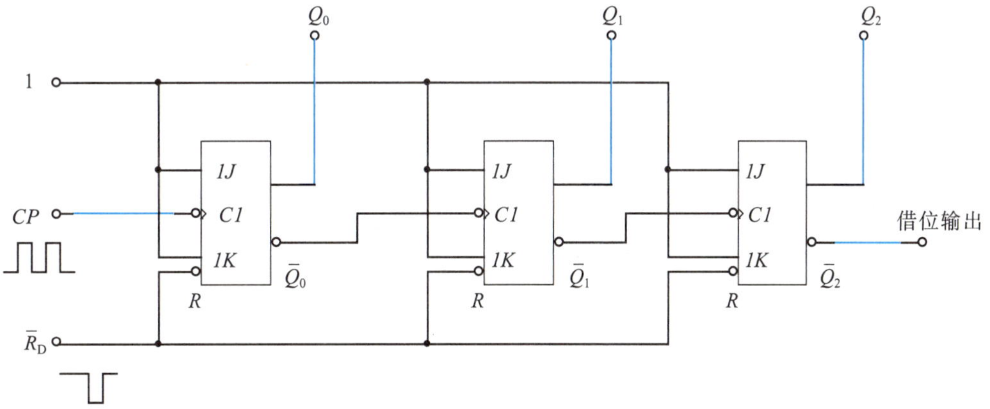

图 9-32　3 位异步二进制减法计数器逻辑图

分析图 9-32 工作原理可知，计数前可通过$\overline{R}_D$上加负脉冲设置各触发器为 0 状态，即 $Q_2^nQ_1^nQ_0^n=000$。为实现减法计数，低位触发器由 0 状态变为 1 状态时，应向相邻高位触发器输出借位信号，使高位触发器状态翻转。每输入一个计数脉冲 *CP*，$Q_2^nQ_1^nQ_0^n$ 计数状态减 1，当输入 8 个计数脉冲 *CP* 后，$Q_2^nQ_1^nQ_0^n=000$。根据上述分析可获得 3 位异步二进制减法计数器的状态转换表（表 9-11）。

表 9-11　3 位异步二进制减法计数器状态转换表

CP 数目	计数电路状态			计数数目
	Q_2	Q_1	Q_0	
0	0	0	0	0
1	1	1	1	7
2	1	1	0	6
3	1	0	1	5
4	1	0	0	4
5	0	1	1	3
6	0	1	0	2
7	0	0	1	1
8	0	0	0	0

根据状态转换表可绘制该电路时序图 9-33。

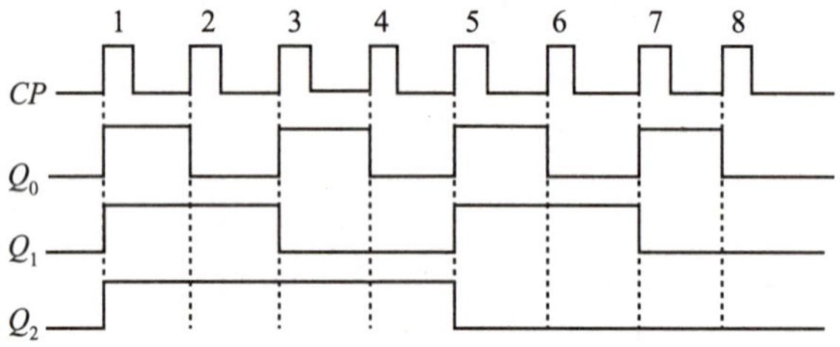

图 9-33　3 位异步二进制减法计数器时序图

（三）异步十进制加法计数器

日常生活中十进制数是常采用的计数方式，在数字系统中可利用触发器异步置零信号优先级高的特性通过反馈控制电路将二进制计数器制作成十进制计数器，实现二-十编码计数功能。

图 9-34 所示为异步十进制加法计数器，由 4 位异步二进制加法计数器修改而成，该计数器由 4 个 *JK* 触发器和一个与非门电路构成，*CP* 是输入计数器脉冲，通过下降沿触发，试分析其工作原理。

分析图 9-34 工作原理可获得该逻辑图时钟方程为

$$\begin{cases} CP_0 = CP(\text{计数脉冲}) \\ CP_1 = Q_0 \\ CP_2 = Q_1 \\ CP_3 = Q_2 \end{cases} \qquad \text{（式 9-9）}$$

驱动方程为

$$J_0=K_0=J_1=K_1=J_2=K_2=J_3=K_3=1 \qquad \text{（式 9-10）}$$

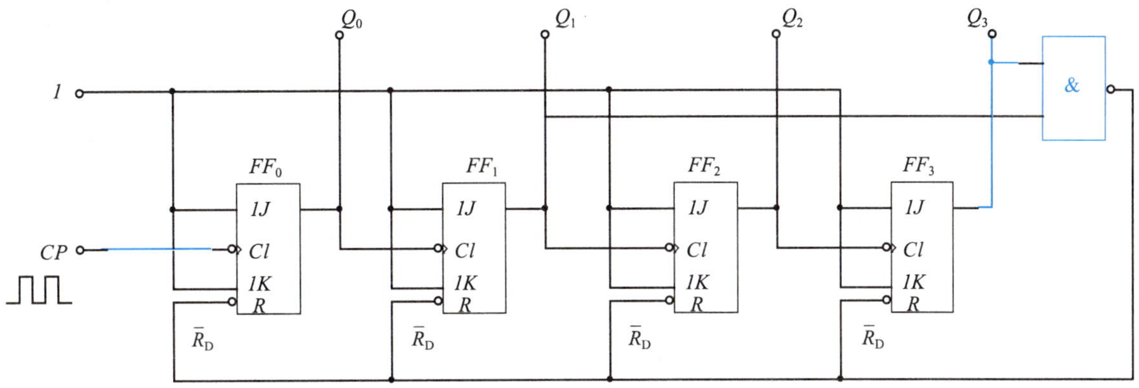

图 9-34 异步十进制加法计数器

输出方程为

$$\begin{cases} Q_0^{n+1}=\overline{Q_0^n} \\ Q_1^{n+1}=\overline{Q_1^n} \\ Q_2^{n+1}=\overline{Q_2^n} \\ Q_3^{n+1}=\overline{Q_3^n} \\ \overline{R}_D=\overline{Q_3^nQ_1^n} \end{cases} \quad \text{（式 9-11）}$$

分析逻辑图及各方程，首先令各触发器初始状态为 $Q_3Q_2Q_1Q_0=0000$，根据输出方程可知，在第一个 CP 脉冲下降沿到来时 FF_0 触发器输出 $Q_0^{n+1}=\overline{Q_0^n}=1$，上升沿输出；此时输入给 FF_1 触发器时钟信号为上升沿不被触发，FF_1 保持；FF_2 时钟信号为 Q_1，Q_1 状态不变，FF_2 保持；同理 FF_3 保持。依次分析，按照异步二进制加法规律计数，从 0000 到 1001。在第十个计数脉冲到来时，计数器输出状态为 $Q_3Q_2Q_1Q_0=1010$，Q_3 和 Q_1 输出为高电平，此时与非门输入为高电平，输出为低电平 0，$\overline{R}_D$ 有效，计数器被置零回到初始状态 0000，重新开始计数。在变化过程中，1010 状态存在时间非常短暂（仅有 10ns 左右），触发器跳过 1010～1111 六个状态，非常快速地从 1001 跳变为 0000。在 0000～1001 循环往复完成十个计数循环，实现 8421BCD 码十进制加法计数。根据分析过程列出异步十进制加法计数器状态转换表（表 9-12）。

表 9-12 异步十进制加法计数器状态转换表

CP	现态				次态				$\overline{R}_D$
数目	Q_3^n	Q_2^n	Q_1^n	Q_0^n	Q_3^{n+1}	Q_2^{n+1}	Q_1^{n+1}	Q_0^{n+1}	
1	0	0	0	0	0	0	0	1	1
2	0	0	0	1	0	0	1	0	1
3	0	0	1	0	0	0	1	1	1
4	0	0	1	1	0	1	0	0	1
5	0	1	0	0	0	1	0	1	1
6	0	1	0	1	0	1	1	0	1
7	0	1	1	0	0	1	1	1	1

续表

CP数目	现态				次态				$\overline{R}_D$
	Q_3^n	Q_2^n	Q_1^n	Q_0^n	Q_3^{n+1}	Q_2^{n+1}	Q_1^{n+1}	Q_0^{n+1}	
8	0	1	1	1	1	0	0	0	1
9	1	0	0	0	1	0	0	1	1
10	1	0	0	1	0	0	0	0	0
11	1	0	1	0	1	0	1	1	1
12	1	0	1	1	0	1	0	0	0
13	1	1	0	0	1	1	0	1	1
14	1	1	0	1	0	1	0	0	0
15	1	1	1	0	1	1	1	1	1
16	1	1	1	1	0	0	0	0	0

分析异步十进制加法计数器状态转换表可画出状态转换图（图 9-35）及时序图（图 9-36）。

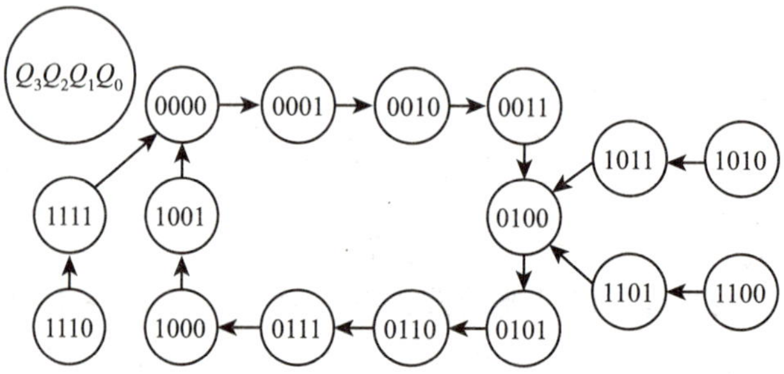

图 9-35　异步十进制加法计数器状态转换图

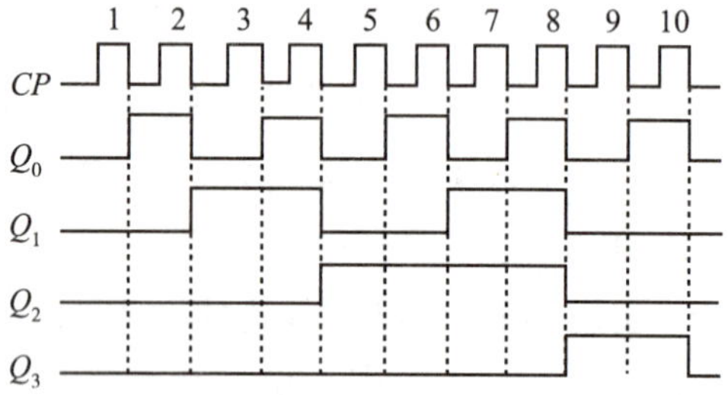

图 9-36　异步十进制加法计数器时序图

分析异步二进制计数器及异步十进制计数器可得出如下规律，n 位二进制数最多计数脉冲个数为 2^n-1，即计数长度为 2^n-1，3 位二进制计数器计数长度为 7，4 位二进制计数器计数长度为 15，以此类推。计数器的状态总数 N 称为计数器的模，$N=2^n$。

（四）集成异步计数器

实际应用主要是集成异步计数器，集成异步计数器种类很多，常见的有二-五-十进制计数器、二-八-十六进制计数器，本节介绍最典型的二-五-十进制异步加法计数器 CT74LS290。

如图 9-37（a）所示，CT74LS290 内部由一个 1 位二进制计数器和一个五进制计数器共两部分构成，功能十分强大。二进制计数器部分有 1 个触发器，独立的输入 CP_0 和输出 Q_0；五进制计数器部分有 3 个触发器，输入 CP_1 和输出 $Q_3\,Q_2\,Q_1$。管脚图及逻辑符号如图 9-37（b）、9-37（c）所示，其中 R_{0A}、R_{0B} 为置零输入端，S_{9A}、S_{9B} 为置 9 输入端。表 9-13 为 CT74LS290 状态转换表。

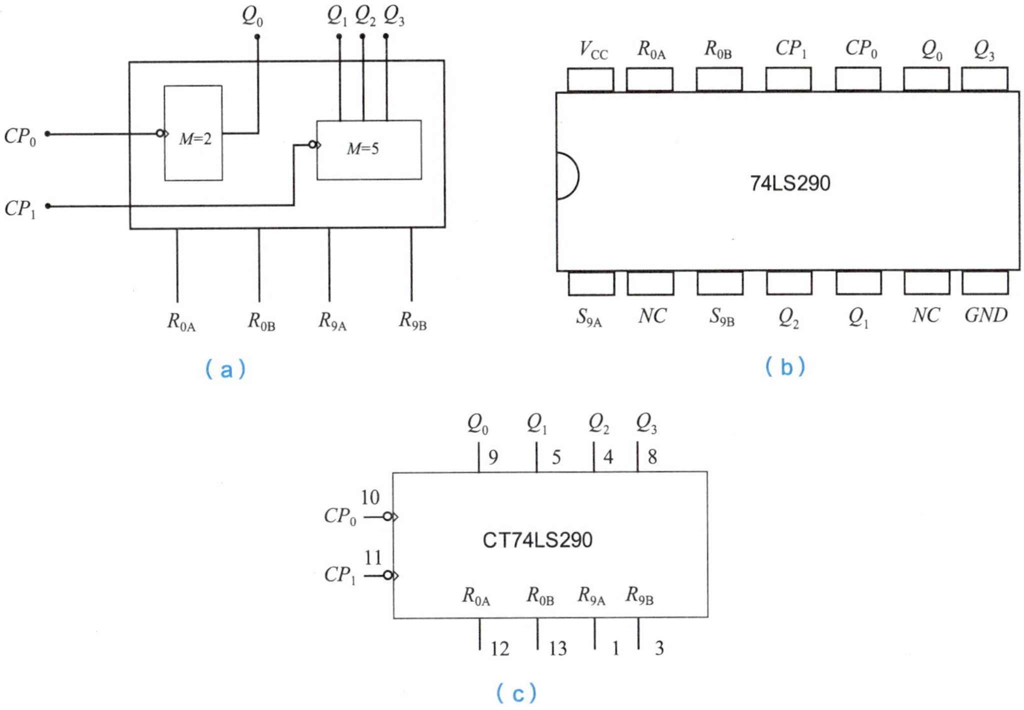

图 9-37　CT74LS290 结构框图、管脚图及逻辑功能图

（a）结构框图；（b）管脚图；（c）逻辑功能

表 9-13　CT74LS290 状态转换表

输入				输出				计数顺序	功能说明
$R_{0A}\cdot R_{0B}$	$S_{9A}\cdot S_{9B}$	CP_0	CP_1	Q_3	Q_2	Q_1	Q_0		
1	0	×	×	0	0	0	0	×	异步置零
0	1	×	×	1	0	0	1		异步置 9
0	0	↓	×		×		0	0	二进制计数
0	0	↓	×				1	1	
0	0	×	↓	0	0	0		0	五进制计数
0	0	×	↓	0	0	1		1	
0	0	×	↓	0	1	0		2	
0	0	×	↓	0	1	1	×	3	
0	0	×	↓	1	0	0		4	
0	0	CP	Q_0	8421 码十进制计数					
0	0	Q_3	CP	5421 码十进制计数					

根据表 9-13 分析 CT74LS290 逻辑功能。

（1）异步置零：当 $R_{0A}\cdot R_{0B}=1$，$S_{9A}\cdot S_{9B}=0$ 时，不受时钟脉冲 CP 影响，计数器实现异步置零功能。

（2）异步置 9：当 $R_{0A}\cdot R_{0B}=0$，$S_{9A}\cdot S_{9B}=1$ 时，不受时钟脉冲 CP 影响，计数器实现异步置 9

功能。

（3）计数功能：当 $R_{0A}\cdot R_{0B}=0$，$S_{9A}\cdot S_{9B}=0$ 时，计数器受到 CP 脉冲下降沿作用实现计数功能，如图 9-38 所示。①当计数脉冲仅由 CP_0 输入时，Q_0 为输出，构成二进制计数器，仅有 0、1 两种状态。②当计数脉冲仅由 CP_1 输入时，Q_3、Q_2、Q_1 为输出，构成五进制计数器，有 0~4 五种计数状态。③当 Q_0 与 CP_1 相连，CP_0 作为脉冲输入时，从高位到低位为 Q_3、Q_2、Q_1、Q_0 输出，构成 8421 码十进制计数器；当 Q_3 与 CP_0 相连，CP_1 作为脉冲输入时，从高位到低位为 Q_0、Q_3、Q_2、Q_1 输出，构成 5421 码十进制计数器。

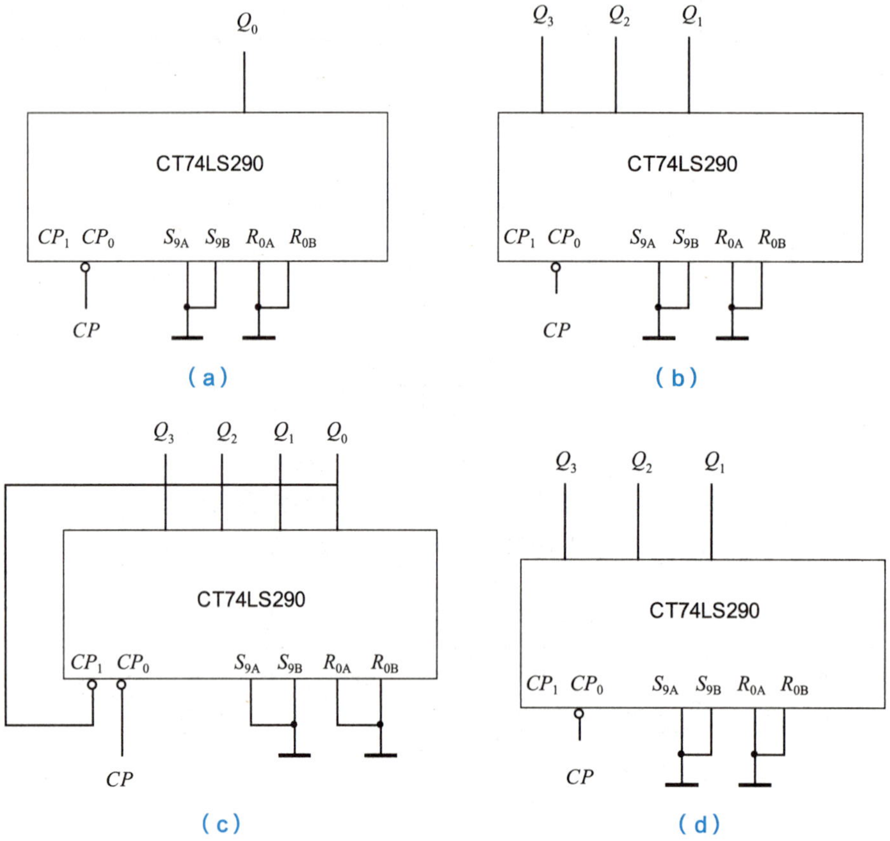

图 9-38　CT74LS290 基本工作方式

（a）二进制计数器；（b）五进制计数器；（c）8421 码十进制计数器；（d）5421 码十进制计数器

例 9-4　请用 74LS290 构成七进制加法计数器。

解：设七进制加法计数器状态用 S_7 来表示，S_7 表示输入 7 个计数脉冲时计数器的状态，$S_7=Q_3Q_2Q_1Q_0=0111$。要实现七进制计数，应将 Q_2、Q_1、Q_0 相“与”后与置零端 R_{0A}、R_{0B} 相连，置 9 端 S_{9A}、S_{9B} 与低电平相接。由于计数容量大于 5，应将 Q_0 与 CP_1 相连，连线如图 9-39 所示。

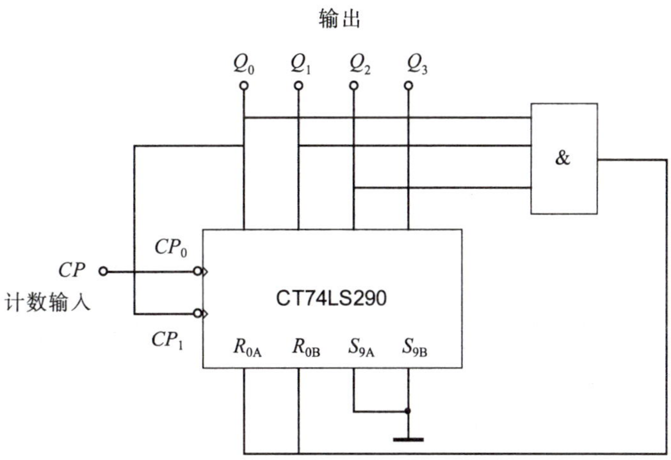

图 9-39　74LS290 构成七进制加法计数器接线示意图

二、同步计数器

由于异步计数器进位（或借位）信号是逐级传送的，计数器速度受到限制，工作频率低。同步计数器解决了异步计数器的问题，通过时钟脉冲同时触发计数器的全部触发器，各个触发器的翻转与时钟脉冲同步，因此其工作速度快，工作频率高。

微课：同步二进制计数器

（一）同步二进制加法计数器

图 9-40 所示为由 *JK* 触发器构成的 3 位同步二进制加法计数器的逻辑图，用下降沿触发，其工作原理如下。

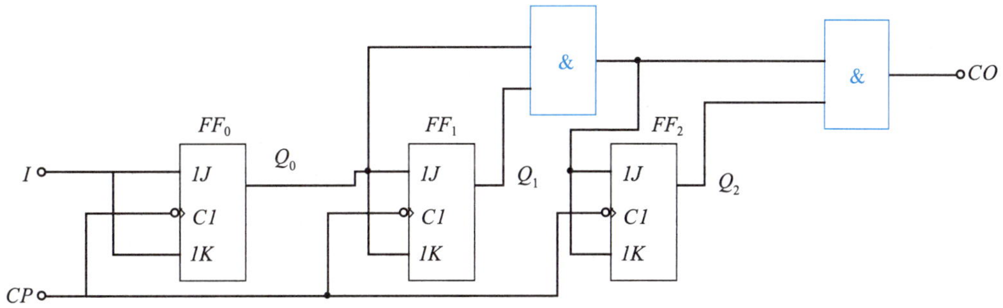

图 9-40　3 位同步二进制加法计数器逻辑图

分析图 9-40 工作原理可获得该逻辑图时钟方程为

$$CP_0 = CP_1 = CP_2 = CP \qquad \text{（式 9-12）}$$

输出方程为

$$CO = Q_2^n Q_1^n Q_0^n \qquad \text{（式 9-13）}$$

驱动方程为

$$\begin{cases} J_0 = K_0 = 1 \\ J_1 = K_1 = Q_0^n \\ J_2 = K_2 = Q_1^n Q_0^n \end{cases} \qquad \text{（式 9-14）}$$

状态方程为

$$\begin{cases} Q_0^{n+1}=\overline{Q_0^n} \\ Q_1^{n+1}=Q_0^n\overline{Q_1^n}+\overline{Q_0^n}Q_1^n \\ Q_2^{n+1}=Q_1^nQ_0^n\overline{Q_2^n}+Q_2^n\overline{Q_1^nQ_0^n} \end{cases} \quad \text{（式 9-15）}$$

分析逻辑图及各方程可知，最低位触发器 FF_0 为 T' 触发器，其余各触发器均接成 T 触发器，各触发器初始状态为 000。输入一个计数脉冲，输出 Q_0 变化一次，Q_0 为 0 时 FF_1 保持原状态不变，Q_0 为 1 时在下降沿作用下 FF_1 状态翻转。同理 FF_2 在 Q_0、Q_1 都为 1 状态后的下一个计数脉冲 CP 下降沿作用下翻转，依次分析可知，各触发器从 000→001→010⋯→111→000 循环往复，可画出 3 位同步二进制加法计数器状态转换表（表 9-14）。

表 9-14　3 位同步二进制加法计数器状态转换表

CP 数目	计数电路状态			进位 CO
	Q_2	Q_1	Q_0	
0	0	0	0	0
1	0	0	1	0
2	0	1	0	0
3	0	1	1	0
4	1	0	0	0
5	1	0	1	0
6	1	1	0	0
7	1	1	1	1
8	0	0	0	0

根据触发器翻转规律，可依此画出 $Q_2^nQ_1^nQ_0^n$ 在脉冲作用下的波形，获得该计数器状态转换图 9-41 和时序图 9-42，由图可看出该计数器具有分频的作用。

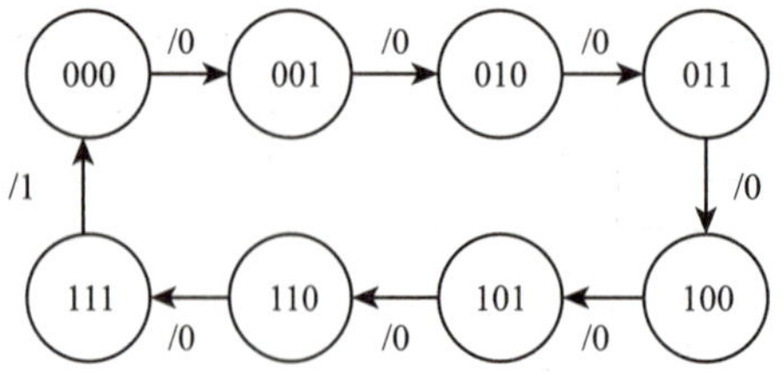

图 9-41　3 位同步二进制加法计数器状态转换图

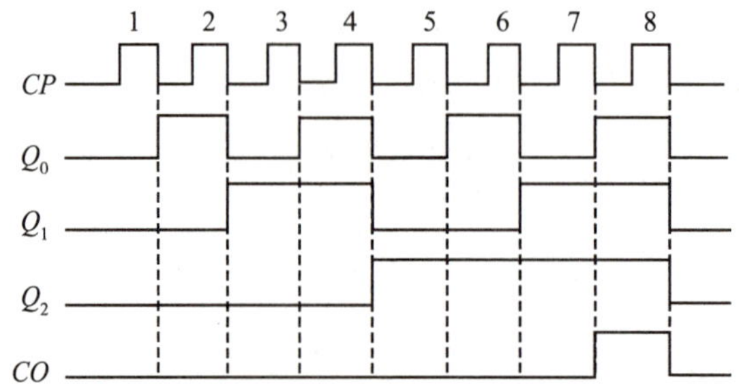

图 9-42　3 位同步二进制加法计数器时序图

（二）同步二进制减法计数器

由表 9-11 中 3 位异步二进制减法计数器状态转换表可知，要实现 3 位二进制减法计数功能，每输入一个计数脉冲 CP 计数器减 1，电路的状态会从 000 变为 111。最低位触发器 FF_0 与加法计数器中的 FF_0 相同，每来一个计数脉冲翻转一次，即 $J_0=K_0=1$，其他触发器的翻转条件是所有低位触发器的 Q 端全为 0，应有 $J_1=K_1=\overline{Q}_0$、$J_2=K_2=\overline{Q}_1\overline{Q}_0$、$J_3=K_3=\overline{Q}_2\overline{Q}_1\overline{Q}_0$。分析可知只需要将二进制加法计数器 $FF_1 \sim FF_2$ 中的输出由 Q 端改为 $\overline{Q}$ 端并和相邻高位触发器的 CP 端相连，便可构成同步二进制减法计数器。

（三）集成同步二进制计数器

集成同步计数器类型很多，有 CT74LS163、CT74LS161、CC4510 等，下面主要介绍 CT74LS163 主要功能，引脚排列及逻辑符号如图 9-43 所示。

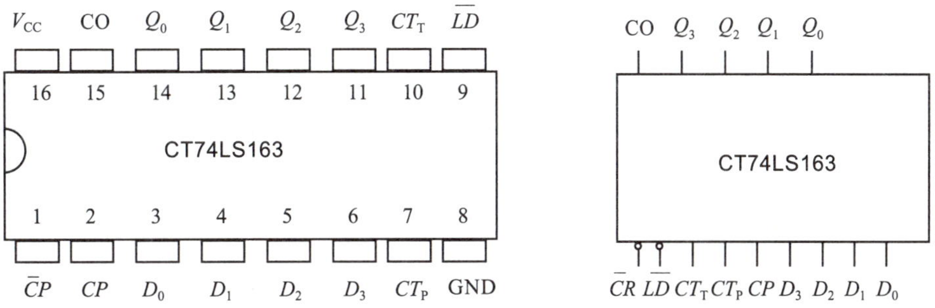

图 9-43　CT74LS163 同步计数器

（a）引脚排列；（b）逻辑符号

CT74LS163 为集成 4 位二进制同步加法计数器，可实现同步置零、同步置数、计数、保持等功能。由引脚图可知$\overline{CR}$为同步置零控制端、$\overline{LD}$ 为同步置数控制端、CT_P 与 CT_T 为使能端、$D_0 \sim D_3$ 为数据输入端、$Q_0 \sim Q_3$ 为数据输出端、CO 为进位输出端。表 9-15 为 CT74LS163 状态转换表。

表 9-15　CT74LS163 状态转换表

输入									输出				功能说明
置零	置数	使能		脉冲	数据输入				数据输出				
$\overline{CR}$	$\overline{LD}$	CT_P	CT_T	CP	D_3	D_2	D_1	D_0	Q_3	Q_2	Q_1	Q_0	
0	×	×	×	↑	×	×	×	×	0	0	0	0	置零
1	0	×	×	↑	D_3	D_2	D_1	D_0	D_3	D_2	D_1	D_0	置数
1	1	1	1	↑	×	×	×	×	0000～1111				计数
1	1	0	×	×	×	×	×	×					保持
1	1	×	0	×	×	×	×	×					

分析状态转换表可得出 CT74LS163 功能如下。

（1）同步置零功能：当$\overline{CR}=0$时，在时钟脉冲 CP 上升沿的作用下，计数器被置零，不受其他控制信号影响。这也是和异步置零相区别的一点，异步置零无须等时钟脉冲即可置零。

（2）同步置数功能：当$\overline{LD}=0$时，在时钟脉冲 CP 上升沿的作用下，计数器实现同步置数功能，即输入为$D_3D_2D_1D_0$，输出也为$D_3D_2D_1D_0$。

（3）计数功能：当$\overline{CR}=\overline{LD}=1$时，并且使能端$CT_P=CT_T=1$，在时钟脉冲 CP 上升沿的作用下，计数器实现二进制加法计数功能，计数为 1111 时，进位输出端 CO 输出一个正跃变进位信号。

（4）保持功能：当$\overline{CR}=\overline{LD}=1$时，使能端$CT_P$和$CT_T$其中至少一个为 0，在时钟脉冲 CP 不起作用，计数器保持原状态不变。

CT74LS161 为集成 4 位同步二进制加法计数器，外引脚排列及逻辑功能与 CT74LS163 基本相同，主要区别在于异步置零时，不受时钟脉冲 CP 上升沿的作用。

（四）任意进制计数器（N 进制计数器）

通过前面的学习可知计数器的模 $N=2^n$，而计数器置零控制端具有立刻置零的功能，可通过该功能构成任意进制计数器，此时 $N\leqslant 2^n$。实际使用时可根据现有条件进行适当改进获得所需要的任意进制计数器，若现有的 F 进制集成计数器 $F>N$，只需要一片 F 进制集成计数器即可完成；若 $F<N$，可采用多片 F 进制集成计数器级联获得任意进制计数器。利用集成计数器构成任意进制计数器有反馈置零法和反馈置数法两种。

1. 反馈置零法 是利用计数器置零端的置零功能，根据需求获取计数过程中的中间状态，使计数器由该状态返回到零，继续完成下一个计数循环。置零又分为同步置零和异步置零两种，同步置零在置零控制端获得置零信号（电平信号）后，再输入一个计数脉冲才能被置 0，因此若获取任意进制计数器可在 $N-1$ 个计数脉冲后，将计数器输出信号通过门电路（与非门）输送给同步置零控制端，在第 N 个计数脉冲到来时计数器实现置零功能，实现 N 进制计数；异步置零在置零控制端获得置零信号后，无须输入计数脉冲即可直接置零，在 N 个计数脉冲后将计数器输出信号通过门电路输送到异步置零控制端，实现 N 进制计数功能。下面选取可同步置零计数器 CT74LS163 和异步置零计数器 CT74LS161 对比讲解，说明两种置零方法实现任意进制计数器的区别。

例 9-5 请用 CT74LS163 构成八进制计数器。

解： 分析可知，该计数器可实现同步置零功能，置零控制端低电平有效，若要获得八进制计数可在第 7 个计数脉冲后将输出信号通过与非门电路反馈到置零控制端。7 转换为二进制代码为 0111 即 $Q_3Q_2Q_1Q_0=0111$，写出反馈置零函数如下

$$\overline{CR}=\overline{Q_2Q_1Q_0}$$

根据反馈置零函数画出连线图，如图 9-44 所示，其中输入端可接入任意数据。

例 9-6 请用 CT74LS161 构成八进制计数器。

解： 分析可知，该计数器可实现异步置零功能，置零控制端低电平有效，若要获得八进制计数可在第 8 个计数脉冲后将输出信号通过与非门电路反馈到置零控制端。8 转换为二进制代码为 1000 即 $Q_3Q_2Q_1Q_0=1000$，写出反馈置零函数

$$\overline{CR}=\overline{Q_3}$$

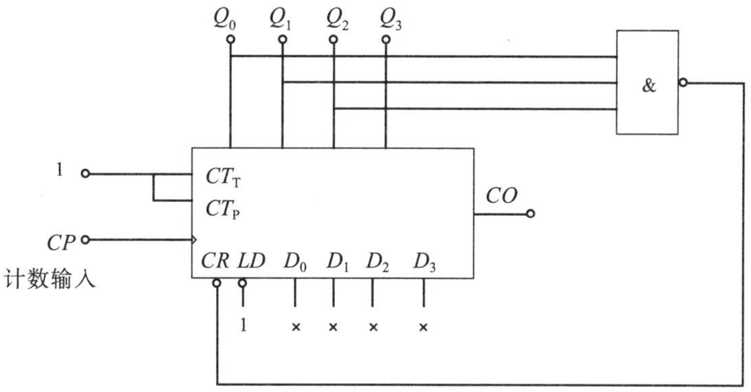

图 9-44　CT74LS163 同步置零构成八进制计数器

根据反馈置零函数画出连线图，如图 9-45 所示。

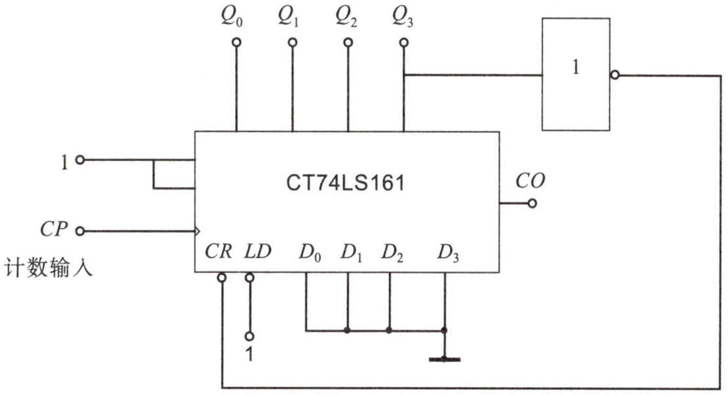

图 9-45　CT74LS161 异步置零构成八进制计数器

2. 反馈置数法　是利用具有置数功能的计数器构成任意进制计数器，可以根据需求获取中间 N 个有效状态。如 CT74LS161 共有 16 个计数状态，可以构成 $N=4\sim15$ 的十二进制计数器。

利用同步置数功能构成任意进制计数器方法如下：①首先计数器输入端 $D_0\sim D_3$ 需要接计数起始数据并置入计数器；②写出 $N-1$ 二进制代码并得出反馈置数函数；③根据反馈置数函数将计数器输出端 $Q_3Q_2Q_1Q_0$ 中的高电平 1 通过控制门电路将产生的置数信号加到同步置数控制端$\overline{LD}$，CP 脉冲到来后，电路返回到初始的预置数状态，实现任意进制计数。例如，使用 CT74LS163 构成十进制计数可有多种计数方法，若初始值为 0000，计数循环则为 0000→1001，计数器计数到 1001 状态时，Q_3、Q_0 输出高电平到与非门，与非门输出低电平信号给置数控制端$\overline{LD}$，在 CP 脉冲到来时电路返回到初始 0000 状态，实现下一次计数循环；若初始值为 0011，计数循环为 0011→1100，计数器计数到 1100 状态时 Q_3Q_2 输出高电平到与非门，与非门将低电平信号输入到置数控制端$\overline{LD}$，在下一次计数脉冲 CP 到来后，初始置数数据 0011 输入到计数器，计数器从 0011 重新开始计数循环。

例 9-7　设初始值为 0100，请用 CT74LS163 构成十进制计数器。

解：分析可知，该计数器初始状态为 0100，若要实现十进制计数最终状态为 1101，计数循环为

0100→0101→0110→0111→1000→1001→1010→1011→1100→1101，当计数器计数到 1101 状态时，$Q_3Q_2Q_0$ 均为 1，经过三输入与非门电路可将低电平信号输入给置数端，在下一次计数脉冲 CP 到达后该计数器从 0100 重新开始计数，循环往复。电路连接方式如图 9-46 所示。

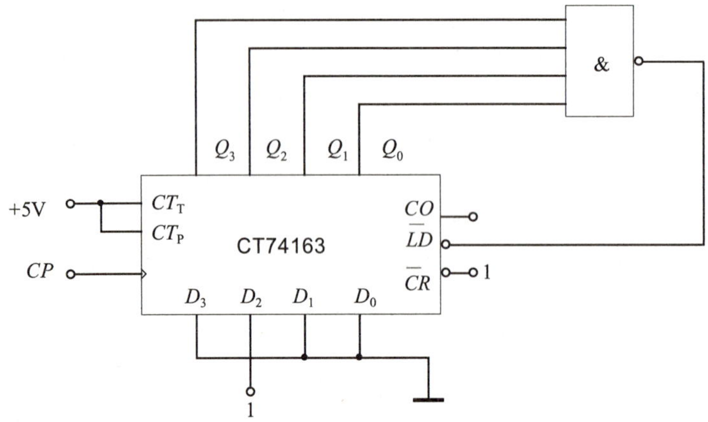

图 9-46　利用 CT74LS163 构成十进制计数器

第四节　寄存器

寄存器是可以存放 CPU 在运算过程中需要频繁使用的数据和指令等信息的电路，具有存放数码、将数码移位、输出数码、清除数码等功能。寄存器由具有存储功能的触发器构成，1 个触发器可存储 1 位二进制代码，N 个触发器可存储 N 位二进制代码，通过控制门电路，寄存器可完成相应功能。寄存器可分为数码寄存器和移位寄存器两种。

微课：数码寄存器

一、数码寄存器

数码寄存器一般由 D 触发器构成。如图 9-47 所示为由 4 个 D 触发器构成的 4 位寄存器，4 个触发器 CP 脉冲相连接实现输入信号控制，$D_3 \sim D_0$ 为数码并行输入信号端，$Q_3 \sim Q_0$ 为数码并行输出信号端，CP 为触发脉冲，上升沿有效。当时钟脉冲 CP 上升沿到达时，$D_3 \sim D_0$ 被并行输入 4 个触发器，$Q_3Q_2Q_1Q_0 = D_3D_2D_1D_0$，数据便被存储在寄存器中，寄存器中数码保持不变。

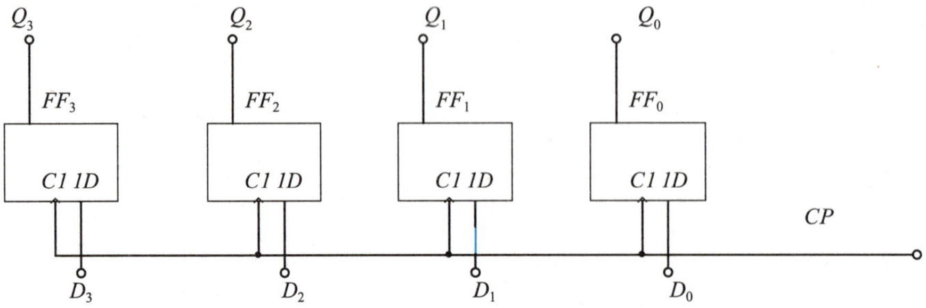

图 9-47　D 触发器构成数码寄存器

需要注意的是，寄存器存取数据非常快，但很难存放大量数据，而存储器可以存放大量数据，适合大容量存储。

二、移位寄存器

微课：移位寄存器

移位寄存器可以进行数据存储还可以进行数据移位。移位的含义是在移位脉冲的作用下将存储的数码左移或右移，移位存储器分为单向移位寄存器和双向移位寄存器两个类型。

单相移位寄存器指在移位指令脉冲作用下，将存储代码左移或右移，下面以单相移位寄存器中的右移寄存器为例说明其工作原理。

图 9-48 所示为由 D 触发器构成的 4 位右移寄存器，各触发器输入与上一级触发器输出相连，第一个触发器输入端 D_0 端接收串行输入数据 D_{SR}，最后一个触发器输出端 Q_3 输出串行数据 D_{SO}，$Q_3 \sim Q_0$ 为串行输出端，$\overline{CR}$ 为置零端。

若串行输入数据为 1101，即 $D_{SR}=D_0=1101$，若该寄存器原始状态为 0000，在第一个触发脉冲 CP 上升沿到来时数码会从低位到高位顺序输入，先将第一个数据 1 输入给 FF_0 输入端 D_0，此时另外三个触发器 FF_1、FF_2、FF_3 状态保持不变，寄存器状态为 $Q_3Q_2Q_1Q_0=0001$；在第二个触发脉冲 CP 上升沿到来时第二个数据 1 输入给 FF_0，原来存储在 FF_0 中的数码会右移存入 FF_1，此时另外两个触发器 FF_2、FF_3 状态保持不变，寄存器状态为 $Q_3Q_2Q_1Q_0=0011$；在第三个触发脉冲 CP 上升沿到来时第三个数据 0 输入 FF_0，原来存储在 FF_0 中的数码会右移存入 FF_1，存储在 FF_1 中的数码会右移存入 FF_2，触发器 FF_3 状态仍然保持不变，寄存器状态 $Q_3Q_2Q_1Q_0=0110$；在第四个触发脉冲 CP 上升沿到来时第四个数据 1 输入 FF_0，原来存储在 FF_0 中的数码会右移存入 FF_1，存储在 FF_1 中的数码会右移存入 FF_2，存储在 FF_2 中的数码会右移存入 FF_3，4 个触发器状态均发生变化，寄存器状态 $Q_3Q_2Q_1Q_0=1101$，完成本次数据存储功能。

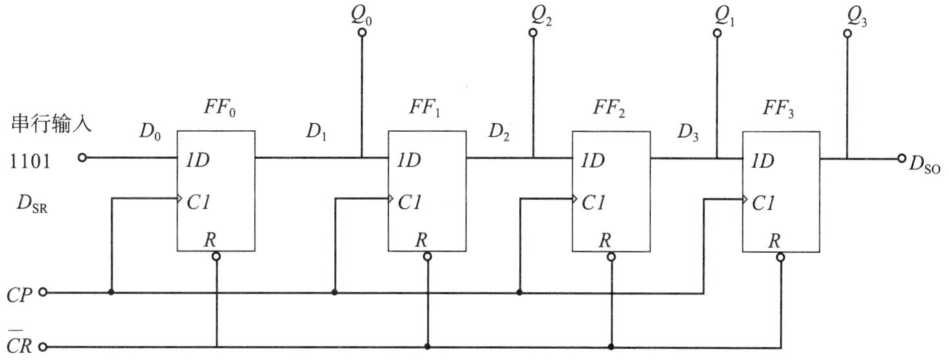

图 9-48　4 位右移寄存器

左移寄存器数据移动方向和右移寄存器相反，其他工作原理基本一致。双向移位寄存器是在单相移位寄存器基础上适当增加一些移位电路和控制信号，将左移移位寄存器和右移移位寄存器连接在一起，即可实现双向移位寄存器功能。

▶知识拓展

时序逻辑电路应用

在医学影像技术领域，时序逻辑电路的应用正不断拓展其深度与广度，本节介绍的二进制计数器、十进制计数器、任意进制计数器、集成计数器及可实现存放数码、运算结果或指令的寄存器，这些时序逻辑电路均是医学影像技术领域数字系统和计算机中常用基本逻辑部件。随着医疗设备对成像精度和速度要求的日益提高，数字电路中时序逻辑电路的设计和优化变得尤为关键。当前，这些电路不仅用于数字 X 线摄影系统和磁共振成像（MRI）设备等医学影像类设备，实现数据计算、存放、指令等功能，还在放射治疗设备中发挥着重要作用。未来，随着纳米技术和生物兼容性材料的发展，我们预期数字电路将实现更高的集成度和更优的性能，从而推动医学影像设备向更小型化、更高效、更低成本的方向发展。此外，人工智能和机器学习技术的融合，将使得数字电路成为可能，进一步提升医疗设备的可靠性和用户体验。

—• 考试知识点总结 •—

—• 本章小结 •—

—• 协和云课堂…… 拓展练习及参考答案 •—

（杜十杰）

第十章　数模与模数转换器

教学课件

学习目标

素质目标

树立严谨的科学态度，增强对数字电子技术工作的责任感，了解并遵守行业规范，在实际工作中展现出良好的职业道德和职业素养。

知识目标

（1）掌握：D/A、A/D 转换器的基本概念和功能、电路结构及主要性能指标。

（2）熟悉：权电阻网络、倒 T 形电阻网络、权电流型等不同类型的 D/A 转换器中数字信号到模拟信号的转换过程；逐次逼近型、积分型等不同类型的 A/D 转换器中模拟信号到数字信号的转换过程。

（3）了解：数模转换器和模数转换器的种类及其医学应用。

能力目标

（1）能够分析与解决 D/A 转换器和 A/D 转换器在实际应用中的常见问题，并提出解决方案。

（2）能够根据 D/A 转换器和 A/D 转换器的基本原理，设计具有简单功能的 D/A 转换器或 A/D 转换器电路，包括电路的结构设计、元器件选型及参数计算。

案例导入

【案例】

超声成像是一种无创的医疗诊断技术，它利用超声波脉冲扫描人体内部组织并接收反射回波来生成图像。在这个过程中，D/A 转换器和 A/D 转换器都发挥着重要作用。

在超声成像系统中，D/A 转换器用于生成超声波发射波形。这些波形经过放大后驱动超声换能器，产生超声波脉冲。通过精确控制 D/A 转换器的输出，可以优化超声波的发射参数，从而提高图像的分辨率和对比度。

接收到的超声回波信号经过放大和滤波后，通过 A/D 转换器转换为数字信号。这些数字信号随后进行数字信号处理（digital signal processing，DSP），以提取图像信息。高采样速率和低噪声的 A/D 转换器能够确保回波信号的精确捕获和处理，从而提高超声图像的质量。

【问题】

设计 D/A 转换器和 A/D 转换器电路时，参考电压的设计需要考虑哪些因素？

·核心知识拆解·

在数字电子技术与模拟电子技术之间，数模转换和模数转换起着桥梁的作用。D/A 转换是将数字信号转换为模拟信号，而 A/D 转换则是将模拟信号转换为数字信号。这两种转换技术在信号处理、控制系统、通信系统和医疗系统中有着广泛的应用。

第一节　D/A 转换器

微课：数模转换器

在医学影像技术的世界中，数-模转换器（digital to analog converter，DAC）又称 D/A 转换器，是一种关键的电子器件，其主要功能是将数字信号转换为模拟信号。这种转换在医学影像设备的图像重建、处理和显示等环节中至关重要。D/A 转换器不仅决定了医学影像设备输出的模拟信号的准确性和稳定性，还直接影响到图像的清晰度、分辨率和色彩还原度等关键性能指标。

一、 D/A 转换器的电路结构及原理

D/A 转换器（DAC）的核心是通过加权网络将数字量的每一位转换为对应的模拟量（电流或电压），再经求和运算放大器相加得到总模拟量。常见电路结构包括权电阻网络 D/A 转换器、倒 T 形电阻网络 D/A 转换器等。技术指标包括分辨率（位数越多，分辨率越高）、转换精度（受电阻精度、基准电压稳定性影响）和转换速度（由建立时间衡量）。下面将介绍权电阻网络 D/A 转换器和倒 T 形电阻网络 D/A 转换器的结构、原理及技术指标。

（一）权电阻网络 D/A 转换器

一个多位的二进制数中每一位 1 所代表的数值大小称为这一位的权，如一个 n 位的二进制数 $D_n = d_{n-1}d_{n-2}\cdots d_0$，从最高位（most significant bit，MSB）到最低位（least significant bit，简称 LSB）的权依次为 2^{n-1}、2^{n-2}、…、2^0。

如图 10-1 是 4 位权电阻网络 D/A 转换器的结构原理图，它由权电阻网络、模拟开关、求和运算放大器组成。

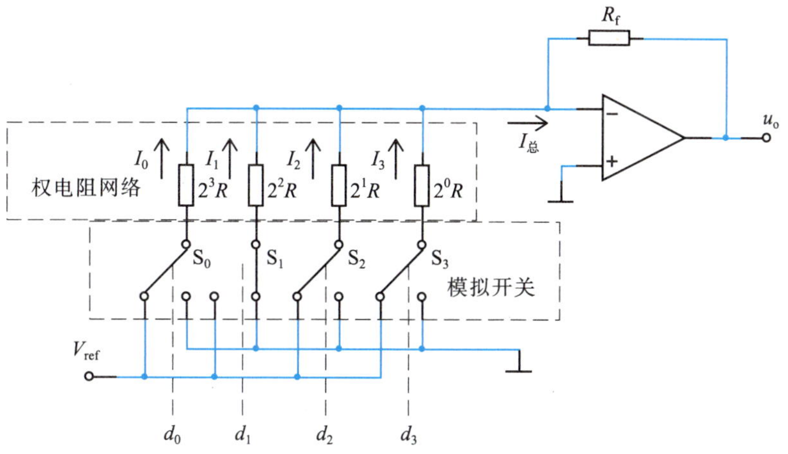

图 10-1　权电阻网络 D/A 转换器

图中开关 S_3、S_2、S_1、S_0 的状态，分别受二进制数代码 d_3、d_2、d_1、d_0 的数值控制，假设代码为 1 的位的模拟开关接在参考电压 V_{ref} 上，代码为 0 的位的模拟开关接地。为了简化计算，把图中的求和运算放大器的开环放大倍数和输入电阻视为无穷大，输出电阻为零，即满足虚断和虚短。

在虚短和虚断的条件下可以得到

$$
\begin{aligned}
u_i &= -R_f i_{\Sigma} \\
&= -R_f(I_3+I_2+I_1+I_0) \\
&= -R_f\left(\frac{V_{ref}}{R}d_3+\frac{V_{ref}}{2R}d_2+\frac{V_{ref}}{2^2R}d_1+\frac{V_{ref}}{2^3R}d_0\right)
\end{aligned}
\quad\text{（式 10-1）}
$$

取 R_f 为 $\frac{R}{2}$ 代入式 10-1 可以得到

$$u_o=-\frac{V_{ref}}{2^4}\left(d_3 2^3+d_2 2^2+d_1 2^1+d_0 2^0\right) \quad\text{（式 10-2）}$$

所以对于 n 位的权电阻网络 D/A 转换器，反馈电阻当 R_f 为 $\frac{R}{2}$ 时，输出电压的表达式可以写为

$$
\begin{aligned}
u_o &= -\frac{V_{ref}}{2^n}\left(d_{n-1}2^{n-1}+d_{n-2}2^{n-2}+\cdots+d_0 2^0\right) \\
&= -\frac{V_{ref}}{2^n}D_n
\end{aligned}
\quad\text{（式 10-3）}
$$

式中 $D_n=d_{n-1}2^{n-1}+d_{n-2}2^{n-2}+\cdots+d_0 2^0$。

由式 10-3 可以看出，输出的模拟电压正比于输入的数字量，从而实现了从数字量到模拟量的转换。当 $D_n=0$，则 $u_0=0$，当 $D_n=11\cdots1$，则 $u_0=-\frac{2^n-1}{2^n}V_{ref}$，还可以通过改变参考电压 V_{ref} 来改变输出模拟量 u_o 的极性。

权电阻网络 D/A 转换器的优点是结构简单、易于实现，但其缺点是电阻器的阻值精度要求较高，且随着数字输入信号位数的增加，电阻器的数值也会显著增加，导致集成电路的复杂度和成本增加。

（二）倒 T 形电阻网络 D/A 转换器

为了克服多位权电阻网络的 D/A 转换器中阻值相差太大的缺点，又设计出如图 10-2 的倒 T 形电

阻网络 D/A 转换器。图中电阻只有 R 和 $2R$，这给集成电路的设计和制作带来很大的方便。求和运算放大器依然看成理想的放大器，所以由电阻的等效电路可以求得倒 T 形电阻网络 D/A 转换器各支路的电流为 $I/2$、$I/4$、$I/8$ 和 $I/16$，总电流为 V_{ref}/R。

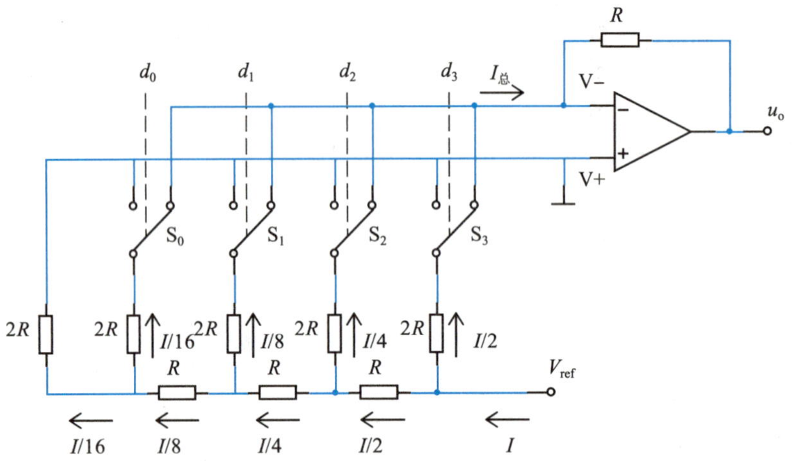

图 10-2　倒 T 形电阻网络 D/A 转换器

由图 10-2 可知

$$i_{\Sigma}=\frac{I}{2}d_3+\frac{I}{4}d_2+\frac{I}{8}d_1+\frac{I}{6}d_0 \qquad \text{（式 10-4）}$$

输出模拟电压为

$$\begin{aligned} u_o &= -Ri_{\Sigma} \\ &= -\frac{V_{ref}}{2^4}(d_3 2^3+d_2 2^2+d_1 2^1+d_0 2^0) \end{aligned} \qquad \text{（式 10-5）}$$

由式 10-5 可得，对于 n 位的倒 T 形电阻网络 D/A 转换器，若反馈电阻的阻值为 R，则模拟电压输出为

$$\begin{aligned} u_o &= -\frac{V_{ref}}{2^n}(d_{n-1}2^{n-1}+d_{n-2}2^{n-2}+\cdots+d_1 2^1+d_0 2^0) \\ &= -\frac{V_{ref}}{2^n}D_n \end{aligned} \qquad \text{（式 10-6）}$$

由式 10-6 可以看出，输出的模拟量正比于输入的数字量，从而实现了从数字量到模拟量的转换。

图 10-3 是典型的倒 T 形电阻网络的集成 D/A 转换器 AD7520 芯片的电路结构原理图。它是输入为 10 位二进制数，其模拟开关是采用 CMOS 电路结构成。

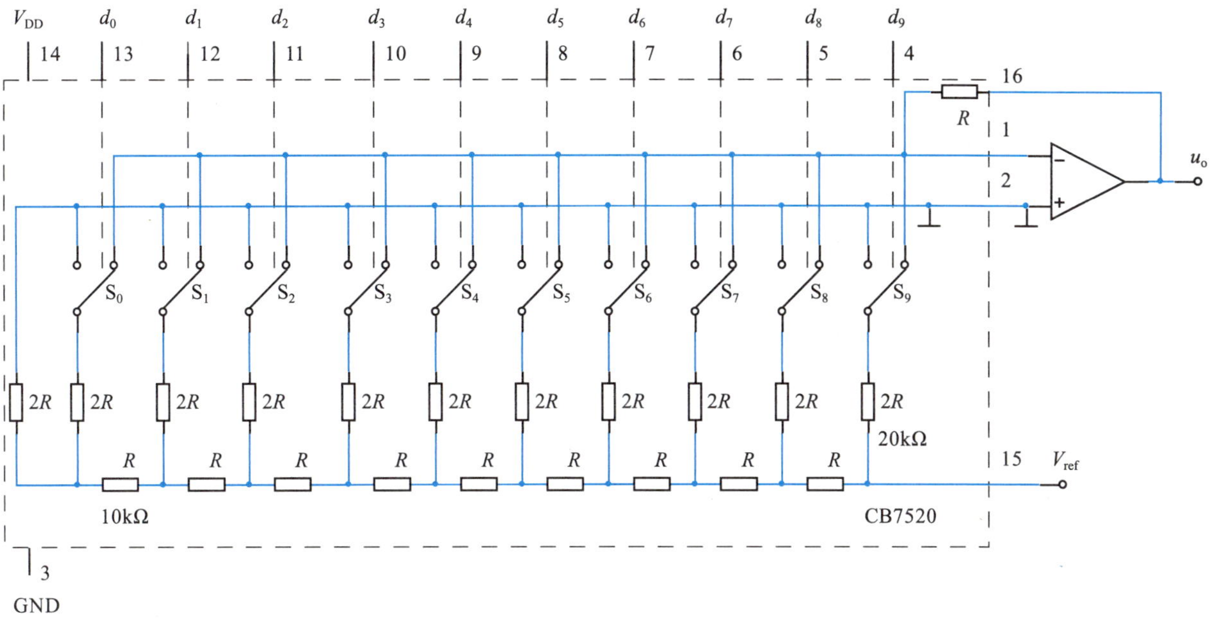

图 10-3 AD7520 的电路原理图

二、 D/A 转换器的技术指标

D/A 转换器的技术指标是衡量其性能的重要参数，包括分辨率、转换精度、转换速度等。这些指标对于医学影像设备的图像质量和稳定性具有重要影响。

（一）分辨率

分辨率指 D/A 转换器能够分辨的最小模拟信号变化量，通常用输入二进制只有最低位为 1 时的输出模拟电压与输入全为 1 时的输出模拟电压的比值来表示。在医学影像设备中，分辨率越高，D/A 转换器能够转换的模拟信号越精细，图像质量也越好。

（二）转换精度

转换精度指 D/A 转换器的实际输出值与理论输出值之间的误差，通常以绝对误差或相对误差表示。在医学影像设备中，转换精度越高，D/A 转换器的性能越稳定，图像质量也越可靠。

（三）转换速度

转换速度指 D/A 转换器完成一次数字到模拟转换所需的时间，通常以纳秒（ns）或微秒（μs）表示。转换速度越快，D/A 转换器能够处理的数字信号频率越高，从而支持更高的图像刷新率。在医学影像设备中，高速的 D/A 转换器能够确保实时图像处理和显示，提高设备的响应速度和诊断效率。

第二节　A/D 转换器

模-数转换器（analog to digital converter，ADC），又称 A/D 转换器，是模拟信号转为数字信号的关键器件，核心功能是将连续的电压或电流转换为离散的数字信号，以便实现数字信号的处理、传输和存储。

采样就是按照一定的时间间隔对模拟信号进行取值，根据奈奎斯特采样定理可得

$$f_s > 2f_{i(max)} \quad \text{（式 10-7）}$$

式中，f_s 为采样频率，$f_{i(max)}$ 为输入模拟信号分量中的最高频率。

指采样后的模拟信号值被划分为一系列离散的等级，并按一定的编码规则转换二进制代码。量化单位（Δ）表示数字信号最低位为 1 所代表的模拟信号数量大小，量化过程会带来一定误差，这种误差称为量化误差，但合理的量化等级可以平衡精度和数据量。

微课：模数转换器的原理

一、A/D 转换器的电路结构及原理

A/D 转换器的种类多种多样，按转换的方式可以分为直接型 A/D 转换器和间接型 A/D 转换器。直接型 A/D 转换器可以将输入的模拟信号直接转换为相应的数字信号，如逐次逼近型 A/D 转换器；而间接型 A/D 转换器则需要将输入的模拟信号转换为一种中间变量，如频率或时间等，然后再将中间变量转换为相应的数字信号，如 V-F 变换型 A/D 转换器。

（一）逐次逼近型 A/D 转换器

逐次逼近型 A/D 转换器又称逐次渐进型 A/D 转换器，是一种直接型 A/D 转换器，如图 10-4 所示，它主要由比较器、D/A 转换器、寄存器、控制逻辑和时钟（clock，简称 *CLK*）脉冲源等组成。

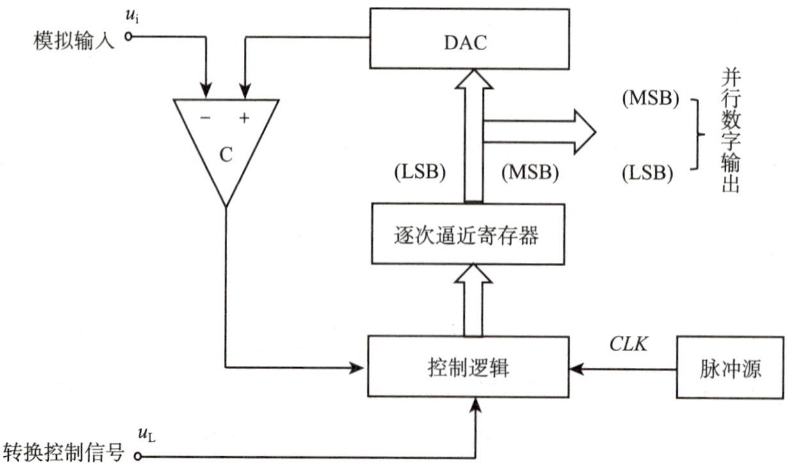

图 10-4　逐次逼近型 A/D 转换器的电路框图

逐次逼近型 A/D 转换器转换原理为，首先在转换开始之前先将寄存器清零，则 D/A 转换器的数字量也为零。其次在转换控制信号 u_L 为高电平时开始转换，时钟信号会先将寄存器的最高位置成 1，

使寄存器的输出为100…0。D/A转换器将该数字量转换为相应的模拟输出量u_o并送入比较器与u_i进行比较。若$u_o>u_i$，说明这个数字量过大，将寄存器的最高位置成0，次高位置成1，依次重复上述过程进行比较；若$u_o<u_i$，说明这个数字量过小，将寄存器的最高位保留，次高位置成1，再重复上述过程进行比较，最后直到最低位比较完为止，这时寄存器里面的值就是A/D转换器所转换的数字量。这样通过逐次调整D/A转换器的值，使其逐渐逼近输入的模拟量，最终得到与输入模拟量相对应的数字量。这种转换器的电路相对简单，转换速度适中，广泛用于各种医疗设备中。

（二）V-F变换型A/D转换器

电压-频率（voltage-to-frequency）转换型A/D转换器，简称V-F变换型A/D转换器，是一种间接型A/D转换器，它是一种将输入的模拟信号转换成频率信号，再将频率信号变为数字信号的电路。如图10-5所示，其电路结构主要由压控振荡器（voltage-controlled oscillator，VCO）、时钟信号控制闸门、计数器、寄存器和单稳态电路等构成。

在一定的范围内压控振荡器（VCO）输出的频率f_{out}与输入的模拟电压u_i成正比，当闸门制信号u_G为高电平时，计数器对频率f_{out}进行计数，所以在一个固定的时间间隔（T_G）内计数的结果与f_{out}成正比，因此也就正比于模拟信号。为了避免在转换的过程中出现数字的跳动，在转换结束时，通常将计数器的结果置入寄存器中，同时通过单稳态触发电路将计数器置零（reset direct，R_D）。

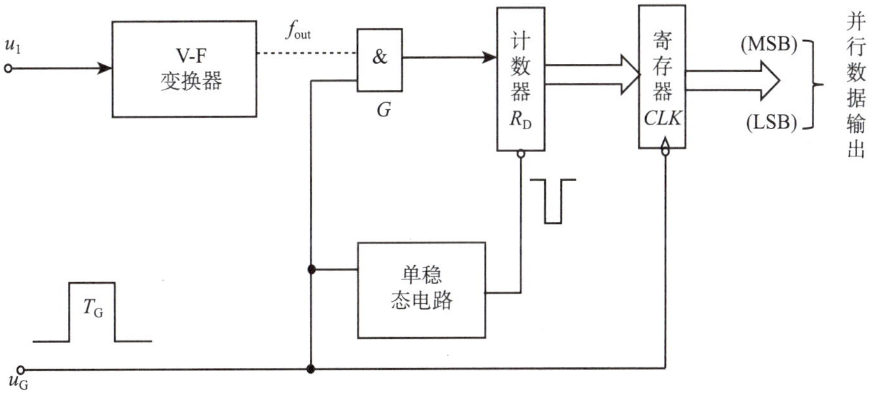

图10-5 V-F变换型A/D转换器的电路框图

V-F变换型A/D转换器的电路结构有多种形式，目前采用较多的是电荷平衡式电路结构。在电荷平衡式V-F变换器中，最常见的结构有积分器型电荷平衡式V-F变换器和定时器型电荷平衡式V-F变换器两种。

1. 积分型电荷平衡式V-F变换器 如图10-6所示，它主要由积分器、电压比较器、单稳态触发器、恒流源及控制开关几部分组成。

当单稳态触发器处于稳定状态时，输出电压$u_o=0$，此时开关S合在右边，将恒流源I_0接至积分放大电路的输出端，积分放大电路对输入电压u_i进行正向积分。随着正向积分的不断进行，使得电容积C_{in}两端的电压升高，因此积分电路的输出电压u_{o1}逐渐降低。当积分的输出电压u_{o1}降至0时，电压比较器的输出电压产生负跳变，从而触发单稳态触发器，使之进入暂稳态，输出电压u_o变为高电平，并使开关S合在左边，恒流源I_0将接至积分放大电路的输入端。由于恒流源产生的电流I_0大于输入电压u_i产生的输入电流，因此积分电路便开始做反向积分，随着反向积分的进行，u_{o1}将不断提升。单稳态电路便会返回稳态，输出电压$u_o=0$，开关S合在右边，积分放大电路对输入电压u_i又进行正向积分。

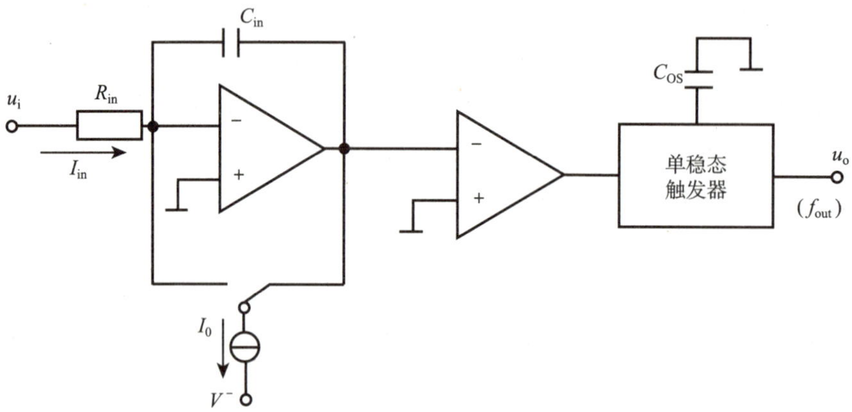

图 10-6 积分器型电荷平衡式 V-F 变换器的电路结构框图

由于在正、反向积分期间 u_i 始终没变，所以积分电容 C_{in} 在正向积分期间的电荷减少量必然与反向积分期间电荷的增加量相等。假设用t_{in} 表示正向积分的时间，I_{in} 表示 u_i 经过 R_{in} 的输入电流（$I_{in}=u_i/R_{in}$），t_W 表示单稳态触发器的暂态时间，与此同时反向积分时间又等于单稳态触发器的暂态时间，则有

$$I_{in}t_{in}=(I_o-I_{in})t_W \tag{式 10-8}$$

将 $I_{in}=u_i/R_{in}$ 代入上式可以得到

$$I_o t_W=u_i(t_{in}+t_W)/R_{in} \tag{式 10-9}$$

式中的 $t_{in}+t_W$ 为单稳态触发器输出的脉冲周期，于是就可以得到输出脉冲 u_o 的频率 f_{out} 与输入电压之间的 u_i 之间的关系

$$f_{out}=u_i/I_o t_W R_{in} \tag{式 10-10}$$

上式说明，单稳态触发器输出脉冲的频率（输出脉冲周期的倒数）与输入的模拟电压成正比。

2. 定时器型电荷平衡式 V-F 变换器 是另一种电荷平衡式 V-F 变换器。这里以 LM331 为例介绍其基本原理，图 10-7 是 LM331 的电路结构简化图。

LM331 的电路主要由定时电路和电源及开关控制电路两部分构成。定时电路由两个电压比较器（C_1、C_2）、SR 锁存器和放电管 T_3 构成，电源及开关控制电路由基准电压源、电压跟随器（A）和镜像电流源构成。下面将介绍它的工作原理。

刚接通电源的时候 C_L 和 C_T 两个电容上没有电压，假设输入控制电压 u_I 为大于零的某一个值，则比较器 C_1 输出 1 而比较器 C_2 输出 0，SR 锁存器被置成 1 态，即 Q 端输出的高电平使 T_2 管导通，$u_O=0$。此时镜像电流源的输出开关接到引脚 1 的一边，电流 I_0 向 C_L 充电。而 SR 锁存器的反向端使 T_3 管截止，同时 C_T 开始充电。

若 C_T 的电压 u_{C_T} 上升到$\frac{2}{3}V_{CC}$ 时，SR 锁存器被置成 0 态，T_2 管截止，$u_O=1$。同时开关接地，C_L 向 R_L 放电。Q'端输出的高电平使 T_3 管导通，C_T 开始放电至 $u_{C_T}\approx 0$，比较器 C_2 输出 0。

若 C_L 放电到 $u_{C_L}\leqslant u_I$ 时，则比较器 C_1 输出 1，重新将 SR 锁存器被置成 1 态，于是 u_O 又跳回低电平，C_L 和 C_T 两个电容又开始充电，重复上述过程，便可以在 u_O 端得到矩形脉冲。

在电路处于震荡状态时，若 C_L 和 R_L 的数值足够大时，u_{C_T} 必然在 u_I 值附近做微小的波动，可以

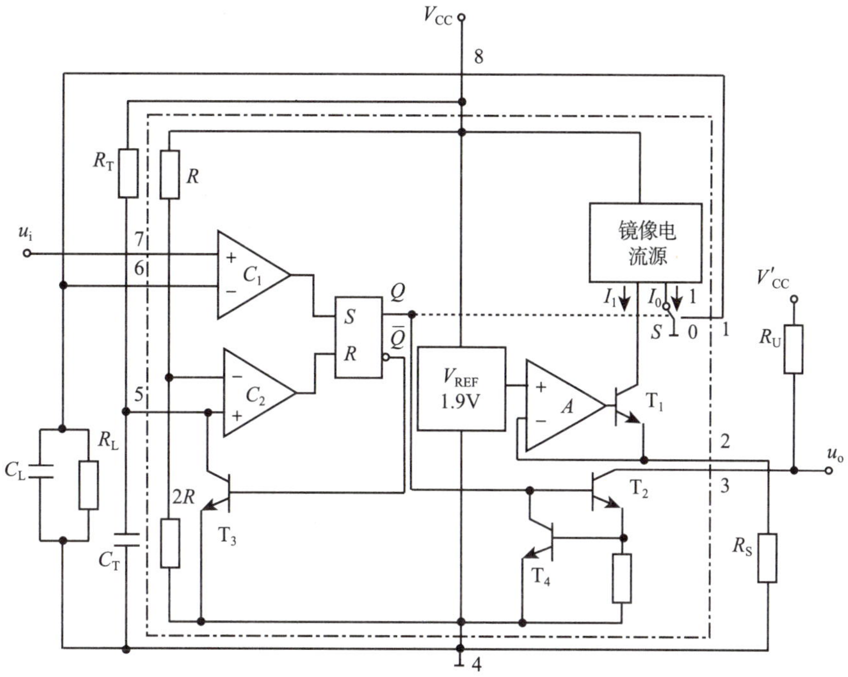

图 10-7　LM331 的电路结构简化图

认为 $u_{C_L} \approx u_I$。在 u_I 不变的情况下，每个振荡周期中 C_L 的充电电荷和放电电荷必然相等，便可根据频率和周期成倒数关系求得振荡频率为

$$f = u_I R_S / 2.09 R_T C_L R_L \qquad \text{（式 10-11）}$$

二、 A/D 转换器的主要性能指标

（一） 分辨率

分辨率通常用输出的二进制的数的位数来表示，位数越多，则分辨率越高，它反映了 A/D 转换器对输入信号的分辨能力强弱。从理论上讲，对于 n 位二进制输出的 A/D 转换器而言，能区分输入信号的 2^n 个不同等级的大小，能区分的最小差异为$\frac{1}{2^n}$FSR（full scale range，FSR，为满量程的输入模拟量）。如 A/D 转换器输出 10 位二进制位数，输入的模拟电压为 5V，则该 A/D 转换器的分辨率为 $\frac{5V}{2^{10}} = 4.8mV$。

（二） 转换误差

转换误差表示为实际输出的数字量与理论上应输出的数字量之间的差别，它通常被量化为最低有效位（LSB）的倍数。具体而言，如果转换误差保持在±1/2LSB 以内，那就意味着实际得到的数字输出与理论上的理想输出之间的差距小于最低有效位的一半。值得注意的是，转换误差并非一个固定不变的值，它会受到多种因素的影响，其中最为显著的是电源电压的波动及环境温度的变化。因此，为了确保转换误差尽可能小，必须采取有效措施来稳定电源电压，并尽量将环境温度的变化控制在一定范围内。这样，才能提高 A/D 转换的精确度，满足实际应用的需求。

（三）转换速度

A/D 转换的速度通常通过两个关键参数来衡量：转换时间和转换速率。转换时间指从启动一次转换到完成该转换所需的总时长，而转换速率则描述了在单位时间内能够成功完成的转换次数。值得注意的是，由于各类 A/D 转换器在底层工作原理及电路构成上存在差异，它们的转换速度自然也会有所不同。一般来说，并联比较型 A/D 转换器凭借其独特的设计，能够实现最快的转换速度；逐次逼近型 A/D 转换器虽然速度稍逊一筹，但依然保持着相对较快的转换能力；相比之下，间接 A/D 转换器则因为需要经过更为复杂的转换流程，所以其转换速度往往较慢。

第三节　D/A 转换器与 A/D 转换器应用

在医学影像设备中 A/D 转换器和 D/A 转换器在图像重建、处理和显示等环节中发挥着重要作用。利用 A/D 转换器将传感器采集的模拟信号转换为数字信号，数字信号经主控芯片处理后，再由 D/A 转换器芯片将数字信号转换为模拟信号驱动相应的外围设备。

一、D/A 转换器的简单参数求解

微课：数模转换器的应用

在使用 D/A 转换器的过程中，常需要通过芯片的数据手册查阅 D/A 转换的转换精度、转换误差等技术参数。其中转换误差除了与电路结构和温度有关外，还与参考电压的稳定性有直接的关系。

例 10-1　在图 10-2 所示的倒 T 形电阻网络 D/A 转换器中，若参考电压 $V_{ref}=10V$，为了保证 V_{ref} 偏离标准值时引起的误差小于 $\frac{1}{2}$LSB，试计算 V_{ref} 的相对稳定度。

解：首先计算对应于 $\frac{1}{2}$LSB 输入的输出电压。由式 10-6 可得，当输入代码只有 LSB＝1，其他位为 0 时的输出电压为

$$u_o=-\frac{V_{ref}}{2^n}(d_{n-1}2^{n-1}+d_{n-2}2^{n-2}+\cdots+d_1 2^1+d_0 2^0)$$

$$=-\frac{V_{ref}}{2^n}$$

所以与 $\frac{1}{2}$LSB 对应的输出电压绝对值为

$$\frac{1}{2}\times\frac{|V_{ref}|}{2^n}=\frac{|V_{ref}|}{2^{n+1}}$$

其次计算由于 V_{ref} 变化 ΔV_{ref} 所引起的输出变化 Δu_o，由式 10-6 可得

$$\Delta u_o = -\frac{\Delta V_{ref}}{2^n}\left(d_{n-1}2^{n-1}+d_{n-2}2^{n-2}+\cdots+d_1 2^1+d_0 2^0\right)$$

当输入数字量最大时（所有位全为 1）Δu_o 最大，这时的输出电压变化量的绝对值为

$$|\Delta u_o| = \frac{2^n-1}{2^n}|\Delta V_{ref}| = \frac{2^4-1}{2^4}|\Delta V_{ref}|$$

由题意可知 Δu_o 小于或等于$\frac{1}{2}$LSB 对应的输出电压，于是有

$$|\Delta u_o| \leqslant \frac{|V_{ref}|}{2^5}$$

$$\frac{2^4-1}{2^4}|\Delta V_{ref}| \leqslant \frac{|V_{ref}|}{2^5}$$

因此得到参考电压 V_{ref} 的相对稳定度为

$$\frac{|\Delta V_{ref}|}{|V_{ref}|} \leqslant \frac{1}{2^5}\times\frac{2^4}{2^4-1} \approx \frac{1}{2^5} = 3.1\%$$

所以得到参考电压的变化量为

$$|\Delta V_{ref}| \leqslant \frac{|V_{ref}|}{2^5}\times\frac{2^4}{2^4-1} \approx 0.31\text{V}$$

二、 A/D 转换器的应用

微课：模数转换器的应用

目前对于单片集成的精密 V-F 变换型的 A/D 转换器的电路结构多采用电荷平衡式，这里以 AD 公司生产的 AD650 为例，简单介绍它的应用。

图 10-8 所展示的是 AD650 的电路框图，这是一款积分型电荷平衡式的电压-频率（V-F）变换器。为了增强电路的驱动性能，设计师在单稳态电路的输出端口巧妙地加入了一个集电极开路输出的三极管。这一设计旨在提升电路的输出能力，确保信号的稳定传输。在图中，还可以看到失调电压调整和失调电流调整这两个部分，它们的主要功能是调整积分放大器的零点。具体来说，就是当输入信号为零时，通过这两个调整装置，可以将输出精确地调整为零，从而确保电路的准确性和稳定性。这样的设计不仅提升了电路的性能，还为用户提供了更加灵活和精准的调整手段。积分电容 C_{in}、电阻 R_{in} 和单稳态触发器的定时电容 C_{OS} 需要外接，单稳态触发器的输出脉冲的宽度可以近似为$t_W = C_{OS}(6.8\times10^3)+3\times10^{-7}$s。恒流源 $I_0 = 1$mA。

例 10-2 图 10-8 中，若 $R_{in} = 22\text{K}\Omega$，$C_{in} = 1000$pF，单稳态触发器的定时电容 $C_{OS} = 470$pF，$V^+ = +15$V，$V^- = -15$V。试计算输入电压从 0 变到 10V 时输出脉冲频率的变化范围。

解：首先计算出单稳态触发器的输出脉冲的宽度，即

$$\begin{aligned} t_W &= 470\times10^{-12}\times(6.8\times10^3)+3\times10^{-7}\text{s} \\ &= 3.5\mu\text{s} \end{aligned}$$

其次利用式（10-10）便可求出输出脉冲的频率为

$$
\begin{aligned}
f_{out} &= \frac{u_i}{I_o t_W R_{in}} \\
&= u_i / \ (1\times10^{-3}\times3.5\times10^{-6}\times22\times10^{3}) \\
&= 13u_i \ (\text{KHz})
\end{aligned}
$$

所以，当 u_i 从 0 变到 10V 时，f_{out} 将从 0 变到 130KHz。

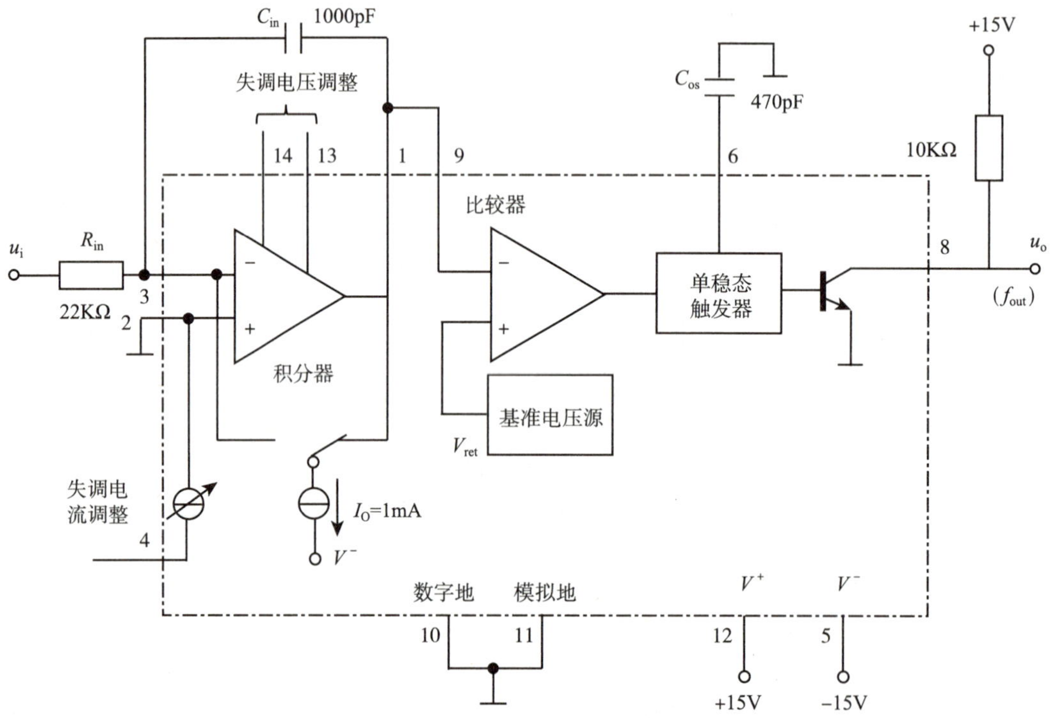

图 10-8　AD650 的电路结构框图

在实际使用过程中，常需要使用模数转换器（ADC）将传感器采集的模拟信号转换为数字量，经过微处理器处理后的数字量再经过数模转换器（DAC）转换为模拟量输出。

下面利用 Multisim 软件对模数转换和数模转换进行举例说明，如图 10-3 所示。图中模数转换芯片的参考电压取 0~12V，输入端输入的电源部分由直流 5V 和交流 3V 进行叠加，保证电压在 0~12V 之间。模数转换芯片的输出端直接连接数模转换芯片的输入端 ，数模转换芯片的参考电压也取 0~12V，输出端接双通道示波器的 A 通道，B 通道接输入的模拟。

在图 10-3 中，XLAL 是逻辑分析仪，可以很直观地观察到模数转换器的结果；XSC1 是双通道示波器，用于观察数模转换芯片的结果，其中 A 通道接信号源，B 通道接数模转换器的输出端，这可以很直观地比较输入和输出的结果；XFG1 是函数发生器，用于产生模数转换器所需要的采样时钟。

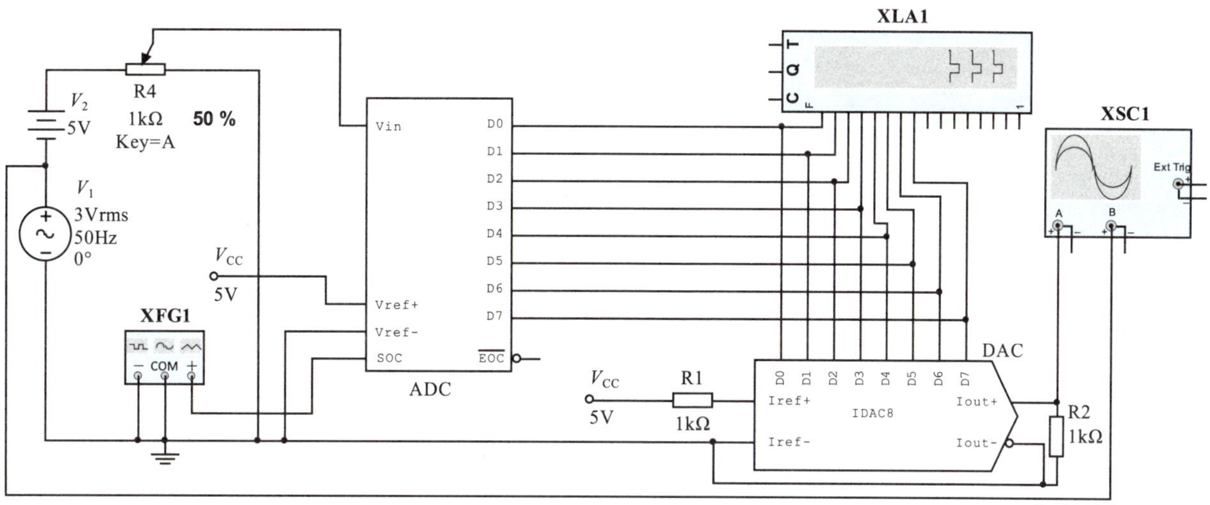

图 10-9　A/D 和 D/A 转换

▶知识拓展

医学影像转换技术

在医学影像技术领域，数模转换器(DAC)与模数转换器(ADC)发挥着至关重要的作用。ADC 能够将传统的模拟医学影像信号转换为数字信号，这一过程不仅提高了影像的分辨率和清晰度，还为后续的图像处理、存储和传输提供了极大的便利。通过 AD 转换，医生可以更加准确地观察到患者的体内结构，从而提高诊断的准确性。

而 DAC 则在影像重建和显示过程中扮演着关键角色。它能够将经过处理的数字影像信号转换回模拟信号，驱动显示器呈现出高质量的医学影像。这一过程确保了医生能够清晰地看到影像细节，从而做出更加精准的诊断。

随着医学影像技术的不断发展，ADC 与 DAC 的性能也在不断提升，这为医学影像领域带来了更加精准、高效的诊断手段。

—• 考试知识点总结 •—　　**—• 本章小结 •—**

—• 协和云课堂……　拓展练习及参考答案 •—

（焦扬松）

参考文献

[1] 包伯成，乔晓华. 工程电路分析基础［M］. 2版. 北京：高等教育出版社，2019.
[2] 陈仲本，柴英. 医学电子学基础［M］. 2版. 北京：人民卫生出版社，2021.
[3] 范次猛. 电工电子技术基础［M］. 北京：北京理工大学出版社，2019.
[4] 郭永新，钟伟雄. 电子技术应用［M］. 北京：中国医药科技出版社，2020.
[5] 国兵. 模拟电子技术（高职高专）［M］. 北京：中国科学技术大学出版社，2018.
[6] 胡宴如，耿苏燕. 模拟电子技术［M］. 北京：高等教育出版社，2019.
[7] 胡宴如，耿苏燕. 模拟电子技术习题与实训指导（高职高专）［M］. 北京：高等教育出版社，2022.
[8] 黄祥国，李燕. 医学影像设备学［M］. 北京：人民卫生出版社，2020.
[9] 李显圣，韦忠善. 模拟电子技术习题集（高职高专适用）［M］. 北京：电子工业出版社，2021.
[10] 鲁雯，郭树怀. 影像电子学基础［M］. 4版. 北京：人民卫生出版社，2021.
[11] 鲁雯，郭明霞. 医学电子学基础［M］. 北京：人民卫生出版社，2022.
[12] 邱关源，罗先觉. 电路［M］. 北京：高等教育出版社，2022.
[13] 沙宪政，尹勇. 医学影像电子学［M］. 北京：人民军医出版社，2020.
[14] 孙丽霞. 数字电子技术基础［M］. 北京：高等教育出版社，2017.
[15] 童诗白，华成英. 模拟电子技术基础［M］. 5版. 北京：高等教育出版社，2015.
[16] 王兆义，史映红. 电工技术基础与技能［M］. 北京：机械工业出版社，2021.
[17] 席时达. 电工技术［M］. 5版. 北京：高等教育出版社，2019.
[18] 谢红. 模拟电子技术基础［M］. 3版. 哈尔滨：哈尔滨工程大学出版社，2020.
[19] 徐丽香，黎旺星. 模拟电子技术［M］北京：电子工业出版社，2023.
[20] 阎石，王红. 数字电子技术基础［M］. 北京：高等教育出版社，2019.
[21] 杨志忠，宋宇飞，卫桦林. 数字电子技术基础［M］. 北京：高等教育出版社，2023.
[22] 张志良. 模拟电子技术习题与解答（高职高专版）［M］. 北京：机械工业出版社，2020.